国家临床执业及助理医师冲刺必做2000题

主编 ◎ 徐梓峰

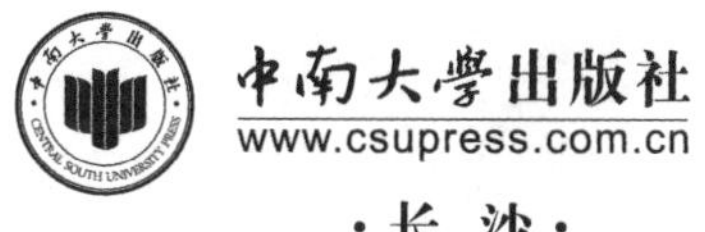

·长 沙·

图书在版编目(CIP)数据

国家临床执业及助理医师冲刺必做2000题 / 徐梓峰主编. —长沙：中南大学出版社，2020.6(2022.6重印)

ISBN 978-7-5487-0422-5

Ⅰ.①国… Ⅱ.①徐… Ⅲ.①临床医学—资格考试—习题集 Ⅳ.①R4-44

中国版本图书馆CIP数据核字(2020)第086466号

国家临床执业及助理医师冲刺必做2000题

主编　徐梓峰

□**策划编辑**　陈海波
□**责任编辑**　谢新元
□**责任印制**　唐　曦
□**出版发行**　中南大学出版社
社址：长沙市麓山南路　　邮编：410083
发行科电话：0731-88876770　　传真：0731-88710482
□**印　　装**　长沙雅鑫印务有限公司

□**开　　本**　889 mm×1194 mm　1/16　□**印张** 20.5　□**字数** 836千字
□**版　　次**　2020年6月第1版　□**印次** 2022年6月第4次印刷
□**书　　号**　ISBN 978-7-5487-0422-5
□**定　　价**　108.00元

前　言

亲爱的同学们，我们即将正式步入国家执业/助理医师资格考试考场，最后的复习阶段尤为重要。

大峰老师根据历年考试趋势及新版考试大纲总结了这本《国家临床执业及助理医师冲刺必做2000题》，能帮助你迅速掌握高频考点分布，了解考官命题规律。本书按系统归类，重点题目标记★，更有利于大家迅速梳理知识点，是一本助你考前查缺补漏、事半功倍的习题集。如果在使用本书过程中，有任何疑问或建议，欢迎扫码联系我们，并可在封面扫码领取《押题串讲小课》，帮你快速解题。

大峰老师与丁香医考团队诚挚地预祝各位顺利取得执业/助理医师资格证！

目 录

第一章 解剖学

分值：执业 9 分/助理 0 分 难度：中等 建议完成时间：1.5 小时 此章题目助理医师不用做

1. 不属于短骨者为
   A. 月骨
   B. 钩骨
   C. 髌骨
   D. 骰骨
   E. 距骨
2. 桡腕关节
   A. 由近侧列腕骨构成关节头
   B. 由桡骨下端的腕关节面构成关节窝
   C. 属椭圆关节
   D. 伸的幅度大于屈
   E. 外展的幅度大于内收
3. 髋关节有旋内作用的肌肉是
   A. 髂腰肌
   B. 臀大肌
   C. 臀中肌
   D. 梨状肌
   E. 闭孔内肌
4. 关于咽，错误的为
   A. 上至颅底
   B. 下平第 6 颈椎体下缘
   C. 从上而下依次为鼻咽部、喉咽部和口咽部
   D. 向前通鼻腔，口腔和喉腔
   E. 下续食管
5. 肝的上界在右锁骨中线处相交于
   A. 第 5 肋
   B. 第 5 肋间隙
   C. 第 4 肋
   D. 第 4 肋间隙
   E. 第 6 肋
6. 不属于后纵隔的结构是
   A. 气管和支气管
   B. 胸主动脉
   C. 食管
   D. 胸导管和交感干胸段
   E. 奇静脉和半奇静脉
7. 肾的固定装置不健全时，可向何方向游走
   A. 向内侧
   B. 向外侧
   C. 向上
   D. 向下
   E. 以上均不可能
8. 睾丸
   A. 位于阴囊内，属外生殖器
   B. 前缘游离，后缘附有系膜及附睾
   C. 完全被包裹在睾丸鞘膜囊内
   D. 睾丸小叶的细胞可分泌男性激素
   E. 以上均对
9. 输卵管最狭窄的一段是
   A. 漏斗部
   B. 壶腹部
   C. 峡部
   D. 子宫部
   E. 以上均错
10. 心［助理不做］
    A. 位于胸膜腔内
    B. 前方对向胸骨体和第 4~7 肋间软骨
    C. 后方对向第 4~7 胸椎
    D. 心的前方大部被肺和胸膜所遮盖
    E. 临床进行心内注射时，多在胸骨左缘第 4 肋间进针，可不损伤心包和肺
11. 二尖瓣
    A. 可分为前、后两瓣
    B. 前瓣较小，介于左房室口与主动脉口之间
    C. 前瓣位于前外侧，后瓣位于后内侧
    D. 后瓣分隔流入道和流出道
    E. 二尖瓣复合体包括二尖瓣、腱索、乳头肌
12. 肺动脉
    A. 肺动脉中含动脉血
    B. 左肺动脉较长，向左行至左肺门
    C. 右肺动脉向右经升主动脉与上腔静脉之间达右肺门
    D. 肺动脉干全长被心包所包围
    E. 在肺动脉干分叉处的稍右侧有动脉带连于主动脉弓下缘

13. 腹主动脉通常不发出下列哪一个动脉
A. 肾上腺动脉
B. 腹腔干
C. 肾动脉
D. 子宫动脉
E. 卵巢动脉
14. 下腔静脉收纳
A. 肠系膜上静脉
B. 肠系膜下静脉
C. 脾静脉
D. 肝静脉
E. 胃左静脉、胃右静脉
15. 胃的淋巴管最终注入
A. 腹腔淋巴结
B. 肝淋巴结
C. 腰淋巴结
D. 胰脾淋巴结
E. 膈上淋巴结
16. 瞳孔的大小
A. 与三叉神经眼神经支的作用是有关的
B. 与睫状肌收缩状态有关
C. 与副交感神经作用无关
D. 与交感神经作用无关
E. 与交感神经、副交感神经的作用均有关
17. 哪项不是颈丛的分支
A. 枕大神经
B. 耳大神经
C. 枕小神经
D. 颈皮神经
E. 锁骨上神经
18. 关于坐骨神经错误的为
A. 在股二头肌长头深面下降
B. 在腘窝部分为胫神经和腓总神经
C. 支配后三条肌肉(即股二头肌、半腱肌、半膜肌)
D. 分支至膝关节，司关节屈
E. 受损伤后伸髋力弱，屈膝力弱
19. 视觉的皮质下反射中枢在
A. 上丘
B. 下丘
C. 下丘臂
D. 上丘臂
E. 顶盖前区
20. 三叉神经二级浅感觉纤维主要在何处交叉
A. 中脑下部
B. 脑桥
C. 延髓上部
D. 脑桥和延髓
E. 中脑、脑桥和延髓
21. 脊髓的组成中，神经元胞体集聚部统称
A. 白质
B. 皮质
C. 网状结构
D. 神经核
E. 灰质
22. 与脊髓相连的神经共
A. 25 对
B. 27 对
C. 29 对
D. 31 对
E. 33 对
(23~27 题共用备选答案)
A. 颈外动脉
B. 锁骨下动脉
C. 甲状颈干
D. 上颌动脉
E. 胸廓内动脉
23. 甲状腺上动脉发自
24. 脑膜中动脉发自
25. 椎动脉发自
26. 甲状腺下动脉发自
27. 腹壁上动脉发自
28. 喉下界平面为
A. 第 4 颈椎体
B. 第 5 颈椎体
C. 第 6 颈椎体
D. 第 6 胸椎体
E. 第 7 胸椎体
29. 与肱骨滑车相关连的是
A. 桡骨头
B. 尺骨头
C. 尺骨滑车切迹
D. 桡切迹
E. 桡骨环状关节面
30. 下述各肌肉，不附于肩胛骨者是
A. 斜方肌
B. 胸大肌
C. 胸小肌
D. 前锯肌
E. 大圆肌
31. 下述各肌肉中，既能屈髋又能伸膝的是
A. 半腱肌
B. 半膜肌
C. 缝匠肌
D. 股二头肌
E. 股四头肌
32. 十二指肠的哪一段位于腹主动脉与肠系膜上动脉所形成的夹角内
A. 上段
B. 降段
C. 水平段

D. 升段
E. 以上部位段全是

33. 开口于半月裂孔的鼻旁窦是
A. 额窦
B. 上颌窦
C. 筛窦前组
D. 以上全是
E. 以上全不是

34. 膀胱
A. 空虚时呈圆形
B. 可分为前面，后面及两下外侧面
C. 其壁由黏膜、肌层和外膜三层组成
D. 空虚时，所有部位的黏膜可形成许多不规则的皱襞
E. 黏膜上皮为立方上皮

35. 输精管的精索部，错误的是
A. 是从睾丸上端至腹股沟管腹环之间的一段
B. 位居精索内各结构之后内方
C. 位置浅表，皮下易触及
D. 管壁厚，管腔小，质韧而硬
E. 是结扎输精管的适宜部位

36. 维持子宫正常位置，防止子宫颈向下脱垂的主要韧带是
A. 子宫阔韧带
B. 子宫主韧带
C. 子宫骶韧带
D. 子宫圆韧带
E. 以上全是

37. 心的动脉描述哪项正确
A. 左、右冠状动脉分别起于主动脉后窦和右窦
B. 一般右冠状动脉比左冠状动脉粗大
C. 冠状动脉为终动脉
D. 左、右冠状动脉主干均行于冠状沟内
E. 左、右冠状动脉均与同名静脉伴行

38. 主动脉的第一个分支为
A. 气管动脉
B. 无名动脉
C. 左颈总动脉
D. 冠状动脉
E. 肋间动脉

39. (2021 考点) 面静脉注入
A. 颈内静脉
B. 颈外静脉
C. 下颌后静脉
D. 颈前静脉
E. 面深静脉

40. 子宫底和子宫体上部的淋巴管
A. 主要注入骶淋巴结
B. 主要注入腹股沟淋巴管
C. 主要注入髂内淋巴管
D. 主要注入髂内淋巴结
E. 主要注入腰淋巴结

41. 膈神经
A. 是颈丛中最大的分支
B. 沿胸锁乳突肌后缘下行入胸内
C. 有胸廓内动、静脉伴行
D. 来源于颈段第 1、2、3 节脊髓前角
E. 以上均不对

42. 嗅神经
A. 由鼻腔嗅区嗅黏膜内双极嗅细胞的中枢突形成
B. 通过筛板的是嗅二级纤维
C. 嗅丝分布于嗅区，上鼻甲以上和鼻中隔以上 1/3 黏膜上皮表面
D. 嗅神经胞体位于嗅球内
E. 嗅丝是嗅球发出的周围突

43. 交感神经椎旁神经节说法何者错误
A. 位于脊柱旁交感神经干上
B. 神经节数目除颈、尾部外，均与腰椎骨数相同相近似
C. 节内为多极神经元
D. 交感神经节后纤维全都起自这些节内的神经细胞
E. 尾部有一个奇节神经结

44. 三叉神经
A. 触觉纤维终止于三叉神经脊束核
B. 痛觉纤维终止于三叉神经脑桥核
C. 第一级神经元胞体全在三叉神经节内
D. 中枢突在脑干内交叉
E. 以上全不对

(45~47 题共用备选答案)
A. 胆囊底
B. 胆囊体
C. 胆囊颈
D. 胆囊管
E. 胆总管

45. 与腹前壁内面相接触的是
46. 参与胆囊三角构成的是
47. 末端有括约肌包绕的是

(48~49 题共用备选答案)
A. 肾盂
B. 肾静脉
C. 肾动脉
D. 肾乳头
E. 肾柱

48. 开口于肾小盏的是
49. 肾蒂中位于最前方的结构是

50. 关于肋的组成下列哪项是正确的
A. 真肋为 1~7 肋，假肋为 8~12 肋
B. 真肋为 1~5 肋，假肋为 6~10 肋，浮肋为 11~12 肋
C. 真肋为 1~8 肋，假肋为 9~12 肋
D. 真肋为 1~7 肋，假肋为 8~10 肋，浮肋为 11~12 肋
E. 以上都不是

51. 肩关节脱位常见的方位是
A. 上方
B. 后方
C. 前上方
D. 前下方
E. 后上方
52. 骨盆
A. 由骶骨和两侧的髋骨构成
B. 正常位置为两侧髂前上棘和两侧耻骨结节同在一个水平面上
C. 借界线分为大骨盆和小骨盆
D. 骨盆上口呈水平位
E. 上、下口都是前后径大于横径
53. 髋关节脱位常见的方位是
A. 前方
B. 上方
C. 内侧
D. 外侧
E. 后下方
54. 膝关节
A. 是人体最大，最复杂的关节
B. 关节面由股骨下端和胫骨上端构成
C. 关节囊包裹着髌骨
D. 滑膜层包裹着关节囊内的所有结构
E. 关节腔被完全分隔为上侧、下侧、内侧、外侧四个腔
55. 如肩胛骨固定，一侧斜方肌收缩
A. 使颈部向同侧屈，面部转向同侧
B. 使颈部向对侧屈，面部转向对侧
C. 使颈部向对侧屈，面部转向同侧
D. 使颈部向同侧屈，面部转向对侧
E. 使头后仰
56. 膈
A. 起自胸廓下口的周缘
B. 整块肌同在一个水平面上
C. 是重要的呼吸肌
D. 上面全被胸膜覆盖
E. 下面全被腹膜覆盖
57. 大肠中最短的一段是
A. 盲肠
B. 直肠
C. 升结肠
D. 横结肠
E. 降结肠
58. 上呼吸道最狭窄处是
A. 鼻后孔
B. 喉口
C. 前庭裂
D. 声门裂
E. 喉与气管交界处
59. 肾
A. 属腹膜外位器官
B. 男性略大于女性
C. 内侧缘中部凹陷称肾门
D. 肾门向内延续于肾窦
E. 上述全部正确
60. 卵巢的固定结构
A. 卵巢悬韧带
B. 卵巢固有韧带
C. 输卵管卵巢伞
D. 卵巢系膜
E. 上述全是
61. 视神经
A. 外包三层膜，是相应脑膜的延续
B. 经视神经交叉孔入颅中窝
C. 两视网膜颞侧的纤维交叉
D. 完全受损时，伤侧全盲并且瞳孔对光反射均消失
E. 以上均错
62. 脾静脉
A. 合成后经胃脾韧带离开脾门
B. 在网膜囊内向右行
C. 经胰体前面
D. 伴行于脾动脉上方
E. 在胰头后方与肠系膜上静脉汇合
(63~66 题共用备选答案)
A. 左房室口周围
B. 右房室口周围
C. 右室流出道口周围
D. 左室流出道口周围
E. 右心房的最下部，卵圆窝的右下方
63. 三尖瓣位于
64. 二尖瓣位于
65. 主动脉瓣位于
66. 下腔静脉瓣位于
67. 哪项为听觉感受器所在处
A. 听小骨
B. 前庭
C. 耳蜗
D. 中耳
E. 外耳
68. 患者，男，29 岁，因尿频、尿痛、尿急 6 个月入院。经静脉肾盂造影检查，右肾盏大部分破坏，左肾正常。尿中结核菌三次均为阳性。诊断为“右肾结核”。治疗：右肾切除术。与手术入路及周围解剖结构不符合的是
A. 手术入路经腰部进行
B. 切口经皮肤、浅筋膜、肌层及腹横筋膜后达腹壁外脂肪
C. 首先切开肾纤维膜，再剥离肾脂肪囊
D. 剥离右肾时，注意勿损伤十二指肠

E. 剥离右肾上极时，切忌损伤肋膈隐窝

69. 患者，女，52 岁，右侧乳房增大，检查发现右乳房外侧有一肿块，较坚硬且边界不太清楚，活动度小但无明显疼痛，怀疑为乳腺癌，需取淋巴结做病理学检查，应取的淋巴结是
A. 锁骨下动脉附近的锁骨上淋巴结
B. 胸外侧动、静脉周围的胸肌淋巴结
C. 肩胛下动、静脉周围的肩胛下淋巴结
D. 腋动脉、静脉远侧段的腋外侧淋巴结
E. 胸骨旁淋巴结

70. 关于颞下颌关节的描述，正确的是
A. 颞下颌关节可单侧运动
B. 关节囊的后份较薄弱
C. 下颌骨的前进、后退运动发生在下关节腔
D. 下颌关节易向前脱位
E. 下颌关节脱位，复位时先向后推

71. (2021 考点) 关于脊柱间连结的描述，错误的是
A. 前纵韧带防止脊柱过度后伸
B. 后纵韧带防止脊柱过度前屈
C. 黄韧带限制脊柱过度后伸
D. 棘上韧带限制脊柱前屈
E. 棘间韧带限制脊柱前屈

72. 双侧收缩做张口运动的咀嚼肌是
A. 咬肌
B. 颞肌
C. 翼内肌
D. 翼外肌
E. 以上均是

73. 胸锁乳突肌的作用是
A. 一侧收缩头向对侧倾斜，面部向同侧转向
B. 一侧收缩头向对侧倾斜，面部向对侧转向
C. 一侧收缩头向同侧倾斜，面部向同侧转向
D. 一侧收缩头向同侧倾斜，面部向对侧转向
E. 两侧收缩时可使头前屈

74. 构成腹股沟管前壁的组织结构是
A. 腹横肌
B. 腹横筋膜
C. 腹股沟韧带
D. 腔隙韧带
E. 腹外斜肌腱膜

75. 正常小儿乳牙出齐的时间是
A. 6 个月
B. 1 岁半
C. 1 岁 8 个月
D. 2 岁半
E. 3 岁

76. (2021 考点) 关于颏舌肌的描述，错误的是
A. 两侧同时收缩伸舌
B. 单侧收缩舌尖偏向对侧
C. 一侧瘫痪伸舌偏向健侧
D. 起点为颏棘
E. 止点为中线两侧

77. 大唾液腺描述正确的是
A. 最大的一对为腮腺，腮腺管开口于舌下襞
B. 最小的一对为下颌下腺
C. 舌下腺小管开口于舌下阜
D. 3 对大唾液腺均有导管开口于舌下阜
E. 腮腺管开口于平对上颌第 2 磨牙的颊黏膜处

78. 食管病变位于主动脉弓到肺下静脉平面，该部位是食管解剖分段的
A. 颈段
B. 胸上段
C. 胸中段
D. 胸下段
E. 腹段

79. 区分胃幽门与十二指肠的解剖标志是
A. 胃冠状静脉
B. 胃短静脉
C. 胃网膜右动脉
D. 幽门前静脉
E. 胃十二指肠动脉

80. McBurney 点
A. 右髂前上棘与脐连线中外 1/3 处
B. 左髂前上棘与脐连线中外 1/3 处
C. 左右髂前上棘连线右、中 1/3 处
D. 左右髂前上棘连线左、中 1/3 处
E. 麦氏点是阑尾根部实际位置

81. 直肠长度为
A. 5 ~ 10 cm
B. 12 ~ 15 cm
C. 16 ~ 20 cm
D. 21 ~ 25 cm
E. 26 ~ 30 cm

82. 胰腺哪部分肿大可出现门静脉高压
A. 胰头
B. 胰颈
C. 胰体
D. 胰尾
E. 胰管

83. 多数鼻出血发生的部位是
A. 鼻中隔前上部
B. 鼻中隔前下部
C. 鼻中隔后上部
D. 鼻中隔后下部
E. 以上均是

84. 吸入性肺脓肿多发生于右肺最主要的原因是
A. 右主支气管较细
B. 右主支气管较短
C. 右主支气管陡直，较粗大
D. 右主支气管周围淋巴结多

E. 右主支气管较长

85. (2021 考点) 胸腔积液积存时常位于

A. 肋膈隐窝

B. 肋纵隔隐窝

C. 膈纵隔隐窝

D. 梨状隐窝

E. 以上均不对

86. 关于阴道穹隆描述不正确的是

A. 环绕宫颈阴道部的环形凹陷

B. 分为前部、后部和两个侧部

C. 前穹隆较浅适合穿刺

D. 后穹隆紧邻直肠子宫凹陷

E. 与腹腔相隔阴道壁、腹膜

87. 乳腺癌侵及 Cooper 韧带，可导致

A. 皮肤凹陷

B. “橘皮样”变

C. “卫星”结节

D. “铠甲”状癌

E. Paget 病

第一章参考答案

1.【参考答案 C】

【押题点】骨的分类和构造。

【解析】短骨形似立方体，多成群分布于连结牢固且运动较灵活的部位，如腕骨和跗骨。髌骨是人体最大的籽骨，属于不规则骨。

2.【参考答案 C】

【押题点】关节的基本结构和辅助结构。

【解析】桡腕关节又称腕关节，是典型的椭圆关节。

3.【参考答案 C】

【押题点】下肢肌的配布。

【解析】臀中肌使髋关节外展、旋内和旋外。

4.【参考答案 C】

【押题点】咽的位置、各部的重要结构。

【解析】咽自上而下分为鼻咽、口咽和喉咽三部。

5.【参考答案 A】

【押题点】肝的位置和毗邻。

【解析】(9 版系统解剖学 P116) 肝上界与膈穹窿一致，可用下述三点的连线来表示：即右锁骨中线与第 5 肋的交点、前正中线与剑胸结合线的交点、左锁骨中线与第 5 肋间隙的交点。(9 版诊断学 P189) 均匀体型的正常肝脏在右锁骨中线上，其上界在第 5 肋间。

6.【参考答案 A】

【押题点】纵隔的分布和内容物。

【解析】后纵隔位于心包与脊柱胸部之间，容纳气管杈及左、右主支气管、食管、胸主动脉及奇静脉、半奇静脉、胸导管、交感干胸段和淋巴结等。上纵隔内含气管。

7.【参考答案 D】

【押题点】肾的被膜。

【解析】肾筋膜包被肾上腺和肾的周围，由它发出的一些结缔组织小梁穿过脂肪囊与纤维囊相连，具有固定肾脏的功能。因肾筋膜下方完全开放，当腹壁肌力弱、肾周脂肪少、肾的固定结构薄弱时，可产生肾下垂或游走肾。

8.【参考答案 B】

【押题点】睾丸的形态、结构。

【解析】睾丸位于阴囊内，属于内生殖器；睾丸前缘游离，后缘有血管、神经、淋巴管出入，与附睾相连。

9.【参考答案 D】

【押题点】输卵管的分部和各部特点。

【解析】(9 版系统解剖 P161) 子宫部位于子宫壁内的一段，直径最细，约 1 mm。(9 版妇产科 P8) 间质部：潜行于子宫内壁的部分，长约 1 cm，管腔最窄。伞部、漏斗部——拾卵作用，壶腹部——受精多发部位，峡部——输卵管结扎术部位。

10.【参考答案 D】

【押题点】心的位置、外形和毗邻。

【解析】心的前面大部分心包被胸膜和肺遮盖。

11.【参考答案 A】

【押题点】心腔，心的构造。

【解析】二尖瓣瓣膜被两个深陷的切迹分为前尖和后尖，即前、后两瓣。前尖瓣较大，位于前内侧者，是左心室流入道与流出道的分界标志；后尖瓣位于后外侧者，较小。二尖瓣复合体包括二尖瓣环、二尖瓣、腱索、乳头肌。

12.【参考答案 D】

【押题点】肺循环的动脉。

【解析】肺动脉位于心包内，系一粗短的动脉干。

13.【参考答案 D】

【押题点】腹主动脉的主要分支。

【解析】子宫动脉为髂内动脉前干分支。腹主动脉有：①壁支，膈下动脉、腰动脉、骶正中动脉；②脏支，成对脏支有肾上腺中动脉、肾动脉和睾丸动脉(男)或卵巢动脉(女)；不成对脏支有腹腔干、肠系膜上动脉和肠系膜下动脉。

14.【参考答案 D】

【押题点】上、下腔静脉的组成。

【解析】下腔静脉属支分为壁支(包括膈下静脉和腰静脉)和脏支(包括睾丸/卵巢静脉、肾静脉、右肾上腺静脉和肝静脉等)。

15.【参考答案 A】

【押题点】胃的淋巴回流。

【解析】胃的淋巴结引流相应动脉分布范围的淋巴，其输出淋巴管注入位于腹腔干周围的腹腔淋巴结。

16.【参考答案 E】

【押题点】瞳孔的大小。

【解析】副交感神经可缩小瞳孔，交感神经可扩大瞳孔。

17.【参考答案 A】

【押题点】颈丛的主要分支。

【解析】颈丛的主要分支有枕小神经、耳大神经、颈横神经、锁骨上神经、膈神经等。

18.【参考答案 D】

【押题点】坐骨神经的分布。

【解析】坐骨神经从骶丛发出，行于股二头肌长头的深面，一般在腘窝上方分为胫神经和腓总神经两大终支。坐骨神经在股后区发肌支支配股二头肌、半腱肌和半膜肌，同时也有分支至髋关节。

19.【参考答案 A】

【押题点】视觉传导通路。

【解析】上丘发出的纤维组成顶盖脊髓束，下行至脊髓，完成视觉反射。视觉的皮质下反射中枢在上丘。

20.【参考答案 D】

【押题点】头面部浅感觉传导通路。

【解析】第二级神经元胞体痛、温觉在三叉神经脊束核，触觉在三叉神经脑桥核，三叉神经脑桥核位于脑桥中部网状结构，下接三叉神经脊束核，位于延髓背外侧部浅层。三叉神经二级浅感觉纤维在脑桥核延髓交叉。

21.【参考答案 E】

【押题点】脊髓的内部结构。

【解析】灰质主要由神经元的胞体和树突构成，在横切面上呈"H"型，可分为前角、后角和中间带。

22.【参考答案 D】

【押题点】脊髓的位置和形态。

【解析】脊神经与脊髓相连，有31对，均为混合性神经。

23~27.【参考答案 A D B C E】

【押题点】甲状腺的动脉及其来源、脑的动脉、胸腹动脉的主要分支与分布。

【解析】甲状腺上动脉发自颈外动脉起始部的前壁，伴喉上神经外支贴近、行向前下方。脑膜中动脉起自上颌动脉。椎动脉起自锁骨下动脉，左右椎动脉汇合成一条基底动脉。甲状腺下动脉多数起自锁骨下动脉的甲状颈干，沿前斜角肌内侧缘上行。甲状腺下动脉的分支间有喉返神经穿过。腹壁上动脉起于锁骨下动脉的胸廓内动脉的终末支。

28.【参考答案 C】

【押题点】喉软骨及其连接。

【解析】喉上起自会厌上缘平面，下界是环状软骨下缘，环状软骨弓平对第6颈椎高度，是颈部的重要标志之一。

29.【参考答案 C】

【押题点】上肢骨及其连结。

【解析】肱尺关节由肱骨滑车和尺骨滑车切迹构成。

30.【参考答案 B】

【押题点】上肢肌的配布。

【解析】斜方肌止于锁骨外侧1/3、肩峰、肩胛冈。胸小肌止于肩岬骨喙突。前锯肌止于肩胛骨内侧缘和下角。大圆肌起于肩胛骨下角背面。胸大肌起于锁骨内侧2/3段、胸骨前面、第1~6肋软骨前面等，止于肱骨大结节嵴。

31.【参考答案 E】

【押题点】下肢肌的配布。

【解析】半腱肌、半膜肌屈膝伸髋。缝匠肌屈髋屈膝。股二头肌屈膝伸髋。股四头肌屈髋伸膝。

32.【参考答案 C】

【押题点】十二指肠的位置。

【解析】十二指肠起自十二指肠下曲，横过下腔静脉和第3腰椎体的前方，至腹主动脉前方、第3腰椎体左前方，移行于升段。临床上将十二指肠上段、降段和水平段呈C字形部位称十二指肠部位，肠系膜上动脉、静脉紧贴此部前面下行。

33.【参考答案 B】

【押题点】鼻旁窦的位置及开口。

【解析】额窦口在窦底部通筛漏斗，开口于中鼻道。筛窦前筛窦、中筛窦开口于中鼻道。上颌窦开口于中鼻道的半月裂孔。

34.【参考答案 C】

【押题点】膀胱的形态。

【解析】空虚的膀胱呈三棱椎体形，分尖、体、底、颈4部。膀胱三角始终保持平滑。膀胱壁由黏膜、肌层和外膜组成。黏膜上皮为移行上皮。

35.【参考答案 A】

【押题点】输精管的分部和走形精索。

【解析】输精管精索部介于睾丸上端与腹股沟管皮下环之间，在精索内位于其他结构的后内侧；此段位置表浅，易于触及，为结扎输精管的理想部位。

36.【参考答案 B】

【押题点】子宫的固定装置。

【解析】子宫阔韧带限制子宫向两侧移动。子宫主韧带防止子宫向下脱垂。子宫骶韧带向后上牵引子宫颈，协同子宫圆韧带维持子宫的前倾前屈位。子宫圆韧带维持子宫前倾。

37.【参考答案 D】

【押题点】冠状动脉的起始、主要分支及分布。

【解析】左冠状动脉起于主动脉的主动脉左窦，右冠状动脉起于主动脉的主动脉右窦。左冠状动脉管径比右冠状动脉粗大，为生理上优势动脉。

38.【参考答案 D】

【押题点】主动脉的主要分支。

【解析】主动脉由左心室发出，起始段为升主动脉，升主动脉发出左、右冠状动脉。左颈总动脉起自主动脉弓。

39.【参考答案 A】

【押题点】面静脉的特点及与颅内静脉的交通。

【解析】面静脉下行至舌骨大角附近注入颈内静脉。

40.【参考答案 E】

【押题点】子宫的淋巴回流。

【解析】子宫底和子宫体上部的淋巴管注入腰淋巴结。

41.【参考答案 E】

【押题点】膈神经的组成、位置及分布。

【解析】膈神经是颈丛中重要的分支之一，起初在前斜角肌上端的外侧下行，继而沿该肌肉前面下降至肌内侧，在锁骨下动、静脉之间经胸廓上口进入胸腔，入胸后有心包膈血管伴行，来源于第3~5对颈神经前支。

42.【参考答案 A】

【押题点】嗅神经的组成、性质、连接脑和出入颅的部位。

【解析】嗅神经为特殊内脏感觉纤维，由上鼻甲和鼻中隔上部黏膜内的嗅细胞中枢突聚集而成20多条嗅丝，穿鼻顶壁的筛孔入颅前窝连于嗅球，传导嗅觉。

43.【参考答案 D】

【押题点】内脏运动神经的概念，交感和副交感神经的异同。

【解析】交感神经椎旁位于脊柱两侧，交感神经干全长可分颈部段、胸部段、腰部段、骶部段、尾部段，每侧5个部段有19~24个交感神经干的神经节，其中颈部段有3~4个，胸部段10~12个，腰部段4个，骶部段有2~3个，两侧尾部段合成1个奇神经节。交感干神经节由多极神经元组成，大小不等，部分交感神经节后纤维即起自这些细胞，余部起自椎前神经节。

44.【参考答案 E】

【押题点】脑神经的名称、性质，连接脑和出入颅的部位。

【解析】三叉神经传导头面部痛温觉的神经纤维主要终止在三叉神经脊束核，传导触觉的神经纤维主要终止在三叉神经脑桥核。三叉神经节的中枢突组成三叉神经感觉根，在脑干脑桥臂和脑桥基底部交界处入脑，传到头面部触觉的神经纤维终止于三叉神经脑桥核。头面部的痛觉、温觉和触觉的传导通路第一级神经元胞体位于三叉神经节。

45~47.【参考答案 A D E】

【押题点】胆囊的形态和位置、胆囊(Calot)三角的组成。肝外胆道系统的组成。

【解析】胆囊底是胆囊突向前下方的盲端，常在肝前缘的胆囊切迹处露出。当胆汁充满时，胆囊底可贴近腹前壁。胆囊管、肝总管和肝的脏面围成的三角区域称胆囊三角。在肝胰壶腹周围有肝胰壶腹括约肌包绕，在胆总管末端及胰管末端周围亦有少量平滑肌包绕，以上三部分括约肌统称为Oddi括约肌。

48~49.【参考答案 D B】

【押题点】肾的形态、位置、结构，肾蒂的结构。

【解析】2~3个肾锥体尖端合并成肾乳头，突入肾小盏。肾蒂内各结构排列关系，自前向后顺序为肾静脉、肾动脉和肾盂末端。

50.【参考答案 D】

【押题点】胸廓的组成。

【解析】第1~7对肋前端直接与胸骨连结，称真肋。第8~10对肋不直接与胸骨相连，称假肋。第11~12对肋前端游离于腹壁肌层，称浮肋。

51.【参考答案 D】

【押题点】肩关节的结构与损伤。

【解析】肩关节关节囊的下壁相对最为薄弱，故肩关节脱位时，肱骨头常从下方滑出，发生前下方脱位。

52.【参考答案 C】

【押题点】骨盆的连结。

【解析】骨盆可由骶骨岬向两侧经弓状线、耻骨梳、耻骨结节至耻骨联合上缘构成的环形界线，分为上方的大骨盆(又称假骨盆)和下方的小骨盆(又称真骨盆)。人体直立时，骨盆向前倾斜，两侧髂前上棘与两耻骨结节位于同一冠状面内，此时，尾骨尖与耻骨联合上缘位于同一水平面上。骨盆上口呈圆形或卵圆形。

53.【参考答案 E】

【押题点】髋关节的结构与损伤。

【解析】髋关节囊的后下部相对较薄弱，脱位时，股骨头易向下方脱出。

54.【参考答案 A】

【押题点】膝关节的结构。

【解析】膝关节是人体内最大最复杂的关节，由股骨下端、胫骨上端和髌骨构成。膝关节囊的滑膜层附着于该关节各骨的关节面周缘，覆盖关节内除了关节软骨和半月板以外的所有结构。

55.【参考答案 D】

【押题点】斜方肌的功能。

【解析】肩胛骨固定，一侧收缩使颈部向同侧屈、脸转向对侧。两侧同时收缩则使头后仰。

56.【参考答案 C】

【押题点】膈的结构和功能。

【解析】膈为向上膨隆呈弧形的扁薄阔肌，位于胸、腹腔之间，构成胸腔的底和腹腔的顶。膈的周边是肌性部，中央为腱膜，称中心腱。膈肌上有三个裂孔；膈肌三个起始部之间常留有三角形的小间隙，无肌纤维，仅覆盖结缔组织，为薄弱区。

57.【参考答案 A】

【押题点】大肠的分布。

【解析】大肠分为盲肠、阑尾、结肠、直肠和肛管五部分。盲肠长6~8 cm；阑尾长5~7 cm；结肠分为升结肠(长约15 cm)、横结肠(长约50 cm)、降结肠(长约25 cm)和乙状结肠(长约40 cm)；直肠长10~14 cm；肛管长约 4 cm。

58.【参考答案 D】

【押题点】喉腔的分布。

【解析】喉腔分为3部分，喉前庭、喉中间腔、声门下腔。声门裂是两侧声襞与杓状软骨底和声带突之间的裂隙，较前庭裂长而窄，是喉腔最狭窄之处。

59.【参考答案 E】

【押题点】肾的形态、位置、结构和毗邻。

【解析】肾位于脊柱两侧，腹膜后间隙内，为腹膜外位器官。肾内侧缘中部的凹陷称肾门，肾门伸入肾实质的凹陷称肾窦。肾窦是肾门的延续。男性肾略大于女性。

60.【参考答案 E】

【押题点】卵巢的固定装置。

【解析】卵巢固定结构包括卵巢悬韧带、卵巢固有韧带、输卵管卵巢伞、卵巢系膜、子宫阔韧带等。

61.【参考答案 A】

【押题点】视神经的性质、连接脑和出入颅的部位、分布及损伤。

【解析】视神经的三层被膜是相应脑膜的延续，脑的蛛网膜下隙也随之延伸至视神经周围。视神经向后内行经视神经管入颅中窝，移行于间脑的视交叉。

62.【参考答案 E】

【押题点】肝门静脉系。

【解析】脾静脉起自脾门处，脾静脉经脾动脉稍下方和胰后面右行，与肠系膜上静脉汇合成肝门静脉。

63~66.【参考答案 B A D E】

【押题点】心的构造，下腔静脉的组成。

【解析】右心室流入道的入口为右房室口，周围由致密结缔组织构成的三尖瓣环围绕。左心室流入道的入口为左房室口，口周围的致密结缔组织环为二尖瓣环。左心室流出道上界为主动脉口，位于左房室右前方，其周围的纤维环上附有三个半月形的瓣膜，称为主动脉瓣。下腔静脉瓣位于下腔静脉口前缘、右心房内侧壁的后部，主要由房间隔形成，房间隔右侧面中下部有一卵圆形凹陷，称为卵圆窝。

67.【参考答案 C】

【押题点】听觉感受器的名称和位置。

【解析】听觉感受器位于内耳耳蜗内。

68.【参考答案 C】

【押题点】肾的被膜。

【解析】肾的被膜分为三层，由内向外依次为纤维囊、脂肪囊与肾筋膜。

69.【参考答案 B】

【押题点】乳房的淋巴液回流。

【解析】胸肌淋巴结位于胸小肌下缘处，沿胸外侧血管排列，回流腹前外侧壁、胸外侧壁以及乳房外侧部和中央部的淋巴液。

70.【参考答案 D】

【押题点】颅骨的连结(颞下颌关节)。

【解析】颞下颌关节属于联合关节，两侧同时运动。下颌骨上提、下降运动发生在下关节腔，前进、后退运动发生在上关节腔。关节囊前份较弱，易向前脱位。手法复位时先将下颌骨向下拉，超过关节结节，再将下颌骨向后推，才能回纳至下颌窝。

71.【参考答案 C】

【押题点】椎骨的连结。

【解析】黄韧带位于椎管外，是连结相邻两椎弓板间的韧带，协助围绕椎体，限制脊柱过度前屈。

72.【参考答案 D】

【押题点】咀嚼肌的功能。

【解析】咬肌、颞肌、翼内肌收缩时都有上提下颌骨的作用，双侧翼外肌收缩时做张口运动，一侧收缩时使下颌移向对侧。

73.【参考答案 D】

【押题点】胸锁乳突肌。

【解析】胸锁乳突肌位于颈部两侧，起自胸骨柄前面和锁骨的胸骨端，二头会合斜向后上方，止于颞骨的乳突。一侧收缩使头向同侧倾斜，脸转向对侧，两侧同时收缩可使头后仰。

74.【参考答案 E】

【押题点】腹股沟管的构成。

【解析】腹股沟管有两口四壁，内口为深环，位于腹股沟韧带中点上方 1.5 cm，外口为浅环。前壁：腹外斜肌腱膜、腹内斜肌。后壁：腹横筋膜、腹股沟镰。上壁：腹内斜肌、腹横肌弓状下缘。下壁：腹股沟韧带。

75.【参考答案 E】

【押题点】牙的种类和排列。

【解析】乳牙出生后 6 个月开始萌出，3 岁左右出齐，上、下颌各 10 个。

76.【参考答案 C】

【押题点】舌肌的起止点和作用。

【解析】颏舌肌的作用是引舌向前下，一侧颏舌肌瘫痪时，嘱患者伸舌，舌尖偏向瘫痪侧。

77.【参考答案 E】

【押题点】大唾液腺的位置及导管开口。

【解析】大唾液腺共 3 对，腮腺最大，开口于平对上颌第 2 磨牙牙冠所对颊黏膜上的腮腺管乳头。舌下腺较小，大管开口于舌下阜，小管开口于舌下襞黏膜表面。下颌下腺开口于舌下阜。

78.【参考答案 C】

【押题点】食管的位置、分部。

【解析】①颈段：自食管入口(环状软骨水平)至胸骨切迹，距门齿约 20 cm。②胸段：从胸骨切迹至食管裂孔上缘，长度约 25 cm，又被分为上、中、下三段。胸上段从胸骨切迹至奇静脉弓下缘，距门齿约 25 cm；胸中段从奇静脉弓下缘至下肺静脉下缘，距门齿约 30 cm；胸下段从下肺静脉下缘至食管裂孔上缘，距门齿约 40 cm。③腹段：为食管裂孔上缘至胃食管交界处，距门齿约 42 cm。

79.【参考答案 D】

【押题点】胃的位置、形态、分部。

【解析】幽门区环形肌增厚，在浆膜面可见环形凹陷形成浅沟，其表面有幽门前静脉通过，是区分幽门与十二指肠的标志。

80.【参考答案 A】

【押题点】阑尾根部的体表投影。

【解析】右髂前上棘与脐连线中外 1/3 为麦氏点，外科学上接近阑尾根部，有一定差距。左右髂前上棘连线右、中 1/3 为 Lanz 点，左髂前上棘与脐连线中外 1/3 为反麦氏点。

81.【参考答案 B】

【押题点】直肠的形态和位置。

【解析】直肠位于盆腔的后部平第三骶椎处，上接乙状结肠，沿骶骨尾骨前面下行，至尾骨平面穿过盆膈移行于肛管。上部直肠与乙状结肠粗细相同，下部扩大成直肠壶腹，是暂存粪便的部位。直肠长度，(9 版外科学 P379) 12~15 cm，(9 版系统解剖 P112) 10~14 cm。

82.【参考答案 A】

【押题点】胰的位置、分布和毗邻。

【解析】钩突与胰头和胰颈之间夹有肝门静脉起始部和肠系膜上动、静脉，胰头肿大时压迫血管，影响血液回流，出现腹腔积液、脾肿大。

83.【参考答案 B】

【押题点】鼻腔易出血区。

【解析】鼻中隔前下部的血管丰富、位置浅表，外伤或干燥刺激均易引起出血，约 90% 的鼻出血发生在此区，称为易出血区、Little 区。

84.【参考答案 C】

【押题点】左、右主支气管的形态。

【解析】脓肿常为单发，其位置与支气管解剖和体位有关。由于右主支气管较陡直，且管径较粗大，吸入物易进入右肺。

85.【参考答案 A】

【押题点】肋膈隐窝。

【解析】肋膈隐窝位置最低、容量最大，胸腔积液常积存于此。梨状隐窝在咽喉部，是异物易嵌顿停留的部位。

86.【参考答案 C】

【押题点】阴道穹隆的位置、临床意义。

【解析】阴道后穹隆位置较深，与腹腔紧邻，相隔阴道壁和一层腹膜，常经此处引流直肠子宫陷凹内的积液进行诊治。

87.【参考答案 A】

【押题点】乳房悬韧带。

【解析】乳房悬韧带 (Cooper 韧带) 深面连于胸肌筋膜，浅层连于皮肤，癌细胞侵及时乳房悬韧带缩短，皮肤凹陷，呈“酒窝征”。

第二章　生物化学

分值：执业 11 分/助理 7 分　难度：困难　建议完成时间：3.5 小时　题目后缀为［助理不做］的，助理医师不用做

1. 下列属于酸性氨基酸的是
A. 半胱氨酸
B. 苏氨酸
C. 苯丙氨酸
D. 谷氨酸
E. 组氨酸

（2~3 题共用备选答案）
A. 蛋氨酸
B. 丝氨酸
C. 半胱氨酸
D. 脯氨酸
E. 鸟氨酸

2. 含巯基的氨基酸是
3. 天然蛋白质中不含有的氨基酸是

4. 下列有关蛋白质变性的叙述，错误的是
A. 蛋白质变性时其一级结构不受影响
B. 蛋白质变性时其理化性质发生变化
C. 蛋白质变性时其生物学活性降低或丧失
D. 去除变性因素后变性蛋白质都可以复原
E. 球蛋白变性后其水溶性降低

（5~6 题共用备选答案）
A. 二硫键破坏
B. 一级结构破坏
C. 二级结构破坏
D. 三级结构破坏
E. 四级结构破坏

5. 亚基解聚时
6. 蛋白水解酶直接使

7. 蛋白质一级结构是指
A. 氨基酸的排列顺序
B. 每一氨基酸侧链的空间结构
C. 局部主链的空间结构
D. 亚基间相对的空间位置
E. 每一个原子的相对空间位置

8. 变性蛋白质的主要特点是
A. 不易被蛋白酶水解
B. 分子量降低
C. 溶解性增加
D. 生物学活性降低
E. 共价键被破坏

9. 下列不属于维系蛋白质三级结构的化学结构是
A. 盐键
B. 氢键
C. 范德华力
D. 肽键
E. 疏水键

10. 不属于蛋白质二级结构的是
A. β-转角
B. β-折叠
C. α-螺旋
D. 无规卷曲
E. 右手双螺旋

11. 有关 DNA 双螺旋结构的叙述，错误的是
A. DNA 双螺旋是核酸二级结构的重要形式
B. 双螺旋是由两条以脱氧核糖、磷酸做骨架的双链组成
C. DNA 双螺旋是以右手螺旋的方式围绕同一轴有规则地盘旋
D. 两股单链从 5′到 3′端走向在空间排列相同
E. 两碱基之间的氢键是维持双螺旋横向稳定的主要化学键

12. DNA 的一级结构是
A. 多聚 A 结构
B. 核小体结构
C. 双螺旋结构
D. 三叶草结构
E. 核苷酸排列顺序

13. DNA 变性的本质是
A. 磷酸二酯键断裂
B. N—C 糖苷键断裂
C. 戊糖内 C—C 键断裂
D. 碱基内 C—C 键断裂
E. 互补碱基之间的氢键断裂

14. 细胞内含量最丰富的 RNA 是

A. hnRNA
B. miRNA
C. mRNA
D. tRNA
E. rRNA

15. 酶的催化高效性是因为
A. 启动热力学不能发生的反应
B. 能降低反应的活化能
C. 能升高反应的活化能
D. 可改变反应的平衡点
E. 对底物的选择性

16. 酶促反应中决定酶专一性的部分是
A. 底物
B. 辅酶或辅基
C. 金属离子
D. 酶蛋白
E. 催化基团

17. 下列不属于含有 B 族维生素的辅酶是
A. 磷酸吡哆醛
B. 细胞色素 C
C. 辅酶 A
D. 四氢叶酸
E. 硫胺素焦磷酸

18. 大多数脱氢酶的辅酶是
A. NAD^+
B. $NADP^+$
C. CoA
D. Cytc
E. $FADH_2$

19. 肝脏中较丰富的乳酸脱氢酶(LDH)是
A. LDH1
B. LDH2
C. LDH3
D. LDH4
E. LDH5

20. 酶化学修饰调节最常见的是[助理不做]
A. 别构调节
B. 磷酸化/去磷酸化
C. 酶原激活
D. 催化物调节
E. 温度调节

21. 下列属于糖酵解途径的关键酶是
A. 6-磷酸葡萄糖酶
B. 丙酮酸激酶
C. 柠檬酸合酶
D. 苹果酸脱氢酶
E. 6-磷酸葡萄糖脱氢酶

22. 6-磷酸果糖激酶-1 的变构激活剂是
A. 1，6-二磷酸果糖
B. ATP
C. 2，6-二磷酸果糖
D. GTP
E. 柠檬酸

23. 有关乳酸循环的描述，错误的是[助理不做]
A. 可防止乳酸在体内堆积
B. 乳酸最终从尿中排出
C. 使肌肉中的乳酸进入肝脏异生成葡萄糖
D. 可防止酸中毒
E. 使能源物质避免损失

24. 供应成熟红细胞能量的主要代谢途径是
A. 糖有氧氧化
B. 糖酵解
C. 2，3-二磷酸甘油酸旁路
D. 糖异生
E. 磷酸戊糖途径

25. 三羧酸循环的生理意义是
A. 合成胆汁酸
B. 提供能量
C. 提供 NADPH
D. 参与酮体代谢
E. 参与蛋白质代谢

26. 1 分子丙酮酸被彻底氧化成 CO_2 和 H_2O，同时生成 ATP 的分子数是
A. 12
B. 13. 5
C. 14
D. 15. 5
E. 16. 5

27. 糖原分解首先生成的物质是
A. 葡萄糖
B. 1-磷酸果糖
C. 6-磷酸果糖
D. 1-磷酸葡萄糖
E. 6-磷酸葡萄糖

28. 长期饥饿时，糖异生的生理意义之一是
A. 有利于脂肪合成
B. 有利于脂酸合成
C. 有利于必需氨基酸合成
D. 有利于排钠保钾
E. 有利于补充血糖

29. 糖皮质激素升高血糖的机制是
A. 减少糖异生
B. 抑制肝外组织利用葡萄糖
C. 促进糖类转变为脂肪
D. 促进脂酸合成
E. 促进葡萄糖氧化

30. (2021 考点) 下列有关氧化与磷酸化的叙述，错误的是
A. 物质在氧化时伴有 ADP 磷酸化生成 ATP 的过程
B. 氧化与磷酸化过程涉及两种呼吸链

C. 电子分别经两种呼吸链传递氧，均产生3分子ATP
D. 氧化与磷酸化过程存在于线粒体内
E. 氧化与磷酸化过程通过偶联产能

31. 呼吸链电子传递过程中可直接被磷酸化的物质是
A. CDP
B. ADP
C. GDP
D. TDP
E. UDP

32. 体内细胞色素C直接参与的反应是
A. 生物氧化
B. 脂肪酸合成
C. 糖酵解
D. 肽键合成
E. 叶酸还原

33. 属于必需脂肪酸的是
A. 亚油酸、亚麻酸、花生四烯酸
B. 油酸、亚麻酸、花生四烯酸
C. 亚油酸、软脂酸、花生四烯酸
D. 亚麻酸、硬脂酸、亚油酸
E. 亚麻酸、亚油酸、软脂酸

34. 细胞内脂肪酸合成的部位是
A. 线粒体
B. 细胞内液
C. 细胞核
D. 高尔基体
E. 内质网

35. 脂肪酸合成的原料乙酰CoA从线粒体转移至细胞液的途径是
A. 三羧酸循环
B. 乳酸循环
C. 糖醛酸循环
D. 柠檬酸-丙酮酸循环
E. 丙氨酸-葡萄糖循环

36. 脂肪动员的关键酶是
A. 脂蛋白脂肪酶
B. 甘油一酯酶
C. 甘油二酯酶
D. 甘油三酯酶
E. 激素敏感性甘油三酯酶

37. 下列关于脂肪氧化分解过程的叙述，错误的是
A. β-氧化中的受氢体为NAD^+和FAD
B. 含16个碳原子的软脂酸经过8次β-氧化
C. 脂肪酰CoA需转运入线粒体
D. 脂肪酸首先要活化生成脂肪酰CoA
E. β-氧化的4步反应为脱氢、加水、再脱氢和硫解

38. 下列哪种氨基酸是生酮氨基酸
A. 谷氨酸
B. 谷丙氨酸
C. 亮氨酸
D. 甘氨酸
E. 蛋氨酸

（39~40题共用备选答案）
A. IDL
B. VLDL
C. LDL
D. CM
E. HDL

39. 运输内源性甘油三酯的脂蛋白是
40. 向肝内转运胆固醇的脂蛋白是

41. 各型高脂血症中不增高的脂蛋白是
A. CM
B. VLDL
C. HDL
D. IDL
E. LDL

42. 属于必需氨基酸的是
A. 丙氨酸
B. 丝氨酸
C. 天冬氨酸
D. 甲硫氨酸
E. 谷氨酸

43. 催化产生丙酮酸的是
A. 天冬氨酸转移酶
B. 乳酸脱氢酶
C. HMG-CoA还原酶
D. 丙酮酸羧化酶
E. 琥珀酰CoA转硫酶

44. 参与联合脱氨基的酶是
A. NADH-泛醌还原酶
B. HMG-CoA还原酶
C. 葡萄糖-6-磷酸酶
D. 谷氨酸脱氢酶
E. 丙酮酸脱氢酶

45. 关于鸟氨酸循环的叙述，正确的是
A. 鸟氨酸循环从鸟氨酸与氨结合生成瓜氨酸开始
B. 鸟氨酸循环从氨基甲酰磷酸合成开始
C. 每次经历1次鸟氨酸循环消耗1分子氨
D. 每经历1次鸟氨酸循环消耗2分子ATP
E. 鸟氨酸循环主要在肾脏内进行

46. 人体合成尿素的主要器官是
A. 脑
B. 肌组织
C. 肾脏
D. 肝脏
E. 心脏

47. 体内转运一碳单位的载体是
A. 叶酸
B. 生物素

C. 维生素 B_{12}
D. 四氢叶酸
E. 蛋氨酸

48. (2021 考点)导致苯丙酮尿症发病的苯丙氨酸羟化酶缺乏的部位是
A. 肝细胞
B. 脑细胞
C. 甲状腺
D. 血细胞
E. 肾组织

49. 不属于嘌呤核苷酸从头合成的直接原料是[助理不做]
A. CO_2
B. 甘氨酸
C. 谷氨酸
D. 天冬氨酸
E. 一碳单位

50. (2021 考点)嘌呤核苷酸的分解代谢终产物是
A. 尿酸
B. 酮体
C. β-丙氨酸
D. β 氨基羟丁酸
E. 尿素

51. 嘧啶环中的两个氮原子是来自[助理不做]
A. 谷氨酰胺和氮
B. 谷氨酰胺和天冬酰胺
C. 谷氨酰胺和氨基甲酰磷酸
D. 天冬酰胺和氨基甲酰磷酸
E. 天冬氨酸和氨基甲酰磷酸

52. 在 DNA 复制中 RNA 引物的功能(作用)是[助理不做]
A. 使 DNA 聚合酶活化并使 DNA 双链解开
B. 提供 5′末端作为合成新 DNA 链的起点
C. 提供 5′末端作为合成新 RNA 链的起点
D. 提供 3′-OH 末端作为合成新 DNA 链的起点
E. 提供 3′-OH 末端作为合成新 RNA 链的起点

53. 逆转录是指[助理不做]
A. 以 RNA 为模板合成 RNA
B. 以 DNA 为模板合成 DNA
C. 以 DNA 为模板合成 RNA
D. 以 RNA 为模板合成蛋白质
E. 以 RNA 为模板合成 DNA

54. 成熟 mRNA 的前体是
A. rRNA
B. tRNA
C. hnRNA
D. 核内小 RNA
E. 核仁小 RNA

(55~56 题共用备选答案)
A. RNA 聚合酶
B. 转肽酶
C. 引物酶
D. 逆转录酶
E. DNA 聚合酶

55. 参与蛋白质合成的酶是[助理不做]
56. 参与合成 cDNA 的酶是[助理不做]

57. 基因表达调控主要是指[助理不做]
A. DNA 复制上的调控
B. 转录后的修饰
C. 蛋白质折叠的形成
D. 转录的调控
E. 逆转录的调控

58. 反式作用因子的确切定义是指[助理不做]
A. 调控任意基因转录的某一基因编码蛋白质
B. 调控另一基因转录的某一基因编码蛋白质
C. 具有转录调节功能的各种蛋白质因子
D. 具有翻译调节功能的各种蛋白质因子
E. 具有基因表达调控功能的各种核因子

59. 可以激活蛋白激酶 A 的是[助理不做]
A. IP_3
B. DG
C. cAMP
D. cGMP
E. PIP_3

60. 不属于参与细胞内信息传递的第二信使物质是[助理不做]
A. cAMP
B. 钙离子
C. IP_3
D. DAG
E. ATP

61. 酪氨酸蛋白激酶活性受体的配体是[助理不做]
A. 线粒体
B. 细胞膜
C. 基因
D. 酶
E. 表皮生长因子

62. 关于重组 DNA 技术的叙述，错误的是[助理不做]
A 质粒、噬菌体均可作为载体
B. 限制性内切酶是主要工具酶之一
C. 重组 DNA 由载体 DNA 和目标蛋白质组成
D. 重组 DNA 分子经转化或转染可进入宿主细胞
E. 进入细胞内的重组 DNA 均可表达目标蛋白质

63. 在基因工程中，将目的基因与载体 DNA 连接的酶是[助理不做]
A. DNA 聚合酶 Ⅰ
B. DNA 聚合酶Ⅲ
C. 限制性核酸内切酶
D. DNA 连接酶
E. 逆转录酶

64. 下列可在基因克隆技术中生成的物质是[助理不做]
A. 组织或细胞中直接提取的物质

B. 小鼠基因组 DNA
C. 酵母基因组 DNA
D. 质粒 DNA
E. 人类基因组 DNA

65.（2021 考点）关于病毒癌基因论述正确的是［助理不做］
A. 主要存在于朊病毒中
B. 在体外不能引起细胞转化
C. 感染宿主细胞能随机整合于宿主细胞基因组
D. 又称为原癌基因
E. 可直接合成蛋白质

66. 关于抑癌基因的正确叙述是［助理不做］
A. 其产物具有抑制细胞增殖的能力
B. 与癌基因的表达无关
C. 癌细胞出现时才表达
D. 不存在于人类正常细胞
E. 缺失与细胞的增殖和分化有关的因子

67. 属于抑癌基因的是［助理不做］
A. Rb
B. ras
C. myc
D. c-erbB-2
E. sis

68. 合成血红蛋白的关键酶是［助理不做］
A. ALA 合成酶
B. 葡萄糖激酶
C. 丙酮酸激酶
D. HMG-CoA 裂解酶
E. 异柠檬酸脱氢酶

69. 下列关于血红蛋白合成的叙述，正确的是［助理不做］
A. 以甘氨酸、天冬氨酸为原料
B. 只有在成熟红细胞中才能进行
C. 与珠蛋白合成无关
D. 受肾脏分泌的促红细胞生成素调节
E. 合成全过程仅受 ALA 合成酶的调节

70. 胆汁酸合成的关键酶是
A. 3α 羟化酶
B. 6α 羟化酶
C. 5α 羟化酶
D. 4α 羟化酶
E. 7α 羟化酶

71. 发生在肝脏生物转化第二阶段的是
A. 葡萄糖醛酸结合反应
B. 氧化反应
C. 还原反应
D. 水解反应
E. 酯化反应

72. 能够与胆红素结合形成结合胆红素的是
A. 葡萄糖醛酸
B. 胆汁酸
C. 胆素原
D. 珠蛋白
E. 清蛋白

73.（2021 考点）正常人尿中的主要色素是
A. 胆红素
B. 胆色素
C. 胆绿素
D. 胆汁酸盐
E. 血红素

74. 正常情况下适度升高血胆汁酸浓度的结果是
A. 红细胞生成胆红素减少
B. 胆固醇 7α-羟化酶合成抑制
C. 血中磷脂含量升高
D. 脂酸生成酮体加快
E. 甘油三酯合成增加

第二章参考答案

1.【参考答案 D】

【押题点】氨基酸的结构与分类。

【解析】酸性氨基酸：天冬氨酸、谷氨酸。碱性氨基酸：组氨酸、赖氨酸、精氨酸。(口诀：来组精简天谷酸)

2~3.【参考答案 C E】

【押题点】氨基酸的结构与分类。

【解析】含有巯基的氨基酸：半胱氨酸。天然蛋白质中不含有的氨基酸是鸟氨酸。

4.【参考答案 D】

【押题点】蛋白质的结构、理化性质。

【解析】若蛋白质变性的程度较轻，去除变性因素后，有些(并非全部)蛋白质仍可恢复或部分恢复其原有的构象和功能，称为复性(如血清清蛋白)。许多蛋白质变性后，空间构象严重破坏，不能复性，称为不可逆性变性。

5~6.【参考答案 E B】

【押题点】蛋白质的结构。

【解析】四级结构指寡聚蛋白中亚基之间的相互关系，蛋白质的四级结构是亚基，因而亚基解聚时四级结构破坏。蛋白水解酶直接使一级结构改变。

7.【参考答案 A】

【押题点】蛋白质一级结构。

【解析】蛋白质的一级结构是指蛋白质多肽链中氨基酸的排列顺序，蛋白质中所含氨基酸的种类和数目相同但排列顺序不同时，其一级结构及在此基础上形成的空间结构均有很大不同。蛋白质分子中多肽链的折叠和盘绕是蛋白质二级结构的内容。

8.【参考答案 D】

【押题点】蛋白质的理化性质(变性)。

【解析】蛋白质的变性主要是二硫键和非共价键的破坏，不涉及一级结构中氨基酸序列的改变。蛋白质变性后，其溶解度降低、黏度增加、结晶能力消失、生物活性丧失，易被蛋白酶水解。

9.【参考答案 D】

【押题点】蛋白质三级结构。

【解析】三级结构：结构域、分子伴侣——氢键、疏水键、范德华力、二硫键、盐键。肽键是一级结构维系键。

10.【参考答案 E】

【押题点】蛋白质二级结构。

【解析】蛋白质的二级结构主要有 4 种：α-螺旋、β-折叠、β-转角、无规卷曲。右手双螺旋是 DNA 二级结构的主要形式。

11.【参考答案 D】

【押题点】DNA 的结构与功能。

【解析】DNA 分子双螺旋结构含有 4 种碱基，遵循碱基互补配对原则，A=T，G=C，A+G=T+C，即嘌呤之和等于嘧啶之和；由磷酸基团和脱氧核糖交替连接而成的两条长链反向平行。C 正确，D 错误。

12.【参考答案 E】

【押题点】DNA 一级结构。

【解析】DNA 一级结构：核苷酸排列顺序，即碱基排列顺序。

13.【参考答案 E】

【押题点】DNA 的理化性质(变性)。

【解析】DNA 变性的本质是 DNA 分子由稳定的双螺旋结构松解为无规则线性结构的现象。变性时维持双螺旋稳定性的氢键断裂，碱基堆积力遭到破坏，但不涉及其一级结构的改变(不伴共价键的断裂)。

14.【参考答案 E】

【押题点】RNA 的结构与功能。

【解析】rRNA 是 RNA 中数量最多、分子量最大的，可构成核糖体。

15.【参考答案 B】

【押题点】酶的催化作用。

【解析】酶有极高的催化效率，是靠降低反应的活化能实现的。

16.【参考答案 D】

【押题点】酶促反应的特点。

【解析】决定反应特异性专一性的是酶蛋白。

17.【参考答案 B】

【押题点】酶辅助因子(维生素与辅酶的关系)。

【解析】磷酸吡哆醛含有 B 族维生素，辅酶 A 含有泛酸，四氢叶酸含有叶酸，硫胺素焦磷酸含有 B 族维生素，细胞色素 C 为一类以铁卟啉(或血红素)作为辅基的电子传递蛋白，不是维生素。

18.【参考答案 A】

【押题点】辅酶的作用。

【解析】大多数脱氢酶的辅酶是 NAD^+(烟酰胺腺嘌呤二核苷酸)。琥珀酸脱氢酶辅酶是 FAD。

19.【参考答案 E】

【押题点】各种乳酸脱氢酶(LDH)的分布。

【解析】LDH1 大多存在于心肌、肾；LDH2 大多存在于肾、肺；LDH3 大多存在于脾、肺；LDH4 大多存在于肝(27%)、脾；LDH5 大多存在于肝(56%)、骨骼肌。

20.【参考答案 B】

【押题点】酶活性的化学修饰调节。

【解析】酶的化学修饰方式包括磷酸化与脱磷酸化、乙酰化与脱乙酰化、甲基化与脱甲基化、腺苷化与脱腺苷化、—SH 与—S—S 互变等磷酸化与脱磷酸化。其中以磷酸化与脱磷酸化在代谢调节中最为重要和常见。

21.【参考答案 B】

【押题点】糖酵解的基本途径。

【解析】糖酵解的 3 个关键酶(单向酶、限速酶)：己糖激酶、6-磷酸果糖激酶、丙酮酸激酶。

22.【参考答案 C】

【押题点】糖酵解途径关键酶的调节。

【解析】2，6-二磷酸果糖是 6-磷酸果糖激酶(关键酶)最强的变构激活剂。

23.【参考答案 B】

【押题点】乳酸循环的作用。

【解析】肌收缩(尤其是氧供反应不足时)通过糖的无氧氧化生成乳酸，乳酸通过细胞膜弥散进入血液后入肝，在肝内异生成为葡萄糖。葡萄糖释入血液后又可被肌摄取，由此构成了乳酸循环。可防止乳酸堆积、酸中毒、能源物质损失，不会经过尿液排出。

24.【参考答案 B】

【押题点】糖酵解的生理意义。

【解析】糖酵解是葡萄糖无氧氧化和有氧氧化的共同起始途径，成熟红细胞没有线粒体，依靠糖酵解供能。

25.【参考答案 B】

【押题点】三羧酸循环的生理意义是产生能量，并且是三大物质最终氧化的共同途径。

【解析】三羧酸循环的生理意义是三大物质最终氧化的共同途径、供应能量。

26.【参考答案 A】

【押题点】糖有氧氧化的基本途径、能量计算。

【解析】1 分子葡萄糖有氧氧化生成 30 分子 ATP 或 32 分子 ATP；1 分子丙酮酸有氧氧化生成 12.5 分子 ATP；1 分子乙酰 CoA 有氧氧化生成 10 分子 ATP。

27.【参考答案 D】

【押题点】糖异生的基本途径。

【解析】糖原合成：葡萄糖首先磷酸化(耗能)生成 6-磷酸葡萄糖，再转变为 1-磷酸葡萄糖。分解过程相反。

28.【参考答案 E】

【押题点】糖异生的生理意义。

【解析】糖异生是非糖物质转变为葡萄糖的过程。主要的生理意义是维持血糖恒定。此外，糖异生是补充或恢复肝糖原储备的重要途径，肾糖异生增强有利于维持酸碱平衡。

29.【参考答案 B】

【押题点】血糖及激素的调节作用。

【解析】糖皮质激素升高血糖的机制：促进糖异生，抑制丙酮酸氧化脱羧，抑制肝外组织利用葡萄糖。

30.【参考答案 C】

【押题点】氧化与磷酸化的组成。

【解析】氧化与磷酸化使呼吸链电子传递过程中释放能量，使 ADP 磷酸化生成 ATP。呼吸链为：NADH→FMN→CoQ→Cytb→Cytc1→Cytc→Cytaa3→O_2 生成 3 个 ATP；琥珀酸为：FAD→CoQ→Cytb→Cytc1→Cytc→Cytaa3→O_2 生成 2 个 ATP。

31.【参考答案 B】

【押题点】氧化磷酸化(ATP 合酶)。

【解析】氧化磷酸化是呼吸链电子传递过程中释放能量使 ADP 磷酸化，是生成 ATP 主要方式。

32.【参考答案 A】

【押题点】氧化磷酸化呼吸链的组成。

【解析】细胞色素 C 来自三羧酸循环中产生的琥珀酸辅酶 A，其肽链仅有 104 个氨基酸，细胞色素 C 是生物氧化的一个非常重要的电子传递体，在线粒体上与其他氧化酶排列成呼吸链，参与细胞呼吸过程。

33.【参考答案 A】

【押题点】营养必需脂肪酸。

【解析】必需脂肪酸有亚麻酸、亚油酸、花生四烯酸(前列腺素前体)。

34.【参考答案 B】

【押题点】脂肪酸的合成代谢(部位)。

【解析】脂肪酸的合成部位：肝线粒体外的胞浆中(细胞液)。

35.【参考答案 D】

【押题点】脂肪酸合成代谢的原料(转运途径)。

【解析】乙酰辅酶 A 进入线粒体主要通过柠檬酸-丙酮酸循环完成，激活 ACP。

36.【参考答案 E】

【押题点】脂肪分解代谢(脂肪动员)。

【解析】脂肪动员：脂肪被脂肪酶逐步水解为游离脂肪酸和甘油释放入血以供利用。关键酶为激素敏感性甘油三酯酶，胰岛素、前列腺素可以抑制其活性。

37.【参考答案 B】

【押题点】脂肪酸 β-氧化的基本过程。

【解析】以 16 碳的饱和脂肪酸(软脂酸)为例，经过 7 次 β-氧化，可生成 8 分子乙酰辅酶 A、7 分子 $FADH_2$ 和 $NADH+H^+$，所以选择参考答案为 B。

38.【参考答案 C】

【押题点】氨基酸的分类。

【解析】生酮氨基酸：亮氨酸、赖氨酸。生糖兼生酮氨基酸：异亮氨酸、苯丙氨酸、酪氨酸、色氨酸、苏氨酸。

39～40.【参考答案 B E】

【押题点】血浆脂蛋白的分类及功能。

【解析】血清脂蛋白分为极低密度脂蛋白(VLDL)、低密度脂蛋白(LDL)和高密度脂蛋白(HDL)。VLDL 的功能：转运内源性甘油三酯；LDL 的功能：转运内源性胆固醇。HDL 的功能：向肝内转运胆固醇，HDL 增高不算高脂血症。

41.【参考答案 C】

【押题点】脂蛋白异常血症的分型。

【解析】HDL 的功能：向肝内(逆向)转运胆固醇(高脂血症中 HDL 不增高)。高脂血症表现为乳糜微粒、极低密度脂蛋白(VLDL)、低密度脂蛋白(LDL)或中间密度脂蛋白升高，不包括高密度脂蛋白。

42.【参考答案 D】

【押题点】必需氨基酸的种类。

【解析】必需氨基酸：缬氨酸、甲硫氨酸(蛋氨酸)、异亮氨酸、亮氨酸、苯丙氨酸、赖氨酸、色氨酸、苏氨酸。

43.【参考答案 B】

【押题点】糖酵解的基本途径和关键酶。

【解析】乳酸脱氢酶是能催化乳酸脱氢生成丙酮酸的酶。

44.【参考答案 D】

【押题点】氨基酸的一般代谢(脱氨基作用)。

【解析】机体内的大多数氨基酸通过转氨基作用和谷氨酸脱氢酶催化的氧化脱氨基作用两种方式联合起来进行脱氨基，称为联合脱氨基，因为 L-谷氨酸脱氢酶的活性高，机体往往选择这种方式来脱去氨基。

45.【参考答案 B】

【押题点】氨的代谢(鸟氨酸循环)。

【解析】鸟氨酸循环：鸟氨酸—瓜氨酸—精氨酸(水解生成尿素)。共消耗 2 分子氨，3 个分子 ATP。鸟氨酸循环是从 NH_3、CO_2 和 ATP 缩合成氨基甲酰磷酸开始的。

46.【参考答案 D】

【押题点】氨的代谢去路。

【解析】氨在肝脏合成尿素，经肾脏排出体外。

47.【参考答案 D】

【押题点】一碳单位的载体。

【解析】四氢叶酸是一碳单位的载体(辅酶)。

48.【参考答案 A】

【押题点】苯丙氨酸的代谢。

【解析】缺乏苯丙氨酸为苯丙酮尿症(肝细胞内缺乏苯丙氨酸羟化酶)。

49.【参考答案 C】

【押题点】嘌呤核苷酸合成途径的原料。

【解析】嘌呤核苷酸从头合成的原料：天冬氨酸、甘氨酸、谷氨酰胺、磷酸核糖、CO_2、一碳单位。

50.【参考答案 A】

【押题点】嘌呤核苷酸的分解代谢产物。

【解析】体内嘌呤分解的终产物为尿酸。

51.【参考答案 E】

【押题点】嘧啶核苷酸合成途径的原料。

【解析】嘧啶环中的氮(N)原子来自天冬氨酸和氨基甲酰磷酸。嘧啶环的合成开始于氨基甲酰磷酸的生成，其合成所用的氨基甲酰磷酸是在细胞质中用谷氨酰胺为氮源，由氨基甲酰磷酸合成酶Ⅱ催化生成的。

52.【参考答案 D】

【押题点】DNA 的复制过程。

【解析】在 DNA 复制中 RNA 引物的功能(作用)是提供 3′-OH 末端作为合成新 DNA 链的起点。

53.【参考答案 E】

【押题点】逆转录的概念。

【解析】逆转录催化以 mRNA 为模板，合成 cDNA。参与的酶是逆转录酶，cDNA 与 RNA 是互补的。

54.【参考答案 C】

【押题点】RNA 合成、转录后加工。

【解析】hnRNA 是成熟 mRNA 的前体。

55~56.【参考答案 B D】

【押题点】蛋白质合成酶、逆转录酶。

【解析】蛋白质合成的酶有 tRNA 合成酶、GTP 酶、氨肽酶、转肽酶、脱甲酰酶。逆转录酶催化以 mRNA 为模板，合成 cDNA。

57.【参考答案 D】

【押题点】基因表达及调控的概念和意义。

【解析】基因表达调控主要是指转录的调控，遗传信息经转录由 DNA 传向 RNA 过程的许多环节，是基因表达调控最重要、最复杂的一个层次。

58.【参考答案 B】

【押题点】真核基因表达调控(反式作用因子)。

【解析】反式作用因子：调控另一基因转录的某一基因编码蛋白质。有 mRNA、转录因子等。

59.【参考答案 C】

【押题点】细胞内信号转导分子。

【解析】蛋白激酶 A(PKA)通路【PKA 通路肾上腺素—cAMP—PKA(蛋白激酶 A)—丝氨酸、苏氨酸被磷酸化】，所以本题选 C。

60.【参考答案 E】

【押题点】信号分子的分类。

【解析】第二信使：cAMP、cGMP、Ca^{2+}、IP_3、DAG 等。

61.【参考答案 E】

【押题点】酪氨酸蛋白激酶通路。

【解析】酪氨酸蛋白激酶通路(TPK 通路：表皮生长因子-酪氨酸)。

62.【参考答案 E】

【押题点】基因工程的基本原理及过程。

【解析】DNA 重组的克隆载体包括质粒、噬菌体和病毒等。限制性核苷酸内切酶是重组 DNA 技术中常用的工具酶，其作用是识别特异序列，切割 DNA。目标蛋白质与载体 DNA 连接在一起，即为重组 DNA。重组 DNA 分子通过转化、转染或感染等方式导入宿主细胞后，可随受体细胞生长、增殖，使重组 DNA 分子得以复制、扩增。如果构建的表达载体不符合一定的条件，E. coli 就不能正确表达目标蛋白质。因此，并不是所有进入细胞内的重组 DNA

均能表达为目标蛋白质。

63.【参考答案 D】

【押题点】基因工程的基本原理及过程。

【解析】DNA 连接酶：将目的基因和载体 DNA 连接。

64.【参考答案 D】

【押题点】基因工程的基本原理及过程。

【解析】克隆载体又称基因载体，是指为“携带”感兴趣的外源 DNA，实现外源 DNA 的无性繁殖或表达有意义的蛋白质所采用的一些 DNA 分子。可充当克隆载体的 DNA 分子有质粒 DNA、噬菌体 DNA 和病毒 DNA，它们经适当改造后仍具有自我复制能力。为增加克隆载体插入外源基因的容量，还设计有科斯质粒载体和酵母人工染色体载体。

65.【参考答案 C】

【押题点】病毒癌基因的特点。

【解析】病毒癌基因主要存在于逆转录病毒中，逆转录病毒感染宿主后，在宿主细胞内以病毒 RNA 为模板，在逆转录酶催化下合成双链 DNA 前病毒，以前病毒形式在宿主细胞中代代相传。随后病毒 DNA 随机整合于宿主基因中而致病。病毒基因既可使体内敏感宿主产生肿瘤，也可在体外使培养细胞转化为癌细胞。原癌基因也称细胞癌基因，是与病毒癌基因不同的概念。病毒癌基因主要通过整合于宿主细胞基因组而致病，并不是直接合成蛋白质。

66.【参考答案 A】

【押题点】抑癌基因的概念。

【解析】抑癌基因也称为抗癌基因。正常细胞中存在抑癌基因，在被激活情况下它们具有抑制细胞增殖作用，如果抑癌基因在一定情况下被抑制或丢失后可减弱甚至消除抑癌的作用。正常情况下抑癌基因对细胞的发育、生长和分化的调节起重要作用。

67.【参考答案 A】

【押题点】抑癌基因的分类。

【解析】抑癌基因最多见的是 p53 基因和 Rb 基因。

68.【参考答案 A】

【押题点】血红蛋白合成的关键酶。

【解析】ALA 合成酶是血红蛋白合成的关键酶。

69.【参考答案 D】

【押题点】血红蛋白合成的原料、部位、关键酶。

【解析】血红蛋白由珠蛋白和血红素组成。血红蛋白的合成原料为琥珀酸 CoA、甘氨酸、Fe^{2+}。参与血红蛋白合成的血红素主要在骨髓的幼红细胞和网织红细胞合成。血红蛋白中珠蛋白的合成受血红素的调控。肾脏分泌的促红细胞生成素可通过血红素的生成而调节血红蛋白的合成。

70.【参考答案 E】

【押题点】胆汁酸的代谢。

【解析】胆汁酸合成的限速酶：7α-羟化酶。

71.【参考答案 A】

【押题点】肝的生物转化作用、反应类型。

【解析】肝是生物转化的最主要器官。进一步与葡萄糖醛酸、硫酸等极性更强的物质相结合，以得到更大的溶解度才能排出体外，这些结合反应属于肝生物转化的第二相反应。

72.【参考答案 A】

【押题点】胆红素代谢。

【解析】结合胆红素（直接胆红素）：经肝脏处理与葡萄糖醛酸结合的胆红素在水中溶解度大，能经肾脏在尿中排出，对神经无毒性。

73.【参考答案 B】

【押题点】胆色素代谢。

【解析】尿中的主要色素为胆色素。

74.【参考答案 B】

【押题点】胆汁酸代谢的调节。

【解析】胆固醇在肝内转变为胆汁酸的限速步骤是7α-羟化酶催化的羟化作用。7α-羟化酶受产物——胆汁酸的负反馈调节。因此，临床口服某些药物（如阴离子交换树脂考来烯胺）可以减少肠道胆汁酸的吸收，促进肝内胆汁酸的生成，从而降低血清胆固醇。

第三章　生理学

分值：执业 14 分/助理 8 分　难度：困难　建议完成时间：3.5 小时　题目后缀为[助理不做]的，助理医师不用做

1. 细胞内液中主要的阳离子是
   A. Na^+
   B. Ca^{2+}
   C. K^+
   D. NH_4^+
   E. Fe^{2+}

2. 关于细胞静息电位的叙述，不正确的是
   A. 细胞膜处于极化状态
   B. 静息电位主要是由 K^+ 内流形成的
   C. 静息状态下，细胞膜对 K^+ 通透性增高
   D. 细胞在静息状态时处于膜外正内负的状态
   E. 静息电位与膜两侧 Na^+-K^+ 泵的活动有关

3. (2021 考点)肠上皮细胞由肠腔吸收葡萄糖过程属于
   A. 单纯扩散
   B. 易化扩散
   C. 主动转运
   D. 出胞
   E. 入胞

4. 动作电位下降支是由于
   A. K^+ 内流
   B. Cl^- 内流
   C. Na^+ 内流
   D. K^+ 外流
   E. Ca^{2+} 内流

5. 机体内环境的稳态是指
   A. 细胞外液的物理、化学因素保持着动态平衡
   B. 细胞内液理化性质保持不变
   C. 细胞外液理化性质保持不变
   D. 细胞内液的化学成分相对恒定
   E. 细胞外液的化学成分相对恒定

6. 细胞外液的渗透压范围为
   A. 230～250 mmol/L
   B. 251～269 mmol/L
   C. 270～289 mmol/L
   D. 290～310 mmol/L
   E. 311～330 mmol/L

7. 在骨骼肌兴奋-收缩耦联中起关键作用的离子是
   A. Na^+
   B. K^+
   C. Ca^{2+}
   D. Mg^{2+}
   E. Cl^-

8. 细胞静息电位为-90 mV，当其受到刺激后变为-100 mV 时的膜电位变化称为
   A. 极化
   B. 复极化
   C. 超极化
   D. 反极化
   E. 去极化

9. 血浆胶体渗透压取决于
   A. 血浆总蛋白含量
   B. 红细胞数目
   C. 血浆球蛋白含量
   D. 血清清蛋白含量
   E. 血浆氯化钠含量

10. 某人血浆中含有抗 A、抗 B 凝集素，该人的血型可能是
    A. A_1 型
    B. B 型
    C. AB 型
    D. A_2B 型
    E. O 型

11. 正常人体的血液总量占体重的
    A. 45%
    B. 16%
    C. 10%
    D. 8%
    E. 6%

12. 决定血浆 pH 最重要的缓冲对是
    A. $KHCO_3/H_2CO_3$
    B. $NaHCO_3/H_2CO_3$
    C. K_2HPO_4/KH_2PO_4

D. $NaHPO_4/NaH_2PO_4$
E. 蛋白质钠盐/蛋白质

★13. 动脉血压升高可引起
A. 心室等容收缩期延长
B. 心室快速射血期延长
C. 心室减慢射血期延长
D. 心室快速充盈期延长
E. 心室减慢充盈期延长

★14. 心动周期中左心室容积最大的时期是
A. 快速射血期末
B. 快速充盈期末
C. 减慢充盈期末
D. 减慢射血期末
E. 房缩期末

15. 体循环中血流阻力主要来自
A. 小动脉
B. 微动脉
C. 小动脉和微动脉
D. 微静脉
E. 静脉

★16. 导致肺水肿最直接的原因是
A. 肺动脉压升高
B. 右心室压升高
C. 肺静脉压升高
D. 左心室舒张压升高
E. 右心房压升高

（17~18题共用备选答案）
A. 肾小球毛细血管血压升高
B. 血浆晶体渗透压升高
C. 囊内压升高
D. 抗利尿激素分泌减少
E. 肾血浆流量减少

★17. 大量饮水导致尿量改变的机制是
★18. 急性大失血导致尿量改变的机制是

★19. 在心动周期中，心室充盈主要依靠
A. 胸腔大静脉收缩
B. 心房收缩期射血
C. 心室舒张引起的低压抽吸
D. 胸膜腔负压抽吸
E. 心包的周期性扩张

★20. 心肌有效不应期较长的主要作用为
A. 使心肌得到充分休息
B. 使心肌产生“全或无”式收缩
C. 避免心肌发生强直收缩
D. 便于窦房结控制心节律
E. 使心房和心室交替收缩

21. 窦房结细胞动作电位0期去极化的原因是
A. Na^+内流
B. Ca^+内流
C. Cl^-内流
D. K^+内流
E. K^+外流

22. 比较不同个体之间的心泵功能，宜选用的评定标准是
A. 每搏输出量
B. 每分钟输出量
C. 射血分数
D. 心指数
E. 心脏做功量

★23. 在一个心动周期中，下列哪个时期主动脉压最低
A. 等容收缩期末
B. 等容舒张期末
C. 心房充盈期末
D. 快速充盈期末
E. 减慢充盈期末

★24. 通常只在部分青少年可听到的心音是
A. 第一心音
B. 第二心音
C. 第三心音
D. 第四心音
E. 第五心音（额外心音）

（25~27题共用备选答案）
A. 每搏输出量
B. 射血分数
C. 心指数
D. 射血量
E. 心脏做功量

25. 用于动脉血压升高，心功能评价指标降低的是
26. 适合于分析比较不同个体的心功能评价指标的是
27. 高血压患者，心功能评价指标增高的是

28. 每分钟通气量与肺泡通气量之差等于
A. 潮气量×呼吸频率
B. 功能余气量×呼吸频率
C. 余气量×呼吸频率
D. 无效腔气量×呼吸频率
E. 肺活量×呼吸频率

29. 肺表面活性物质减少将导致
A. 肺泡难于扩张
B. 肺弹性阻力减小
C. 肺顺应性增大
D. 肺泡内液体表面张力降低
E. 小肺泡内压小于大肺泡内压

30. 关于胸膜腔负压生理意义的叙述，错误的是
A. 保持肺的扩张状态
B. 有利于静脉回流
C. 维持正常肺通气
D. 使中央静脉压升高
E. 胸膜腔负压消失可导致肺塌陷

31. 评价肺通气效率较好的指标是
A. 潮气量
B. 肺活量

C. 时间肺活量
D. 通气与血流比值
E. 肺扩散容量

32. CO_2 在血液中运输的主要形式是
A. 物理溶解
B. 形成碳酸
C. 形成碳酸氢盐
D. 形成氨基甲酸血红蛋白
E. 与血清清蛋白结合

33. 低氧对呼吸的兴奋作用是通过
A. 直接兴奋延髓吸气神经元
B. 直接兴奋脑桥呼吸调整中枢
C. 外周化学感受器所实现的反射性效应
D. 刺激中枢化学感受器而兴奋呼吸中枢
E. 直接刺激呼吸中枢

34. 正常人气体交换的关键是
A. 生物膜的通透性
B. 气体的溶解度
C. 交换部位两侧气体的气压差
D. 通气与血流比值
E. 温度

35. 下列哪种情况下氧解离曲线右移
A. 肺通气阻力减少
B. 代谢性碱中毒
C. 2，3-二磷酸甘油增多
D. 血温降低
E. 血二氧化碳分压下降

36. 肺通气的直接动力是
A. 肺内压与胸腔内压之差
B. 胸腔内压与跨壁压之差
C. 大气压与肺内压之差
D. 大气压与胸腔内压之差
E. 大气压与跨壁压之差

37. 动脉血 PCO_2 在 40~60 mmHg 范围内升高时，呼吸运动的改变是
A. 幅度变深，频率变快
B. 幅度变浅，频率变快
C. 幅度变深，频率变慢
D. 幅度变浅，频率变慢
E. 幅度变深，频率不变

38. 血液中 H^+ 浓度变化调节呼吸运动的主要刺激部位是
A. 肺毛细血管旁感受器
B. 颈动脉窦和主动脉弓
C. 延髓腹侧面化学感受器
D. 颈动脉体和主动脉体
E. 支气管壁内肺牵张感受器

39. 正常情况下胰液进入十二指肠首先被激活的是
A. 胰蛋白酶原
B. 糜蛋白酶原
C. 激肽释放酶原
D. 前磷脂酶
E. 肠激酶原

40. 人的唾液中除含有唾液淀粉酶外，还含有
A. 凝乳酶
B. 麦芽糖酶
C. 溶菌酶
D. 肽酶
E. 蛋白水解酶

41. 胃黏膜分泌盐酸的壁细胞主要分布于
A. 胃底和贲门
B. 胃底和胃体
C. 胃体和胃窦
D. 胃窦和幽门
E. 胃底和胃窦

42. 能促进维生素 B_{12} 吸收的物质是
A. 胃蛋白酶
B. HCl 溶液
C. 碳酸氢盐
D. 内因子
E. 黏液

43. 可促进胰液、胆汁、小肠液分泌的胃液成分是
A. 胃酸
B. 胃蛋白酶
C. 内因子
D. 黏液
E. 无机盐

44. 胆汁中与消化有关最重要的物质是
A. 消化酶
B. 胆盐
C. 卵磷脂
D. 胆色素
E. 脂肪酸

45. 能抑制胃排空的因素是
A. 壁内神经丛反射
B. 迷走-迷走反射
C. 组胺
D. 进入胃内的实物
E. 肠-胃反射

（46~48 题共用备选答案）
A. 胃蛋白酶
B. 内因子
C. 盐酸
D. 黏液
E. 碳酸氢盐

46. 能正反馈激活自身分泌的胃液成分是
47. 能反馈抑制自身分泌的胃液成分是
48. 能促进促胰液素分泌的胃液成分是
49. （2021 考点）在测量基础代谢率时，正确的做法是
A. 测量可在 24 小时内任何时刻进行
B. 测量前一天晚上的饮食不受任何限制

C. 受试者应处于睡眠状态
D. 受试者无精神紧张和肌肉活动
E. 室温不限高低，但要求恒定不变

50. 基础代谢率的正常范围是不超过正常平均值的
A. ±5%～±10%
B. ±0%～±5%
C. ±10%～±15%
D. ±20%～±30%
E. ±30%～±40%

51. 人体的主要散热部位是
A. 皮肤
B. 呼吸道
C. 消化道
D. 肺循环
E. 泌尿道

52. 在一昼夜中，体温最低的时间是
A. 清晨 2：00～6：00
B. 早晨 7：00～9：00
C. 午后 13：00～17：00
D. 傍晚 18：00～19：00
E. 睡前 21：00～22：00

53. 成年人受到持续寒冷刺激时，产热量大为增加的主要方式是
A. 肝脏代谢增强
B. 基础代谢增强
C. 肌紧张产热
D. 骨骼肌代谢增强
E. 褐色脂肪组织产热

54. 若测得某物质的肾清除率为 80 mL/min，则可认为肾小管对该物质
A. 必定能重吸收，但不能确定能否分泌
B. 必定能分泌，但不确定能否重吸收
C. 必定能重吸收，也必定能分泌
D. 必定不能重吸收，也必定不能分泌
E. 能否重吸收和分泌都不能确定

55. 正常成年人的肾小球滤过率约为
A. 100 mL/min
B. 125 mL/min
C. 250 mL/min
D. 1 L/min
E. 180 mL/min

56. 正常情况下不能通过肾小球滤过膜的物质是
A. 钠离子
B. 氨基酸
C. 甘露醇
D. 葡萄糖
E. 血清清蛋白

★57. 下列因素中，刺激抗利尿激素分泌最强的是
A. 循环血量减少
B. 血浆晶体渗透压增高
C. 血浆胶体渗透压增高
D. 饮大量清水
E. 血容量减少

58. 糖尿病患者尿量增多的原因是
A. 饮水过多
B. 肾小球滤过率增高
C. 肾小管重吸收氯化钠量减少
D. 小管液溶质浓度过高
E. 肾交感神经紧张度降低

★59. 大量出汗时尿量减少，主要原因是
A. 血浆胶体渗透压升高，导致肾小球滤过减少
B. 血浆晶体渗透压升高，引起 ADH 分泌增多
C. 肾素-血管紧张素系统活动增强，可引起醛固酮分泌增多
D. 交感神经兴奋，引起肾小球滤过减少
E. 血容量减少，导致肾小球滤过减小

60. 急性肾小球肾炎致水肿的主要机制为
A. 肾小球滤过率下降，水钠潴留
B. 低蛋白血症
C. 毛细血管通透性增加
D. 继发性醛固酮增多症
E. 抗利尿激素增加

★61. 血管升压素的主要生理作用是
A. 作用于近端肾小管，促进水的渗出
B. 作用于远端肾小管，促进水的重吸收
C. 作用于近端肾小管，促进水的重吸收
D. 作用于远端肾小管，促进水的排出
E. 作用于远端肾小管，促进钠的重吸收

（62～63 题共用备选答案）
A. 感受器
B. 传入神经元
C. 神经中枢
D. 传出神经元
E. 效应器

62. 在腱反射中，梭外肌纤维属于
63. 在肌紧张反射中，脊髓前角运动神经属于

64. 在突触传递过程中，影响神经末梢递质释放量的关键因素是
A. 末梢膜电位的水平
B. 末梢内线粒体的数量
C. 末梢内囊泡的数量
D. 末梢膜上化学门控 Ca^{2+} 通道的数量
E. 进入末梢内的 Ca^{2+} 量

65. 兴奋性突触后电位是由于突触后膜提高了对下列哪些离子的通透性引起的
A. Cl^-，Na^+，尤其是 Cl^-
B. Na^+，K^+，尤其是 Na^+
C. K^+，Na^+，尤其是 K^+
D. Ca^{2+}，Na^+，尤其是 Ca^{2+}
E. Ca^{2+}，Na^+，尤其是 Na^+

66. 条件反射的特点是
A. 先天遗传而获得
B. 一种初级的神经活动
C. 种族共有的反射
D. 后天训练而建立
E. 反射弧固定不变

67. 属于牵涉痛的情况是
A. 胆囊炎患者 Murphy 征阳性
B. 阑尾炎患者麦氏点压痛阳性
C. 冠心病患者胸骨后疼痛
D. 右下肺炎患者右肩部疼痛
E. 肋间神经炎患者电击样痛

68. 成人在安静清醒并闭眼时的脑电波是
A. α 波
B. β 波
C. θ 波
D. δ 波
E. γ 波

69. 神经末梢释放神经递质的方式是
A. 单纯扩散
B. 经通道易化扩散
C. 经载体易化扩散
D. 主动转运
E. 出胞

70. 内脏痛的主要特点是
A. 刺痛
B. 缓慢痛
C. 痛定位不精确
D. 必有牵涉痛
E. 对牵拉不敏感

71. 个体处于应激状态时，表现出心率加快、血压升高、呼吸加速、血糖增高和肌张力增强，这些生理反应说明活动增强的神经内分泌系统是
A. 下丘脑-垂体-甲状腺轴
B. 下丘脑-垂体-肾上腺皮质轴
C. 交感-肾上腺髓质轴
D. 下丘脑-垂体-性腺轴
E. 下丘脑-垂体后叶轴系

72. 对脑和长骨的发育最为重要的激素是
A. 生长激素
B. 性激素
C. 促甲状腺激素
D. 甲状腺激素
E. 维生素 D_3

73. (2021 考点) 刺激胰岛素分泌的最主要因素是
A. 迷走神经兴奋
B. 促胃液素释放
C. 胰高血糖素释放
D. 血糖浓度增高
E. 血糖浓度降低

74. 人体降钙素主要来源于
A. 甲状腺滤泡旁细胞
B. 甲状腺滤泡上皮细胞
C. 甲状旁腺主细胞
D. 成骨细抱
E. 破骨细胞

75. 影响神经系统发育最重要的激素是
A. 生长激素
B. 甲状腺激素
C. 皮质醇
D. 肾上腺素
E. 胰岛素

76. 睾丸内合成睾酮的细胞是
A. 生精细胞
B. 支持细胞
C. 间质细胞
D. 成纤维细胞
E. 肌样细胞

77. 雌激素的生理作用错误的是
A. 促进子宫发育
B. 促进水和钠的排泄
C. 促进输卵管发育
D. 促进骨钙沉积
E. 促进阴道上皮细胞增生

第三章参考答案

1.【参考答案 C】

【押题点】细胞内液的离子组成。

【解析】细胞外液中主要阳离子是 Na^+，阴离子主要是 Cl^-、HCO_3^- 和蛋白质。细胞内液主要阳离子是 K^+ 和 Mg^{2+}，主要阴离子是 HPO_4^{2-} 和蛋白质。

2.【参考答案 B】

【押题点】静息电位产生机制。

【解析】静息电位：膜对 K^+ 通透性增大，由 K^+ 外流形成；静息电位膜外正内负，接近 K^+ 的电-化学平衡电位；该安静状态为极化。

3.【参考答案 C】

【押题点】细胞膜的物质转移功能(主动转运)。

【解析】葡萄糖、氨基酸在小肠黏膜上皮吸收和肾的重吸收属于继发性主动转运。

4.【参考答案 D】

【押题点】动作电位产生机制。

【解析】动作电位下降支：Na^+ 通道失活，K^+ 通道开放(K^+ 外流)。

5.【参考答案 A】

【押题点】稳态的定义。

【解析】内环境(细胞外液)：包括组织液、血浆和少量的淋巴液、脑脊液；特点：理化性质动态平衡。

6.【参考答案 D】

【押题点】细胞外液渗透压正常值。

【解析】细胞外液渗透压的范围是 290~310 mmol/L。

7.【参考答案 C】

【押题点】骨骼肌兴奋收缩耦联机制。

【解析】骨骼肌神经—肌肉接头的兴奋传递过程中，乙酰胆碱(Ach)的释放是一个关键性步骤，接头前膜的 Ach 的释放具有 Ca^{2+} 依赖性。

8.【参考答案 C】

【押题点】超极化的定义。

【解析】超极化是指细胞膜静息电位向膜内负值加大的方向变化。

9.【参考答案 D】

【押题点】血液的理化特性(胶体渗透压)。

【解析】血浆渗透压：正常血浆渗透压为 290~310 mmol/L。晶体渗透压(Na^+，K^+，Cl^-)调节细胞内液、细胞外液平衡；胶体渗透压(清蛋白)调节血管内液、细胞外液平衡。

10.【参考答案 E】

【押题点】ABO 血型系统。

【解析】O 型血红细胞上无 A 无 B 凝集原，血清中(即血浆)含抗 A 抗 B 凝集素。

11.【参考答案 D】

【押题点】细胞外液的组成。

【解析】正常成年人的血量相当于体重的 7%~8%。

12.【参考答案 B】

【押题点】血浆 pH 调节缓冲对。

【解析】血浆内的缓冲物质：$NaHCO_3/H_2CO_3$(最重要的缓冲对)、蛋白质钠盐/蛋白质、$NaHPO_4/NaH_2PO_4$。

13.【参考答案 A】

【押题点】心脏泵血的过程和机制。

【解析】动脉血压升高后，左室舒张末期压力和动主脉压之间的压力差值增大，在收缩期为了达到及超过主动脉压，等容收缩期会延长，而射血期则会缩短。

14.【参考答案 E】

【押题点】心脏泵血的过程和机制。

【解析】左心室舒张时，靠心室舒张的抽吸作用使血液充盈左心室。此后左心房收缩，将血液射入左心室，使左心室进一步充盈。因此，在心房收缩期末，左心室达最大充盈，此时，左心室容积最大。

15.【参考答案 C】

【押题点】血管生理、血流阻力。

【解析】体循环过程中的血流阻力。它来源于血液流动时和血管壁之间的摩擦阻力和血液内部的摩擦阻力，主要是指小动脉和微动脉对血流的阻力，与血流黏滞度、血管长度、弹性及血管半径等有关。

16.【参考答案 C】

【押题点】组织液的生成及其影响因素。

【解析】导致肺水肿最直接的原因是肺静脉压升高。左心室舒张压升高亦是通过引起肺静脉压升高间接导致肺水肿的。

17~18.【参考答案 D E】

【押题点】尿液生成的调节。

【解析】①大量饮清水后，体液被稀释，由于血浆晶体渗透压降低，血管升压素(抗利尿激素)分泌减少，肾远曲小管和集合管对水的重吸收减少、尿量增多，这是大量饮清水后尿量增多(水利尿)的主要原因。②急性大失血导致尿量改变的机制是全身血液重新分配导致肾血液流量减少。

19.【参考答案 C】

【押题点】心脏泵血的过程和机制。

【解析】心室的充盈量主要依靠心室舒张的抽吸作用(占75%的充盈量),其次为心房的收缩射血(占25%的充盈量)。

20.【参考答案 C】

【押题点】心肌的生理特性(收缩性)。

【解析】心肌细胞的有效不应期相当长,达 200~300 ms,在此期间,心肌细胞处于不应期,任何强的刺激均不能引起心肌细胞的兴奋和收缩,这是使心肌不会产生强直收缩的原因。强直收缩是骨骼肌收缩特点之一。

21.【参考答案 B】

【押题点】自律细胞的跨膜电位及其形成机制。

【解析】窦房结细胞是慢反应细胞,其动作电位 0 期去极化的原因是 Ca^{2+} 缓慢内流。

22.【参考答案 D】

【押题点】心排血量与心指数。

【解析】心指数=心排血量÷体表面积,考虑了个体体表面积对心泵功能的影响,因此比较个体之间的心泵功能,常选用的指标是心指数。

23.【参考答案 A】

【押题点】心动周期中血压的变化。

【解析】一个心动周期在等容收缩期末之前,主动脉瓣关闭尚未射血,血压持续降低,等容收缩期末达最低。之后主动脉瓣开放,进入快速射血期,血压迅速上升。

24.【参考答案 C】

【押题点】心音的分类、特点。

【解析】心音是在心动周期中,由于心肌收缩和舒张、瓣膜启闭、血流冲击心室壁和大动脉等因素引起的机械性振动音,通过周围组织传到胸壁。此时,将耳紧贴胸壁或将听诊器放在胸壁一定部位能听到的一种声音。通常很容易听到第一和第二心音,有时在某些情况下听到第三或第四心音。第三心音发生在第二心音后 0.1~0.2 秒,频率低,它的产生与血液快速流入心室促使心室和瓣膜发生振动有关,通常仅在青少年能听到,因为较易传导到体表。

25~27.【参考答案 B C E】

【押题点】心功能的评价。

【解析】射血分数=每搏排血量÷心室舒张末期容积×100%,因此射血分数与心室舒张末期容积有关,故动脉压高时心室缩小,从而射血分数降低。心指数=心排血量÷体表面积,考虑了个体体表面积对心泵血功能的影响,因此,比较个体之间的心泵功能,常选用的指标是心指数。高血压患者的血压持续升高,左心室后负荷增加,可使心排血量暂时减少,但通过自身调节可使心排血量很快得到恢复,以满足各器官的血流需要。心排血量不变,则心指数也不变。心室一次收缩所做的功为每搏功。左心室每搏功=搏出量×(平均动脉压-6 mmHg)×13.6×9.807×(1/1000)。高血压患者由于平均动脉压增高,搏出量不变,因此心脏做功量增加。

28.【参考答案 D】

【押题点】肺通气量与肺泡通气量。

【解析】每分肺通气量是指每分钟吸进或呼出肺的气体总量,它等于潮气量与呼吸频率的乘积,肺泡通气量是指每分钟吸入或呼出肺泡的气体总量,它是与直接进行气体交换的有效通气量。气体进出肺泡必经呼吸道,呼吸道内气体不能与血液进行气体交换,构成解剖无效腔。其计算公式为:每分通气量-肺泡通气量=潮气量×呼吸频率-(潮气量-无效腔气量)×呼吸频率=无效腔气量×呼吸频率。

29.【参考答案 A】

【押题点】肺通气原理:动力和阻力。

【解析】肺泡表面的液-气界面处,液体分子相互吸引,有缩小表面积的表面张力。使肺泡产生塌陷的回缩倾向,属于肺的弹性阻力。肺泡表面活性物质的作用是降低肺泡液-气界面的表面张力,有利于肺扩张和使弹性阻力减小,并可维持肺泡的稳定性。如果肺泡表面活性物质减少,则肺泡表面张力增加,肺泡弹性回缩力增大,肺泡难于扩张。

30.【参考答案 D】

【押题点】胸膜腔负压的生理意义。

【解析】胸膜腔负压的生理意义:维持肺的扩张状态。维持正常肺通气以及促进静脉血和淋巴液的回流,而对中心静脉压的影响不大。

31.【参考答案 C】

【押题点】基本肺容积和肺容量(用力呼气量)。

【解析】用力呼气量(时间肺活量):是评价肺通气功能的首选指标。第一秒占 83%,第二秒占 96%,第三秒占 99%。

32.【参考答案 C】

【押题点】CO_2 在血液中的运输。

【解析】O_2 的运输形式:氧合血红蛋白(HbO_2);CO_2 的运输形式:以碳酸氢盐(HCO_3^-)为主。

33.【参考答案 C】

【押题点】呼吸运动的调节(低氧的作用)。

【解析】缺氧通过刺激外周化学感受器实现刺激呼吸,而对呼吸中枢则是抑制。

34.【参考答案 C】

【押题点】肺换气的过程及影响因素。

【解析】气体分子不停地进行无定向活动,其结果是气体分子由压力高的一侧向压力低的一侧发生净扩散。肺泡和血液间的呼吸膜菲薄,而且又能让脂溶性的 O_2、CO_2、N_2 等自由通过。因此,气体交换就是其他物理性扩散的过程,其关键因素是交换部位两侧气体的压力差,气体扩散的速率受多种因素的影响。

35.【参考答案 C】

【押题点】氧合解离曲线及其影响因素。

【解析】氧解离曲线右移(可增加氧的利用)：PCO_2↑、2,3-DPG↑、T↑、pH↓；氧解离曲线左移(可减少氧的利用)：PCO_2↓、2,3-DPG↓、T↓、pH↑。

36.【参考答案 C】

【押题点】肺通气原理：动力与阻力。

【解析】呼吸肌的舒缩是肺通气的原动力，它引起胸廓的张缩，由于胸膜腔和肺的结构功能特征，肺便随胸廓的张缩而张缩，肺容积的这种变化又造成肺内压和大气压之间的压力差，此压力差直接推动气体进出肺。

37.【参考答案 A】

【押题点】CO_2 水平对呼吸的调节。

【解析】CO_2 升高刺激中枢或外周化学感受器，引起呼吸加深加快。

38.【参考答案 D】

【押题点】H^+浓度对呼吸运动的调节。

【解析】H^+以刺激外周化学感受器(主动脉体和颈动脉体)为主。

39.【参考答案 A】

【押题点】小肠内消化(胰液的性质、成分、作用)。

【解析】在正常情况下，胰液内的胰蛋白酶原无活性。待其流入十二指肠，受到胆汁和肠液中的肠激酶的激活作用后变为有活性的胰蛋白酶，这样才具有消化蛋白质的作用。胰腺炎时，此酶首先被激活后才能激活其他酶反应，如弹性硬蛋白酶及磷脂酶A等。

40.【参考答案 C】

【押题点】口腔内消化(唾液的成分和性质)。

【解析】唾液中水占99%，有机物有唾液淀粉酶、溶菌酶、黏蛋白和球蛋白，无机物有 Na^+、K^+、Cl^-、HCO_3^-，酸碱度为6.6~7.1的无色无味接近于中性的液体。

41.【参考答案 B】

【押题点】胃内消化(胃液的分泌)。

【解析】胃黏膜固有层内有大量胃腺，根据其所在的部位与结构的不同，分为胃底腺、贲门腺和幽门腺。分布于胃底部和胃体部的胃底腺由主细胞、壁细胞、颈黏液细胞及内分泌细胞组成。壁细胞分泌盐酸和内因子，主细胞分泌胃蛋白酶原，颈黏液细胞分泌含酸性黏多糖的可溶性黏液。

42.【参考答案 D】

【押题点】内因子的生理意义。

【解析】内因子作用：①它可与维生素 B_{12} 结合，使维生素 B_{12} 免受蛋白水解酶的破坏；②帮助维生素 B_{12} 在回肠吸收。

43.【参考答案 A】

【押题点】小肠内消化(胰液、胆汁、小肠液的调节)。

【解析】盐酸的生理意义：①盐酸能激活胃蛋白酶原，使其转变为胃蛋白酶，并为胃蛋白酶发挥作用提供适宜的酸性环境；②杀死随食物及水进入胃内的细菌；③胃酸进入小肠时，还可促进胰液、胆汁及肠液的分泌，有助于小肠对铁、钙等物质的吸收；④分解食物中的结缔组织和肌纤维，使食物中的蛋白质变性，易于被消化；⑤反馈性抑制胃窦部细胞分泌胃泌素。

44.【参考答案 B】

【押题点】胆汁的性质、成分和作用。

【解析】胆汁对脂肪的消化和吸收具有重要作用。胆汁中的胆盐、胆固醇和卵磷脂等可降低脂肪的表面张力，使脂肪乳化成许多微滴，利于脂肪的消化；胆盐还可与脂肪酸甘油一酯等结合，形成水溶性复合物，促进脂肪消化产物的吸收，并能促进脂溶性维生素的吸收。

45.【参考答案 E】

【押题点】胃排空及其控制。

【解析】在十二指肠壁上存在多种感受器，酸、脂肪、渗透压及机械扩张，都可刺激这些感受器，反射性地抑制胃运动，引起胃排空减慢。这种反射称为肠-胃反射，其反射传出的冲动可通过迷走神经、壁内神经，甚至还可能通过交感神经等几条途径传到胃。肠-胃反射对酸的刺激特别敏感，当pH降到3.5~4.0时，反射即可引起抑制幽门泵的活动，从而阻止酸性食糜进入十二指肠。

46~48.【参考答案 A C C】

【押题点】胃液分泌的调节。

【解析】胃蛋白酶原进入胃腔后，在盐酸的作用下，分离出1个小分子多肽，从而形成有活性的胃蛋白酶。已被激活的胃蛋白酶对胃蛋白酶原也有激活作用，即自我激活，形成正反馈。当胃内胃酸分泌过多，使胃窦部pH≤1.2~1.5或十二指肠内pH≤2.5时，则胃腺分泌受到抑制，这是一种典型的负反馈调节。胃酸可刺激十二指肠黏膜释放促胰液素和球抑胃素，促胰液素对胃泌素引起的胃酸分泌有明显的抑制作用。

49.【参考答案 D】

【押题点】能量代谢及其影响因素。

【解析】基础代谢率是指人体在清醒和极度安静的情况下，不受精神紧张、肌肉活动、食物及环境因素等影响时的能量代谢率。测定基础代谢率，应在清晨未进餐之前(即进食后12~24小时)进行，而且前一餐最好是清淡饮食，不要吃太饱，以排除食物特殊动力效应的影响。还应使受试者排除精神紧张的影响。室温应保持在18℃~25℃，以排除环境因素的影响。故答案为D。

50.【参考答案 C】

【押题点】基础代谢率的正常范围。

【解析】基础代谢率的正常范围是不超过平均值的±15%。超过±20%可能为病理性变化。

51.【参考答案 A】

【押题点】体热平衡(散热)。

【解析】皮肤是机体散热的主要部位，机体通过交感神经控制皮肤血管的口径，改变皮肤血管的舒缩状态来调节皮肤血流量，从而调节机体散热量。

52.【参考答案 A】

【押题点】体温及其正常波动。

【解析】正常体温在一昼夜之间有周期性波动，在清晨2:00~6:00体温最低，午后13:00~18:00体温最高。

体温波动的幅度一般不超过1℃。体温的这种昼夜周期性波动称为日律性，是由下丘脑视交叉上核控制的。

53.【参考答案 D】

【押题点】体热平衡(产热)。

【解析】成年人收到持续寒冷刺激，骨骼肌代谢明显增强，使产热量大为增加。

54.【参考答案 A】

【押题点】清除率的数值和物质的关系。

【解析】清除率<125 mL/min：肾小管对该物质必定能重吸收，但不能确定能否分泌；清除率>125 mL/min：肾小管对该物质必定能分泌，但不能确定能否重吸收。

55.【参考答案 B】

【押题点】肾小球滤过率的数值。

【解析】正常成年人肾小球滤过率平均值为125 mL/min。

56.【参考答案 E】

【押题点】肾小球滤过作用。

【解析】肾小球滤过膜由毛细血管内皮细胞、基膜和足细胞的足突构成。这三层结构的裂孔分别为70～90 nm、2～8 nm、4～11 nm，此为滤过膜的机械屏障。此外，这三层结构均含有带负电荷的蛋白质，因此，带负电荷的物质不易通过滤过膜，此为滤过膜的电荷屏障。由于血清清蛋白分子量大，且带负电荷，因此受机械屏障和电荷屏障的阻碍，不能自由通过肾小球滤过膜。

57.【参考答案 B】

【押题点】抗利尿激素释放的调节。

【解析】刺激抗利尿激素(血管升压素)分泌最强因素是血浆晶体渗透压增高，次要因素是血容量减少。

58.【参考答案 D】

【押题点】影响肾小管和集合管功能的因素(渗透性利尿)。

【解析】糖尿病患者血糖升高，当超过肾糖阈及肾小管的最大吸收能力时，葡萄糖不能被肾小管完全重吸收，肾小管溶质浓度增高，形成渗透性利尿，导致尿量增多。因此引起血糖增高的原因都可引起渗透性利尿，使尿量增多。

59.【参考答案 B】

【押题点】尿生成的调节(抗利尿激素)。

【解析】汗液为低渗液，大量出汗将导致高渗性脱水。由于血浆晶体渗透压升高，刺激血管升压素(ADH)分泌增加，增加远曲小管和集合管对水的通透性，使水重吸收增加，导致尿量减少。

60.【参考答案 A】

【押题点】急性肾小球肾炎致水肿的主要机制。

【解析】80%以上的急性肾小球肾炎患者可出现水肿，肾炎性水肿主要是由于肾小球滤过率下降，而肾小管吸收功能基本正常造成“球-管失衡”和肾小球滤过率分数(肾小球滤过率/肾血浆流量)下降，导致水、钠潴留所致。故选A。

61.【参考答案 B】

【押题点】血管升压素的生理作用。

【解析】血管升压素(ADH)也称抗利尿激素(VP)。在正常饮水的情况下，血浆中VP的浓度很低，仅1～4 ng/L。生理水平的VP可促进肾远曲小管和集合管上皮细胞对水的重吸收，产生抗利尿作用。

62～63.【参考答案 A C】

【押题点】牵张反射的分类、组成。

【解析】反射弧由感受器、传入神经、神经中枢、传出神经和效应器5个部分组成。①肌梭是牵张反射的长度感受器，专门感受肌纤维长度的变化。②脊髓可完成一些简单的反射活动，如牵张反射、排尿反射、排便反射等，故脊髓为低位中枢。因此脊髓前角运动神经属于神经中枢。

64.【参考答案 E】

【押题点】化学性突触传递的影响因素。

【解析】经典的突触由突触前膜、突触间隙和突触后膜组成。当神经冲动传来时，神经末梢的动作电位使突触前膜去极化，突触前膜Ca^{2+}通道开放，Ca^{2+}进入突触前膜，引起神经递质的释放，经突触间隙扩散至突触后膜，使突触后膜对某种离子的通透性改变，引起突触后膜的去极化或超级化，从而形成突触后电位。可见影响神经末梢递质释放量的关键因素是进入突触前膜的Ca^{2+}的数量。

65.【参考答案 B】

【押题点】兴奋性突触后电位发生机制。

【解析】兴奋性突触后电位的发生机制是某种兴奋性递质作用于突触后膜上的受体，提高后膜对Na^+和K^+的通透性，尤其是Na^+的通透性，从而导致局部膜的去极化。

66.【参考答案 D】

【押题点】条件反射的特点。

【解析】条件反射是指通过后天学习和训练而形成的反射，是一种高级反射活动。条件反射可强化或消退，因此其反射弧并不是固定不变的。

67.【参考答案 D】

【押题点】牵涉痛。

【解析】急性胆囊炎、阑尾炎患者炎性渗出液刺激壁层腹膜，可分别出现Murphy征阳性、麦氏点压痛，均属于躯体性疼痛，不是牵涉痛。冠心病患者胸骨后疼痛为典型的缺血性胸痛，也不属于牵涉痛。右下肺炎的典型症状为胸痛，右肩部疼痛为牵涉痛。肋间神经炎患者电击样痛为典型的神经性疼痛，也不属于牵涉痛。

68.【参考答案 A】

【押题点】脑电图波形及其意义。

【解析】婴儿枕叶常见δ波，幼儿则一般为θ波，青春期后才出现成人型α波。成人困倦时为θ波。成人活动、工作时为β波。成人安静并闭眼时为α波。成人熟睡时为δ波。

69.【参考答案 E】

【押题点】细胞膜的物质转运功能。

【解析】出胞是细胞分泌、递质释放及细胞内其他大分子物质或物质颗粒的外排方式。主要见于细胞的分泌活动，以及神经细胞轴突末梢的递质释放活动。

70.【参考答案 C】

【押题点】内脏痛的特点。

【解析】内脏痛的特点为：①定位不准确是最主要的特点；②疼痛发生缓慢、持续时间长；③对牵拉刺激、扩张性刺激敏感，对切割、烧灼刺激不敏感；④特别能引起不愉快的情绪活动。

71.【参考答案 B】

【押题点】应激状态下的内分泌轴。

【解析】人应激时主要是通过下丘脑-垂体-肾上腺皮质轴来产生应激作用。

72.【参考答案 D】

【押题点】甲状腺激素的生理作用。

【解析】甲状腺激素是促进神经系统发育最重要的激素，对促进骨和脑的生长发育也最为重要。

73.【参考答案 D】

【押题点】胰岛素的分泌调节。

【解析】在所有调节胰岛素分泌的因素中，血糖水平是刺激胰岛素分泌的最重要因素。胰岛 β 细胞对血糖水平的变化十分敏感，血糖水平升高时，胰岛素可立即分泌使血糖水平降低。

74.【参考答案 A】

【押题点】降钙素的生理作用及其分泌调节。

【解析】降钙素是由甲状腺滤泡旁细胞（C 细胞）分泌的肽类激素。C 细胞位于滤泡之间和滤泡上皮细胞。

75.【参考答案 B】

【押题点】甲状腺激素的生理作用。

【解析】甲状腺激素是促进神经系统发育最重要的激素，对促进骨和脑的生长发育也最为重要。

76.【参考答案 C】

【押题点】睾酮的来源。

【解析】睾丸间质细胞分泌睾酮，支持细胞分泌抑制素，生精细胞产生精子，成纤维细胞和肌样细胞不分泌激素。

77.【参考答案 B】

【押题点】雌激素的生理作用。

【解析】雌激素可促进子宫、输卵管、乳房的发育；促进阴道黏膜上皮细胞增生、角化，糖原含量增加，使阴道分泌物呈酸性而增强阴道的抗菌能力；增强成骨细胞活动和骨中钙磷沉积，促进骨的成熟及骨骺愈合。雌激素可使醛固酮分泌增多，具有弱醛固酮的作用，使保钠、保水、排钾增多。

第四章　医学微生物学

分值：执业 7 分/助理 0 分　难度：中等　建议完成时间：3.5 小时　此章题目助理医师不做

1. 不属于原核细胞型微生物的是
A. 细菌
B. 病毒
C. 支原体
D. 立克次体
E. 衣原体

2. 以核酸为模板进行增殖的微生物是
A. 细菌
B. 衣原体
C. 病毒
D. 立克次体
E. 真菌

(3~4 题共用备选答案)
A. 衣原体
B. 病毒
C. 支原体
D. 螺旋体
E. 真菌

3. 只有一种核酸类型的微生物是
4. 缺乏细胞壁的原核细胞型微生物是

5. 有完整细胞核的微生物是
A. 立克次体
B. 放线菌
C. 细菌
D. 真菌
E. 衣原体

6. 与细菌耐药性有关的结构是
A. 性菌毛
B. 细菌染色体
C. 质粒
D. 鞭毛
E. 异染颗粒

7. 细菌细胞壁的特有成分是
A. 肽聚糖
B. 外膜
C. 脂蛋白
D. 脂多糖
E. 类脂

8. 引起菌群失调症的原因是
A. 正常菌群的遗传特性明显改变
B. 正常菌群的耐药性明显改变
C. 正常菌群的增殖方式明显改变
D. 正常菌群的组成和数量明显改变
E. 大量使用生态制剂

9. 关于细菌内毒素的描述，不正确的是
A. 由革兰阴性菌裂解产生
B. 化学成分为脂多糖
C. 毒性较弱且无毒性
D. 耐热，160℃，2~4 小时才被破坏
E. 抗原性强，经甲醛处理可制成类毒素

10. 对淋病奈瑟菌(淋球菌)的叙述，正确的是
A. 主要经呼吸道传播
B. 为革兰阳性球菌
C. 人是淋球菌的唯一宿主
D. 淋球菌可产生自溶酶
E. 大多无荚膜和菌毛

11. 肺炎链球菌的主要致病因素是
A. C 反应蛋白
B. 自溶酶
C. 荚膜
D. 外毒素
E. 内毒素

12. 下列哪一项是链球菌感染的证据
A. 抗“0”>400 U
B. 血沉加快
C. CRP 阳性
D. 扁桃体炎
E. 白细胞数增高

(13~14 题共用备选答案)
A. 外毒素
B. 菌毛
C. 鞭毛
D. 荚膜
E. 芽孢

13. 肺炎链球菌的主要致病物质是

★14. 破伤风杆菌的主要致病物质是

15. 霍乱弧菌的致病因素不包括

A. 鞭毛
B. 菌毛
C. 荚膜
D. 肠毒素
E. 内毒素

16. 能引起食物中毒的细菌是

A. 霍乱弧菌
B. 大肠埃希菌
C. 铜绿假单胞菌
D. 副溶血弧菌
E. 志贺菌

17. 所产生毒素与噬菌体有关的细菌是

A. 大肠埃希菌
B. 军团菌
C. 铜绿假单胞菌
D. 流感嗜血杆菌
E. 白喉棒状杆菌

18. 不具备分枝杆菌特性的是

A. 生长慢并有分枝生长的趋势
B. 抗酸染色阳性
C. 专性厌氧
D. 营养要求高
E. 毒力和耐药性均可发生变异

19. 患者，女，32 岁，大面积烧伤入院治疗 14 天后，突发寒战高热，脓痰且呈蓝绿色，一般情况恶化，考虑患者属哪种细菌感染

A. 大肠埃希菌
B. 克雷伯杆菌
C. 铜绿假单胞菌
D. 链球菌
E. 金黄色葡萄球菌

20. 患者，男，42 岁，乏力，低热 3 个月，曾有静脉吸毒史。青霉素、环丙沙星治疗 3 周症状无缓解，这次发病最可能感染的病原体是

A. 铜绿假单胞菌
B. 链球菌
C. 支原体
D. 沙眼衣原体
E. 病毒感染

21. 某新生儿室发现多名发热、流涕、口唇发绀患儿，体格检查均发现心动过速、心音低钝，做心电图检查显示心肌炎表现，这些患儿最可能感染的病毒是

A. 柯萨奇病毒
B. 麻疹病毒
C. 单纯疱疹病毒
D. 腺病毒
E. 乙肝病毒

22. 关于乙型肝炎病毒特征叙述错误的是

A. 电子显微镜下可见 3 种颗粒形态
B. 完整病毒称为 Dane 颗粒
C. 对理化因素抵抗力很强
D. 主要经血液或注射传播
E. 有包膜 RNA 病毒

23. 与 EB 病毒感染无关的疾病是

A. 宫颈癌
B. 鼻咽癌
C. 非洲儿童恶性淋巴瘤
D. 传染性单核细胞增多症
E. 淋巴组织增生性疾病

（24~26 题共用备选答案）

A. 正黏病毒科
B. 副黏病毒科
C. 小 RNA 病毒科
D. 呼肠孤病毒科
E. 冠状病毒科

24. 麻疹病毒属于

25. 甲型肝炎病毒属于

26. SARS 病毒属于

第四章参考答案

1.【参考答案 B】

【押题点】微生物的分类。

【解析】原核细胞型微生物包括：细菌、立克次体、螺旋体、支原体、衣原体、放线菌，以微米为单位。

2.【参考答案 C】

【押题点】病毒的增殖。

【解析】病毒是以核酸为模板，在宿主细胞内进行自我复制，反转录成蛋白质。

3~4.【参考答案 B C】

【押题点】微生物的种类及其特点。

【解析】非细胞型微生物：仅含有一种 RNA 或 DNA，包括病毒、朊粒（只有一种核酸）。缺乏细胞壁的原核细胞型微生物是支原体。

5.【参考答案 D】

【押题点】微生物的种类及其特点。

【解析】真菌属于真核细胞型微生物，其细胞分化完善，有细胞核和各种细胞器，故易在体外生长繁殖。

6.【参考答案 C】

【押题点】细菌的基本结构。

【解析】质粒编码的细菌性状有菌毛、细菌素、毒素和耐药性的产生等，与细菌致病性和耐药性有关。

7.【参考答案 A】

【押题点】细菌的基本结构。

【解析】细胞壁主要成分为肽聚糖等，其主要功能为保持菌体固有形态和维持菌体内外的渗透压。

8.【参考答案 D】

【押题点】菌群失调症的概念。

【解析】菌群失调指寄生在正常人体某部位的正常菌群，各菌种之间的比例发生了较大幅度的超出正常范围的改变，多由滥用广谱抗生素引起。由菌群失调引起的疾病称为菌群失调症。

9.【参考答案 E】

【押题点】细菌内、外毒素的主要区别。

【解析】细菌内毒素抗原性弱，经甲醛处理不形成类毒素。

10.【参考答案 C】

【押题点】淋病奈瑟菌的特点。

【解析】淋球菌是革兰阴性球菌，主要经性接触传播，大多有菌毛，无荚膜，人类是淋球菌的唯一宿主。

11.【参考答案 C】

【押题点】肺炎链球菌的致病性。

【解析】有荚膜的肺炎链球菌的抵抗力强，具有抗吞噬作用，且是主要的毒力因子。

12.【参考答案 A】

【押题点】链球菌感染的诊断。

【解析】链球菌溶血素 O 抗原性强，当 SLO 抗体滴度≥1:400 时，有诊断意义。

13~14.【参考答案 D A】

【押题点】肺炎链球菌和破伤风杆菌的致病性。

【解析】肺炎球菌的致病物质为荚膜（抗吞噬，为肺炎链球菌的主要毒力因子）、肺炎链球菌溶素、脂磷壁酸和神经氨酸酶。破伤风杆菌无侵袭力，仅在局部繁殖，其致病作用完全依赖与该菌所产生的毒素，一种为对氧敏感的破伤风溶血毒素，一种为破伤风痉挛毒素。

15.【参考答案 C】

【押题点】霍乱弧菌的致病性。

【解析】霍乱弧菌的致病物质有菌毛、鞭毛和霍乱肠毒素。

16.【参考答案 D】

【押题点】副溶血性弧菌所致疾病。

【解析】副溶血弧菌主要存在于海水、海底沉积物和海产品中，人群常因食用污染此菌的海产品，而引起细菌性食物中毒。

17.【参考答案 E】

【押题点】白喉棒状杆菌的致病特点。

【解析】温和噬菌体感染细菌后，其核酸整合到细菌染色体上，可使溶原性细菌的表型改变，溶原性白喉棒状杆菌中的前噬体可编码产生白喉毒素。

18.【参考答案 C】

【押题点】分枝杆菌的培养特性。

【解析】分枝杆菌为专性需氧菌，营养要求高，生长慢。

19.【参考答案 C】

【押题点】铜绿假单胞菌所致疾病。

【解析】患者烧伤后出现感染症状，高热、脓痰、蓝绿色痰，为铜绿假单胞菌感染的特点。

20.【参考答案 E】

【押题点】病毒感染的治疗。

【解析】抗生素治疗无效且有静脉吸毒史，所以首先考虑为病毒感染。

21.【参考答案 A】

【押题点】柯萨奇病毒的致病性。

【解析】柯萨奇病毒属于人类肠道病毒 A 种，显性感染包括无菌性脑膜炎、疱疹性咽峡炎、胸痛、心肌炎、手足口病等多种疾病。

22.【参考答案 E】

【押题点】乙型肝炎病毒的生物学性状。

【解析】乙型肝炎病毒属嗜肝 DNA 病毒科正嗜肝病毒属。电子显微镜下可见 3 种颗粒形态。对理化因素抵抗力很强，主要经血液或注射传播。

23.【参考答案 A】

【押题点】EB 病毒的致病性。

【解析】EB 病毒所导致的疾病包括传染性单核细胞增多症、非洲儿童恶性淋巴瘤、鼻咽癌和淋巴组织增生性疾病。宫颈癌的发病与 EB 病毒无关，而与人乳头瘤病毒感染有关。

24~26.【参考答案 B C E】

【押题点】病毒的分类。

【解析】麻疹病毒属于副黏病毒科，甲型肝炎病毒属于小 RNA 病毒科，SARS 病毒属于冠状病毒科。

第五章　医学免疫学

分值：执业 7 分/助理 0 分　难度：困难　建议完成时间：1 个小时　此章题目助理医师不用做

1. 固有免疫应答是指
   A. 病原体感染 2 周后诱导的免疫应答
   B. 细胞参与的免疫应答
   C. 先天具有的，感染早期发生的非特异性免疫应答
   D. 进化上不保守的免疫应答
   E. 依赖 TCR 激活的免疫应答
2. 佐剂是
   A. 超抗原的一种
   B. 免疫球蛋白的一种
   C. 非特异性免疫增强物质
   D. 特异性免疫增强物质
   E. 非特异性免疫抑制剂
3. 免疫应答发生的主要场所是
   A. 淋巴管
   B. 肝脏
   C. 胸腺
   D. 外周血
   E. 淋巴结

（4~5 题共用备选答案）
   A. 骨髓
   B. 淋巴结
   C. 胸腺
   D. 外周免疫器官
   E. 脾
4. B 细胞发育成熟的场所是
5. 免疫应答发生的场所是
6. 不属于黏膜相关淋巴组织的是
   A. 扁桃体
   B. 支气管相关淋巴组织
   C. M 细胞
   D. 脾
   E. 小肠派氏集合淋巴结
7. 属于 B 细胞的表面标志为
   A. CD3
   B. CD4
   C. CD8
   D. CD19
   E. CD56
8. 有特异性抗原受体的细胞是
   A. B 淋巴细胞
   B. 浆细胞
   C. 巨噬细胞
   D. NK 细胞
   E. 单核细胞
9. 可强效杀伤肿瘤细胞的免疫细胞是
   A. γδT
   B. 巨噬细胞
   C. CTL 细胞
   D. NK 细胞
   E. B 细胞

（10~11 题共用备选答案）
   A. CTL 细胞
   B. B 细胞
   C. NK 细胞
   D. 浆细胞
   E. 肥大细胞
10. 介导 I 型超敏反应的细胞是
11. 介导主要组织相容复合体（MHC）非限制杀伤的细胞是
12. 介导 ADCC 的是
   A. CD3
   B. IgG
   C. IFN-λ
   D. IL-4
   E. CD4
13. 唯一能通过胎盘进入胎儿体内的免疫球蛋白是
   A. IgA
   B. IgG
   C. IgM
   D. IgD
   E. IgE
14. 可导致输血反应的天然抗体类型是
   A. IgM

B. IgG
C. IgD
D. IgE
E. IgA

15. 参与经典途径激活补体的是
A. IgE
B. LPS
C. IgD
D. IgA
E. IgM

（16～17 题共用备选答案）
A. IL-2
B. IFN-r
C. IL-4
D. G-CSF
E. IL-10

16. 可促进 IgE 生成的细胞因子是
17. 具有抗病毒感染功能的因子是

18. HLA-I 类抗原不在下列哪一种细胞表面表达
A. 淋巴细胞
B. 成熟红细胞
C. 巨噬细胞
D. 网织红细胞
E. 粒细胞

19. 主要由自身反应性 T 细胞介导免疫病理损伤的自身免疫性疾病是
A. 重症肌无力
B. 桥本氏甲状腺炎
C. 肺出血肾炎综合征
D. 系统性红斑狼疮
E. 胰岛素依赖性糖尿病

20. 患者，男，23 岁。头晕、乏力 1 个月，加重伴鼻出血 3 天。查体：贫血貌，全身皮肤散在出血点，浅表淋巴结未扪及肿大，心肺及腹部未见异常。实验室检查：Hb 75 g/L，WBC 1.2×10^9/L，PLT 15×10^9/L，网织红细胞（Ret）0.002。该患者可能的免疫异常是
A. CD4+T 细胞比例降低
B. CD8+T 细胞比例增高
C. TNF 水平降低
D. 补体降低
E. γδTCR+T 细胞比例降低

（21～23 题共用备选答案）
A. 引起Ⅰ型超敏反应
B. 引起Ⅱ型超敏反应
C. 引起Ⅲ型超敏反应
D. 引起Ⅳ型超敏反应
E. 是Ⅰ型超敏反应的介质

21. 花粉
22. ABO 抗原
★23. 中等大小可溶性复合物

24. （2021 考点）关于超敏反应正确的理解是
A. 不出现组织细胞损伤
B. 机体反应性处于低状态
C. 不是特异性的
D. 属于正常免疫应答
E. 属于异常免疫应答

（25～26 题共用备选答案）
A. 淋巴细胞的多克隆激活
B. 表位拓展
C. 分子模拟
D. 自身抗原的改变
E. 隐蔽抗原的释放

25. 柯萨奇病毒感染人体引发糖尿病的机制是
26. 因使用青霉素引起药物诱导的溶血性贫血的机制是

27. 可作为人类免疫缺陷病毒（HIV）受体的表面分子是
A. CD20
B. CD3
C. CD4
D. CD21
E. CD8

28. 肿瘤的特异性治疗是
A. 注射麻疹疫苗
B. 注射短棒状杆菌疫苗
C. 注射异体肿瘤免疫核糖核酸
D. 注射干扰素
E. 注射转移因子

29. 肿瘤相关抗原的含义是
A. 表达于肿瘤细胞而不表达正常细胞
B. 肿瘤细胞和正常细胞无差异性表达
C. 表达于正常细胞而不表达于肿瘤细胞
D. 高表达于肿瘤细胞而低表达于正常细胞
E. 高表达于正常细胞而低表达于肿瘤细胞

30. 排斥反应与急性同种异基因移植物排斥关系最密切的细胞是
A. NK 细胞
B. B 细胞
C. CD4+T 细胞
D. 肥大细胞
E. 嗜酸性粒细胞

（31～33 题共用备选答案）
A. Western Blotting
B. 3H-7dR 掺入法
C. 蛋白质芯片法
D. ELISPOT
E. 免疫共沉淀

31. 可检测细胞因子分子量的技术是
32. 可检测细胞因子分泌细胞数量的技术是
33. 可检测淋巴细胞增殖的技术是

34. 抗体抗原反应的特异性主要依赖于

A. 抗原的相对分子质量

B. 抗体的电荷

C. 抗原和抗体的浓度

D. 抗原和抗体的构象

E. 免疫球蛋白的类别

第五章参考答案

1.【参考答案 C】

【押题点】固有免疫应答定义。

【解析】固有免疫应答是在机体遇到病原体后，迅速(96小时以内)发动的非特异性的具有初级防御作用的免疫应答。

2.【参考答案 C】

【押题点】佐剂定义。

【解析】预先或与抗原同时注入体内，可增强机体对该抗原的免疫应答或改变免疫应答类型的非特异性免疫增强性物质，称为佐剂。

3.【参考答案 E】

【押题点】发生免疫应答的主要场所。

【解析】免疫应答发生的主要场所在外周免疫器官：淋巴结和脾脏。

4~5.【参考答案 A D】

【押题点】免疫器官的功能。

【解析】B细胞发育成熟的场所是骨髓。免疫应答发生的场所是外周免疫器官。

6.【参考答案 D】

【押题点】免疫器官的分类。

【解析】脾为外周免疫器官，其余均为黏膜相关淋巴组织。

7.【参考答案 D】

【押题点】B细胞表面标志。

【解析】B细胞表面的CD19与CD21及CD81(TAPA-1)非共价相连，形成B细胞活化的共受体，能提高B细胞对抗原刺激的敏感性。

8.【参考答案 A】

【押题点】B细胞的功能。

【解析】B细胞不仅能通过产生抗体发挥特异性体液免疫功能，也是重要抗原递呈细胞。

9.【参考答案 C】

【押题点】NK细胞的功能。

【解析】适应性免疫效应细胞包括CD8+CTL、CD4+Th1和固有免疫细胞(包括NK、巨噬细胞、γδT、NKT细胞等)均参与了机体的抗肿瘤作用。其中，CTL和Th1免疫应答发挥的抗肿瘤作用更为关键。NK细胞为早期抗肿瘤的重要细胞，为第一道防线。

10~11.【参考答案 E C】

【押题点】免疫细胞的功能鉴别。

【解析】肥大细胞——参与Ⅰ型超敏反应；NK细胞不特异性识别受体，能杀伤与IgG抗体结合的靶细胞，这种杀伤作用称为抗体依赖细胞介导的细胞毒性作用(ADCC)。

12.【参考答案 B】

【押题点】ADCC的定义。

【解析】NK细胞不特异性识别受体，能杀伤与IgG抗体结合的靶细胞，这种杀伤作用称为抗体依赖细胞介导的细胞毒性作用(ADCC)。

13.【参考答案 B】

【押题点】免疫球蛋白的特性、功能。

【解析】IgG是血液中含量最高，唯一能够通过胎盘进入胎儿的Ig，刺激机体产生的抗体是IgG。

14.【参考答案 A】

【押题点】免疫球蛋白的特性、功能。

【解析】A型血红细胞表面有A抗原，B型血受者血清中有天然抗A抗体(IgM)，两者结合后激活补体可溶解红细胞引起溶血反应。

15.【参考答案 E】

【押题点】经典途径的激活。

【解析】经典途径激活过程中，IgM和IgG与抗原结合后致其Fc段补体C1q结合点暴露。

16~17.【参考答案 C B】

【押题点】细胞因子功能的鉴别。

【解析】多种细胞因子调控B细胞分泌Ig的类别转换，如IL-4可诱导IgG1和IgE的产生。IFN-r可激活巨噬细胞吞噬杀菌，NK细胞杀伤肿瘤细胞和病毒感染细胞的功能。

18.【参考答案 B】

【押题点】HLA的表达定位。

【解析】HLAⅠ类抗原广泛分布于所有有核细胞表面，成熟红细胞无核。

19.【参考答案 E】

【押题点】自身免疫性疾病的发病机制鉴别。

【解析】自身免疫性疾病的发病机制包括自身抗体介导的自身免疫病和自身反应性T淋巴细胞介导的自身免疫病。自身抗体介导的自身免疫病主要通过产生针对自身抗原的抗体，通过抗体直接介导细胞破坏并使自身抗体介导细胞功能异常，以及自身抗体与自身抗原形成免疫复合物介导组织损伤等方式产生。自身反应性 T 细胞介导的自身免疫性疾病为活化的 CD4+Thl 和 CD8+CTL 通过Ⅳ型超敏反应，杀伤自身细胞。胰岛素依赖性糖尿病为患者体内存在的自身反应性 CD8+CTL，可持续杀伤胰岛中的 β 细胞，致使胰岛素的分泌严重不足。

20.【参考答案 B】

【押题点】再生障碍性贫血的免疫发病机制。

【解析】三系（粒细胞系、红细胞系、巨核细胞系）减少考虑再生障碍性贫血（简称再障）。再障是一种 T 细胞异常活化，以骨髓为靶组织的自身免疫性疾病。再障的免疫发病机制主要涉及机体的细胞免疫而非体液免疫。再障时 CD8+T 细胞比例增加，导致 CD4+细胞/CD8+细胞比值降低，甚至倒置为其显著特点。

21～23.【参考答案 A B C】

【押题点】四种类型的超敏反应鉴别。

【解析】(1) Ⅰ型：IgE 介导；常见疾病有药敏性休克、支气管哮喘、枯草热、食物过敏症、湿疹、花粉过敏等（过敏快）。

(2) Ⅱ型：IgG、IgM 介导；常见疾病有输血反应、新生儿溶血症、药敏性血细胞减少症（以血液改变）。

(3) Ⅲ型：IgG 介导；Arthus 反应、血清病、肾小球肾炎、类风湿关节炎（自身免疫）。

(4) Ⅳ型：Th1、CTL 介导；常见疾病有接触性皮炎、结核性损伤。

24.【参考答案 E】

【押题点】超敏反应的定义。

【解析】超敏反应又称变态反应，是指机体对某些抗原初次应答后，再次接触相同的抗原时所发生的引起机体生理功能紊乱或组织损伤的特异性免疫应答。

25～26.【参考答案 C D】

【押题点】自身抗原改变的机制。

【解析】生物、物理、化学以及药物等因素可以使自身抗原发生改变，如肺炎支原体可改变人红细胞的抗原性，刺激机体产生抗红细胞的抗体，引起溶血性贫血。吸附到红细胞上的小分子药物，如青霉素、头孢菌素可获得免疫原性，产生自身抗体，引起药物诱导的溶血性贫血。有些微生物与人的细胞或细胞外成分有相同或类似的抗原表位，在感染人体后激发针对微生物抗原的免疫应答，也能攻击含有相同或类似表位的人体细胞或细胞外成分，称为分子模拟。如 EB 病毒编码蛋白和髓磷脂碱性蛋白有较高的同源性；其感染可能引发多发性硬化的症状；柯萨奇病毒感染激发的免疫应答可攻击人胰岛的 β 细胞，引发糖尿病。

27.【参考答案 C】

【押题点】人类免疫缺陷病毒（HIV）的致病机制。

【解析】HIV 选择性侵犯带有 CD4 分子的细胞，主要有 T4 淋巴细胞、单核巨噬细胞、树突状细胞等。细胞表面 CD4 分子是 HIV 受体，通过 HIV 膜蛋白 gp120 与细胞膜上 CD4 结合后，gp120 构象改变使 gp41 暴露。

28.【参考答案 C】

【押题点】肿瘤免疫治疗。

【解析】肿瘤免疫治疗是指以各种肿瘤疫苗免疫个体，刺激机体免疫系统产生抗肿瘤免疫应答。

29.【参考答案 D】

【押题点】肿瘤相关抗原的定义。

【解析】肿瘤相关抗原是指肿瘤细胞和正常细胞组织均可表达，只是其含量在细胞癌变时明显增高的抗原。

30.【参考答案 C】

【押题点】移植免疫。

【解析】CD4+Th1 细胞介导迟发型超敏反应，为急性排斥反应的主要机制。

31～33.【参考答案 A D B】

【押题点】免疫学检测技术。

【解析】可检测细胞因子分子量的技术是 Western Blotting。可检测细胞因子分泌细胞数量的技术是 ELISPOT。可检测淋巴细胞增殖的技术是 3H－7dR 掺入法。

34.【参考答案 D】

【押题点】抗原抗体反应的特点。

【解析】抗原抗体反应的特点主要有三性，即特异性、比例性、可逆性。特异性是抗原抗体反应的最主要特征，这种特异性是由抗原决定簇和抗体分子的超变区之间空间结构的互补性确定的。

第六章　病理学

分值：执业15分/助理7分　难度：困难　建议完成时间：2.5小时　题目后缀为［助理不做］的助理医师不用做

1. 细胞和组织的适应性反应不包括
A. 化生
B. 肥大
C. 再生
D. 萎缩
E. 增生

2. 细胞水肿时，主要发生病变的是
A. 线粒体和内质网
B. 高尔基复合体和线粒体
C. 核糖体和中心体
D. 内质网和中心体
E. 粗面内质网

（3~4题共用备选答案）
A. 细胞水肿
B. 黏液变性
C. 玻璃样变
D. 水样变
E. 脂肪变性

3. 虎斑心发生哪种变化
4. 病毒性肝炎肝细胞气球样变的病理改变是

★5.（2021考点）高血压时，细动脉硬化的病理改变是
A. 动脉壁纤维化
B. 动脉壁纤维素样坏死
C. 动脉壁玻璃样变性
D. 细胞水肿
E. 动脉壁脂质沉着

（6~8题共用备选答案）
A. 细胞内玻璃样变
B. 脂质沉积
C. 结缔组织玻璃样变
D. 血管壁玻璃样变
E. 淀粉样变

6. 肝细胞脂肪变性为
7. 高血压肾小球细动脉管壁增厚狭窄的病理改变是
8. 动脉粥样硬化的纤维斑块是上述哪种病理改变

9. 脂褐素大量增加最常见于
A. 细胞萎缩
B. 细胞坏死
C. 细胞水样变
D. 细胞凋亡
E. 细胞水肿

10.（2021考点）坏死组织经腐败菌作用后常可发生的病理变化是
A. 脓肿
B. 空洞
C. 梗死
D. 坏疽
E. 水肿

11.（2021考点）湿性坏疽常发生在
A. 脑、脾、肝脏
B. 脑、肠、子宫
C. 肺、肠、肝脏
D. 肺、肾脏、脑
E. 肺、肠、子宫

12. 最易完全再生修复的是
A. 骨组织
B. 心肌组织
C. 神经组织
D. 上皮组织
E. 脑组织

13. 下列哪种新生的细胞是机化时出现的特征细胞
A. 平滑肌细胞
B. 成纤维细胞
C. 类上皮细胞
D. 横纹肌细胞
E. 脂肪细胞

14. 完成瘢痕性修复的病理基础是
A. 上皮组织
B. 肉芽组织
C. 纤维蛋白网架
D. 毛细血管网
E. 坏死组织

15.（2021考点）下列病变中属于不可逆性改变的是
A. 细胞水肿

B. 线粒体膜破裂
C. 核碎裂
D. 线粒体肿胀
E. 粗面内质网脱颗粒

★16.（2021 考点）原发性高血压细动脉的可逆性改变是
A. 内膜下蛋白质类物质沉积
B. 血管腔狭窄
C. 血管痉挛
D. 血管壁平滑肌萎缩
E. 血管纤维化

17. 淤血不会引起的病理改变是
A. 水肿
B. 血栓形成
C. 变性、坏死
D. 纤维组织增生
E. 实质细胞增生

18. 肺组织检查显示可见巨噬细胞吞噬含铁血黄素，可能诊断为
A. 感染性心内膜炎
B. 慢性充血性心力衰竭
C. 肾衰竭
D. 特发性血小板减少性紫癜（ITP）
E. 心肌梗死

19. "槟榔肝"的典型病理改变是
A. 肝小叶结构破坏
B. 肝细胞坏死
C. 肝细胞增生
D. 门静脉分支气管扩张症张淤血
E. 肝血窦扩张淤血，肝细胞脂肪变性

20. 下列均为血栓形成的条件除外
A. 血管内皮损伤
B. 新生血小板增多
C. 涡流形成
D. 纤维蛋白溶酶增加
E. 组织因子释放

21. 关于血栓的叙述，错误的是
A. 静脉血栓多于动脉血栓
B. 层状血栓是混合血栓
C. 下肢血栓多于上肢血栓
D. 毛细血管内血栓多为纤维蛋白性血栓
E. 静脉血栓多为红色血栓

22. 血栓头部一般属于
A. 白色血栓
B. 红色血栓
C. 透明血栓
D. 混合血栓
E. 红色与透明血栓

23. 关于血栓的论述，错误的是
A. 静脉血栓多于动脉血栓
B. 动脉瘤内血栓多为混合血栓
C. 下肢血栓多于上肢血栓
D. 静脉内血栓尾部多为红色血栓
E. 毛细血管内血栓多为白色血栓

24. 下列选项中错误的是
A. 纤维素血栓易溶解吸收
B. 可继发血管炎
C. 血栓再通可恢复正常循环
D. 可阻塞动脉静脉
E. 可形成静脉石

25. 大脑中动脉血栓栓塞，栓子可能来源于
A. 肝静脉
B. 髂静脉
C. 右心房
D. 左心室
E. 下肢

26. 关于动脉栓塞的正确描述是
A. 栓子多为肺源性
B. 栓子多为心源性
C. 栓子多为血管源性
D. 栓子多来自动脉穿刺损伤处
E. 栓塞部位上肢较下肢多见

27. 哪种栓塞时常伴有 DIC 发生
A. 血栓栓塞
B. 脂肪栓塞
C. 空气栓塞
D. 羊水栓塞
E. 化脓菌栓塞

28. 出血性梗死常发生于
A. 脾、肾脏
B. 心脏、脑
C. 胰腺、肺
D. 心脏、肾脏
E. 肺、肠

29.（2021 考点）病理过程属于液化性坏死的是
A. 肝脓肿
B. 淋巴结核
C. 恶性高血压细小动脉
D. 产后子宫内膜炎
E. 以上均不是

30.（2021 考点）下列脏器通常不发生凝固性坏死的是
A. 肾脏
B. 脑
C. 肠
D. 子宫
E. 肺

31. 炎症的病理变化的本质是
A. 化生反应
B. 局部组织发生变质、渗出、增生
C. 局部组织的血管反应
D. 局部出现红、肿、热、痛和功能障碍

E. 以防御为主的病理过程

（32~33 题共用备选答案）

A. 增生
B. 化生
C. 再生
D. 变质
E. 变化

32. 炎症灶内组织和细胞的变性坏死，称为

33. 炎症后期，病灶内组织由同种细胞修复，称为

34. 下列均为非特异性感染的病理改变，除了

A. 炎症介质、细胞因子释放
B. 血管通透性增加
C. 血浆成分渗出
D. 干酪样坏死
E. 转为慢性炎症

★35. 炎症细胞自血管内游出，在组织内做定向运动的现象称

A. 炎性渗出
B. 炎性浸润
C. 炎性漏出
D. 趋化作用
E. 自由运动

（36~39 题共用备选答案）

A. 蜂窝织炎
B. 脓肿
C. 卡他性炎
D. 纤维素性炎
E. 积水

★36. 细菌性痢疾假膜形成的病理改变属于

★37. 疖和痈属于

★38. 膜大量浆液渗出属于

★39. 急性阑尾炎属于

★40. 纤维性炎症的好发部位不包括

A. 心包
B. 肺
C. 器官
D. 结肠
E. 皮肤

★41. 属于化脓性炎症的是

A. 阿米巴肝脓肿
B. 嗜酸性脓肿
C. 冷脓肿
D. 转移性脓肿
E. 增生性肉芽肿

★42. 溶血性链球菌主要引起的炎症是

A. 脓肿
B. 出血性炎
C. 假膜性炎
D. 纤维素性炎
E. 蜂窝织炎

★43. 下列关于蜂窝织炎的描述错误的是

A. 病变组织呈马蜂窝状
B. 皮肤、肌肉和阑尾是好发部位
C. 主要由溶血性链球菌引起
D. 病变弥漫与细菌透明质酸酶和链激酶有关
E. 中性粒细胞弥漫浸润组织

44. 下列病理改变不属于肉芽肿性炎病变的是

A. 伤寒小结
B. 结核结节
C. 肺肉质变
D. 慢性虫卵结节
E. Aschoff 小体

45. 关于非特异性感染不应出现的病理改变是

A. 炎症介质、细胞因子释放
B. 形成抗原抗体复合物
C. 调理素释放不足
D. 干酪样坏死
E. 血管通透性增加

46. 下列病理改变属于慢性肉芽肿性炎的是

A. 结核
B. 伤寒
C. 肠阿米巴病
D. 慢性支气管炎
E. 化脓性炎

47. 肉芽组织的作用不包括

A. 创面抗感染
B. 填补创口和组织缺损
C. 机化渗出物
D. 包裹渗出物
E. 连接组织缺损，保持器官完整性

48. 诊断恶性肿瘤的主要依据是

A. 肿瘤的肉眼形态
B. 肿瘤对机体的影响
C. 肿瘤的大小
D. 肿瘤细胞的异型性
E. 肿瘤的体积

49. 肿瘤细胞分化程度高的含义是

A. 对机体影响大
B. 高度恶性的肿瘤
C. 不容易引起器官的阻塞和破坏
D. 有较大的异型性
E. 与起源组织相似

50. (2021 原题) 关于肿瘤的转移错误的是

A. 胃癌可转移至盆腔
B. 乳癌可转移至锁骨上淋巴结
C. 交界性肿瘤不出现转移
D. 肝癌可出现脑转移
E. 肺癌可出现骨转移

51. 由三个胚层的各种成熟组织构成的肿瘤为

A. 无性细胞瘤

B. 绒毛膜癌
C. 畸胎瘤
D. 增生性瘤
E. 内胚窦瘤

52. 下列属于良性肿瘤的是
A. 视网膜母细胞瘤
B. 肾母细胞瘤
C. 神经母细胞瘤
D. 骨母细胞瘤
E. 淋巴瘤

53. 属于癌前病变的是
A. 大肠腺瘤
B. 皮下脂肪瘤
C. 乳腺纤维腺瘤
D. 子宫平滑肌瘤
E. 子宫肌瘤

54. 不属于肉瘤特征的病理改变是
A. 间质结缔组织少
B. 瘤细胞呈巢状
C. 多经血行转移
D. 切面呈鱼肉状
E. 瘤组织内血管丰富

55. 患者，女，59 岁。右颈部淋巴结肿大 3 个月，蚕豆大小，其可能性最小的病变是
A. 淋巴结反应性增生
B. 转移癌
C. 恶性淋巴瘤
D. 淋巴结结核
E. 转移性肉瘤

56. (2021 原题) 容易见到角化珠的癌可以确诊为
A. 分化好的鳞癌
B. 基底细胞癌
C. 分化差的鳞癌
D. 移行细胞癌
E. 上皮细胞癌

57. T 细胞淋巴瘤是下列哪个肿瘤
A. 伯基特淋巴瘤
B. 弥漫大 B 细胞淋巴瘤
C. 边缘区淋巴瘤
D. 滤泡性淋巴瘤
E. 血管免疫母细胞型 T 细胞淋巴瘤

(58~59 题共用备选答案)
A. 软骨细胞瘤
B. 嗜铬细胞瘤
C. 神经纤维细胞瘤
D. 髓母细胞瘤
E. 成熟性畸胎瘤

58. 属于恶性肿瘤的是
59. 含有 2 个胚层以上的肿瘤是
60. 患者，男，45 岁。左颈部淋巴结进行性肿大 3 个月。淋巴结活检病理结果显示弥漫性大 B 细胞淋巴瘤，最可能出现的细胞免疫表型是
A. CD10+
B. CD13+
C. CD20+
D. CD5+
E. CD34+

61. 动脉粥样硬化中脂纹病变的主要成分是
A. 平滑肌细胞
B. 单核细胞
C. 中性粒细胞
D. 泡沫细胞
E. 小细胞

62. 高血压时的肾脏大体病理变化表现为
A. 颗粒型固缩肾
B. 肾动脉瘤形成
C. 肾脏单发性贫血性梗死
D. 肾的多发性大瘢痕形成
E. 肾脏坏死

63. 高血压最严重的并发症是
A. 左心室肥大
B. 颗粒性固缩肾
C. 脑软化
D. 脑出血
E. 慢性心力衰竭

64. 风湿病增生期最具特征性的病理变化是
A. 黏液样变性
B. 纤维素样变性
C. 风湿小体形成
D. 心外膜纤维蛋白渗出
E. 纤维组织坏死

65. 在单纯性二尖瓣狭窄时，首先发生代偿性肥大和扩张的部位是
A. 室间隔
B. 右心室
C. 左心房
D. 左房、右室同时发生
E. 左房、左室同时发生

66. 单纯二尖瓣狭窄患者可有
A. 左房扩大，右房缩小
B. 右室缩小，左房扩大
C. 右房扩大，左房缩小
D. 左室缩小或正常，左房扩大
E. 以上都不是

67. 出现心力衰竭细胞的是
A. 慢性肺源性心脏病
B. 高血压心脏病伴左心功能不全
C. 扩张性心肌病
D. 风湿性心脏病
E. 梅毒性心肌炎

68. 出现 Aschoff 细胞的是
A. 慢性肺源性心脏病
B. 高血压心脏病伴左心功能不全
C. 扩张性心肌病
D. 风湿性心脏病
E. 梅毒性心肌炎

69. 慢性阻塞性肺疾病肺气肿最主要的并发症是
A. 肺源性心脏病
B. 肺肉质变
C. 肺脓肿
D. 肺萎陷
E. 肺纤维化

70. (2021 考点) 不易引起空洞的肺炎是
A. 肺炎链球菌肺炎
B. 金黄色葡萄球菌肺炎
C. 克雷伯杆菌肺炎
D. 大肠杆菌肺炎
E. 嗜血杆菌肺炎

71. 不属于肉芽肿性炎病变的是
A. 伤寒小结
B. 慢性虫卵结节
C. 肺肉质变
D. 结核结节
E. Aschoff 小体

72. 肺组织切片检查，光学显微镜下见细支气管上皮脱落，腔内及周围肺泡腔内亦有多少不等的脓性渗出物，应诊断为
A. 大叶性肺炎灰色肝变期
B. 慢性肺淤血
C. 小叶性肺炎
D. 大叶性肺炎溶解消散期
E. 肺纤维化

73. 小叶性肺炎的常见并发症不包括
A. 脓胸
B. 肺脓肿
C. 呼吸功能衰竭
D. 肺大疱
E. 肺纤维化

★74. (2021 考点) 急性普通型病毒性肝炎，其坏死病变主要为
A. 点状坏死
B. 碎片状坏死
C. 桥接坏死
D. 大片坏死
E. 纤维素样坏死

★75. (2021 考点) 慢性持续性肝炎与慢性活动性肝炎镜下病变的最主要区别是
A. 肝细胞坏死的程度、部位和类型
B. 有无肝细胞增生
C. 浸润的炎细胞种类
D. 有无纤维组织增生
E. 肝纤维化样

★76. (2021 考点) 病毒性肝炎中见明显碎片状坏死和桥接坏死的是
A. 慢性持续性肝炎
B. 亚急性重型肝炎
C. 急性黄疸型肝炎
D. 慢性活动性肝炎
E. 细菌性肝炎

★77. (2021 考点) 患者，女，47 岁。急性黄疸型肝炎患者，经治疗无效，症状逐渐加重。诊断重型肝炎最主要的依据是
A. 血清胆红素明显升高
B. 血小板降低
C. 血酶原活动度小于 40%
D. 肝细胞大量减少
E. 白细胞的高低

78. (2021 原题) 肝体积明显缩小，外观黄绿色，表面呈结节状，光学显微镜下见肝细胞大片坏死，同时可见肝细胞再生结节，明显淤胆，大量炎症细胞浸润，结节间纤维组织及小胆管明显增生，根据上述病变应诊断为
A. 急性黄疸型普通型肝炎
B. 重度慢性肝炎
C. 急性重型肝炎
D. 亚急性重型肝炎
E. 细菌性肝硬化

79. 患者，男，40 岁。10 年前发现乙型肝炎，表面抗原阳性，未规范诊治。近日食欲下降，肝穿刺可见假小叶，其正确的诊断是
A. 肝癌
B. 慢性乙型肝炎
C. 肝结核
D. 肝淋巴瘤
E. 乙肝肝硬化

80. 局限于黏膜及黏膜下层的胃癌是
A. 润性癌
B. 原位癌
C. 早期癌
D. 进展期癌
E. 小细胞癌

★81. 原发性肾小球疾病的病理分型不包括
A. 轻微病变性肾小球肾炎
B. 膜性肾病
C. 系膜增生性肾小球肾炎
D. 肾病综合征
E. 以上都不是

★82. 原发性肾小球疾病的光学显微镜下病理特点，错误的叙述是
A. 急性链球菌感染后肾小球肾炎是弥漫增生性肾小球

炎症(内皮与系膜细胞增生)
B. 微小病变性肾小球肾炎无明显异常，电子显微镜下见上皮细胞肿胀、足突广泛融合
C. 急进性肾炎是50%以上肾小球的肾小囊中有大新月体形成
D. 膜性肾病为不伴细胞增生的弥漫性肾小球毛细血管基底膜增厚
E. 系膜增生性肾炎是系膜细胞及肾小球基底膜不同程度的弥漫增生

★83. 肾小囊壁层上皮细胞增生见于
A. 新月体肾炎
B. 急性肾炎
C. 膜性肾病
D. 膜增生性肾小球肾炎
E. 肾病综合征

84. (2021原题)弥漫性新月体性肾小球肾炎因肾小囊内新月体形成，阻塞囊腔，患者可迅速出现的临床表现是
A. 血尿
B. 蛋白尿
C. 少尿
D. 管型尿
E. 多尿

★85. 弥漫性膜性增生性肾小球肾炎时，增生前细胞主要是
A. 肾小囊脏层细胞和中性粒细胞
B. 肾小囊壁层细胞和系膜细胞
C. 肾小球系膜细胞和基质
D. 肾小球毛细血管基底膜细胞和系膜细胞增厚
E. 肾小球系膜细胞

★86. 原发性肾病综合征中，关于微小病变性肾病的特点，不正确的是
A. 免疫荧光检查阴性
B. 光学显微镜下肾小球基本正常，可见近曲小管上皮细胞脂肪变性
C. 电子显微镜卜十系膜区可见电子致密物
D. 镜下血尿发生率低，一般不出现肉眼血尿
E. 对激素治疗敏感

87. 上行性感染的肾盂肾炎病变最轻的部位是
A. 肾髓质
B. 肾盂黏膜
C. 肾间质
D. 肾乳头
E. 肾小球

88. 肉眼观察肾体积明显缩小，质地变硬，表面有大的不规则凹陷性瘢痕，该病变性质最可能是
A. 晚期肾小球肾炎
B. 慢性肾盂肾炎
C. 轻微病变性肾小球肾炎
D. 良性高血压引起的颗粒性固缩肾
E. 局灶性节段性肾小球肾炎

89. 甲状腺髓样癌属于
A. 交界性肿瘤
B. 迷离瘤
C. 小细胞癌
D. 鳞癌
E. 神经内分泌瘤

90. 1型糖尿病患者的胰腺不会出现的病理是
A. 胰岛细胞增生
B. 胰岛细胞坏死
C. 间质钙化
D. 间质纤维化
E. 胰岛细胞空泡变性

91. 甲状腺癌预后最好的病理类型是
A. 未分化癌
B. 乳头状癌
C. 髓样癌
D. 鳞状细胞癌
E. 滤泡状癌

92. 胰头癌最常见的病理类型是
A. 导管细胞腺癌
B. 乳头状癌
C. 腺泡细胞癌
D. 未分化癌
E. 黏液腺癌

(93~94题共用备选答案)
A. 乳腺浸润性导管癌
B. 乳腺髓样癌
C. 乳腺单纯癌
D. 乳腺硬癌
E. 不典型髓样癌

93. 癌组织中实质与间质大致相等的是
94. 癌组织中实质少、间质多的是

95. 宫颈癌最常见的转移途径是
A. 直接蔓延
B. 了宫颈旁淋巴结
C. 腹腔淋巴结
D. 血管
E. 跳跃转移

96. 侵蚀性葡萄胎与绒毛膜癌最主要的区别点是
A. 阴道流血时长
B. 尿中hCG值高低
C. 距葡萄胎排空后时长
D. 子宫大小不同
E. 活组织镜下见有无绒毛结构

97. 宫颈癌最常见的组织类型是
A. 高分化鳞癌
B. 中分化鳞癌
C. 低分化鳞癌
D. 高分化腺癌

E. 低分化腺癌

98. 结核性病变的特征性细胞是
A. 中性粒细胞
B. 淋巴细胞
C. 异物巨细胞
D. 浆细胞
E. 上皮样细胞

99. 伤寒小结的主要组成细胞是
A. 类上皮细胞
B. 巨噬细胞
C. T 细胞和多核巨细胞
D. 浆细胞
E. 上皮细胞

100. 流行性脑炎时，病变主要累及
A. 胶质细胞
B. 硬脑膜
C. 神经元
D. 软脑膜
E. 延髓

101. 肠伤寒坏死灶的主要部位是
A. 黏膜下层
B. 皱襞内
C. 淋巴组织内
D. 黏膜层
E. 毛细血管内

（102~103 题共用备选答案）
A. 黄疸出血症状
B. 关节炎及关节畸形
C. 咽峡炎
D. 脊髓痨及动脉瘤
E. 腹泻和便血

102. 梅毒螺旋体感染可引起

103. 钩端螺旋体感染可引起

104. 不属于器官特异性自身免疫病的是
A. 慢性甲状腺炎
B. 重症肌无力
C. 恶性贫血
D. 特发性血小板减少性紫癜
E. 类风湿关节炎

第六章参考答案

1.【参考答案 C】

【押题点】细胞和组织的适应性改变。

【解析】适应性改变，包括萎缩、肥大、增生和化生。再生属于损伤的修复。

2.【参考答案 A】

【押题点】细胞水肿的病理变化。

【解析】细胞膜及细胞内线粒体等结构受损，ATP 生成减少，能量不足，造成细胞膜的钠泵功能障碍，导致钠(Na^+)和水在细胞内潴留，形成细胞水肿。

3~4.【参考答案 E A】

【押题点】细胞和组织的可逆性损伤。

【解析】心肌脂肪变成黄色，与正常心肌红黄相间。称虎斑心。病毒性肝炎时，肝细胞重度水肿，整个细胞变圆如气球，故称气球样变。

5.【参考答案 C】

【押题点】细小动脉壁的"玻璃样"变。

【解析】由于细动脉持续痉挛，内膜通透性增高，管腔内血浆蛋白渗入内膜沉积于管壁，在内皮细胞下凝固成无结构的均匀红染物质，称为"玻璃样"变。

6~8.【参考答案 B D C】

【押题点】可逆性损伤的病理表现。

【解析】肝细胞脂肪变为脂质沉积。高血压肾小球细动脉管壁增厚狭窄的病理改变为细小动脉壁"玻璃样"变。动脉粥样硬化产生大量纤维斑块，这些纤维斑块最终要"玻璃样"变。

9.【参考答案 A】

【押题点】细胞萎缩的病理表现。

【解析】老年人和慢性消耗性疾病患者的肝细胞及心肌细胞内有脂褐素沉着等，常见于细胞萎缩。

10.【参考答案 D】

【押题点】坏疽的定义。

【解析】坏疽指组织坏死后，因伴有不同程度的腐败菌感染，从而使坏死组织呈现黑褐色的特殊形态改变。

11.【参考答案 E】

【押题点】坏疽的分类及常见部位。

【解析】干性坏疽常见于下肢动脉粥样硬化、血栓闭塞性脉管炎等；湿性坏疽常发生于肢体或与外界相通的脏器，如肠、子宫、肺等；气性坏疽为湿性坏疽的一种特殊类型，主要见于严重的深达肌肉的开放性创伤。

12.【参考答案 D】

【押题点】各种细胞的再生潜能。

【解析】不稳定细胞又称持续分裂细胞，这类细胞再生能力很强，总在不断地增生、修复，以代替衰老、病死或破坏的细胞，如表皮细胞、呼吸、消化及生殖道的黏膜上皮细胞、淋巴细胞、造血细胞，间质细胞等。

13.【参考答案 B】

【押题点】机化的特点、肉芽组织的组成。

【解析】新生肉芽组织长入并取代坏死组织、血栓、脓液等的过程，成为机化；肉芽组织主要由成纤维细胞和新生薄壁的毛细血管组成，并伴炎症细胞浸润。

14.【参考答案 B】

【押题点】瘢痕性修复的过程。

【解析】早期肉芽组织仅能填补伤口和初步连接缺损，以后随着成纤维细胞转变为纤维细胞，血管减少，最后成为瘢痕组织。

15.【参考答案 C】

【押题点】可逆性损伤和不可逆性损伤的主要类型。

【解析】细胞核的改变是细胞坏死的主要形态标志，表现为：①核浓缩，由于核内染色质 DNA 浓聚，染色变深，核的体积缩小；②核碎裂，浓缩的染色质崩解为小碎片，因核膜破裂而散布于胞质中；③核溶解，在 DNA 酶的作用下，染色质被分解，细胞核淡染，最后消失。病死细胞核在 1~2 天内可完全消失。

16.【参考答案 C】

【押题点】原发性高血压的病理改变。

【解析】血管痉挛是指动脉因外界因素或者自身因素引起的在一段时间内的异常收缩状态。可以通过药物进行治疗，是一种可逆性改变。原发性高血压分良性高血压和恶性高血压两类，良性高血压又称为缓进型高血压，约占原发性高血压的 95%，病理变化分三期，①功能紊乱期：基本病理改变为全身细小动脉间歇性痉挛，这一期为可逆性病变；②动脉病变期：细动脉硬化是高血压的主要病理特征，表现为细动脉玻璃样变，为不可逆病变。③内脏病变期：心脏、肾脏、脑等代偿性病变。

17.【参考答案 E】

【押题点】淤血的病理变化。

【解析】淤血会引起纤维组织增生，而不会引起实质细胞增生。

18.【参考答案 B】

【押题点】肺淤血的原因。

【解析】慢性肺淤血时，可见肺泡壁变厚及纤维化、肺水肿、肺出血，并见大量吞噬含铁血黄素的巨噬细胞，称为心力衰竭细胞。

19.【参考答案 E】

【押题点】“槟榔肝”的病理表现。

【解析】慢性肝淤血时，肝小叶中央严重淤血呈暗红色，而肝小叶周边肝细胞因脂肪变性为黄色，致使肝脏呈红黄相间的花纹状，如同槟榔的切面，称为“槟榔肝”。

20.【参考答案 D】

【押题点】血栓形成条件。

【解析】血栓形成的条件：①血管内皮细胞的损伤；②血流缓慢或涡流；③血液凝固性增高。纤维蛋白溶酶应该是降低而不是增加。

21.【参考答案 E】

【押题点】血栓的类型。

【解析】静脉血栓多为混合血栓。

22.【参考答案 A】

【押题点】血栓的类型。

【解析】血栓头部多为白色血栓，血栓体部多为混合血栓，尾部多为红细胞积聚形成的红色血栓。

23.【参考答案 E】

【押题点】血栓的类型及特点。

【解析】毛细血管内血栓多为透明血栓。

24.【参考答案 C】

【押题点】血栓的结局。

【解析】血栓再通过程中，周围新生血管内皮细胞长入被覆血栓裂隙表面形成新血管，并相互吻合沟通，使被阻塞的血管部分重建血流，一般不能完全恢复到原来状况。

25.【参考答案 D】

【押题点】栓子的运行途径。

【解析】左心室内的血直接射入到主动脉及其分支。右心或体静脉的栓子阻塞肺动脉及其分支，引起肺动脉栓塞；左心或主动脉的栓子阻塞体动脉分支，最常见于脑、肾、下肢等处的动脉分支。

26.【参考答案 B】

【押题点】栓子的运行途径。

【解析】肺栓塞栓子多来源于下肢静脉，动脉栓塞栓子多来源于心脏。

27.【参考答案 D】

【押题点】栓塞的类型、对机体的影响。

【解析】羊水中含有促凝血物质可引起 DIC。

28.【参考答案 E】

【押题点】梗死的类型和病理变化。

【解析】肺、肠等具有双重血液循环的器官梗死后易发生出血。

29.【参考答案 A】

【押题点】细胞病死的类型(液化性坏死病理变化)。

【解析】液化性坏死主要发生在含蛋白少、脂质多(如脑)或产生蛋白酶多(如胰腺)的组织。发生在脑组织的液化性坏死又称为脑软化。脓性炎症渗出的中性粒细胞能产生大量蛋白水解酶，将坏死组织溶解而发生液化性坏死。

30.【参考答案 B】

【押题点】细胞病死的类型(凝固性坏死病理变化)。

【解析】凝固性坏死发生于蛋白质变性凝固且溶酶体酶水解作用较弱时，坏死区呈灰黄、干燥、质实的状态，称为凝固性坏死。坏死的细胞蛋白质凝固，还常保持其轮廓残影，坏死区周围形成充血、出血和炎症反应带。这可能是由于坏死局部的酸中毒使坏死细胞的结构蛋白和酶蛋白变性，封闭了蛋白质的溶解过程。凝固性坏死好发于心肌、肝脏、脾脏、肾脏等实质器官，常因缺血缺氧、细菌毒素、化学腐蚀剂作用引起。

31.【参考答案 E】

【押题点】炎症的概念。

【解析】炎症是具有血管系统的活体组织对各种损伤因子的刺激所发生的以防御反应为主的病理过程。

32~33.【参考答案 D C】

【押题点】炎症的基本病理变化、炎症的结局。

【解析】炎症局部组织发生的变性和坏死称为变质。炎症后期病灶内组织由同种细胞修复，称为再生。

34.【参考答案 D】

【押题点】非特异性感染的病理改变。

【解析】干酪样坏死、破伤风、气性坏疽等属于特异性感染，干酪样坏死为结核的病理改变。

35.【参考答案 D】

【押题点】急性炎症过程中的白细胞反应。

【解析】趋化作用是指白细胞沿炎症组织内分布的化学刺激物的浓度差做定向移动。

36~39.【参考答案 D B C A】

【押题点】急性炎症的病理学类型表现。

【解析】①细菌性痢疾假膜形成的病理改变属于纤维素性炎，呈地图样溃疡；②疖和痈属于脓肿；③膜大量浆液渗出属于卡他性炎，为浆液性炎的一种；④急性阑尾炎属于蜂窝织炎，但蜂窝织炎又属于化脓性炎症。

40.【参考答案 E】

【押题点】急性炎症的病理学类型(纤维性炎症)。

【解析】纤维素性炎以纤维素渗出为主，发生于黏膜者，常见于上呼吸道和肠道。

41.【参考答案 D】

【押题点】急性炎症的病理学类型(化脓性炎症)。

【解析】化脓性炎症以中性粒细胞渗出为主，并伴有不同程度的组织坏死和脓液形成，只有转移性脓肿是这样形成的。

42.【参考答案 E】

【押题点】化脓性炎症(蜂窝织炎的病理改变)。

【解析】溶血性链球菌主要引起蜂窝织炎。

43.【参考答案 A】

【押题点】蜂窝织炎的病理表现。

【解析】蜂窝织炎是指疏松结缔组织的弥漫性化脓性炎症，与周围组织界限不清，并不呈马蜂窝状。

44.【参考答案 C】

【押题点】肉芽肿性炎的类型。

【解析】肺肉质变指由于肺泡腔内纤维素渗出过多，中性粒细胞量少，渗出物不能完全吸收消除，由肉芽组织取代。病变部位肺组织实变，呈红褐色如肉样，故称肉质变。

45.【参考答案 D】

【押题点】非特异性感染的类型及病理特点。

【解析】结核才会出现干酪样坏死，属于特异性感染。

46.【参考答案 A】

【押题点】慢性肉芽肿性炎的病因。

【解析】结核性肉芽肿又称结核结节，是最具有代表性的肉芽肿，中心为干酪样坏死，属于慢性肉芽肿。

47.【参考答案 E】

【押题点】肉芽组织的功能。

【解析】肉芽组织：由新生薄壁的毛细血管以及增生的成纤维细胞构成，并伴有炎性细胞浸润，肉眼表现为鲜红色、颗粒状、柔软湿润、形似鲜嫩的肉芽，故而得名，为幼稚阶段的纤维结缔组织。肉芽组织在组织损伤修复过程中有以下重要作用：①抗感染保护创面；②填补创口及其他组织缺损；③机化或包裹坏死、血栓、炎性渗出物及其他异物。

48.【参考答案 D】

【押题点】良性、恶性肿瘤的区别。

【解析】异型性是区别良、恶性肿瘤重要的组织学依据。

49.【参考答案 E】

【押题点】肿瘤的形态(肿瘤的分化)。

【解析】良性肿瘤细胞的异型性小，而恶性肿瘤细胞具有高度异型性，与起源组织相似，即异型性小、分化度高。

50.【参考答案 C】

【押题点】肿瘤的扩散和转移。

【解析】交界性肿瘤也可出现转移，如卵巢交界性肿瘤可存在淋巴结转移及种植转移。

51.【参考答案 C】

【押题点】畸胎瘤的病理特点。

【解析】含两个以上胚层的多种成分的肿瘤，如畸胎瘤。

52.【参考答案 D】

【押题点】恶性肿瘤特殊类型的命名。

【解析】此题超纲，“母”一般为恶性，除骨母细胞瘤、软骨母细胞瘤、肌母细胞瘤外。

53.【参考答案 A】

【押题点】癌前病变的概念、病理类型。

【解析】癌前病变有黏膜白色病变，乳腺增生性纤维囊性变，结肠、直肠的多发性腺瘤性息肉病，皮肤慢性溃疡，慢性子宫颈炎伴子宫颈糜烂，慢性萎缩性胃炎与胃溃疡，肝硬化。

54.【参考答案 B】

【押题点】肉瘤的病理特点。

【解析】巢状为癌的特征，其余选项为肉瘤特点。

55.【参考答案 E】

【押题点】肉瘤的特点。

【解析】肉瘤在老年女性不常见，且主要沿血行转移。

56.【参考答案 A】

【押题点】鳞癌的病理特点。

【解析】分化好的鳞癌癌巢中，可见细胞间桥及角化珠；分化差者，癌细胞无角化珠，细胞间桥少或无，而呈明显异型性。

57.【参考答案 E】

【押题点】T 细胞淋巴瘤类型。

【解析】T 细胞性淋巴瘤包括外周 T 细胞淋巴瘤，非特殊类型、血管免疫母细胞型 T 细胞淋巴瘤、蕈样霉菌病/Sézary 综合征、NK/T 细胞淋巴瘤。

58~59.【参考答案 D E】

【押题点】恶性肿瘤的类型，畸胎瘤的特点。

【解析】①属于恶性肿瘤的母细胞瘤有：肝母细胞瘤、神经母细胞瘤、肾母细胞瘤、视神经母细胞瘤、髓母细胞瘤；②成熟性畸胎瘤含有 2 个胚层以上的组织成分。

60.【参考答案 C】

【押题点】肿瘤免疫组化染色常用标记物。

【解析】弥漫性大 B 细胞淋巴瘤是一类形态范围变化较大的异质性 B 细胞淋巴瘤，约占所有非霍奇金淋巴瘤的 20%~40%。该肿瘤除原发于淋巴结外，还可原发于纵隔、咽环、胃肠道、皮肤、骨和脑等处。镜下表现为形态多样、体积较大的淋巴细胞弥漫浸润。CD20 是 B 细胞特异性标志，在 B 细胞增殖和分化中起重要的调节作用。

61.【参考答案 D】

【押题点】动脉粥样硬化血管的特点。

【解析】脂纹是早期病变，镜下可见大量泡沫细胞，来源于巨噬细胞和 SMC。

62.【参考答案 A】

【押题点】良性高血压的肾脏病理变化。

【解析】部分肾小球入球小动脉硬化，造成部分肾单位萎缩，部分肾单位代偿扩张，造成面呈凹凸不平的颗粒状，肾盂周围脂肪组织增生，称为颗粒性固缩肾。

63.【参考答案 D】

【押题点】良性高血压脑的病理变化。

【解析】脑出血可致死，所以是最严重的并发症。

64.【参考答案 C】

【押题点】风湿的基本病理变化。

【解析】风湿病形成特征性的风湿性肉芽肿，又称为 Aschoff 小体、风湿小体。

65.【参考答案 C】

【押题点】二尖瓣狭窄的病理表现。

【解析】二尖瓣狭窄时依次发生肥大的部位为左心房、右心室、右心房，而左心室不大。

66.【参考答案 D】

【押题点】二尖瓣狭窄的病理变化。

【解析】只有二尖瓣狭窄患者是左房大，而左室不大；二尖瓣关闭不全、主动脉狭窄或关闭不全都是左房左室都大。

67.【参考答案 B】

【押题点】左心力衰竭的病理特点。

【解析】左心力衰竭导致严重的肺淤血时，漏出到肺泡腔内的红细胞被巨噬细胞吞噬并将其血红蛋白分解成棕黄色的含铁血黄素，随后含有含铁血黄素的巨噬细胞崩解。因含有含铁血黄素的巨噬细胞常见于左心力衰竭时，故称此种细胞为心力衰竭细胞。

68.【参考答案 D】

【押题点】风湿病的病理特点。

【解析】这是风湿热特征性的改变，是确诊风湿的病理学依据，而且被看作是风湿活动的指标。小体中心有类纤维蛋白样坏死，周围绕有淋巴细胞、浆细胞和风湿细胞。风湿细胞呈圆形、椭圆形或三角形。胞浆丰富，呈嗜碱性，胞核为单核或多核，具有明显的核仁，有时可出现双核或多核，形成巨细胞，即 Aschoff 细胞。

69.【参考答案 A】

【押题点】肺气肿对机体的影响。

【解析】严重的肺气肿可引起肺动脉高压，最后导致肺源性心脏病。

70.【参考答案 A】

【押题点】大叶性肺炎病理变化。

【解析】肺炎链球菌肺炎属于纤维素性炎，最终能完全吸收，而化脓性炎往往容易形成空洞。

71.【参考答案 C】

【押题点】大叶性肺炎的并发症(肺肉质变的病理表现)。

【解析】肺肉质变由于肺泡腔内纤维素渗出过多，中性粒细胞量少，渗出物不能完全吸收消除，则由肉芽组织取代。病变部位肺组织实变，呈红褐色如肉样，故称肉质变。

72.【参考答案 C】

【押题点】小叶性肺炎的病理特点。

【解析】小叶性肺炎主要由化脓菌感染引起，镜下见病灶区细支气管及其周围肺泡腔内充满脓性渗出物及少量纤维素。

73.【参考答案 D】

【押题点】小叶性肺炎的并发症。

【解析】小叶性肺炎属于化脓性炎症，肺大疱是肺气肿患者所引起的，其余选项为小叶性肺炎的并发症。

74.【参考答案 A】

【押题点】急性普通型肝炎的病理特点。

【解析】急性普通型肝炎以肝细胞胞质疏松化和气球样变为主，表现为肝小叶内散在的点状坏死。

75.【参考答案 A】

【押题点】病毒性肝炎的临床病理类型。

【解析】慢性活动性肝炎及慢性迁延性肝炎两种类型，现在认为两者可随病毒的复制状态和机体免疫反应状态的变化而互相转化。慢性持续性肝炎程度较轻，小叶界板完整。慢性活动性肝炎较急性肝炎重，常有碎屑坏死，界板被破坏，或有桥样坏死。严重者肝小叶被破坏，肝细胞呈不规则结节状增生，肝小叶及汇管区有胶原及纤维组织增生。

76.【参考答案 D】

【押题点】慢性肝炎的病理变化。

【解析】较重的慢性肝炎门管区可见明显碎片状坏死和桥接坏死。

77.【参考答案 D】

【押题点】重型肝炎的病理变化。

【解析】急性重型肝炎镜下以肝细胞严重而广泛坏死为特征。急性黄疸性肝炎—点状坏死；亚急性重型肝炎、急性重型肝炎—大片状坏死；桥接坏死是慢性肝炎的特征；慢性持续性肝炎—可见点状坏死，炎性细胞浸润比较明显；慢性活动性肝炎—肝细胞变性坏死严重，可见明显碎片状坏死和桥接坏死。

78.【参考答案 D】

【押题点】各型肝炎的大体外观及镜下特点。

【解析】亚急性重型肝炎镜下特点为既有肝细胞的亚大块坏死，又有结节状肝细胞再生。

79.【参考答案 E】

【押题点】肝硬化病理表现。

【解析】患者乙肝病毒表面抗原阳性，有假小叶，为肝硬化典型表现。

80.【参考答案 C】

【押题点】胃癌的病理类型(早期胃癌)。

【解析】早期癌局限于黏膜及黏膜下层。

81.【参考答案 D】

【押题点】肾小球肾炎的类型。

【解析】肾病综合征属于临床分型，不属于病理分型。

82.【参考答案 E】

【押题点】肾小球肾炎的病理特点。

【解析】弥漫性系膜增生性肾小球肾炎表现为肾小球系膜细胞和基质增生，而不是基底膜增生。

83.【参考答案 A】

【押题点】新月体肾炎的病理特点。

【解析】肾小球壁层上皮细胞增生，形成新月体。

84.【参考答案 C】

【押题点】新月体性肾小球肾炎的病理特点及临床表现。

【解析】急进性肾炎表现为新月体形成，出现迅速发展的肾衰竭。

85.【参考答案 D】

【押题点】膜增生性肾小球肾炎病理特点。

【解析】弥漫性膜性增生性肾小球肾炎病变特点为弥

漫性毛细血管基底膜增厚和系膜增生，毛细血管管壁增厚而呈车轨状或分层状，常有钉突形成。

86.【参考答案 C】

【押题点】微小病变性肾病病理特点。

【解析】电子致密物见于弥漫性系膜增生性肾小球肾炎，其余选项为其特点。

87.【参考答案 E】

【押题点】肾盂肾炎病变特点。

【解析】肾盂肾炎一般由内向外受累，最晚累及肾小球，故而病变最轻。

88.【参考答案 B】

【押题点】慢性肾盂肾炎病理特点。

【解析】慢性肾盂肾炎的特点是肾小管和肾间质活动性炎症，肾组织纤维化和瘢痕形成。

89.【参考答案 E】

【押题点】甲状腺髓样癌的特点。

【解析】甲状腺髓样癌来源于滤泡旁细胞（C 细胞）的恶性肿瘤，电子显微镜下见胞浆中有神经内分泌颗粒。

90.【参考答案 A】

【押题点】1 型糖尿病胰腺病理变化。

【解析】1 型糖尿病胰腺的病理变化：早期为非特异性胰岛炎，以后胰岛变小、数目减少，胰岛 β 细胞颗粒脱失、空泡变性、坏死、消失，间质纤维组织增生。

91.【参考答案 B】

【押题点】甲状腺癌的病理类型及特点。

【解析】乳头状腺癌生长缓慢，早期易发生淋巴结转移，但恶性程度低，预后较好，手术治疗后 5 年生存率高。未分化癌预后极差。

92.【参考答案 A】

【押题点】胰腺癌病理类型。

【解析】胰腺癌常见的类型为导管细胞癌、腺泡细胞癌和其他少见类型癌。导管细胞癌是胰腺癌中最常见的一种。

93~94.【参考答案 C D】

【押题点】乳腺癌病理特点。

【解析】根据其实质与间质比例不同，又可分为单纯癌（实质与间质大致相等）、硬癌（实质少、间质多）及不典型髓样癌（实质多、间质少，间质内无明显淋巴细胞浸润）。

95.【参考答案 A】

【押题点】宫颈癌扩散与转移。

【解析】宫颈癌最常见的转移途径是直接蔓延，淋巴道是最重要的转移途径，首先转移至子宫颈旁淋巴结。

96.【参考答案 E】

【押题点】侵蚀性葡萄胎与绒毛膜癌的病理特点。

【解析】绒毛膜癌瘤组织中无血管和其他间质，也无绒毛形成，这一点是与恶性葡萄胎最主要的鉴别点。

97.【参考答案 B】

【押题点】宫颈癌的病理类型。

【解析】根据细胞分化程度一般分为 3 级：Ⅰ级，即角化性大细胞型，分化较好；Ⅱ级，即非角化性大细胞型，中度分化；Ⅲ级，即小细胞型，多为未分化的小细胞，无角化现象。宫颈癌最常见的组织类型是中分化鳞癌。

98.【参考答案 E】

【押题点】结核结节病理结构。

【解析】典型结核结节中央常有干酪样坏死，其中含有结核分枝杆菌，周围有类上皮细胞、Langhans 巨细胞，以及外周浸润的淋巴细胞和少量增生的成纤维细胞。

99.【参考答案 B】

【押题点】伤寒结节病理组成。

【解析】伤寒是由伤寒杆菌引起的急性传染病，病变特征是全身单核吞噬细胞系统增生。巨噬细胞吞噬伤寒、红细胞等，这种巨噬细胞称为伤寒细胞。伤寒细胞聚集成团称为伤寒结节。

100.【参考答案 D】

【押题点】流行性脑炎的病变特点。

【解析】流行性脑炎时炎症累及软脑膜和蛛网膜的各部分。

101.【参考答案 C】

【押题点】肠伤寒的病理表现。

【解析】伤寒是由伤寒杆菌引起的急性传染病，全身单核吞噬细胞系统增生，以回肠末段淋巴组织的病变最为突出。肠道病理变化可分为髓样肿胀期、坏死期、溃疡期和愈合期。坏死期主要为肿胀的淋巴细胞组织发生坏死。

102~103.【参考答案 D A】

【押题点】传染性疾病的临床病理表现。

【解析】梅毒可累及机体脏器，特别是心血管及中枢神经系统，形成脊髓痨及动脉瘤。钩端螺旋体常可引起黄疸出血症状。

104.【参考答案 E】

【押题点】自身免疫性疾病的类型。

【解析】器官非特异性自身免疫性疾病又称全身性或系统性自身免疫性疾病，病变可见于多种器官，结缔组织多受累，故又称结缔组织病。典型疾病有系统性红斑狼疮（SLE）和类风湿关节炎等。

第七章　病理生理学

分值：执业 9 分/助理 0 分　难度：困难　建议完成时间：1.5 小时　此章题目助理医师不用做

1. 下列哪项是诊断脑病死的首要指标
   A. 瞳孔散大或固定
   B. 脑电波消失，呈平直线
   C. 自主呼吸停止
   D. 脑干神经反射消失
   E. 不可逆性深昏迷
2. 疾病发生中体液机制主要指
   A. 病因引起的体液性因子活化造成的内环境紊乱，以致疾病的发生
   B. 病因引起的体液质和量的变化所致调节紊乱造成的内环境紊乱，以致疾病的发生
   C. 病因引起细胞因子活化造成内环境紊乱，以致疾病的发生
   D. TNF-α 数量变化造成内环境紊乱，以致疾病的发生
   E. IL 质量变化造成内环境紊乱，以致疾病的发生
3. (2021 考点) 临床上对伴有低容量性的低钠血症原则上给予
   A. 高渗氯化钠注射液
   B. 10%葡萄糖注射液
   C. 低渗氯化钠注射液
   D. 50%葡萄糖注射液
   E. 等渗氯化钠注射液
4. (2021 考点) 尿崩症患者易出现
   A. 低容量性高钠血症
   B. 低容量性低钠血症
   C. 等渗性脱水
   D. 高容量性低钠血症
   E. 低钠血症
5. (2021 考点) 盛暑行军时大量出汗可发生
   A. 等渗性脱水
   B. 低容量性低钠血症
   C. 低容量性高钠血症
   D. 高容量性低钠血症
   E. 水肿
6. (2021 考点) 低容量性高钠血症患者的处理原则是补充
   A. 5%葡萄糖注射液
   B. 0.9%氯化钠注射液
   C. 先补充 3%氯化钠注射液，后补充 5%葡萄糖注射液
   D. 先补充 5%葡萄糖注射液，后补充 0.9%氯化钠注射液
   E. 先补充 50%葡萄糖注射液，后补充 0.9%氯化钠注射液
7. (2021 考点) 重度高钾血症时，心肌的
   A. 兴奋性增加、传导性增加、自律性增加
   B. 兴奋性增加、传导性增加、自律性降低
   C. 兴奋性增加、传导性降低、自律性增加
   D. 兴奋性降低、传导性降低、自律性降低
   E. 兴奋性降低、传导性增加、自律性增加
8. (2021 考点) 钾代谢障碍与酸碱平衡紊乱常互为影响，下述哪项是正确的
   A. 低钾血症常引起代谢性酸中毒
   B. 高钾血症常引起代谢性碱中毒
   C. 代谢性碱中毒常引起高钾血症
   D. 代谢性酸中毒常引起低钾血症
   E. 混合性酸中毒常引起高钾血症
9. 标准碳酸氢盐小于实际碳酸氢盐(SB<AB)可能有
   A. 代谢性酸中毒
   B. 呼吸性酸中毒
   C. 呼吸性碱中毒
   D. 混合性碱中毒
   E. 高阴离子间隙代谢性酸中毒
10. 下列哪一项不是引起酸中毒时心肌收缩力降低的机制
    A. 代谢酶活性抑制
    B. 低钙
    C. H^+竞争性地抑制钙与肌钙蛋白亚单位结合
    D. H^+影响钙内流
    E. H^+影响心肌细胞肌质网释放钙
11. 急性呼吸性酸中毒的代偿调节主要靠
    A. 血浆蛋白缓冲系统
    B. 碳酸氢盐缓冲系统
    C. 非碳酸氢盐缓冲系统
    D. 磷酸盐缓冲系统
    E. 其他缓冲系统

12. 代谢性酸中毒时，下列哪项酶活性的变化是正确的
A. 碳酸酐酶活性降低
B. 谷氨酸脱羧酶活性升高
C. γ-氨基丁酸转氨酶活性升高
D. 谷氨酰胺酶活性降低
E. 丙酮酸脱羧酶活性升高
13. P50 升高见于下列哪种情况
A. 氧离曲线左移
B. 血温降低
C. 血液 H^+浓度升高
D. 血 K^+升高
E. 红细胞内 2，3-DPG 含量减少
14. 在发热的发生机制中共同的中介环节主要是通过
A. 外致热原
B. 内生致热原
C. 前列腺素
D. 5-羟色胺
E. 环磷酸腺苷
15. 内毒素是
A. 革兰阳性菌的菌壁成分，其活性成分是脂多糖
B. 革兰阴性菌的菌壁成分，其活性成分是脂多糖
C. 革兰阳性菌的菌壁成分，其活性成分是核心多糖
D. 革兰阴性菌的菌壁成分，其活性成分是核心多糖
E. 革兰阴性菌的菌壁成分，其活性成分是小分子蛋白质
16. 尼克酸使发热反应减弱的机制是
A. 增强磷酸二酯酶活性
B. 扩张血管
C. 抑制前列腺素 E 合成
D. 使肾上腺素能神经末梢释放介质
E. 降低脑内 5-羟色胺含量
17. 最常见的再灌注性心律失常是
A. 室性心动过速
B. 窦性心动过速
C. 心房颤动
D. 房室传导阻滞
E. 室性期前收缩
18. 再灌注时细胞内钙升高最主要是因为
A. 细胞膜通透性增高
B. 线粒体内钙释放
C. 肌质网钙释放
D. Na^+/Ca^{2+}交换蛋白反向转运增强
E. Na^+/H^+交换增强
19. 最易发生缺血-再灌注损伤的器官是
A. 心脏
B. 肝脏
C. 肺
D. 肾脏
E. 胃肠道
20. 呼吸爆发是指
A. 缺血-再灌注性肺损伤
B. 肺通气量代偿性增强
C. 中性粒细胞、氧自由基生成大量增加
D. 线粒体呼吸链功能增加
E. 呼吸中枢兴奋性增高
21. 黄嘌呤脱氢酶主要存在于
A. 血管平滑肌细胞
B. 毛细血管内皮细胞
C. 心肌细胞
D. 肝细胞
E. 白细胞
22. 黄嘌呤脱氢酶转变为黄嘌呤氧化酶需要
A. Na^+
B. Ca^{2+}
C. Mg^{2+}
D. Fe^{2+}
E. K^+
23. 下列哪型休克易发生 DIC
A. 感染性休克
B. 心源性休克
C. 过敏性休克
D. 失血性休克
E. 神经源性休克
24. 应首选缩血管药治疗的休克类型是
A. 心源性休克
B. 感染性休克
C. 过敏性休克
D. 失血性休克
E. 创伤性休克
25. 弥散性血管内凝血(DIC)患者最初常表现为
A. 少尿
B. 出血
C. 呼吸困难
D. 贫血
E. 嗜睡
26. (2021 考点)局部组织损伤后 TF 启动的凝血过程不能扩大的原因是由于血液中存在
A. PC
B. AT-Ⅲ
C. 肝素
D. TFPI
E. PS
27. (2021 考点)激活的蛋白 C(APC)可水解
A. FⅡ
B. FⅢ
C. FⅤa
D. FⅦ
E. FⅩ
28. 全身性 shwartzman 反应促进 DIC 发生的原因是
A. 抗凝物质合成障碍

B. 血液高凝状态
C. 单核-吞噬细胞系统功能受损
D. 微循环障碍
E. 纤溶系统受抑制

29. DIC 引起的贫血属于
A. 再生障碍性贫血
B. 失血性贫血
C. 中毒性贫血
D. 溶血性贫血
E. 缺铁性贫血

30. (2021 考点) DIC 最主要的病理生理学特征是
A. 大量微血栓形成
B. 凝血功能失常
C. 纤溶过程亢进
D. 凝血物质大量被消耗
E. 溶血性贫血

31. 引起微血管病性溶血性贫血发生的主要因素是
A. 微血管内皮细胞大量受损
B. 纤维蛋白丝在微血管内形成细网
C. 小血管内血流淤滞
D. 微血管内大量微血栓形成
E. 小血管强烈收缩

32. 心功能不全时，通过增加血容量起代偿作用的主要器官是
A. 心脏
B. 肝脏
C. 脾
D. 肺
E. 肾脏

33. 下列哪种疾病可引起左心室后负荷增大
A. 甲状腺功能亢进
B. 严重贫血
C. 心肌炎
D. 心肌梗死
E. 高血压

34. 下列哪个肌节长度收缩力最大
A. 1.8 μm
B. 2.0 μm
C. 2.2 μm
D. 2.4 μm
E. 2.6 μm

35. 下列哪项是心肌向心性肥大的特征
A. 肌纤维长度增加
B. 心肌纤维呈并联性增生
C. 心腔扩大
D. 室壁增厚不明显
E. 室腔直径与室壁厚度比值大于正常值

36. 下列哪项属于心力衰竭时肺循环淤血的表现
A. 肝颈静脉返流征阳性
B. 夜间阵发性呼吸困难
C. 下肢水肿
D. 肝大压痛
E. 颈静脉怒张

37. ARDS 引起 I 型呼吸衰竭的主要机制为
A. 通气血流比例失调
B. 气体弥散障碍
C. 肺不张
D. 严重肺水肿
E. 肺内短路增加

38. 急性肺损伤的病理生理基础是
A. 白细胞大量激活
B. 肺泡内皮细胞广泛受损
C. 广泛的肺泡-毛细血管膜损伤
D. 肺内巨噬细胞大量激活
E. 急性肺水肿

39. 引起肝性脑病主要是由于
A. 皮质结构破坏
B. 下丘脑结构破坏
C. 大脑网状结构破坏
D. 上行激活系统结构破坏
E. 脑组织功能和代谢障碍

40. 肝性脑病是指
A. 严重肝病所继发的脑水肿
B. 严重肝病所继发的昏迷
C. 严重肝病所继发的精神症状
D. 严重肝病所继发的神经症状
E. 严重肝病所继发的神经精神综合征

41. γ-氨基丁酸发挥突触前抑制作用的机制是由于
A. Na^+由轴突内流向轴突外
B. K^+由轴突内流向轴突外
C. Cl^-由轴突内流向轴突外
D. Na^+由轴突外流向轴突内
E. K^+由轴突外流向轴突内

42. 在肝性脑病的发病机制中假性神经递质的毒性作用是
A. 干扰乙酰胆碱的功能
B. 干扰去甲肾上腺素和多巴胺的功能
C. 干扰三羧酸循环
D. 干扰糖酵解
E. 干扰 γ-氨基丁酸的功能

43. 引起肾前性急性肾功能不全的病因是
A. 汞中毒
B. 急性肾炎
C. 肾血栓形成
D. 休克
E. 尿路梗阻

44. 肾功能不全的发生机制中原尿“漏回”是由于
A. 肾小管阻塞
B. 原尿流速太慢
C. 肾小管上皮细胞坏死脱落
D. 肾间质水肿

E. 肾小球滤过率下降

45. 判断肾功能不全程度的最可靠指标是

A. NPN

B. BUN

C. 电解质紊乱情况

D. 代谢性酸中毒

E. 内生肌酐清除率

46. 少尿型 ARF 少尿期中，对患者危害最大的变化是

A. 水中毒

B. 少尿

C. 高钾血症

D. 代谢性酸中毒

E. 氮质血症

47. 引起肾后性肾功能不全的病因是

A. 急性肾小球肾炎

B. 汞中毒

C. 急性间质性肾炎

D. 输尿管结石

E. 肾结核

48. 下述哪两种疾病是慢性进行性肾脏疾病发病率增加的主要原因

A. 慢性肾小球肾炎和慢性肾盂肾炎

B. 肾小动脉硬化症和肾结核

C. 肾肿瘤和多囊肾

D. 糖尿病肾病和高血压

E. 全身性红斑狼疮和尿路结石

49. 慢性肾衰竭时，患者有出血倾向的主要原因是

A. 血小板数量下降

B. 血小板寿命缩短

C. 骨髓造血功能障碍

D. 肾性高血压促进血管破裂

E. 血小板功能障碍

50. 慢性肾功能不全患者在快速纠正酸中毒后会发生手足搐搦是由于

A. 促进肠道形成磷酸钙

B. 肠道黏膜损害，钙吸收减少

C. 促进血磷浓度升高

D. 血浆游离钙降低

E. 抑制骨骼脱钙

51. 慢性肾功能不全进行性发展的最主要原因是

A. 原始病因持续存在

B. 肾小管进行性损伤

C. 健存肾单位进行性减少

D. GFR 进行性降低

E. 肾血流量进行性减少

52. 尿毒症毒素中，毒性最强的小分子物质是

A. 甲状旁腺激素

B. 甲基胍

C. 胍基琥珀酸

D. 尿素

E. 胍乙酸

53. 吸入纯氧 15~20 分钟后 PaO_2 可达 550 mmHg，如达不到 350 mmHg，肺内可能发生了

A. 真性分流增加

B. 气体弥散障碍

C. 功能分流增加

D. 气道阻塞

E. 肺泡死腔样通气增加

54. 机体应激是指

A. 机体对刺激的特异性反应

B. 机体对刺激的功能性反应

C. 机体对刺激的非特异性反应

D. 机体对刺激的生化、代谢反应

E. 机体对刺激的保护性反应

55. 下述有关热休克蛋白的描述最准确的是

A. 烧伤时分解的组织蛋白

B. 烧伤时产生的保护性蛋白

C. 发热时产生的一种可致休克的蛋白

D. 细胞内的一种“分子伴侣”

E. 一种急性期反应蛋白

56. C-反应蛋白是一种[助理不做]

A. 热休克蛋白

B. 急性期反应蛋白

C. 酶

D. 转录因子

E. 核蛋白

57. 中枢神经系统在应激反应中应

A. 是重要的调节中枢

B. 只在心理应激反应中起作用

C. 只是应激反应的一个靶器官，并无主要作用

D. 常处于兴奋状态

E. 应激反应是一种局部反应，不需要中枢神经系统的参与

58. 应激性溃疡的发生主要是因为

A. 幽门螺杆菌感染

B. 胃酸过多

C. 胃蛋白酶分泌过多，消化自身胃黏膜

D. 胃黏膜缺血和 H^+ 反向扩散

E. 属于以上 A+B+C 三项

59. 体温每升高 1℃，心率平均每分钟约增加

A. 5 次

B. 10 次

C. 15 次

D. 18 次

E. 20 次

60. 膜脂质过氧化使

A. 膜不饱和脂肪酸减少

B. 饱和脂肪酸减少

C. 膜脂质之间交联减少

D. 膜流动性增加

E. 脂质与蛋白质的交联减少

61. 关于疾病原因的概念下列哪项是正确的
A. 引起疾病发生的致病因素
B. 引起疾病发生的体内因素
C. 引起疾病发生的体外因素
D. 引起疾病发生的体内外因素
E. 引起疾病并决定疾病特异性的特定因素

62. 下列对疾病条件的叙述哪一项是错误的
A. 条件是左右疾病对机体的影响因素
B. 条件是疾病发生必不可少的因素
C. 条件是影响疾病发生的各种体内外因素
D. 某些条件可以促进疾病的发生
E. 某些条件可以延缓疾病的发生

63. 疾病发生发展的一般规律不包括
A. 内稳态失衡
B. 损伤与抗损伤并存
C. 因果交替
D. 局部与整体关联
E. 康复和病死

64. (2021 考点) 细胞外液渗透压至少有多少变动才会影响体内抗利尿激素(ADH)释放
A. 1%~2%
B. 3%~4%
C. 5%~6%
D. 7%~8%
E. 9%~10%

65. 高容量性低钠血症的特征是
A. 组织间液增多
B. 血容量急剧增加
C. 细胞外液增多
D. 过多的低渗性液体潴留，造成细胞内液和细胞外液均增多
E. 过多的液体积聚于体腔

66. 水肿首先出现于身体低垂部，可能是
A. 肾炎性水肿
B. 肾病性水肿
C. 心源性水肿
D. 肝源性水肿
E. 肺水肿

67. 机体维持血钾平衡的途径不包括
A. 细胞膜 Na^+-K^+泵改变离子分布
B. 细胞内外 H^+-K^+交换
C. 近端小管流速调节肾排钾量
D. 醛固酮调节
E. 胃肠道、皮肤排钾

68. 血液缓冲系统中最强的缓冲对是
A. Pr^-/HPr
B. Hb^-/HHb
C. HCO_3^-/H_2CO_3
D. $HbO_2^-/HHbO_2$
E. $HPO_4^{2-}/H_2PO_4^-$

69. 某幽门梗阻患者发生反复呕吐，血气分析测定结果：pH 7.5，$PaCO_2$ 6.6 kPa(50 mmHg)，HCO_3^- 36 mmol/L。该患者最可能的酸碱平衡紊乱类型是
A. 代谢性酸中毒
B. 代谢性碱中毒
C. 呼吸性酸中毒
D. 呼吸性碱中毒
E. 混合性碱中毒

70. 某肝性脑病患者，血气分析测定结果：pH 7.48，$PaCO_2$ 3.4 kPa(22.6 mmHg)，HCO_3^- 19 mmol/L。该患者最可能的酸碱平衡紊乱类型是
A. 代谢性酸中毒
B. 呼吸性酸中毒
C. 代谢性碱中毒
D. 呼吸性碱中毒
E. 混合型碱中毒

71. (2021 原题) 某患者血氧检测结果：PaO_2 7.0 kPa (53 mmHg)，血氧容量 20 mL/dL，动脉血氧含量 14 mL/dL，动-静脉血氧含量差 4 mL/dL，其缺氧类型为
A. 低张性缺氧
B. 血液性缺氧
C. 缺血性缺氧
D. 组织性缺氧
E. 淤血性缺氧

72. 易引起血液性缺氧的原因是
A. 氰化物中毒
B. 亚硝酸盐中毒
C. 硫化物中毒
D. 砒霜中毒
E. 甲醇中毒

73. 某患者动脉血氧检测结果：动脉血 PaO_2 13.0 kPa (98 mmHg)，动脉血氧容量 12 mL/dL，动脉血氧含量 11.5 mL/dL，动-静脉血氧含量差 4 mL/dL，该患者患下列哪种疾病的可能性最大
A. 哮喘
B. 肺气肿
C. 慢性贫血
D. 慢性充血性心力衰竭
E. 严重维生素缺乏

74. 引起循环性缺氧的疾病有
A. 肺气肿
B. 贫血
C. 动脉痉挛
D. 一氧化碳中毒
E. 维生素 B_1 缺乏

75. PaO_2 低于下列哪项数值时可反射性地引起呼吸加深

加快

A. 10.0 kPa(75 mmHg)

B. 8.0 kPa(60 mmHg)

C. 6.7 kPa(50 mmHg)

D. 5.32 kPa(40 mmHg)

E. 4.0 kPa(30 mmHg)

76. 下列哪项不是肺源性心脏病的原因

A. 肺血管收缩引起的肺动脉高压

B. 心肌缺氧所致的心肌舒缩功能降低

C. 心律失常

D. 肺血管重塑

E. 回心血量减少

77. 慢性缺氧时红细胞增多的机制是

A. 腹腔内脏血管收缩

B. 肝脾储血释放

C. 红细胞破坏减少

D. 肝脏促红细胞生成素增多

E. 骨髓造血加强

78. 下列有关发热概念的叙述哪一项是正确的

A. 体温超过正常值 0.6℃

B. 产热过程超过散热过程

C. 是临床上常见的疾病

D. 由体温调节中枢调定点上移引起的体温升高

E. 由体温调节中枢调节功能障碍引起的体温升高

79. 下述对发热时机体物质代谢变化的叙述中那项是错误的

A. 物质代谢率增高

B. 糖原分解加强

C. 脂肪分解加强

D. 蛋白质代谢出现负氮平衡

E. 维生素消耗减少

80. 经受异乎寻常的威胁性心理创伤后，延迟出现并长期持续的精神障碍是

A. 急性应激障碍

B. 创伤后应激障碍

C. 适应障碍

D. 抑郁症

E. 应激性溃疡

81. 缺血-再灌注损伤引起炎症反应过度激活的机制不包括

A. 大量中性粒细胞聚集、黏附

B. 中性粒细胞释放细胞因子

C. 中性粒细胞释放活性物质

D. 中性粒细胞吞噬活动增强

E. 细胞表面黏附分子暴露

82. 休克是

A. 以血压下降为主要特征的病理过程

B. 以急性微循环功能障碍为主要特征的病理过程

C. 心排血量降低引起的循环衰竭

D. 外周血管紧张性降低引起的周围循环衰竭

E. 机体应激反应能力降低引起的病理过程

83. 下列哪种体液因子不具有收缩血管的作用

A. 儿茶酚胺

B. 5-羟色胺

C. 内皮素

D. 心房利钠肽

E. 血管紧张素Ⅱ

84. 休克初期发生的急性肾衰竭是由于

A. 肾灌流不足

B. 持续性肾缺血

C. 肾毒素作用

D. 急性肾小管坏死

E. 输尿管阻塞

85. 下列哪项因素与心肌兴奋-收缩耦联障碍无关

A. 肌钙蛋白活性下降

B. 肌球蛋白 ATP 酶活性下降

C. 肌质网 Ca^{2+} 释放能力下降

D. 肌质网 Ca^{2+} 储存量下降

E. Ca^{2+} 内流障碍

86. 心肌缺血引起的心肌收缩性减弱与下列哪个因素无关

A. ATP 生成减少

B. 心肌细胞病死

C. 酸中毒

D. 肌浆网 Ca^{2+} 摄取能力降低

E. 肌钙蛋白与 Ca^{2+} 结合障碍

87. 肾素-血管紧张素-醛固酮系统过度激活的不良反应不包括

A. 左心室后负荷加重

B. 心肌肥大

C. 水、钠潴留

D. 心室纤维化

E. 儿茶酚胺浓度升高

88. 下列哪项不是心力衰竭时心排血量减少的表现

A. 皮肤苍白

B. 脉压变小

C. 端坐呼吸

D. 尿少

E. 嗜睡

89. 反映肺通气功能的最好指标是

A. 潮气量

B. PaO_2

C. PAO_2

D. $PaCO_2$

E. $PaCO_2$ 和 $PACO_2$ 的差值

90. 血氨升高引起肝性脑病的主要机制是

A. 影响大脑皮质的兴奋及传导功能

B. 使乙酰胆碱产生过多

C. 干扰脑细胞的能量代谢

D. 使脑干网状结构不能正常活动

E. 使去甲肾上腺素作用减弱

91. 肝性脑病常见的诱因是

A. 胃肠蠕动增强

B. 上消化道出血

C. 脂肪摄入增多

D. 糖类摄入增多

E. 肠道内细菌活动减弱

第七章参考答案

1.【参考答案 C】

【押题点】脑病死诊断标准。

【解析】包括自主呼吸停止和不可逆性深昏迷，其中自主呼吸停止被认为是临床脑病死的首要指标。

2.【参考答案 B】

【押题点】疾病发生发展的基本机制。

【解析】疾病发生发展中体液机制是指致病因素通过改变体液因子的数量或活性，引起内环境紊乱而致病的过程。

3.【参考答案 E】

【押题点】低容量性低钠血症防治。

【解析】低容量性的低钠血症原则上给予等渗溶液以恢复细胞外液容量(例如用0.9%氯化钠注射液)。

4.【参考答案 A】

【押题点】低容量性高钠血症的原因。

【解析】抗利尿激素(ADH)分泌不足，排出大量低渗性尿液，导致低容量性高钠血症。

5.【参考答案 C】

【押题点】低血容量性高钠血症原因和机制。

【解析】经皮肤失水：高热、大量出汗、甲亢均可经过皮肤丢失大量低渗溶液，导致低血容量性高钠血症。

6.【参考答案 D】

【押题点】低血容量性高钠血症防治。

【解析】补给体内所缺少的水分，不能经口进食者可由静脉滴入5%~10%葡萄糖注射液，但要注意，输入不含电解质的葡萄糖注射液过多反而有引起水中毒的危险，输入过快增加心脏负担。

7.【参考答案 D】

【押题点】高钾血症对心血管系统的影响。

【解析】高钾血症引起心肌兴奋性改变有所不同：急性轻度高钾，心肌兴奋性增高；急性中毒高钾，心肌兴奋性降低；慢性高钾，心肌兴奋性变化不明显。重度高钾血症心肌自律性降低(4期自动去极化减慢)、传导性降低(Em绝对值变小)。

8.【参考答案 E】

【押题点】高钾血症对机体影响。

【解析】高钾血症引起混合性酸中毒，出现反常碱性尿，细胞外液K^+升高，细胞外液K^+内移，细胞内液K^+外移，引起细胞外液酸中毒。

9.【参考答案 B】

【押题点】酸碱平衡常用指标。

【解析】实际碳酸氢盐(AB)与标准碳酸氢盐(SB)均降低表明有代谢性酸中毒；AB与SB均升高表明有代谢性碱中毒。若SB正常，但AB>SB，表明有CO_2滞留，见于呼吸性酸中毒；反之AB<SB，则表示CO_2排出过多见于呼吸性碱中毒。

10.【参考答案 B】

【押题点】酸中毒对心血管系统的影响。

【解析】①H^+离子增多可竞争性抑制Ca^{2+}与心肌肌钙蛋白亚单位结合，从而抑制心肌兴奋-收缩耦联，降低心肌收缩性，使心排血量减少；②H^+影响Ca^{2+}内流；③H^+影响心肌细胞肌质网释放Ca^{2+}。此外，酸中毒时可抑制乙酰胆碱酯酶活性，酸性条件下游离钙增加。

11.【参考答案 C】

【押题点】呼吸性酸中毒机体代偿调节。

【解析】呼吸性酸中毒主要发生肺通气功能障碍，呼吸系统往往不能发挥代偿作用，主要靠血液非碳酸氢盐缓冲系统、细胞内外离子交换和肾代偿。

12.【参考答案 B】

【押题点】代谢性酸中毒代偿调节。

【解析】代谢性酸中毒，肾小管上皮细胞中的碳酸酐酶和谷氨酰胺酶活性增强。

13.【参考答案 C】

【押题点】氧解离曲线。

【解析】血液pH下降、温度升高、CO_2分压增高或红细胞内2, 3-DPG增多，Hb与氧的亲和力降低，氧解离曲线右移；反之，氧解离曲线左移，表示Hb与氧的亲和力增高。p50增大反应Hb与氧的亲和力降低，反之Hb与氧的亲和力增高。

14.【参考答案 B】

【押题点】发热机制。

【解析】发热通常是由发热激活物作用于机体，激活产生内生致热原细胞使之产生和释放内生致热原，再经一些后续环节引起体温升高。发热激活物又叫EP诱导物，包括外致热原和某些体内产物。

15.【参考答案 B】

【押题点】外致热原。

【解析】革兰阴性细菌群的致热性除全菌体和胞壁中

所含的肽聚糖之外，其胞壁中脂多糖所含的内毒素是主要的致热成分。

16.【参考答案 A】

【押题点】发热中枢调节机制。

【解析】环磷酰胺苷作为重要的发热介质，其致热作用可被磷酸二酯酶抑制剂 ZK62711 和茶碱所增强，或被磷酸二酯酶激活剂尼克酸减弱。

17.【参考答案 A】

【押题点】心肌缺血-再灌注损伤。

【解析】心肌缺血-再灌注性心肌损伤的心律失常，主要表现为室性心律失常，如室性心动过速和心室颤动等。

18.【参考答案 D】

【押题点】钙超载缺血-再灌注机制。

【解析】事实证明，Na^+/Ca^{2+} 交换蛋白反向转运增强是钙超载缺血-再灌注的主要机制。

19.【参考答案 A】

【押题点】缺血-再灌注导致气管功能障碍。

【解析】心脏和脑对氧需求较高，较容易发生缺血-再灌注损伤。

20.【参考答案 C】

【押题点】缺血-再灌注自由基增多机制。

【解析】再灌注期间，组织重新获得氧，激活的中性粒细胞耗氧量显著增加，产生大量氧自由基，即呼吸暴发或氧暴发，进一步造成组织细胞损伤。

21.【参考答案 B】

【押题点】缺血-再灌注自由基增多机制。

【解析】黄嘌呤氧化酶的前身是黄嘌呤脱氢酶，这两种酶主要存在于毛细血管内皮细胞内。

22.【参考答案 B】

【押题点】缺血-再灌注自由基增多机制。

【解析】缺血时，由于 ATP 减少，钙泵功能障碍，Ca^{2+} 进入细胞激活 Ca^{2+} 依赖性蛋白水解酶，使黄嘌呤脱氢酶转变为黄嘌呤氧化酶。再灌注时，黄嘌呤脱氢酶发挥催化作用，产生大量尿酸和 H_2O_2，活性氧大量增加。

23.【参考答案 A】

【押题点】休克微循环衰竭机制。

【解析】严重感染或烧伤引起的休克，可能直接进入微循环休克期，很快发生 DIC 或多器官功能障碍。

24.【参考答案 C】

【押题点】过敏性休克特点。

【解析】过敏性休克又叫变态性休克，属 I 型变态反应，即速发型变态反应，常有荨麻疹以及呼吸道和消化道的过敏症状，发病急骤，如不适当应用缩血管药物，可导致病死。

25.【参考答案 B】

【押题点】DIC 临床表现。

【解析】出血常为 DIC 患者最初症状。

26.【参考答案 D】

【押题点】凝血系统的激活。

【解析】正常情况下，组织因子释放后启动的凝血反应局限，这是因为血液中存在 F Ⅶa 抑制物，即组织因子途径抑制物(TFPI)。

27.【参考答案 C】

【押题点】抗凝系统蛋白 C 和蛋白 S 缺乏。

【解析】APC 可水解 F Ⅱa、F Ⅷa，使其灭活，阻碍了由 F Ⅷa 和 F Ⅸa 组成的 F Ⅹ激活物的形成，另外一方面也阻碍了由 F Ⅴa 和 F Ⅹa 组成的凝血酶原激活物的形成。

28.【参考答案 C】

【押题点】影响 DIC 发生发展的因素。

【解析】全身性 shwartzman 反应时，由于第一次注入小剂量内毒素，使单核-吞噬细胞系统功能“封闭”，第二次注入内毒素时容易引起 DIC。

29.【参考答案 D】

【押题点】DIC 的临床表现。

【解析】DIC 患者可出现微血管病态性溶血性贫血。

30.【参考答案 B】

【押题点】弥散性血管内凝血机制。

【解析】弥散性血管内凝血是指在某些致病因子的作用下，大量促凝物质入血，凝血因子和血小板被激活，使凝血酶增多，微循环中形成广泛的微血栓，继而因凝血因子和血小板大量消耗，引起继发性纤维蛋白溶解功能增强，机体出现以止血、凝血功能障碍为特征的病理生理过程。

31.【参考答案 B】

【押题点】DIC 所致功能与代谢改变。

【解析】DIC 产生裂体细胞主要原因是凝血反应的早期，纤维蛋白丝在微血管腔内形成细网，当血流中的红细胞通过网孔时被粘着，滞留或挂在纤维蛋白丝上，然后这些红细胞在血流不断的冲击下发生破裂。

32.【参考答案 E】

【押题点】心功能不全时心脏以外的代偿。

【解析】心功能不全时，交感-肾上腺髓质系统兴奋，使外周血管选择性收缩，引起全身血流重新分布，主要表现为皮肤、骨骼肌与内脏器官的血流量减少，其中以肾血流量减少最为明显。

33.【参考答案 E】

【押题点】心室负荷过重诱因。

【解析】左心室后负荷增加诱因包括高血压控制不良、肺动脉栓塞。

34.【参考答案 C】

【押题点】心力衰竭时心脏本身的代偿。

【解析】根据 Frank-Starling 定律，肌节长度在 1.7~2.2 μm，心肌收缩能力随心脏前负荷(心肌纤维初长度)的增加而增加。

35.【参考答案 B】

【押题点】心功能不全心肌结构改变。

【解析】向心性肥大是指心脏在长期过度后负荷作用下，收缩期室壁张力持续增加，心肌机械呈并联性增生，心肌细胞增粗。

36.【参考答案 B】

【押题点】心功能不全时肺循环淤血的表现。

【解析】肺淤血、肺水肿的共同表现是呼吸困难，为患者气短及呼吸费力的主观感觉。

37.【参考答案 A】

【押题点】成人呼吸窘迫综合征(ARDS)发病机制。

【解析】肺泡通气比例失调是 ARDS 患者呼吸衰竭的主要发病机制。

38.【参考答案 C】

【押题点】急性肺损伤机制。

【解析】急性肺损伤引起呼吸衰竭的机制由于肺泡-毛细血管膜的损伤，以及炎症介质的作用使肺泡上皮和毛细血管内皮通透性增加，引起渗透性肺水肿及透明膜形成，致肺弥散性功能障碍。

39.【参考答案 E】

【押题点】肝性脑病的发病机制。

【解析】肝性脑病的发生发展是因脑组织细胞的功能和代谢障碍所致。

40.【参考答案 E】

【押题点】肝性脑病概念。

【解析】肝性脑病是指在排除其他已知脑疾病的前提下，继发与肝功能障碍的一系列严重的神经精神综合征。

41.【参考答案 C】

【押题点】肝性脑病 γ-氨酪酸(GABA)学说。

【解析】GABA 具有突触前、突触后的抑制作用。突触前抑制的机制为，GABA 作用于突触前轴突末梢，增加轴突膜对 Cl^-通透性，轴突内 Cl^-向轴突外流，产生去极化，使末梢在冲动到来时，释放神经递质的量减少，从而产生突触前抑制。

42.【参考答案 B】

【押题点】假性神经递质学说。

【解析】当假性神经递质增多时，可取代去甲肾上腺素和多巴胺被神经元摄取，并储存在突出小体的囊泡中。

43.【参考答案 D】

【押题点】肾前性急性肾衰竭。

【解析】肾前性急性肾衰竭常见于休克早期。

44.【参考答案 C】

【押题点】急性肾衰竭发病机制——肾小管损伤。

【解析】在持续肾缺血和肾毒物作用下，肾小管上皮细胞变性、坏死、脱落，原尿通过受损肾小管壁返漏入周围间质，除直接造成尿量减少外，还引起肾间质水肿，压迫肾小管，造成囊内压升高，肾小球滤过率(GFR)减少，出现少尿。

45.【参考答案 E】

【押题点】肾小球滤过功能障碍。

【解析】肾小球滤过率是衡量肾脏滤过功能的重要指标。

46.【参考答案 C】

【押题点】少尿期急性肾衰竭代谢变化。

【解析】高钾血症是少尿期急性肾衰竭的最危险变化，常为少尿期致死原因。

47.【参考答案 D】

【押题点】肾后性急性肾功能不全病因。

【解析】肾后性急性肾功能不全常见于双侧输尿管结石、盆腔肿瘤和前列腺增生等引起的尿路梗阻。

48.【参考答案 D】

【押题点】慢性进行性肾脏疾病病因。

【解析】慢性肾小球肾炎是慢性进行性肾脏疾病的最常见原因，而糖尿病肾病和高血压性肾损害所致的 CRF 逐渐增多。

49.【参考答案 E】

【押题点】慢性肾衰竭与代谢改变。

【解析】慢性肾衰竭患者出血倾向是由于体内蓄积的毒性物质抑制血小板功能所致。

50.【参考答案 D】

【押题点】慢性肾功能不全与代谢变化。

【解析】氢离子对神经肌肉的应激性有直接抑制作用，因此纠正酸中毒要防止低钙血症引起的手足搐搦。

51.【参考答案 C】

【押题点】慢性肾功能不全发病机制。

【解析】健存肾单位的过度灌注和过度滤过导致肾小球纤维化和硬化，进一步破坏健存肾单位，导致继发性肾单位丧失，进而促进肾功能不全。

52.【参考答案 B】

【押题点】尿毒症发病机制。

【解析】甲基胍是毒性最强的小分子物质，极易导致尿毒症。

53.【参考答案 A】

【押题点】呼吸功能不全机制(解剖分流增加)。

【解析】吸入纯氧可有效提高功能性分流的 PaO_2，而对真性分流的 PaO_2 无明显作用，这种方法可对两者进行鉴别。

54.【参考答案 C】

【押题点】应激概念。

【解析】应激是指机体在受到内外环境因素及社会、心理因素刺激时所出现的全身性非特异性适应反应，又称为应激反应。分为生理性应激和病理性应激。

55.【参考答案 D】

【押题点】热休克蛋白功能。

【解析】热休克蛋白主要参与蛋白质的折叠、转位、复性和降解等生化过程，被称为分子伴侣。

56.【参考答案 B】

【押题点】急性期反应和急性期蛋白。

【解析】C-反应蛋白是一种急性期反应蛋白。

57.【参考答案 A】

【押题点】应激的神经内分泌反应及机制。

【解析】中枢神经系统是高等动物应激反应的调节中心。

58.【参考答案 D】

【押题点】应激性溃疡发病机制。

【解析】应激性溃疡与以下因素有关：胃肠黏膜缺血和 H^+ 反向扩散导致黏膜屏障功能降低以及某些其他损伤因素。

59.【参考答案 D】

【押题点】发热循环系统功能改变。

【解析】体温每升高 1℃，心率平均每分钟约增加 18 次。

60.【参考答案 A】

【押题点】缺血再灌注膜脂质过氧化机制。

【解析】膜脂质过氧化使膜不饱和脂肪酸减少。

61.【参考答案 E】

【押题点】病因的概念。

【解析】病因是指引起疾病必不可少的、赋予疾病特征或决定疾病特异性的致病因素。

62.【参考答案 B】

【押题点】疾病发生条件的概念。

【解析】疾病发生的条件是指能够促进或减缓疾病发生的某种机体状态、自然环境或社会因素。

63.【参考答案 E】

【押题点】疾病发生发展的一般规律。

【解析】疾病发生发展存在一些普遍存在的规律，包括内稳态失衡、损伤与抗损伤并存、因果交替、局部与整体关联。

64.【参考答案 A】

【押题点】抗利尿激素的调节。

【解析】抗利尿激素(ADH)的主要作用是提高肾远曲小管和集合小管对水的通透性，增加水的重吸收。当细胞外液渗透压至少改变 2%时才会影响体内 ADH 的释放。

65.【参考答案 D】

【押题点】水中毒发生原因。

【解析】水中毒发生的主要原因是由于过多的低渗性液体在体内潴留造成细胞内外液量增多。

66.【参考答案 C】

【押题点】全身性水肿特点。

【解析】心源性水肿首先出现在低垂部位。

67.【参考答案 C】

【押题点】机体维持血钾平衡的途径。

【解析】机体可通过以下几条途径维持血钾平衡：通过细胞膜 Na^+-K^+ 泵改变离子分布、细胞内外 H^+-K^+ 交换；通过肾小管上皮细胞内外跨膜电位的改变影响排钾量；通过肾远曲小管和醛固酮流速调节肾排钾量；通过结肠及排汗形式排钾。

68.【参考答案 C】

【押题点】血液的缓冲作用。

【解析】血液缓冲系统中碳酸氢盐缓冲对最为重要。

69.【参考答案 B】

【押题点】酸碱平衡紊乱的类型。

【解析】患者 pH 为 7.5，大于正常值 7.35~7.45，为碱中毒。患者 $PaCO_2$ 升高，排除呼吸性碱中毒。且幽门梗阻患者发生反复呕吐，胃酸丢失过多，易引起代谢性碱中毒。

70.【参考答案 D】

【押题点】呼吸性碱中毒的判断。

【解析】患者 pH 为 7.48，大于正常值 7.35~7.45，且患者 $PaCO_2$ 降低，为呼吸性碱中毒。

71.【参考答案 A】

【押题点】缺氧类型。

【解析】正常人动脉氧分压为 100 mmHg，血氧容量 20 mL/dL，动脉血氧含量 19 mL/dL，动-静脉血氧含量差为 5 mL/dL。患者动脉氧分压、动脉血氧含量、动-静脉血氧含量差均降低，故为低张性缺氧。

72.【参考答案 B】

【押题点】引起血液性缺氧的原因。

【解析】引起血液性缺氧的原因包括血红蛋白含量减少、一氧化碳中毒、高铁血红蛋白血症、血红蛋白与氧的亲和力异常增高。亚硝酸盐中毒可使大量血红蛋白被氧化，形成高铁血红蛋白血症。

73.【参考答案 C】

【押题点】引起血液性缺氧的原因。

【解析】正常人动脉氧分压为 100 mmHg，血氧容量 20 mL/dL，动脉血氧含量 19 mL/dL，动-静脉血氧含量差为 5 mL/dL。患者动脉氧分压正常，血氧容量、动脉血氧含量、动-静脉血氧含量差均降低，故为血液性缺氧。引起血液性缺氧的原因包括血红蛋白含量减少、一氧化碳中毒、高铁血红蛋白血症、血红蛋白与氧的亲和力异常增高。慢性贫血可引起血红蛋白含量减少。

74.【参考答案 C】

【押题点】循环性缺氧的病因。

【解析】引起循环性缺氧的病因包括全身性循环障碍和局部性循环障碍。心力衰竭和休克可引起全身性循环障碍。动脉硬化、血管炎、血栓形成和栓塞、血管痉挛或受压均可引起局部性循环障碍。

75.【参考答案 B】

【押题点】缺氧时呼吸系统的变化。

【解析】PaO_2 低于 60 mmHg 时，肺通气量随肺泡气氧分压降低而显著增加。

76.【参考答案 E】

【押题点】缺氧时循环系统的变化。

【解析】肺源性心脏病的机制包括肺小动脉收缩，肺血管壁增厚和硬化，右心负荷加重，缺氧和酸中毒所致的心肌舒缩功能降低以及心律失常。

77.【参考答案 E】

【押题点】缺氧时血液系统的变化。

【解析】慢性缺氧时红细胞增多主要是由骨髓造血增强所致，其机制是缺氧引起肾小管旁间质细胞内 HIF-1 表达增多，活性增高，促进促红细胞生成素(EPO)基因表达，使 EPO 合成释放增多。

78.【参考答案 D】

【押题点】发热的概念。

【解析】发热是指由于致热源的作用使体温调定点上

移而引起调节性体温升高，超过正常水平的0.5℃。

79.【参考答案 E】

【押题点】发热时物质代谢的变化。

【解析】发热时物质代谢加快，糖的分解代谢加强，脂肪分解加快，蛋白质分解加强，各种维生素消耗增多。

80.【参考答案 B】

【押题点】应激与精神神经疾病。

【解析】创伤后应激障碍是指经受异外寻常的威胁性或灾难性心理创伤后，延迟出现并长期持续的精神障碍。

81.【参考答案 D】

【押题点】缺血-再灌注损伤引起炎症反应过度激活的机制。

【解析】缺血-再灌注损伤引起炎症反应过度激活的机制包括微血管的损伤和细胞损伤。缺血-再灌注损伤可引起大量中性粒细胞聚集、黏附在血管内皮细胞上，激活的中性粒细胞与血管内皮细胞可释放大量活性物质。中性粒细胞与血管内皮细胞表面黏附分子暴露，二者亲和力增强，可使中性粒细胞黏附于血管壁。中性粒细胞自血管游出并释放细胞因子使微血管通透性增加。

82.【参考答案 B】

【押题点】休克的定义。

【解析】休克是指机体在严重失血、失液、感染、创伤等强烈致病因素的作用下，有效循环血量急剧减少，组织血液灌注量严重不足，引起细胞缺血、缺氧，以致各重要生命器官的功能、代谢障碍或结构损害的全身性危重病理过程。

83.【参考答案 D】

【押题点】微循环的神经体液调节。

【解析】儿茶酚胺、血管紧张素Ⅱ、血管升压素、血栓素A2和内皮素、白三烯类物质可使微血管收缩。心房利钠肽可使血管舒张，外周阻力降低。

84.【参考答案 A】

【押题点】微循环变化机制。

【解析】休克初期肾脏小血管收缩，肾组织器官血流灌注不足。

85.【参考答案 B】

【押题点】心肌兴奋-收缩耦联障碍的机制。

【解析】心功能不全时肌质网钙转运 Ca^{2+} 功能障碍、Ca^{2+} 内流障碍、肌钙蛋白与 Ca^{2+} 结合障碍。肌质网摄取 Ca^{2+} 和释放 Ca^{2+} 能力明显降低、肌钙蛋白活性下降、肌球蛋白ATP酶活性下降均可导致肌质网钙转运 Ca^{2+} 功能障碍。肌钙蛋白ATP酶活性下降，将引起能量利用障碍，属于心肌能量代谢障碍范畴。

86.【参考答案 D】

【押题点】心肌收缩功能降低的原因。

【解析】心肌收缩功能降低的原因包括心肌细胞数量减少，心肌结构改变，能量生成、储备及利用障碍，心肌兴奋-收缩耦联障碍。肌质网 Ca^{2+} 摄取能力降低虽可引起心肌收缩功能降低，但与心肌缺血无关。

87.【参考答案 E】

【押题点】心功能不全的代偿。

【解析】肾素-血管紧张素-醛固酮过度激活，过度的血管收缩加重左心室后负荷，血管紧张素Ⅱ(AngⅡ)可直接促进心肌和非心肌细胞肥大或增殖，醛固酮促进肾远曲小管和集合管上皮细胞对水、钠的重吸收，引起水、钠潴留，还可以作用于心脏成纤维细胞，促进胶原合成和心室纤维化。儿茶酚胺浓度升高是交感-肾上腺髓质系统激活的不良反应。

88.【参考答案 C】

【押题点】心功能不全的临床表现。

【解析】端坐呼吸为静脉淤血、肺淤血的临床表现。

89.【参考答案 D】

【押题点】肺功能不全概述。

【解析】$PaCO_2$ 是反应总肺泡通气量变化的最佳指标。

90.【参考答案 C】

【押题点】氨对脑的毒性作用。

【解析】氨对脑的毒性作用包括氨使脑内神经递质发生改变，干扰脑细胞能量代谢，以及干扰神经细胞膜钠钾泵活性。

91.【参考答案 B】

【押题点】肝性脑病的常见诱因。

【解析】肝性脑病的常见诱因包括氮的负荷增加，血脑屏障通透性增强，脑敏感性增高。其中上消化道出血可促进血氨增高而诱发肝性脑病。

第八章 药理学

分值：执业 8 分/助理 8 分　难度：困难　建议完成时间：3 个小时　题目后缀为[助理不做]的，助理医师不用做

1. 药物的不良反应是由于
A. 难以避免的
B. 较严重的药物不良反应
C. 剂量过大时的不良反应
D. 药物选择性低
E. 与药物治疗目的有关的效应

2. 药物不良反应
A. 一般都很严重
B. 发生在大剂量情况下
C. 产生原因与药物作用的选择性高有关
D. 发生在治疗剂量
E. 可以避免

3. (2021 考点) 治疗指数是指[助理不做]
A. 比值越小就越安全
B. ED_{50}/LD_{50}
C. ED_{50}/TD_{50}
D. 比值越大，药物毒性越大
E. LD_{50}/ED_{50}

4. 对药物毒性反应叙述正确的是
A. 毒性反应不可避免
B. 与药物蓄积无关
C. 是一种较为严重的药物不良反应
D. 其发生与药物选择性低有关
E. 毒性反应一般不可预知

5. 按一级动力学消除的药物有如下特点[助理不做]
A. 药物的半衰期随剂量而改变
B. 并非为大多数药物的消除方式
C. 单位时间内实际消除的药量递减
D. 酶学中的 Michaclis-Mcnton 公式与动力学公式相似
E. 以固定的间隔时间给药，体内血药浓度难以达到稳态

6. 药物代谢主要在
A. 肝脏
B. 肾脏
C. 肺
D. 脑
E. 心脏

7. 口服药物后，进入体循环有效量减少的现象是
A. 恒比消除
B. 药物诱导
C. 首关消除
D. 生物转化
E. 恒量消除

8. 毛果芸香碱对眼的作用是
A. 降低眼压，扩瞳，调节痉挛
B. 降低眼压，缩瞳，调节麻痹
C. 降低眼压，缩瞳，调节痉挛
D. 升高眼压，扩瞳，调节痉挛
E. 升高眼压，缩瞳，调节痉挛

9. 新斯的明的药理作用是[助理不做]
A. 激活胆碱酯酶
B. 激活 M 受体
C. 抑制胆碱酯酶
D. 阻断 M 受体
E. 激动 N 受体

10. 临床上抢救有机磷酸酯类中毒的最合理药物组合是
A. 碘解磷定和毛果芸香碱
B. 阿托品和毛果芸香碱
C. 阿托品和新斯的明
D. 阿托品和碘解磷定
E. 碘解磷定和新斯的明

11. 阿托品对下列有机磷酸酯类中毒症状无效的是
A. 瞳孔缩小
B. 流涎流汗
C. 腹痛腹泻
D. 小便失禁
E. 骨骼肌震颤

12. 多巴胺药理作用不包括
A. 小剂量减少肾血流量，使尿量减少
B. 对血管平滑肌 β_2 受体作用很弱
C. 直接激动心脏 β_1 受体
D. 激动血管平滑肌多巴胺受体
E. 间接促进去甲肾上腺素释放

(13~15 题共用备选答案)

A. 肾上腺素
B. 阿托品
C. 异丙肾上腺素
D. 多巴胺
E. 去甲肾上腺素

13. (2021 考点) 引起胃肠道平滑机松弛的是
14. 能松弛支气管及减轻支气管黏膜水肿的药物是
15. 能扩张肾血管、增加尿量及升高血压的药物是

(16~17 题共用备选答案)
A. 普萘洛尔
B. 去甲肾上腺素
C. 左旋多巴
D. 酚妥拉明
E. 肾上腺素

16. 临床上常用的升压药物是
17. 能减弱心肌收缩力并减慢心率的药物是
18. 丁卡因的作用或应用为
A. 可用于浸润麻醉
B. 脂溶性低
C. 穿透力弱
D. 作用较普鲁卡因弱
E. 可用于表面麻醉

19. 苯二氮䓬类药物的作用特点是
A. 作用部位主要在脑干网状结构
B. 对大脑损伤引起的肌肉僵直无作用
C. 小剂量药物无抗焦虑作用
D. 停药后代偿性反跳较明显
E. 对快动眼睡眠时相影响较小

20. 左旋多巴体内过程特点是[助理不做]
A. 口服后主要在胃内吸收
B. 口服后大部分在肾脏被吸收
C. 其在外周不能代谢为多巴胺
D. 其进入中枢后经多巴脱羧酶代谢失活
E. 口服进入中枢药物量很少

21. 下列不属于氯丙嗪不良反应的是
A. 帕金森综合征
B. 抑制体内泌乳素分泌
C. 急性肌张力障碍
D. 患者出现坐立不安
E. 迟发性运动障碍

22. (2021 考点) 抗精神病药物的抗精神病作用的主要通路是
A. 锥体外系统
B. 结节-漏斗系统
C. 网状上行系统
D. 中脑-边缘系统
E. 黑质-纹状体系统

23. 既能治疗风湿性关节炎，又有抗血栓形成作用的药物是
A. 肝素
B. 布洛芬
C. 阿司匹林
D. 喷他佐辛
E. 哌替啶

24. 胺碘酮的药理作用是
A. 增加心肌耗氧量
B. 明显延长心肌不应期
C. 增加心肌自律性
D. 加快心肌传导
E. 收缩冠状动脉

25. 不属于硝酸甘油的药理作用机制的是
A. 降低室壁肌张力
B. 降低心肌耗氧量
C. 扩张心外膜血管
D. 降低左心室舒张末压
E. 降低交感神经活性

(26~27 题共用备选答案)
A. 卡托普利
B. 普萘洛尔
C. 硝苯地平
D. 氢氯噻嗪
E. 哌唑嗪

26. 适用于早期糖尿病肾病的降血压药物是
27. 具有降血压作用的利尿药物是
28. 患者，女，47 岁，慢性肾炎病史多年，近 2 年经常出现双下肢浮肿，一直服用潘生丁及氢氯噻嗪治疗。近一周感觉腹胀，双下肢无力，首先考虑的是
A. 肾功能严重减退
B. 低钾血症
C. 高血压
D. 酸中毒
E. 药物中毒

29. 最适合治疗肺水肿的药物是
A. 呋塞米
B. 氢氯噻嗪
C. 氨苯蝶啶
D. 螺内酯
E. 乙酰唑胺

30. 能抑制尿液的稀释和浓缩过程，并具有强大利尿作用的药物是
A. 呋塞米
B. 氢氯噻嗪
C. 高渗葡萄糖
D. 山梨醇
E. 甘露醇

31. 具有体内、外抗凝血作用的药物是
A. 肝素
B. 阿司匹林
C. 香豆素类
D. 链激酶

E. 右旋糖酐

32. 链激酶属于[助理不做]

A. 促凝血药

B. 纤维蛋白溶解药

C. 抗贫血药

D. 抗血小板药

E. 补血药

33. 肝素抗凝血的主要机制是

A. 抑制 X 因子的激活

B. 增强抗凝血酶Ⅲ的活性

C. 去除 Ca^{2+}

D. 促进纤维蛋白溶解

E. 抑制血小板的作用

(34~35 题共用备选答案)

A. 中和胃酸

B. 促进胃排空

C. 抑制胃酸分泌

D. 黏膜保护作用

E. 阻断胃泌素受体

34. (2021 考点)雷贝拉唑的主要作用是

35. 雷尼替丁的主要作用是

36. 氨茶碱的主要平喘机制为

A. 直接舒张支气管

B. 抑制磷酸二酯酶

C. 激活鸟苷酸环化酶

D. 抑制腺苷酸环化酶

E. 促进肾上腺激素的释放

37. (2021 原题)抑制胃酸分泌作用最强的是

A. 西咪替丁

B. 雷尼替丁

C. 奥美拉唑

D. 哌仑西平

E. 丙谷胺

★38. 一般不宜应用糖皮质激素类药物的是

A. 败血症

B. 中毒性肺炎

C. 重症肺炎

D. 腮腺炎

E. 中毒性细菌性痢疾

(39~40 题共用题干)

患者，女，48 岁，因胆道梗阻，并发休克入院。使用去甲肾上腺素升压，血压不易维持，波动较大，应用氢化可的松后血压升高并维持平稳，于治疗第 3 天时，患者出现精神失常、躁狂。

39. (2021 考点)患者出现精神失常、躁狂，因氢化可的松

A. 提高中枢神经的兴奋性

B. 加速蛋白质的分解代谢

C. 减少脑组织对葡萄糖的利用

D. 过量引起感染的扩散

E. 增强升压药的作用

★40. 加用氢化可的松后，去甲肾上腺素升压作用增强的这种现象是

A. 糖皮质激素的允许作用

B. 两种药物作用的协同

C. 糖皮质激素的刺激作用

D. 糖皮质激素的抗感染作用

E. 两种药物作用的叠加

41. 抗甲状腺药物最严重的不良反应是[助理不做]

A. 甲状腺肿大

B. 永久性甲状腺功能减退症

C. 肝功能损伤

D. 肾功能损伤

E. 粒细胞减少

42. 磺酰脲类药物药理作用为

A. 可使电压依赖性钾通道开放

B. 可促进胰岛素释放而降血糖

C. 不改变体内胰高血糖素水平

D. 可使电压依赖性钠通道开放

E. 能抑制抗利尿激素的分泌

43. 下列不属于第三代头孢菌素特点的是

A. 对革兰阴性菌有较强的作用

B. 对革兰阳性菌的作用不如第一、二代头孢菌素

C. 对多种 β-内酰胺酶的稳定性弱

D. 对肾脏基本无毒性

E. 作用时间长、体内分布广

44. 对青霉素 G 最敏感的病原体是

A. 立克次体

B. 钩端螺旋体

C. 衣原体

D. 支原体

E. 真菌

45. 可以治疗军团菌、支原体、衣原体的药物是

A. 人工合成抗生素

B. 氨基糖苷类药物

C. 四环素类

D. 大环内酯类

E. 头孢类

46. 氨基糖苷类抗生素的不良反应是

A. 再生障碍性贫血

B. 耳蜗听神经损伤

C. 肝毒性

D. 心脏毒性

E. 消化道反应

(47~48 题共用备选答案)

A. 对病毒感染有效

B. 对念珠菌属的细菌感染有效

C. 杀灭结核分枝杆菌

D. 抑制二氢蝶酸合酶活性

E. 对立克次体感染有效

47. 多西环素的药理作用是

48. 磺胺类的药理作用是
49. 影响胎儿和婴儿软骨发育不全，孕妇及哺乳妇女不宜用的药物是
A. 四环素类
B. 喹诺酮类
C. 磺胺类
D. 硝基呋喃类
E. 甲氧苄啶类
50. 能引起“流感综合征”的药物
A. 利福平
B. 多黏菌素
C. 哌拉西林
D. 链霉素
E. 头孢孟多

（51～52 题共用备选答案）
A. 心脏毒性
B. 肾脏毒性
C. 肺毒性
D. 骨髓毒性
E. 皮肤毒性
51. 环磷酰胺的主要不良反应是[助理不做]
52. 顺铂的主要不良反应是[助理不做]
53. 环磷酰胺对何种肿瘤疗效最为显著[助理不做]
A. 卵巢癌
B. 急性淋巴细胞性白血病
C. 肺癌
D. 多发性骨髓瘤
E. 恶性淋巴瘤

第八章参考答案

1.【参考答案 D】

【押题点】药物不良反应(不良反应的定义)。

【解析】药物不良反应是由于药物选择性低，应用治疗剂量的药物后出现了治疗目的以外的作用，多数较轻微并可预测。毒性反应是指用药剂量过大、用药时间过长，或药物在体内蓄积过多时，对用药者靶器官发生的危害性反应，一般比较严重。

2.【参考答案 D】

【押题点】药物不良反应的定义。

【解析】多数不良反应是药物固有的效应，在一般情况下是可以预知的，但不一定能够避免。药物不良反应包括不良反应、毒性反应、后遗效应、停药反应、变态反应、特异质反应。其中不良反应是由于药物选择性低，应用治疗剂量的药物后出现了治疗目的以外的作用，多数较轻微并可预测。

3.【参考答案 E】

【押题点】药物剂量与效应关系(治疗指数的定义)。

【解析】治疗指数是指药物的 LD_{50}/ED_{50} 的比值，用于表示药物的安全性。治疗指数大的药物相对治疗指数较小的药物安全。但以治疗指数来评价药物的安全性并不完全可靠。

4.【参考答案 C】

【押题点】药物毒性反应的定义。

【解析】毒性反应是在剂量过大或体内蓄积过多时发生的危害性反应，一般比较严重。毒性反应一般可以预知，应该避免发生。药物不良反应发生的药理学基础是药物选择性低。

5.【参考答案 C】

【押题点】一级消除动力学特点。

【解析】一级动力学过程有被动转运的特点，只要是按浓度控制的简单扩散都符合一级动力学过程，而酶学中的 Michaclis-Mcnton 公式只有在低药物浓度时是一级动力学过程。由于多数药物的转运都是简单扩散，故多数药物属一级动力学过程。它的特点是：①药物转运呈指数衰减，单位时间内转运百分比不变，即等比转运，但单位时间内药物的转运量随时间而下降；②半衰期、总体清除率恒定，与剂量或药物浓度无关；③AUC 与所给单一剂量成正比；④按相同剂量相同间隔时间给药，约经 5 个半衰期达到稳态浓度；约经 5 个半衰期，药物在体内消除近于完毕。

6.【参考答案 A】

【押题点】药物代谢。

【解析】肝脏是最主要的药物代谢器官。此外，胃肠道、肺、皮肤、肾脏等也可产生有意义的药物代谢作用。

7.【参考答案 C】

【押题点】首关消除的定义。

【解析】首关消除是指从胃肠道吸收的药物在到达全身血液循环前被肠壁和肝脏部分代谢，从而使进入全身血液循环内的有效药物量减少的现象。

8.【参考答案 C】

【押题点】毛果芸香碱的药理作用。

【解析】毛果芸香碱是 M 受体激动药，对眼和腺体作用较为明显，滴眼后可引起缩瞳、降低眼压和调节痉挛的作用。阿托品是 M 受体拮抗药，作用于眼后，可引起扩瞳、升高眼压和调节麻痹作用。

9.【参考答案 C】

【押题点】新斯的明的药理作用。

【解析】新斯的明为易逆性抗 AChE 药，与 AChE 结合，竞争性抑制 AChE 活性而发挥完全拟胆碱作用；能直接激动骨骼肌运动终板上 NM 受体，兴奋骨骼肌。用于治疗重症肌无力及腹部手术后的肠麻痹。尚可用于阵发性室上性心动过速和对抗竞争性神经肌肉阻滞药过量时的毒性反应。

10.【参考答案 D】

【押题点】M 受体阻断药、胆碱酯酶复活药的药理作用。

【解析】阿托品能迅速缓解 M 样中毒症状，AChE 复活药不仅能恢复 AChE 活性，还能直接与有机磷酸酯类结合，迅速改善 N 样中毒症状，缓解中枢中毒症状，故两者合用能取得较好疗效。毛果芸香碱是 M 受体激动药，加重 M 样中毒症状。新斯的明是间接拟胆碱药，加重中毒症状。

11.【参考答案 E】

【押题点】阿托品的临床应用。

【解析】阿托品为对症处理急性有机磷酸酯类中毒的特异性、高效能药物，能迅速对抗体内乙酰胆碱(ACh)的 M 样作用，表现为松弛平滑肌、抑制多种腺体分泌、加快心率和扩大瞳孔等，减轻或消除有机磷酸酯类中毒引起的恶心、呕吐、腹痛、大小便失禁、流涎、支气管分泌增多、呼吸困难、出汗、瞳孔缩小、心率减慢和血压下降等症状。而骨骼肌震颤是由于骨骼肌运动终板 NM 受体激动引起的，故阿托品对该症状无效。

12.【参考答案 A】

【押题点】多巴胺的药理作用。

【解析】多巴胺主要激动 α、β 和外周的多巴胺受体，并促进神经末梢释放 NA。低浓度时主要与肾脏、肠系膜和冠状的多巴胺受体（D_1）结合，高浓度的多巴胺激动心脏 β_1 受体，使心肌收缩力增强，心排出量增加。多巴胺在低浓度时作用于 D_1 受体，舒张肾血管，使肾血流量增加，肾小球的滤过率也增加，大剂量时兴奋肾血管的受体，可使肾血管明显收缩。

13～15.【参考答案 B A D】

【押题点】阿托品、肾上腺素、多巴胺的药理作用。

【解析】阿托品药理作用：①腺体　抑制腺体分泌；②眼　扩瞳、眼内压升高和调节麻痹；③平滑肌　松弛内脏平滑肌；④心脏　加快心率；⑤血管与血压　治疗量阿托品单独使用时对血管与血压无显著影响。临床应用于各种内脏绞痛。肾上腺素药理作用：①升压　翻转现象——升血压变降血压；②平滑肌　舒张支气管血管；③与局部麻醉药合用，延缓局部麻醉药吸收。减少局部麻醉药吸收中毒的发生。多巴胺能扩张肾血管、增加尿量及升高血压。

16～17.【参考答案 B A】

【押题点】去甲肾上腺素、普萘洛尔的临床应用。

【解析】①静脉注射去甲肾上腺素（NE）可使全身血管广泛收缩，外周阻力增加，动脉血压升高；而血压升高又使得压力感受性反射活动增强，由于压力感受性反射对心脏的效应超过 NE 对心脏的直接效应，结果导致心率减慢。因此 NE 在临床上被用作升压药。②心交感神经节后纤维释放去甲肾上腺素，作用于心肌细胞膜中的肾上腺素能受体，简称受体，包括 1 受体和 2 受体，以 1 受体为主），引起心肌收缩力增强、心率加快和传导性增加，这些效应分别称为正性变力作用、正性变时作用和正性变传导作用，可被受体拮抗药普萘洛尔所阻断。

18.【参考答案 E】

【押题点】丁卡因的临床应用、药理作用。

【解析】丁卡因又称地卡因，化学结构与普鲁卡因相似，属于酯类局部麻醉药，脂溶性强，其麻醉作用比普鲁卡因强 10 倍，毒性大 10～12 倍，因其毒性大，一般不用于浸润麻醉。对黏膜的穿透力强，常用于表面麻醉。

19.【参考答案 E】

【押题点】苯二氮䓬类的药理作用、作用机制。

【解析】①抗焦虑作用，苯二氮䓬类抗焦虑作用是通过对边缘系统中的 BZ 受体发挥作用而实现的，选择性较高，小剂量即可明显改善上述症状。②镇静催眠作用，能明显缩短入睡时间，显著延长睡眠持续时间，减少觉醒次数。主要延长非快动眼睡眠（ NREMS ）的第 2 期，对快动眼睡眠的影响较小，停药后出现反跳性 REMS 睡眠延长较巴比妥类轻。③抗惊厥、抗癫痫作用。④中枢性肌肉松弛作用，也可缓解人类大脑损伤所致的肌肉僵直。

20.【参考答案 E】

【押题点】左旋多巴的药理作用。

【解析】口服后左旋多巴极大部分在肠黏膜、肝脏、其他外周组织，被 L-芳香族氨基酸脱羧酶脱羧成为多巴胺，仅 1%左右的 L-DOPA 能进入中枢神经系统发挥作用。本药口服后主要在小肠经主动转运系统而迅速吸收。由于 95%以上的左旋多巴在外周被氨基酸脱羧酶脱羧转变为多巴胺，再加上首过消除效应，因而只有 1%的原形药物到达脑循环而在脑内经多巴脱羧酶转化为多巴胺。

21.【参考答案 B】

【押题点】氯丙嗪的不良反应。

【解析】心血管和内分泌反应，主要由于氯丙嗪拮抗了 DA 介导的下丘脑催乳素释放抑制，引起高催乳素症。氯丙嗪在拮抗边缘系统多巴胺受体产生抗精神病作用的同时也拮抗黑质纹状体系统（锥体外系）产生锥体外系反应。主要表现 3 种反应：①帕金森综合征，表现肌张力增高、面目呆板、动作迟缓、肌肉震颤、流涎等；②静坐不能，患者表现为坐立不安、反复徘徊；③急性肌张力障碍，可出现强迫性张口、伸舌、斜颈、呼吸运动障碍和吞咽困难；④部分患者还可引起一种特殊而持久的运动障碍，称为迟发性运动障碍。

22.【参考答案 D】

【押题点】抗精神失常药的作用通路。

【解析】脑内多巴胺能系统有四条投射通路。其中，中脑边缘通路与抗幻觉妄想等抗精神病作用有关；中脑皮质通路与药源性阴性症状和抑郁有关；黑质纹状体通路与锥体外系不良反应有关；下丘脑至垂体的结节漏斗通路与催乳素水平升高导致的不良反应有关。

23.【参考答案 C】

【押题点】阿司匹林的临床应用。

【解析】阿司匹林是水杨酸类药物，低浓度的阿司匹林可以使 COX 活性中心的丝氨酸乙酰化失活，不可逆地抑制血小板 COX，减少 TXA 的生成，影响血小板聚集和抗血栓形成。高浓度的阿司匹林可以抑制 COX 的生物合成，从而抑制 PG 的合成，起到解热镇痛和抗风湿的作用。

24.【参考答案 B】

【押题点】胺碘酮的药理作用。

【解析】胺碘酮抑制心脏多种离子通道，如 INA、ICa-L、IK、IK1、Ito 等，降低窦房结、浦肯野纤维的自律性和传导性，明显延长心肌细胞动作电位和有效不应期，延长 Q-T 间期和 QRS 波，胺碘酮尚有非竞争性拮抗肾上腺素受体，舒张血管平滑肌作用，能扩张冠状动脉、增加冠状动脉流量、降低心肌耗氧量。

25.【参考答案 E】

【押题点】硝酸甘油的药理作用。

【解析】最小有效量的硝酸甘油即可明显扩张静脉血管，特别是较大的静脉血管，从而减少回心血量，降低心脏的前负荷，使心室容积缩小，心室内压减小，心室壁张力降低，射血时间缩短，心肌耗氧量减少。

26~27.【参考答案 A D】

【押题点】卡托普利、氢氯噻嗪的药理作用。

【解析】卡托普利是血管紧张素转换酶抑制药，可阻止 AngⅡ的生成，从而取消 AngⅡ的收缩血管、刺激醛固酮释放、升高血压等作用，可舒张出球小动脉，降低肾灌注压，且能减轻蛋白尿，可改善肾功能的恶化，具有肾脏保护作用，故卡托普利是适用于早期糖尿病肾病的降血压药物。氢氯噻嗪是噻嗪类利尿剂，其通过增强 NaCl 和水的排出，产生温和持久的利尿作用，也可通过利尿、减少血容量而降血压，长期应用可扩张外周血管而产生降血压作用。

28.【参考答案 B】

【押题点】氢氯噻嗪的不良反应。

【解析】氢氯噻嗪作用于肾远曲小管近端和髓袢升支远端，抑制钠和钾的重吸收，长期服用易引起低钾血症。低钾血症可致骨骼肌及胃肠道平滑肌细胞超极化阻滞、兴奋性降低，引起骨骼肌无力和发作性软瘫、肠蠕动减慢，可表现为食欲缺乏、腹胀、恶心和便秘。因此本例患者应首先考虑诊断为低钾血症。

29.【参考答案 A】

【押题点】呋塞米的临床应用。

【解析】急性肺水肿和脑水肿，静脉注射呋塞米能迅速扩张容量血管，使回心血量减少，在利尿作用发生前即可缓解急性肺水肿，是急性肺水肿的迅速有效的治疗手段之一。

30.【参考答案 A】

【押题点】呋塞米的药理作用。

【解析】呋塞米利尿作用的分子机制是抑制 Na^+、Cl^- 的重吸收，降低肾的稀释和浓缩功能，排出大量接近于等渗的尿液。

31.【参考答案 A】

【押题点】肝素的临床应用。

【解析】肝素是凝血酶间接抑制药，属于抗凝血药，在体内、体外肝素均有强大抗凝作用，静脉注射后，抗凝作用立即发生。

32.【参考答案 B】

【押题点】链激酶的药理作用。

【解析】链激酶与内源性纤维蛋白溶酶原结合成复合物，并促使纤维蛋白溶酶原转变为纤溶酶，纤溶酶迅速水解血栓中纤维蛋白，导致血栓溶解，属于纤维蛋白溶解药。

33.【参考答案 B】

【押题点】肝素的药理作用。

【解析】肝素的抗凝作用主要依赖抗凝血酶Ⅲ。AT-Ⅲ是凝血酶及因子Ⅻa、Ⅺa、Ⅸa、Ⅹa 等含丝氨酸残基蛋白酶的抑制剂。它与凝血酶通过精氨酸-丝氨酸肽键相结合，形成 AT-Ⅲ-凝血酶复合物而使酶失活。肝素可加速这一反应达千倍以上。

34~35.【参考答案 C C】

【押题点】抗消化溃疡药。

【解析】抑制胃酸分泌药有①H2 受体阻断药；②H+K+ATP 酶抑制剂（质子泵抑制剂）抑制 H+K+ATP 酶是最直接和最有效地抑制胃酸产生的手段。目前临床使用的 H+K+ATP 酶抑制药有奥美拉唑、兰索拉唑、泮托拉唑、雷贝拉唑 H2 受体阻断药，竞争性地阻断壁细胞基底膜的 H2 受体，对基础胃酸分泌的抑制作用最强。

36.【参考答案 B】

【押题点】茶碱的药理作用。

【解析】茶碱是一类甲基黄嘌呤衍生物，具有平喘、强心、利尿和扩张血管等作用。其中平喘的主要作用机制就是抑制磷酸二酯酶，使细胞内 cAMP 水平升高而舒张支气管。

37.【参考答案 C】

【押题点】质子泵抑制药的药理作用。

【解析】H+K+ATP 酶抑制药是抑制 H+K+ATP 酶是最直接和最有效地抑制胃酸产生的手段。目前临床使用的 H+K+ATP 酶抑制药有奥美拉唑、兰索拉唑、泮托拉唑与雷贝拉唑等。因此其抑制胃酸分泌的作用强大并且持久。由于其疗效显著，此类药物已经超过 H2 受体阻断剂，成为目前世界上应用最广的抑制胃酸分泌的药物。

38.【参考答案 D】

【押题点】激素的临床应用。

【解析】流行性腮腺炎为病毒感染。病毒性感染一般不用激素，以免因用后机体防御能力减低而使感染加剧。

39.【参考答案 A】

【押题点】糖皮质激素的不良反应。

【解析】氢化可的松可提高中枢的兴奋性，是患者出现精神失常、躁狂等临床表现的原因。加速蛋白质的分解代谢、减少脑组织对葡萄糖的利用、过量引起感染的扩散、增强儿茶酚胺类血管收缩升压药的作用都属于糖皮质激素的药理作用，但不是患者出现精神失常、躁狂的原因。

40.【参考答案 A】

【押题点】糖皮质激素的药理作用特点。

【解析】糖皮质激素对有些组织细胞虽无直接活性，但可给其他激素发挥作用创造有利条件，称为允许作用。例如，糖皮质激素（氢化可的松）可增强儿茶酚胺（去甲肾上腺素）的血管收缩作用，从而使去甲肾上腺素的升压作用增强。

41.【参考答案 E】

【押题点】硫脲类的不良反应。

【解析】抗甲状腺药物不良反应中粒细胞缺乏症——为最严重不良反应。

42.【参考答案 B】

【押题点】磺酰脲类的药理作用。

【解析】磺酰脲类药理作用机制：①刺激胰岛 B 细胞释放胰岛素，与胰岛 B 细胞膜上磺酰脲受体结合后，可阻滞与受体相偶联的 ATP 敏感钾通道而阻止钾外流，增加电压依赖性钙通道开放促进细胞外钙内流，胞质内游离钙浓度增加后，可触发胰岛素的释放，血中胰岛素水平增高，可以反馈性使体内胰高血糖素升高；②降低血清糖原水平；③增加胰岛素与靶组织的结合能力。

43.【参考答案 C】

【押题点】头孢菌素的抗菌作用。

【解析】第三代头孢菌毒对 G^+ 菌作用不及第一、二代，对 G^- 菌包括肠杆菌、铜绿假单胞菌及厌氧菌有较强的作用，对 β 内酰胺酶有较高的稳定性。

44.【参考答案 B】

【押题点】青霉素 G 的抗菌作用。

【解析】青霉素属于 β-内酰胺类抗生素，可用于治疗敏感的 G^- 球菌和杆菌、G^- 球菌及螺旋体所致的感染。对立克次体（A 错）、衣原体（C 错）、支原体（D 错）主要使用大环内酯类抗生素，如红霉素。真菌（E 错）主要用两性霉素 B 等抗真菌药（E 错）。

45.【参考答案 D】

【押题点】大环内酯类药物的抗菌作用。

【解析】大环内酯类抗生素主要是通过抑制细菌蛋白质的合成来发挥抗菌作用，其抗菌谱较窄，对大多数 G^+ 菌、厌氧球菌和部分 G^- 菌有强大抗菌活性，对嗜肺军团菌、弯曲菌、支原体、衣原体、弓形虫、非典型分枝杆菌等也具有良好作用。

46.【参考答案 B】

【押题点】氨基苷类抗生素的不良反应。

【解析】氨基苷类抗生素的不良反应：①耳毒性；②肾毒性；③神经肌肉麻痹，抢救——静脉注射新斯的明和钙剂。

47～48.【参考答案 E D】

【押题点】多西环素、磺胺类药物的药理作用。

【解析】多西环素是第二代四环素类抗生素，为立克次氏体感染的首选药物，其对病毒、真菌念珠菌属、结核分枝杆菌均无效。磺胺药是抑菌药，它通过干扰细菌的叶酸代谢而抑制细菌的生长繁殖，与人和哺乳动物细胞不同，对磺胺药敏感的细菌不能直接利用周围环境中的叶酸，只能利用对氨苯甲酸（PABA）和二氢蝶啶，在细菌体内经二氢叶酸合成酶的催化合成二氢叶酸，再经二氢叶酸还原酶的作用形成四氢叶酸。磺胺药的结构和 PABA 相似，因而可与 PABA 竞争二氢叶酸合成酶从而抑制二氢蝶酸合酶活性，阻碍二氢叶酸的合成，从而影响核酸的生成，抑制细菌生长繁殖。

49.【参考答案 B】

【押题点】喹诺酮类药物的不良反应。

【解析】喹诺酮类抗菌药对胎儿和婴儿可引起软骨组织损害，故不适用于儿童、孕妇、哺乳期妇女。药物的 C3 羧基，以及 C4 羰基与软骨组织中的镁离子形成络合物，并沉积于关节软骨，造成局部镁离子缺乏而致软骨损害。

50.【参考答案 A】

【押题点】利福平的不良反应。

【解析】利福平大剂量间歇疗法后偶可出现“流感样症候群”，即“流感综合征”，表现为畏寒、寒战、发热、不适、呼吸困难、头昏、嗜睡及肌肉疼痛等，发生频率与剂量大小及间歇时间有明显关系。

51～52.【参考答案 D B】

【押题点】参与抗肿瘤药物的不良反应。

【解析】①环磷酰胺的主要不良反应是骨髓抑制，即骨髓毒性（D 对），白细胞往往在给药后 10～14 天最低，多在第 21 天恢复正常；常见的不良反应还有恶心、呕吐。②顺铂是通过破坏 DNA 的抗肿瘤药物，具有抗瘤谱广，对缺氧肿瘤细胞有效的特点，对非精原细胞性睾丸瘤最有效。其主要的不良反应有消化道反应、骨髓抑制、周围神经炎、耳毒性，大剂量或连续用药可致严重而持久的肾毒性。

53.【参考答案 E】

【押题点】环磷酰胺的临床应用。

【解析】环磷酰胺抗瘤谱较广，对恶性淋巴瘤疗效最为显著，对多发性骨髓瘤、急性淋巴细胞白血病、肺癌、乳腺癌、卵巢癌、神经母细胞瘤和睾丸瘤等均有一定的疗效，但不是最为显著的。

第九章　医学心理学

分值：执业 16 分/助理 8 分　难度：中等　建议完成时间：3 个小时　题目后缀为[助理不做]的助理不用做

1. 关于生物—心理—社会医学模式，下列提法中错误的是
A. 人们关于健康和疾病的基本观点
B. 21 世纪建立起来的一种全新的医学模式
C. 临床实践活动和医学科学研究的指导思想
D. 在更高层次上实现了对人的尊重
E. 不仅重视人的生物生存状态，而且更加重视人的社会生存状态

2. (2021 考点) 面对同样的社会应激，有人难以适应而患病，有人很快渡过难关，医学心理学解释此现象的基本观点为
A. 社会影响的观点
B. 情绪作用的观点
C. 个性特征的观点
D. 心身统一的观点
E. 主动调节的观点

3. 医学心理学的研究任务不包括
A. 人格特征或行为模式在健康中的意义
B. 如何运用心理治疗的方法达到保健的目的
C. 医学管理中存在的心理问题相关解决办法
D. 疾病的发展和变化过程中影响因素作用的规律
E. 心理评估手段在疾病的预防中的作用

4. 心理活动或意识对一定对象的指向或集中的现象称为[助理不做]
A. 注意
B. 人格
C. 记忆
D. 情感
E. 想象

5. 个体自我意识发展的开始时期是在
A. 胎儿期
B. 婴儿期
C. 幼儿期
D. 学龄期
E. 青春意识

6. 在印度丛林中有两个狼抚养的孩子，他们与狼共存 7 年，发现之后，将其带回人类，10 年后，他们还是不会人类的语言，只会一些简单的表达，但是他们还是能够听懂狼的语言，这事件说明
A. 人类的自制力存在关键期
B. 儿童时期对人的发展很重要
C. 人的语言与智力发展存在关键期
D. 人格发展存在关键期
E. 人接受一种语言后很难改变

7. 心理护理的主要目标是[助理不做]
A. 明确患者的人生目标
B. 消除不良的情绪反应
C. 树立良好的道德观念
D. 提高患者的智力水平
E. 改善患者的躯体症状

8. 心理健康的内容不包括
A. 人格健全
B. 社会适应
C. 信仰坚定
D. 情绪健康
E. 人际和谐

9. 关于心身疾病，下列提法中错误的是
A. 属于心理生理障碍
B. 心理治疗以森田疗法最为合适
C. 主要累及受自主神经支配的系统或器官
D. 由情绪因素引起，以躯体症状为主要表现
E. 症状的波动与心理因素特别是情绪因素密切相关

★10. (2021 考点) 下列不属于心身疾病的是
A. 精神分裂症
B. 冠心病
C. 消化性溃疡
D. 糖尿病
E. 高血压

11. 心身疾病的治疗原则不包括
A. 药物缓解治疗
B. 自我心理调节
C. 矫正不良习惯
D. 不间断发泄
E. 心理护理

12. 心身疾病的界定条件是
   A. 在发病的原因中心理社会因素是重要的因素
   B. 具有由心理因素引起的躯体症状
   C. 具有明显的器质性病理改变或病理生理变化
   D. 不是神经症和精神病
   E. 以上都是

★13.（2021 考点）心理冲突的类型不包括
   A. 双避冲突
   B. 双趋冲突
   C. 趋避冲突
   D. 多重趋避冲突
   E. 矛盾冲突

★14.（2021 考点）内科的心身疾病一般不包括
   A. 冠心病
   B. 高血压
   C. 支气管哮喘
   D. 肺结核
   E. 消化性溃疡

15. 智商同为 85，其一是山区农民，结合他受教育程度和所处环境，考虑其智力基本正常；其二是某大学教授，结合其他表现，考虑有大脑退行性改变的可能，这是遵循心理测验的
   A. 标准化原则
   B. 保密性原则
   C. 客观性原则
   D. 统一性原则
   E. 以上都不是

★16. 常用的心理评估方法不包括
   A. 观察法
   B. 调查法
   C. 实验法
   D. 会谈法
   E. 测验法

17. 患者，男，8 岁。上课反应迟钝，一般的学习任务难以完成，家长带其来心理门诊就诊。心理治疗师应该首先考虑使用的心理评估工具为
   A. WISC
   B. SDS
   C. 16PF
   D. EPQ
   E. SAS

18. 韦克斯勒智力测验组成主要是
   A. 推理与思维测验
   B. 表达与心理测验
   C. 行为与思维测验
   D. 言语与操作量表测验
   E. 词汇与动作测验

★19. 下列不属于心理治疗原则的是
   A. 信赖性原则
   B. 正义性原则
   C. 发展性原则
   D. 个性化原则
   E. 中立性原则

20. 患者，女，28 岁。在心理咨询中谈到所交的两个男朋友她都很喜欢，不知道该与哪个继续相处，难以做出抉择，希望得到帮助。而根据心理治疗的原则，心理咨询师没有替她作出决定。该咨询师遵循的原则是
   A. 灵活原则
   B. 综合原则
   C. 中立原则
   D. 耐心原则
   E. 回避原则

21. 某高校心理咨询工作人员接待了一位大学生，该生对心理咨询员说，他多次难以自控地想杀死其女友。那么，此情况下心理咨询员的最佳做法是
   A. 联系精神病医院并直接送该学生入院
   B. 严格保守该学生的秘密
   C. 告知该学生女友家属对其进行保护，同时建议该学生家属带其进行必要的心理诊治
   D. 通知该学生的家长对其妥善监管
   E. 劝其尽快接受治疗

22. 心理治疗医生是否成熟称职的重要条件及心理治疗成败的关键是
   A. 医生的技术水平
   B. 心理治疗实施的计划性
   C. 是否坚持保密原则
   D. 建立良好的医患关系
   E. 治疗方法的灵活性

23. 心理咨询的对象大多数是
   A. 精神患者
   B. 躯体疾病患者
   C. 心理异常的患者
   D. 人格障碍者
   E. 心理困难的正常人

24. 患者，男，13 岁，在生活中养成不良的抽烟习惯，父母非常恼火，心理医师建议其采取的较有效的行为治疗是
   A. 条件刺激和非条件刺激相结合
   B. 环境因素和操作动作相结合
   C. 厌恶刺激与不良行为相结合
   D. 通过对不良行为的认识来矫正
   E. 用转变注意力的方法来矫正

★25. 某心理咨询师的母亲出现了心理问题，其妹妹想让其进行心理治疗，但他却把母亲转给其他心理咨询师治疗，该心理咨询师遵循的原则是
   A. 保密原则
   B. 真诚原则
   C. 中立原则
   D. 回避原则
   E. 系统原则

26. 患者，女，35 岁。丈夫因车祸去世，令其痛不欲生，

遂到心理咨询门诊寻求帮助。该女生在诉说其目前的心境时痛哭流涕。对此，心理咨询师在初始阶段一般不应采取的措施是

A. 对质其懦弱
B. 帮助其领悟
C. 增强其自控
D. 指导其放松
E. 接受其宣泄

27. 本能冲动和被压抑愿望属于

A. 意识冲突
B. 潜意识冲突
C. 前意识冲突
D. 下意识冲突
E. 意识控制

28. (2021 考点) 精神分析治疗理论基础特别关注的是

A. 意识
B. 前意识
C. 潜意识
D. 患者心理状况
E. 患者所处环境

29. 患者，男，46 岁。因有汽车恐惧症，不敢独自在马路上走的原因是怕车流，担心这些车辆要撞伤自己。治疗医师决定陪伴他站在马路边面对飞驰的汽车，该种治疗方法属于

A. 厌恶疗法
B. 暗示疗法
C. 系统脱敏疗法
D. 自我劝导疗法
E. 冲击疗法

★30. 主动—被动型的医患关系主要用于

A. 焦虑障碍患者
B. 康复期治疗患者
C. 严重昏迷的患者
D. 慢性感染患者
E. 急性感染期患者

(31～32 题共用备选答案)

A. 主动—被动型
B. 被动—主动型
C. 指导—合作型
D. 共同参与型
E. 合作—指导型

★31. 对于长期慢性患者，宜采取的医患模式是

★32. 对于切除阑尾的术后患者，宜采取的医患模式是

★33. 患者，女，48 岁，某乡镇企业负责人，5 个月前被确诊为乳腺癌并接受手术治疗，术后患者仅休息了 2 个月，便全身心地投入了工作，同患病前一样从事日常工作，参加各种会议，对于自己身体的康复情况并不重视，不按照要求到医院复查，也不愿意再接受任何其他的治疗。该女性角色行为改变类型属于

A. 角色行为冲突　　B. 角色行为缺如
C. 角色行为异常　　D. 角色行为减退
E. 角色行为强化

★34. 某医院急诊医生接诊了一位遭遇车祸后昏迷的患者，立即给予了心肺复苏、气管插管等抢救措施。此时的医患关系所属的类型是

A. 共同参与型　　B. 主动—被动型
C. 指导合作型　　D. 合作—监督型
E. 主动权威型

35. (2021 原题) 患者，男，55 岁，工程师。因膀胱癌入院准备接受手术治疗。在术前准备期间，患者一方面希望尽快恢复健康而配合各种检查和治疗，另一方面又担心自己主持的工程项目出问题而自行离院回单位开会。这种患者角色的状态属于

A. 角色行为强化　　B. 角色行为异常
C. 角色行为适应　　D. 角色行为缺如
E. 角色行为冲突

36. 某患者，竞争意识强，总想胜过他人，老觉得时间不够用，说话快，走路快，脾气暴躁，容易激动，常与他人意见不一致。其行为类型属于

A. A 型行为　　B. B 型行为
C. C 型行为　　D. AB 混合型行为
E. BC 混合型行为

★37. 医生告知某患者患有糖尿病并且让其接受药物治疗，但该患者并不相信自己患病，未听从医生的医嘱服药而是继续上班，该患者的角色行为类型属于

A. 角色行为转化　　B. 角色行为缺如
C. 角色行为强化　　D. 角色行为异常
E. 角色行为冲突

38. 患者，男，28 岁。平时表现出有强烈的时间紧迫感，工作速度快，好胜心强，雄心勃勃，脾气急躁，该患者的行为属于

A. A 型行为　　B. B 型行为
C. C 型行为　　D. D 型行为
E. E 型行为

第九章参考答案

1.【参考答案 B】

【押题点】生物-心理-社会医学概况。

【解析】关于生物-心理-社会医学模式是 20 世纪 70 年代建立的模式。余选项内容叙述正确。

2.【参考答案 C】

【押题点】社会应激。

【解析】医学心理学的 6 个基本观点：①心身统一的观点；②社会对个体影响的观点；③认知评价的观点；④主动适应和调节的观点；⑤情绪因素作用的观点；⑥个性特征作用的观点。面对同样的社会应激，有的人患病，有的人则游刃有余且很快渡过难关，这之中与不同人的个性特征有十分密切的关系。

3.【参考答案 C】

【押题点】医学心理学的研究任务。

【解析】医学心理学的研究任务：①研究心理、行为因素影响人体健康的机制；②研究心理、行为因素在疾病发生及其全过程中的影响规律；③研究通过调节个体的心理活动、矫正不良行为以调整生理功能，达到健身、预防疾病、治疗疾病和促进疾病康复的作用；④研究心理评估、心理咨询、心理治疗方法与改善医患关系的方法。

4.【参考答案 A】

【押题点】认知过程的分类。

【解析】注意是心理活动或意识对一定对象的指向和集中。注意的主要作用是对客观对象的选择和保持，使人能清晰地认识事物并能保证持续地进行某种活动至完成。

5.【参考答案 C】

【押题点】心理发展与心理健康。

【解析】自我意识是指个体对自身有反观和反省的能力。幼儿期(2~4 岁)的儿童有机会看到镜子里的自己，开始了解自己，开始“我要…”

6.【参考答案 C】

【押题点】不同年龄阶段心理卫生。

【解析】语言发展的关键时期是 1~3 岁，培养儿童自制力的关键时期是 2~3 岁，人格发展的关键时期是 3~7 岁，智力发展的关键时期是 7 岁之前。

7.【参考答案 B】

【押题点】心理护理的主要目标。

【解析】心理护理是以心理学的理论为指导，以良好的人际关系为基础，运用心理学的方法，通过语言和非语言的沟通，改变护理对象不良的心理状态和行为，促进康复或保持健康的护理过程。心理护理的目标如下：①提供良好的心理环境；②满足患者的合理需要；③消除不良的情绪反应；④提高患者的适应能力

8.【参考答案 C】

【押题点】心理健康的标准。

【解析】关于心理健康的标准具有相对性，其中美国心理学家马斯洛的 10 项标准得到了较多的认可。其中包括智力正常、情绪良好、人际和谐、社会适应、人格完整等比较重要的标准。

9.【参考答案 B】

【押题点】心身疾病概况。

【解析】森田心理疗法作为神经症的特殊疗法，是一种顺其自然、为所当为的心理治疗方法，并不是心身疾病的最适合的治疗方法。

10.【参考答案 A】

【押题点】心身疾病分类。

【解析】①循环系统：原发性高血压、冠状动脉硬化性心脏病、神经性心绞痛、阵发性室上性心动过速、功能性期前收缩、原发性青光眼；②呼吸系统：支气管哮喘、神经性呼吸困难、神经性咳嗽；③消化系统：消化性溃疡、慢性胃炎、胃下垂、过敏性结肠炎、神经性呕吐、神经性厌食；④神经系统：偏头痛、肌紧张性头痛、自主神经功能紊乱；⑤内分泌系统：糖尿病、甲状腺功能亢进、肥胖症；⑥泌尿系统：夜尿症、神经性尿频；⑦皮肤：神经性皮炎、瘙痒症、过敏性皮炎、荨麻疹、湿疹、多汗症；⑧耳鼻喉：梅尼埃病、过敏性鼻炎、耳鸣、晕车；⑨生殖系统：月经期不正常、无月经症、痛经、更年期综合征、阳痿、早泄、阴癖、不孕症，⑩骨骼肌肉系统：类风湿关节炎、全身性肌肉痛、脊椎过敏症、书写痉挛、痉挛性斜颈、颈腕综合征、面部痉挛。

11.【参考答案 D】

【押题点】心身疾病的治疗原则。

【解析】①通过心理诊断测验与量表评定、谈话，详细调查了解疾病、病情有关的心理因素；②有针对性地进行心理治疗与心理护理；③矫正不良行为习惯；④教会和训练患者自我放松、自我心理调节；⑤药物解除症状。

12.【参考答案 E】

【押题点】心身疾病的定义。

【解析】心身疾病是一组与心理社会因素密切相关，但以躯体症状表现为主的疾病，主要特点包括：①心理社会因素在疾病的发生与发展过程中起重要作用；②表现为躯体症状，有器质性病理改变或已知的病理生理过程；③不属于躯体形式障碍。

13.【参考答案 E】

【押题点】心理冲突的类型。

【解析】心理冲突是相互对立或排斥的目的、愿望、动机或反应倾向同时出现时引起的一种矛盾的心理状态。心理冲突的基本类型包括双趋冲突、双避冲突、趋避冲突和多重趋避冲突。

14.【参考答案 D】

【押题点】心身疾病的种类。

【解析】心身疾病是心理社会因素在发病、发展过程中起重要作用的躯体器质性疾病。肺结核不属于心身疾病。

15.【参考答案 C】

【押题点】心理测验的原则。

【解析】心理测验的结果只是测出来的东西，所以对结果作出评价时要遵循客观性原则，也就是要"实事求是"，对结果的解释要符合受试者的实际情况。

16.【参考答案 C】

【押题点】常用的心理评估方法。

【解析】实验法是在控制的条件下观察、测量和记录个体行为的一种研究方法，也是科学研究中最广泛、成效最大的一种方法。

17.【参考答案 A】

【押题点】心理评估量表的选择。

【解析】韦克斯勒儿童智力量表包括言语和操作两个分量表，可以得出言语智商和操作智商，两个分量表合并还可以得出总智商。量表的分类较细，较好地反映了一个人智力全貌和各个侧面。

18.【参考答案 D】

【押题点】韦克斯勒智力测验组成。

【解析】韦克斯勒智力测验智力量表由 10 个分测验组成。言语量表和操作量表中各有 5 个分测验。言语分测验包括常识、理解、背数、算术、类同；操作分测验包括图片排列、图画补缺、积木图案、物体拼配、数字符号。

19.【参考答案 B】

【押题点】心理治疗原则。

【解析】心理治疗的基本原则有：信赖性原则、整体性原则、发展性原则、个性化原则、中立性原则、保密性原则。

20.【参考答案 C】

【押题点】心理治疗的原则分类。

【解析】心理治疗师的客观中立工作原则是指有存在即合理，每个人做任何事必有他自己的苦衷。心理治疗师必须在治疗过程中保持客观中立的态度。

21.【参考答案 C】

【押题点】危机干预的实施步骤。

【解析】确保当事人安全(尽可能将当事人在身体或心理上，对自己或他人造成危险的可能性降到最低)是最重要原则，应保护该学生的女友避免发生危险，并建议该学生家属带其进行心理诊疗。

22.【参考答案 D】

【押题点】心理治疗医生的要求。

【解析】心理治疗对治疗师的要求：是不是懂得一些心理治疗的技术就能当好一个心理治疗师呢？一个优秀的心理治疗师应具备哪些良好的素质呢？

23.【参考答案 E】

【押题点】心理咨询对象。

【解析】心理咨询是给来咨询者以心理上的指导和帮助的过程。心理咨询的对象大多数是有心理困难的正常人。

24.【参考答案 C】

【押题点】心理干预方法的选择。

【解析】厌恶疗法是将令患者厌恶的刺激与对患者有吸引力的不良行为相结合形成条件反射，以消退不良刺激对患者的吸引力，使症状消退。

25.【参考答案 D】

【押题点】心理治疗的原则。

【解析】心理治疗中往往要涉及个人的隐私，交谈是十分深入的。因此不宜在熟人之间做此项工作。亲人与熟人均应在治疗中回避。

26.【参考答案 A】

【押题点】心理咨询的基本过程。

【解析】在心理咨询初始阶段不可过早对质该患者懦弱，应首先建立好咨询关系，心理咨询的基本程序：①建立关系；②确定目标；③制定方案；④实施咨询；⑤评估效果。

27.【参考答案 B】

【押题点】冲突的分类。

【解析】一些本能冲动、被压抑的欲望或生命力在不知不觉的潜在境界里发生，因不符合社会道德和本人的理智，无法进入意识和被个体所察觉，这种潜伏着的无法察觉的思想、观念、欲望等心理活动被称之为"潜意识"。

28.【参考答案 C】

【押题点】精神分析疗法的特点。

【解析】精神分析疗法是指通过自由联想、释梦、移情、催眠方法，挖出其压抑的潜意识冲突，予以解释并在意识领域消除，从而使症状得到缓解。

29.【参考答案 E】

【押题点】冲击疗法的特点。

【解析】冲击疗法(满贯法或洪崩疗法)是通过直接使患者处于他所恐惧的情境之中，以收物极必反之效，从而消除恐惧。系统脱敏疗法又称交互抑制法，主要是诱导求治者缓慢地暴露出导致神经症焦虑、恐惧的情境，并通过心理的放松状态来对抗这种焦虑情绪，从而达到消除焦虑或恐惧的目的。

30.【参考答案 C】

【押题点】医患关系类型及特点。

【解析】主动—被动模式在当代主要适用于急症抢救治疗的情况，如患者受重伤或意识丧失而难于表述主观意识。

31～32.【参考答案 D C】

【押题点】医患关系分类。

【解析】共同参与型是一种以平等关系为基础的医患关系模式，在临床实践中强调医生和患者都处于平等的地位，医生帮助患者自助，在大多数慢性疾患中可以见到这种关系模式。指导—合作型主要适用于急性病患者的治疗过程，因为此类患者神志清楚，但病情重、病程短，对疾病的治疗预后了解少，自觉地把医生放在有相当权威的地位上，相信医生掌握了足够的知识和技能来帮助自己，所以愿意听从医生的意见，配合医生的安排。

33.【参考答案 D】

【押题点】患者角色转化的类型。

【解析】角色行为减退：因其他角色冲击患者角色，从事了不应承担的活动。已进入角色的患者，由于更强烈的情感需要，不顾病情而从事力所不及的活动，表现出对病、伤的考虑不充分或不够重视，而影响到疾病的治疗。

34.【参考答案 B】

【押题点】主动—被动型医患关系的特点。

【解析】主动—被动型是一种最常见的单向性的、以生物医学模式为指导思想的医患关系，在现代医学实践中仍普遍存在，其特征为“医生为患者做什么”。在这种医患关系中，医生是主动的，在患者心目中处于权威地位，而患者则处于被动的地位，患者对医疗过程和措施不提任何意见，完全按医生的要求去做，听从医生的支配。这种模式主要适用于昏迷、休克、全麻、有严重创伤及精神患者的医疗过程，这种患者失去意识或不能表达自己的要求，只能听命于医生的安排。

35.【参考答案 E】

【押题点】角色行为冲突的患者特点。

【解析】角色行为冲突：个体在适应患者角色过程中，与其病前的各种角色发生心理冲突而引起行为的不协调。角色行为强化：个体安于患者的现状，角色行为与其躯体症状不相吻合，过分地对自我能力表示怀疑、失望和忧虑。角色行为异常：患者无法承受患病或不治之症的挫折和压力，对患者角色感到厌倦、悲观、绝望，由此而导致行为异常。角色行为适应：承认自己患病，积极接受治疗，痊愈后及时从患者角色转换到原来角色中。角色行为缺如：患者未能进入患者角色，不承认自己是患者。

36.【参考答案 A】

【押题点】A 型行为的特点。

【解析】竞争意识强，总想胜过他人，老觉得时间不够用，说话快、走路快；脾气暴躁，容易激动常与他人意见不一致。其行为类型属于 A 型行为。

37.【参考答案 B】

【押题点】患者角色转化的特点。

【解析】即患者未能进入角色，虽然医生诊断为有病，但本人否认自己有病，根本没有或不愿意意识到自己是患者。

38.【参考答案 A】

【押题点】A 型行为模式特点 。

【解析】①时间紧迫感，行为急促，工作速度快，不仅是怕误时，而且总想提前；脾气急躁，缺乏耐心，常因急于考虑做什么事情彻夜不眠，甚至半夜起床做事情。②争强好胜、暴躁；常常是雄心勃勃，目标远大，措施强硬，行为刚毅、果敢勇猛，只想到奋斗目标，不顾不良后果，有时甚至一意孤行、独断专横。走路办事匆忙，说话快、急、声音响亮、常带爆破性音调。③敌意：总是把周围的人看作自己的竞争对手，把外界环境中不利因素比重看得大，有很强的他人和环境控制欲。

第十章　医学伦理学

分值：执业 16 分/助理 8 分　难度：中等　建议完成时间：3.5 小时　题目后缀为[助理不做]的，助理医师不用做

1. (2021 考点)医学模式转变对医生提出的根本性医德要求是
   A. 学习伦理学
   B. 学习生命价值论
   C. 学习公益论
   D. 更加注重处于社会关系中的、作为一个整体的患者的人文方面
   E. 注重改变传统的医学道德观念
2. 医学伦理学的研究对象是
   A. 医学道德难题
   B. 医德基本理论
   C. 医学道德关系
   D. 医德基本实践
   E. 医德基本规范

(3~5 题共用备选答案)
   A. 心理学研究项目
   B. 受试者的知情同意
   C. 医学新技术研究项目
   D. 受试者个人隐私
   E. 对生物学研究项目进行伦理审查、检查和监督
3. 伦理审查委员会伦理审查的任务是
4. 伦理审查委员会审查的内容不包括
5. 在我国不属于伦理审查范围的是
6. (2021 考点)下列说法中，违背道德要求的是
   A. 从业人员要有临床技能
   B. 合理保护个人隐私
   C. 从业人员要增强执业责任感
   D. 从业人员要有献身精神
   E. 个人利益优先，兼顾社会利益
7. 医德评价的意义应除外
   A. 医务人员自我心理需求的手段
   B. 医务人员行为的监视器和调节器
   C. 维护医德原则的重要保障
   D. 维护医德规范的重要保障
   E. 使医德原则、规范转化为医德行为的中介和桥梁
8. (2021 考点)医学伦理学最古老、最有生命力的医德范畴是
   A. 医疗保密
   B. 医疗公正
   C. 医疗权利
   D. 医疗荣誉
   E. 医疗义务
9. 在多中心人体试验审查中，项目总负责人单位伦理委员会审查通过后，项目参加单位的伦理委员会应当
   A. 重新审查
   B. 不再审查
   C. 只审查本单位的可行性
   D. 只审查方案的科学性
   E. 只审查受试者的知情同意书
10. 在医疗实践活动中分配医疗收益与平衡时，类似的个案适用相同的准则，不同的个案适合不同的准则，这所体现的医学伦理基本原则是
   A. 尊重原则
   B. 不伤害原则
   C. 公正原则
   D. 有利原则
   E. 公益原则
11. 通过内心信念来实现的医德是
   A. 自我评价
   B. 社会评价
   C. 医院制度
   D. 国家规范
   E. 科室评比
12. 有关医际关系与医患关系的表述，错误的是
   A. 医际关系的恶化在一定程度上将对医患关系产生不良影响
   B. 医患关系的恶化在一定程度上将对医际关系产生不良影响
   C. 处理医际关系和与医患关系依据的伦理原则是相同的
   D. 医际关系与医患关系既互相独立又相互关联
   E. 良好的医际关系有助于形成良好的医患关系
13. (2021 考点)医务人员应共同遵守的道德原则以及建立良好医患关系的思想基础是

A. 患者利益至上
B. 医生利益至上
C. 医院关系至上
D. 社会利益至上
E. 以上都不是

★14. 最能反映医患关系性质的是医务人员与患者之间的
A. 信托关系
B. 陌生人关系
C. 主动-被动关系
D. 类似父子或母子关系
E. 商品关系

15. 医学道德修养是指医务人员在医学道德方面所进行的自我教育、自我锻炼和自我陶冶，以及在此基础上达到的是
A. 医学道德境界
B. 医疗实践能力
C. 医疗技术水平
D. 医患沟通能力
E. 医疗道德意识

16. (2021 考点) 下列选项中仅属于医师的道德义务，不属于法律义务的是
A. 努力钻研业务，提高专业技术水平
B. 关心、爱护、尊重患者，保护患者隐私
C. 宣传卫生保健知识，对患者进行健康教育
D. 遵守法律、法规，遵守技术操作规范
E. 积极开展义诊，尽力满足患者的健康需求

★17. 医患关系的本质特征是
A. 具有互利性质的经济关系
B. 具有买卖性质的依附关系
C. 具有协作性质的买卖关系
D. 具有依附性质的非平等关系
E. 具有契约性质的信托关系

18. (2021 考点) 不属于患者道德权利的是
A. 根据病情获得休息和免除一定社会义务
B. 医疗保障权
C. 医疗服务的选择权
D. 疾病的认知权
E. 对医疗机构及其医务人员进行监督

19. 患者的健康放在首位，切实为患者谋利益，该原则是
A. 不伤害原则
B. 尊重原则
C. 公正原则
D. 有利原则
E. 公平原则

20. 人体试验的道德原则，下列不正确的是
A. 严谨的医学态度
B. 符合医学目的
C. 受试者知情同意
D. 医学发展至上
E. 维护受试者利益

21. 在医患交往过程中，医护人员不恰当的交往方式是
A. 重视患者的自我感受
B. 采取封闭和开放式的提问
C. 用专业术语进行交流
D. 关注疾病本身和相关话题
E. 了解患者的安全需要

(22~24 题共用备选答案)
A. 严守法规
B. 公正分配
C. 加强协作
D. 合理配伍
E. 对症下药

★22. 当患者要求住院医师开具精神药品时，该医师应当遵循的伦理要求是

★23. 医生根据临床诊断选择相应的药物进行治疗，遵循的医学伦理学要求是

★24. 医生采取“多头堵”“大包围”的方式开具大处方，违背的伦理学要求是

25. 下列国家中安乐死合法化的是
A. 日本
B. 比利时
C. 澳大利亚
D. 美国
E. 新加坡

26. 临终关怀的伦理意义表现在
A. 有利于建立和谐社会
B. 体现生命神圣、质量和价值的统一
C. 理解临终患者的需求
D. 维护临终患者的生命尊严
E. 同情和关心临终患者的家属

27. 世界上第一个安乐死合法化的国家是
A. 澳大利亚
B. 挪威
C. 比利时
D. 新西兰
E. 荷兰

28. 下列符合临终关怀伦理要求的做法是
A. 优先考虑临终患者家属的权益
B. 尽力满足临终患者的生活需求
C. 帮助临终患者抗拒病死
D. 满足临终患者结束生命的要求
E. 建议临终患者选择安乐死

29. 临终关怀意义的叙述，不正确的是
A. 可以使晚期癌症患者免受折磨
B. 体现了人类文明的进步
C. 有利于安乐死立法
D. 是一种特殊的道德
E. 体现了生命的神圣、质量

30. 卫生领域中的公平性是指生存机会的
A. 以社会阶层为导向

B. 以支付能力为导向
C. 以需要为导向
D. 以市场经济规律为导向
E. 以患者年龄为导向

31. 不属于预防医学道德要求的是
A. 爱岗敬业，宣传大卫生法规，言传身教
B. 改善工作和学习环境，严把防疫和食品卫生规定
C. 严格监管，控制污染，保护生态环境，促进社会文明，科学严谨，实事求是，信息透明
D. 防疫工作者有权在疫区采取切断传染病传播途径的各种措施
E. 提高社区服务水平，保障妇女、儿童和老年人权益

32. 因女性不孕而实施的体外授精-胚胎移植技术，可能产生的伦理问题不包括
A. 用剩余胚胎进行干细胞研究
B. 代孕母亲
C. 妇女的“贞操”
D. 卵子商品化
E. 对胚胎进行非医学目的的性别鉴定

★33. 下列说法符合我国人类辅助生殖技术的伦理原则的是
A. 对已婚女性可以实施商业代孕技术
B. 对离异单身女性可以实施商业代孕技术
C. 对任何女性都不得实施代孕技术
D. 对自愿的单身女性可以实施代孕技术
E. 对已婚女性可以实施亲属间的代孕技术

第十章参考答案

1.【参考答案 D】

【押题点】医学模式转变对医师根本性的医德要求。

【解析】医学模式的转变是指由过去的单纯的生物医学模式向生物-心理-社会为一体的医学模式转变，生物-心理-社会医学模式对医德提出了更高的要求。不仅要关心患者的躯体，而且要关心患者的心理；不仅要关心患者的个体，而且要关心患者的家属、后代及整个社会；不仅要解决医德情感问题，更要解决医德理论和医德智慧问题。

2.【参考答案 C】

【押题点】医学伦理学的研究对象是医学道德关系。

【解析】医学伦理学是运用一般伦理学原则解决医疗卫生实践和医学发展过程中的医学道德问题和医学道德现象的学科，它是医学的一个重要组成部分，又是伦理学的一个分支。

3~5.【参考答案 E D A】

【押题点】伦理审查委员会伦理审查的内容。

【解析】①凡牵涉到收集人的标本、血液，以及医学生物信息的科研项目。②申报的自选临床科研成果(包括论文发表)。新技术引进奖，院内重大实用领先技术奖。③通过生物医学研究形成的医疗卫生技术在人体上进行试验性应用的活动，包括涉及人生命健康或组织器官的医疗新技术、器官移植、医疗辅助生育、安乐死、克隆技术与基因工程等方面新技术和方法的临床应用。④以人为研究对象的药品临床试验等科研项目/方案和新仪器设备。⑤临床研究过程中所出现的严重不良事件，需申请伦理审查。已在临床实践中应用超过两年的，或已获得卫生行政部门批准临床应用的技术，不属于伦理审查范围。

6.【参考答案 E】

【押题点】医学道德的要求。

【解析】医德境界的层次包括四种。自私自利的医德境界是最低层次，是不符合社会主义医德境界，要坚决抵制。个人利益与集体利益在根本上是一样的，但在某些时候，当个人利益与集体利益发生矛盾时，应以集体利益为重，并放弃或牺牲一些个人利益，是以先公后私的社会主义医德范畴。

7.【参考答案 A】

【押题点】医德评价的意义。

【解析】医德评价具有重大意义。首先，医德评价是医德他律要素转化为医德自律要素的必要形式；其次，医德评价是医务人员调整行为和培养医德品质的重要手段。再次，医德评价是营造良好的医德氛围、优化医德生活的重要保证；最后，医德评价是医疗卫生保健机构和整个社会的精神文明建设及医学科学健康发展的促进力量。

8.【参考答案 A】

【押题点】医德保密：最古老、最有生命力的医德范畴。

【解析】早在2500年前，希波克拉底就说过"凡我所见所闻，无论有无职业关系，我认为应守秘密者，我愿保守秘密。"

9.【参考答案 C】

【押题点】多中心研究的伦理审查程序。

【解析】多中心研究的伦理审查应由项目总负责人单位的伦理委员会进行科学和伦理的审查，参加项目的单位伦理委员会只审查在本单位的可行性。

10.【参考答案 C】

【押题点】公正原则的体现。

【解析】公正原则：这里主要指分配性公正，它是指收益和负担的合适分配，并且又包括形式上的公正和实质上的公正。在医护实践中，形式上的公正是指类似的个案分配收益与负担时，以同样的准则处理，不同的个案以不同的准则处理，在我国仅限于基本的医疗和护理；实质上的公正是根据患者的需要、个人的能力、对社会的贡献、在家庭中的角色地位等分配收益和负担。

11.【参考答案 A】

【押题点】医德评价的方式。

【解析】医德评价有三种评价方式：社会舆论、传统习俗和内心信念。内心信念是一种自我评价方式，是一种主观评价力量。

12.【参考答案 C】

【押题点】处理医际关系和与医患关系为依据的伦理原则。

【解析】处理医际关系和与医患关系依据的伦理原则不相同。处理医患关系的伦理原则是尊重原则、自主原则、不伤害原则、公平原则。医际关系即医务人员相互关系中的医德现象，医际关系的合理处理，都要求以平等互补、分工协作、公平竞争等为医德准则。

13.【参考答案 A】

【押题点】医务人员应共同遵守的道德原则及建立良好医患关系的思想基础是患者利益至上。

【解析】在处理维护医患双方权利的关系时，要把维护患者的权利放在优先的地位，因为在医患双方的医学知识和能力上存在着事实上的不平等，患者存在着“求医”心理且处于弱势地位，只有维护了患者的权利才有利于建立起指导—合作或共同参与的信托关系，医务人员的权利才能得到切实维护。同时，还应认识到维护患者权利的关键是保证医疗的质量和安全，而维护医务人员权利的关键是尊重其人格尊严和人身安全。

14.【参考答案 A】

【押题点】医患关系的本质是信托关系。

【解析】医患信托关系是医务人员和医疗机构受患者的信任和委托，保障患者在诊治、护理过程中的健康利益不受损害并有所促进的一种关系。

15.【参考答案 A】

【押题点】医德修养的定义。

【解析】医德修养是指医务人员在医学道德方面所进行的自我教育、自我锻炼和自我陶冶的过程，以及在此基础上所达到的医德境界。

16.【参考答案 E】

【押题点】医师道德义务及法律义务。

【解析】医师在执业活动中履行下列义务：①遵守法律、法规，遵守技术操作规范；②树立敬业精神，遵守职业道德，履行医师职责，尽职尽责为患者服务；③关心、爱护、尊重患者，保护患者的隐私；④努力钻研业务，更新知识，提高专业技术水平；⑤宣传卫生保健知识，对患者进行健康教育。

17.【参考答案 E】

【押题点】医患关系的本质是信托关系。

【解析】医疗契约又称医疗合同，是指平等主体的患者与医疗机构之间设立、变更、终止民事权利与义务关系的协议。从伦理上说，医患关系是一种信托关系。医患信托关系是医务人员和医疗机构受患者的信任和委托，保障患者在诊治、护理过程中的健康利益不受损害并有所促进的一种关系。因此，医患关系是以诚信为基础的具有契约性质的信托关系。

18.【参考答案 E】

【押题点】医患关系中患者的道德权利。

【解析】医患关系中患者的道德权利有：①基本的医疗权；②知情同意权和知情选择权；③保护隐私权；④获得休息和免除社会责任权。

19.【参考答案 D】

【押题点】有利原则的体现。

【解析】医学道德基本原则有不伤害原则、有利原则、尊重原则、公正原则。该题为有利原则，该原则要求医务人员的行为以患者为益。以保护患者利益、促进患者健康、增加患者幸福为目的。

20.【参考答案 D】

【押题点】人体试验的道德原则。

【解析】人体试验的道德原则包括医学目的的原则、知情同意的原则、维护受试者利益的原则、随机对照的原则。

21.【参考答案 C】

【押题点】医患交往的方式。

【解析】在医患交往过程中，医生应当精神集中而冷静，语言通俗、贴切而礼貌，能使患者增强信心和感到温暖，从而有利于准确掌握病情。

22~24.【参考答案 A E D】

【押题点】医学伦理素质养成实践要求。

【解析】对症下药是指医生根据临床诊断选择相适应的药物进行治疗。为此，医生必须首先明确疾病的诊断和药物的性能、适应证和禁忌证，然后选择治本或标本兼治的药物，可以暂时应用治标药物，以减轻病痛和避免并发症。医生在用药治疗中，要执行我国执业医师法第二十五条规定，使用经国家有关部门批准使用的药品、消毒剂。严格遵守药品管理法及其实施条例，以及有关特殊药品的管理法规。除正当诊断治疗外，不得使用麻醉药品、医疗用毒性药品、精神药品和放射性药品，以免流入社会或造成医源性成瘾。要坚决抵制使用假药、劣药，以免危害患者。在联合用药时，合理配伍可以提高患者抵御能力，也可以克服或对抗一些药物的不良反应，从而使药物发挥最大的疗效。但是，要达到合理配伍，首先要掌握药物的配伍禁忌，其次要限制药品数。否则，滥用联合用药，有可能给患者带来危害，特别是耐药性的发生会给日后的治疗设置障碍。盲目地采取“多头堵”“大包围”或为追求高的经济效益而乱开大处方的现象违背了合理配伍的医德要求。

25.【参考答案 B】

【押题点】安乐死合法化的国家。

【解析】目前，积极安乐死只在荷兰和比利时合法。瑞士和美国俄勒冈州的法律则允许间接或消极安乐死。

26.【参考答案 B】

【押题点】临终关怀的意义。

【解析】临终关怀体现了人的生命神圣、质量和价值的统一：临终关怀让人们直面病死、正视临终，而不是选择回避。当病死来临时，没有人能够回避。同时，与存在很多伦理问题的安乐死相比，临终关怀更体现了生命神圣、质量和价值的统一。

27.【参考答案 E】

【押题点】第一个安乐死合法化国家——荷兰（2000年）。

【解析】2000年荷兰议会下议院通过了《安乐死法案》，2001年上议院也通过了该法案，这标志着荷兰成为世界上第一个安乐死合法化的国家。

28.【参考答案 B】

【押题点】临终关怀的伦理要求。

【解析】临终关怀的目的不是要延长患者的生存时间，

而是希望提高患者的生存质量，让濒临病死的患者在减少身心痛苦的同时，得到无微不至的关怀和温暖，包括家属的亲情与照护，使其在舒适和安宁中有尊严地走完人生的最后旅程。

29.【参考答案 C】

【押题点】临终关怀的意义。

【解析】临终关怀是一项符合人类利益的崇高事业。对人类社会的进步具有重要的意义。①临终关怀符合人类追求高生命质量的客观要求。随着人类社会文明的进步，人们对生命的生存质量和病死质量提出了更高的要求。②临终关怀是社会文明的标志。每一个人都希望生得顺利，死得安详，临终关怀正是为了让患者尊严、舒适地到达人生彼岸而开展的一项社会公共事业，它是社会文明的标志。③临终关怀体现了医护职业道德。崇高医护职业道德的核心内容就是尊重患者的价值，包括生命价值和人格尊严；临终关怀则通过对患者实施整体护理，用科学的心理关怀方法、高超精湛的临床护理手段，以及姑息、支持疗法最大限度地帮助患者减轻躯体和精神上的痛苦，提高生命质量，平静地走完生命的最后阶段。

30.【参考答案 C】

【押题点】卫生服务公平性的定义。

【解析】卫生服务公平性是根据人各自的卫生需要不同，都有同等机会享受到相对应的基本的预防和(或)医疗和(或)保健和(或)康复的原则和属性。

31.【参考答案 D】

【押题点】预防医学的道德要求。

【解析】从以上五个备选答案中不难分析出 D 选项是错误的，因为单独某个防疫工作者不可能有权利采取切断传染病传播途径的各种措施。必须根据疫情和传染病的传播途径才能采取具体措施。

32.【参考答案 E】

【押题点】辅助生殖技术引发的伦理问题。

【解析】对胚胎进行非医学目的的性别鉴定不属于伦理学问题。

33.【参考答案 C】

【押题点】我国辅助生殖技术应用伦理准则。

【解析】我国《人类辅助生殖技术管理办法》，已明确禁止代孕技术，更不允许商业化。国际上也普遍对此持反对态度。

第十一章 卫生法规

分值：执业 16 分/助理 8 分　难度：中等　建议完成时间：3 个小时　题目后缀为[助理不做]的，助理医生不用做

1. (2021 考点)医师在执业活动中享受的权利是
   A. 保护患者隐私
   B. 履行医师职责
   C. 从事医学研究
   D. 遵守技术规范
   E. 遵守职业道德
2. 主治医师张某被注销执业注册满 1 年，现欲重新执业，遂向卫生行政部门递交了相关申请，但未被批准。其原因是
   A. 未经过医师规范化培训
   B. 刑事处罚完毕后不满 2 年
   C. 变更执业地点不满 2 年
   D. 未到基层医疗机构锻炼
   E. 在医疗机构的试用期不满 1 年
3. (2021 考点)下列选项中仅属于医师的道德义务不属于法律义务的是
   A. 努力钻研业务，提高专业技术水平
   B. 关心、爱护、尊重患者，保护患者隐私
   C. 宣传卫生保健知识，对患者进行健康教育
   D. 遵守法律、法规，遵守技术操作规范
   E. 积极开展义诊，尽力满足患者的健康需求
4. 医疗机构对有能力诊治的危重患者，应当立即采取的处理措施是
   A. 请示卫生行政部门
   B. 办理住院手续
   C. 请示医院领导
   D. 抢救
   E. 转诊
5. 以强制参保为原则，参保范围涵盖城镇所有用人单位和职工的保险为
   A. 城镇职工基本医疗保险
   B. 补充医疗保险
   C. 城镇居民基本医疗保险
   D. 社会医疗救助
   E. 商业医疗保险
6. 对精神障碍患者实施住院治疗须经监护人同意的情形是
   A. 医疗费用需要自理
   B. 没有办理住院手续能力
   C. 发生伤害自身行为
   D. 患者家属提出医学鉴定要求
   E. 有伤害他人的安全危险
7. 医疗侵权赔偿责任中，医疗过错的认定标准是
   A. 未尽到分级诊疗的义务
   B. 未尽到先行垫付的义务
   C. 未尽到健康教育的义务
   D. 未尽到主动协商的义务
   E. 未尽到与当时医疗水平相适应的义务
8. 某医院内科病房，责任护士误将甲床患者的青霉素注射给乙床患者。发现错误后，该护士心里十分矛盾和紧张，对乙床患者进行严密观察，没有出现青霉素过敏反应。对此以下说法符合规定的是
   A. 患者没出现过敏反应，为避免护士与患者发生矛盾，不应告诉患者
   B. 打错针后护士已经进行了严密的观察，避免了过敏反应发生
   C. 打错针后应将情况及时上报主管护士长，进行观察并采取进一步治疗
   D. 患者未出现过敏反应，可以不告诉护士长以免受处分
   E. 住院患者太多，护理任务紧张，出错在所难免

(9~10 题共用备选答案)
   A. 3 年
   B. 5 年
   C. 1 年
   D. 4 年
   E. 2 年
9. 取得执业助理医师执业证书后，具有高等学校医学专科学历的，可以在医疗、预防、保健机构中工作满一定年限后报考执业医师资格考试，该年限是
10. 具有高等学校医学专业本科学历，报考执业医师资格考试的，需要在医疗、预防、保健机构中工作满一定年限，该年限是
11. (2021 考点)某孕妇在家里分娩一死胎，为向生育管

理部门申请生育指标，其家属要求卫生院出具病死证明，乡卫生院拒绝出具，理由是
A. 产妇本人没有提出申请
B. 产妇户口不在卫生院所在地
C. 需向卫生部门报告
D. 未经医护人员接产
E. 未接公安部门通知

12. 医生对同一个患者申请一天备血达到或超过一定数量时，必须报医院医务部门批准的血量是
A. 1600 mL
B. 1400 mL
C. 800 mL
D. 1000 mL
E. 1200 mL

（13～14 题共用备选答案）
A. 5 年
B. 10 年
C. 12 年
D. 20 年
E. 30 年

13.《医疗事故处理条例》规定，残疾生活补助费应根据伤残等级，自定残之月起最长赔偿

14.《医疗事故处理条例》规定，对 70 周岁以上的患者因医疗事故致残的，赔偿其残疾生活补助费的时间不超过

（15～16 题共用备选答案）
A. 警告
B. 给予纪律处分
C. 责令限期整顿
D. 吊销执业证书
E. 责令改正

15. 医务人员发生医疗事故，情节严重，尚不够刑事处罚的，卫生行政部门可以给予的行政处罚是

16. 医疗机构没有正当理由，拒绝为患者提供复印或者复制病历资料服务的，卫生行政部门可以采取的措施是

17. 疑似凝血引起的不良反应，医患双方应共同对现场实物进行封存，封存的现场实物应由
A. 患者保管
B. 医疗机构保管
C. 患者和医疗机构共同委托的第三人保管
D. 患者和医疗机构任何一方均可以保管
E. 医疗机构所在地的卫生行政部门保管

18. 某县医院妇产科医师欲开展结扎手术业务，按照规定参加了相关培训。培训结束后，有关单位负责对其进行了考核并颁发给相应的合格证书。该有关单位是指
A. 地方医师协会
B. 地方卫生行政部门
C. 卫生部
D. 地方医学会
E. 所在医疗保健机构

19. 某职工从沿海某城市回到农村，腹泻 1 天，10 余次，水样便，到市医院求治，疑为肠炎，后大便培养出 El-Tor 型细菌（霍乱）。国家要求上报此类传染病最迟不超过
A. 6 小时
B. 12 小时
C. 18 小时
D. 24 小时
E. 2 周

20. 某大型企业计划在自然疫源地兴建旅游建设项目，在征询意见时，有专家提醒，根据《传染病防治法》规定，应当事先由法定单位对该项目施工环境进行卫生调查。该法定单位是
A. 省级以上旅游主管部门
B. 省级以上疾病预防控制机构
C. 国务院卫生行政主管部门
D. 省级以上环境保护主管部门
E. 省级以上环境监测评价机构

21. 对感染艾滋病病毒的孕产妇无偿提供预防艾滋病母婴传播的服务是
A. 无偿用血
B. 家庭接生
C. 终止妊娠
D. 产前指导
E. 基因诊断

22. 职业中毒诊断的前提和基本条件是
A. 病史和临床检查
B. 生成环境调查
C. 接触有害物质的时间
D. 职业史及劳动卫生条件
E. 病理证实

23. 医师王某从国外学成归来，拟从事遗传病诊断。对于医师王某能否从事该工作，颁发证书的部门是
A. 县级卫生行政部门
B. 市级卫生行政部门
C. 省级卫生行政部门
D. 医学会
E. 国家卫健委

24. 关于职业病特点的描述，不正确的是
A. 接触水平与发病呈正相关
B. 病因明确
C. 常先后或同时有一定人数发病
D. 发病可以预防
E. 容易治愈

25. 初级卫生保健的基础原则不包括
A. 社区参与
B. 预防为主
C. 推广医学实验技术
D. 合理分配资源
E. 合理转诊

26. 医疗机构应当设置电离辐射醒目警示标志的场所是
A. 放射性工作人员办公室
B. 放射性检查报告单发放处
C. 接受放射诊疗患者的病房
D. 医学影像科候诊区
E. 放射性废物储存场所

27. 属于乙类传染病的疾病是
A. 麻疹
B. 麻风病
C. 流行性感冒
D. 急性出血性结膜炎
E. 风疹

28. 为提高医务人员对患者识别的准确性，医院管理中强调必须严格执行"三查七对"制度，其中的三查是
A. 开方查、配药查、输液查
B. 门诊查，取药查，发药查
C. 操作前查，操作中查，操作后查
D. 开方查、取药查、发药查
E. 门诊查、住院查、出院查

29. 国家规定与艾滋病检测相关的制度是
A. 义务检测
B. 强制检测
C. 有关检测
D. 自愿检测
E. 定期检测

30. 某地相继发生多例以急性发病、高热、头痛等症状为主要临床表现的病因不明的患者，某诊所以床位紧张为由拒绝接受该类患者，应予的处罚是
A. 限期整改
B. 责令改正
C. 责令检测
D. 警告
E. 通报批评

31. F药厂销售代表和某医院多名医师约定，医师在处方时使用F药厂生产的药品，并按使用量的多少给予提成。事情曝光以后，按《药品管理法》的规定，对F药厂可以作出行政处罚的部门是
A. 药品监督管理部门
B. 市场监督行政管理部门
C. 公安部门
D. 医疗保险部门
E. 卫生行政部门

32. M药厂销售代表在和某医院几名医师达成协议后，医师在处方时使用M药厂生产的药品，并按使用量的多少收受了药厂给予的提成。事情曝光以后，对M药厂按《药品管理法》的有关规定处理；对于医师的错误行为，有权决定给予处分、没收违法所得的部门是
A. 药品监督管理部门
B. 市场监督行政管理部门
C. 医师协会
D. 公安部门
E. 卫生行政部门

33. 某县药品监督管理部门接到某药店将保健食品作为药品出售给患者的举报后，立即对该药店进行了查处，并依照《药品管理法》的规定，将其销售给患者的保健食品认定为
A. 按假药论处的药
B. 假药
C. 食品
D. 劣药
E. 按劣药论处的药

34. 下列不属于药品的是
A. 抗生素
B. 血清
C. 疫苗
D. 血液制品
E. 血液

35. 李某，为中度慢性疼痛患者，医师开具第一类精神药品控缓释制剂，每张处方用药量最多天数是
A. 1天
B. 2天
C. 3天
D. 7天
E. 10天

36. 可授予特殊使用级抗菌药物处方权的医务人员是
A. 主治医师
B. 住院医师
C. 乡村医生
D. 副主任医师
E. 实习医生

37. 每次开处方，每张处方所包含的药品种类上限为
A. 5种
B. 3种
C. 6种
D. 4种
E. 7种

38. 某药品监督管理部门接到多名眼疾患者举报，反应在县医院眼科就诊使用某药后发生"眼内炎"。药品监管部门经过调查确认该药为假药，其法定依据为
A. 未标明有效期
B. 未标明生产批号
C. 未经批准进口
D. 超过有效期
E. 擅自添加着色剂

39. 《献血法》规定，国家提倡健康公民自愿献血的年龄是
A. 18~40周岁
B. 18~45周岁
C. 18~50周岁
D. 18~55周岁
E. 任何年龄皆可

（40~41 题共用备选答案）

A. 200 mL
B. 250 mL
C. 300 mL
D. 400 mL
E. 1000 mL

40. 血站对献血者每次采集血液量一般为

41. 血站对献血者每次采集血液量最多不得超过

42. 公民临床用血时，交付费用的项目不包括的是

A. 采集血液费用
B. 检验血液费用
C. 分离血液费用
D. 储存血液费用
E. 购买血液费用

43. 根据《临床输血技术规范》有关《临床输血申请单》的规定，表述错误的是

A. 由主治医生核准签字
B. 患者及其亲属在上面签字
C. 申请单由经治医生填写
D. 连同患者血样在预定输血日前送交输血科（血库）备血
E. 输血科（血库）留血备查

第十一章参考答案

1.【参考答案 C】

【押题点】执业活动中的权利。

【解析】医师在执业活动中享有下列权利：①在注册的执业范围内，进行医学诊查、疾病调查、医学处置、出具相应的医学证明文件，选择合理的医疗、预防、保健方案；②按照国务院卫生行政部门规定的标准，获得与本人执业活动相当的医疗设备基本条件；③从事医学研究、学术交流，参加专业学术团体；④参加专业培训，接受继续医学教育；⑤在执业活动中，人格尊严、人身安全不受侵犯；⑥获取工资报酬和津贴，享受国家规定的福利待遇；⑦对所在机构的医疗、预防、保健工作和卫生行政部门的工作提出意见和建议。依法参与所在机构的民主管理。

2.【参考答案 B】

【押题点】执业医师证不予注册的情形。

【解析】《执业医师法》第十八条：中止医师执业活动 2 年以上以及有本法第十五条规定情形消失的，申请重新执业，应当由本法第三十一条规定的机构考核合格，并依照本法第十三条的规定重新注册。张某注销执业医师资格不满 2 年，故申请不被批准。

3.【参考答案 E】

【押题点】执业活动中的义务(道德义务)。

【解析】医师在执业活动中履行下列义务：①遵守法律、法规，遵守技术操作规范；②树立敬业精神，遵守职业道德，履行医师职责，尽职尽责为患者服务；③关心、爱护、尊重患者，保护患者的隐私；④努力钻研业务，更新知识，提高专业技术水平；⑤宣传卫生保健知识，对患者进行健康教育。

4.【参考答案 D】

【押题点】医疗机构执业要求。

【解析】《医疗机构管理条例》第三十一条规定：“医疗机构对危重患者应当立即抢救。对限于设备或者技术条件不能诊治的患者，应当及时转诊。”

5.【参考答案 A】

【押题点】城镇职工基本医疗保险参保范围。

【解析】城镇职工基本医疗保险主要覆盖城镇所有用人单位和职工，不同性质单位的职工都能享受基本医疗保险。本题所有选项中，只有 A 项可以覆盖城镇所有用人单位和职工，其他选项的范围都针对特定人群。

6.【参考答案 C】

【押题点】精神障碍患者的住院治疗。

【解析】精神障碍的患者已经发生伤害自身的行为，或有伤害自身的危险情形的，经监护人同意，医疗机构应当对患者实施住院治疗(C 对)。

7.【参考答案 E】

【押题点】医疗机构承担赔偿责任的情形。

【解析】我国《侵权责任法》第 57 条规定，医务人员在诊疗活动中未尽到与当时的医疗水平相应的诊疗义务，造成患者损害的，医疗机构应当承担赔偿责任。

8.【参考答案 C】

【押题点】医疗事故处理条例。

【解析】医务人员在医疗活动中发生或者发现医疗事故、可能引起医疗事故的医疗过失行为或者发生医疗事故争议的，应当立即向所在科室负责人报告，科室负责人应当及时向本医疗机构负责医疗服务质量监控的部门或者专(兼)职人员报告；负责医疗服务质量监控的部门或者专(兼)职人员接到报告后，应当立即进行调查、核实，将有关情况如实向本医疗机构的负责人报告，并向患者通报、解释。

9~10.【参考答案 E C】

【押题点】参加医师资格考试的条件。

【解析】具有高等学校医学专业本科以上学历，在执业医师指导下，在医疗、预防、保健机构中试用期满 1 年的，可以报考执业医师资格考试。取得执业助理医师执业证书后，具有高等学校医学专科学历，在医疗、预防、保健机构中工作满 2 年；具有中等专业学校医学专业学历，在医疗、预防、保健机构中工作满 5 年，可以报考执业医师资格考试。

11.【参考答案 D】

【押题点】开具病死证明的条件。

【解析】未经医师(士)亲自诊查患者，医疗机构不得出具疾病诊断书、健康证明书或者病死证明书等证明文件；未经医师(士)、助产人员亲自接产，医疗机构不得出具出生证明书或者死产报告书。

12.【参考答案 A】

【押题点】临床用血申请。

【解析】《医疗机构临床用血管理办法》规定：同一患者一天申请备血量少于 800 mL 的，由具有中级以上专业技术职务任职资格的医师提出申请，上级医师核准签发后，方可备血；同一患者一天申请备血量在800~1600 mL的，由具有中级以上专业技术职务任职资格的医师提出申请，经上级医师审核，科室主任核准签发后，方可备血；同一患者一天申请备血量达到或超过1600 mL的，由具有中级以上专业技术职务任职资格的医师提出申请，科室主任核准签发后，报医务部门批准，方可备血。

13~14.【参考答案 E A】

【押题点】医疗事故处理条例。

【解析】残疾生活补助费应根据伤残等级，自定残之月起最长赔偿30年，60岁以上赔偿15年，70岁以上赔偿5年。

15~16.【参考答案 D E】

【押题点】医疗事故的行政处理。

【解析】①医疗机构发生医疗事故的，由卫生行政部门根据医疗事故等级和情节，给予警告；情节严重的，责令限期停业整顿直至由原发证部门吊销执业许可证，对负有责任的医务人员依照刑法关于医疗事故罪的规定，依法追究刑事责任；尚不够刑事处罚的，依法给予行政处分或者纪律处分。对发生医疗事故的有关医务人员，除依照前款处罚外，卫生行政部门并可以责令暂停6个月以上、1年以下执业活动，情节严重的，吊销其执业证书。②《医疗事故处理条例》第五十六条：医疗机构违反本条例的规定，有下列情形之一的。由卫生行政部门责令改正；情节严重的，对负有责任的主管人员和其他直接责任人员依法给予行政处分或者纪律处分：①未如实告知患者病情、医疗措施和医疗风险的；②没有正当理由，拒绝患者提供复印或者复制病历资料服务的；③未按国务院卫生行政部门规定的要求书写和妥善保管病历资料的。

17.【参考答案 B】

【押题点】医疗事故的处置(现场实物的封存)。

【解析】疑似输液、输血、注射、药物等引起不良后果的，医患双方应当共同对现场实物进行封存和启封，封存的现场实物由医疗机构保管；需要检验的，应当由双方共同指定的、依法具有检验资格的检验机构进行检验；双方无法共同指定时，由卫生行政部门指定。疑似输血引起不良后果，需要对血液进行封存保留的，医疗机构应当通知提供该血液的采供血机构派人员到场。

18.【参考答案 B】

【押题点】《母婴保健法实施办法》。

【解析】从事母婴保健技术服务的人员必须取得《医师执业证书》，符合《母婴保健专项技术服务基本标准》的要求，并经有关培训考核，取得市级卫生行政部门的考核合格证明。

19.【参考答案 A】

【押题点】传染病防治法、疫情报告。

【解析】国家规定甲类传染病的报告时间为城市不超过2小时，农村不超过6小时。

20.【参考答案 B】

【押题点】自然疫源地项目建设卫生调查部门。

【解析】《传染病防治法》第二十八条：在国家确认的自然疫源地计划兴建水利、交通、旅游、能源等大型建设项目的，应当事先由省级以上疾病预防控制机构对施工环境进行卫生调查。建设单位应当根据疾病预防控制机构的意见。采取必要的传染病预防、控制措施。施工期间，建设单位应当设专人负责工地上的卫生防疫工作。工程竣工后，疾病预防控制机构应当对可能发生的传染病进行监测。

21.【参考答案 D】

【押题点】医疗卫生机构对感染艾滋病孕产妇的服务。

【解析】医疗机构对孕产妇提供艾滋病防治咨询和检测，对感染艾滋病病孕妇及其婴儿提供预防艾滋病母婴传播的咨询、产前指导、阻断、治疗、产后访视、婴儿随访和检测。

22.【参考答案 D】

【押题点】职业病的诊断。

【解析】仔细询问、核对职业史是诊断职业病的先决条件，内容包括：按照全部职业的工种和工龄，接触有害物质的种类、时间和数量，接触方式及防护措施使用情况等。

23.【参考答案 C】

【押题点】《母婴保健法实施办法》、从事遗传病诊断的许可。

【解析】从事遗传病诊断、产前诊断的人员必须经过省、自治区、直辖市人民政府卫生行政部门的考核，取得相应的合格证书。

24.【参考答案 E】

【押题点】职业病的特点。

【解析】职业病具有下列五个特点：①病因明确，病因即职业性有害因素；②所接触的病因大多是可检测的，需达到一定的强度才能致病；③在接触同一因素的人群中常有一定的发病率，很少出现个别患者；④大多数职业病，如能早期诊断、处理，康复效果较好，但有些职业病(如矽肺)目前尚无特效疗法，只能对症综合处理，故发现愈晚，疗效愈差。

25.【参考答案 C】

【押题点】初级卫生保健的基础原则。

【解析】初级卫生保健的基础原则：预防为主、社区参与、综合措施、资源的合理分配及有效利用、适当的技术、建立健全的转诊体制。

26.【参考答案 E】

【押题点】放射诊疗管理规定、设备和场所警示标志的设置。

【解析】《放射诊疗管理规定》第十条：医疗机构应当对下列设备和场所设置醒目的警示标志。①装有放射性同位素和放射性废物的设备、容器，设有电离辐射标志；②放射性同位素和放射性废物储存场所，设有电离辐射警告标志及必要的文字说明；③放射诊疗工作场所的入口处，设有电离辐射警告标志；④放射诊疗工作场所应当按照有关标准的要求分为控制区、监督区，在控制区进出口及其他适当位置，设有电离辐射警告标志和工作指示灯。

27.【参考答案 A】

【押题点】传染病的预防、管理传染源。

【解析】乙类传染病是指传染性非典型肺炎、艾滋病、病毒性肝炎、人感染高致病性禽流感、麻疹等，麻风病、流行性感冒、急性出血性结膜炎、风疹都为丙类传染病。

28.【参考答案 C】

【押题点】三查七对制度。

【解析】三查是指：操作前查、操作时查、操作后查。七对指的是：查对床号、查对姓名、查对药名、查对剂量、查对时间、查对浓度、查对方法。

29.【参考答案 D】

【押题点】艾滋病自愿咨询和自愿检测制度。

【解析】国家实行艾滋病自愿咨询和自愿检测制度。县级以上地方人民政府卫生主管部门指定的医疗卫生机构，应当按照国务院卫生主管部门会同国务院其他有关部门制定的艾滋病自愿咨询和检测办法，为自愿接受艾滋病咨询、检测的人员免费提供咨询和初筛检测。

30.【参考答案 B】

【押题点】医疗卫生机构违法规定职责的法律责任。

【解析】医疗卫生机构有下列行为之一的，由卫生行政主管部门责令改正、通报批评、给予警告；情节严重的，吊销《医疗机构执业许可证》；对主要负责人、负有责任的主管人员和其他直接责任人员依法给予降级或者撤职的纪律处分；造成传染病传播、流行或者对社会公众健康造成其他严重危害后果、构成犯罪的，依法追究刑事责任，具体如下：①未依照本条例的规定履行报告职责，隐瞒、缓报或者谎报的；②未依照本条例的规定及时采取控制措施的；③未依照本条例的规定履行突发事件监测职责的；④拒绝接诊患者的；⑤拒不服从突发事件应急处理指挥部调度的。

31.【参考答案 B】

【押题点】药品生产经营企业、医疗机构在药品购销中收受利益的法律责任。

【解析】收受回扣对于药厂的处罚部门是工商行政管理部门，对于医生的处罚则由卫生行政部门。

32.【参考答案 E】

【押题点】药品生产经营企业、医疗机构在药品购销中收受利益的法律责任。

【解析】有收受回扣行为的医师由卫生行政部门予以处罚。

33.【参考答案 B】

【押题点】假药的定义。

【解析】《药品管理法》第四十八条：禁止生产（包括配制，下同）、销售假药。有下列情形之一的，为假药：①药品所含成分与国家药品标准规定的成分不符的；②以非药品冒充药品或者以他种药品冒充此种药品的。有下列情形之一的药品，按假药论处：①国务院药品监督管理部门规定禁止使用的；②依照本法必须批准而未经批准生产、进口，或者依照本法必须检验而未经检验即销售的；③变质的；④被污染的；⑤使用依照本法必须取得批准文号而未取得批准文号的原料药生产的；⑥所标明的适应证或者功能主治超出规定范围的。

34.【参考答案 E】

【押题点】药品的定义。

【解析】根据《中华人民共和国药品管理法》第一百零二条关于药品的定义：药品是指用于预防、治疗、诊断人的疾病，有目的地调节人的生理功能并规定有适应证或者功能主治、用法和用量的物质，包括中药材、中药饮片、中成药、化学原料药及其制剂、抗生素、生化药品、放射性药品、血清、疫苗、血液制品和诊断药品等。

35.【参考答案 D】

【押题点】麻醉药品和精神药品的处方。

【解析】第一类精神药品注射剂每张处方为一次常用量，控缓释剂每张处方不得超过 7 天日常剂量；其他剂型每张处方不得超过 3 天日常用量。

36.【参考答案 D】

【押题点】抗生素的处方权授予。

【解析】《抗菌药物临床应用管理办法》第二十四条：具有高级专业技术职务任职资格的医师，可授予特殊使用级抗菌药物处方权；具有中级以上专业技术职务任职资格的医师，可授予限制使用级抗菌药物处方权。

37.【参考答案 A】

【押题点】处方药品剂量与数量书写的要求。

【解析】依据《处方管理办法》第六条：开具西药、中成药处方，每一种药品应当另起一行，每张处方不得超过 5 种药品。

38.【参考答案 C】

【押题点】假药的定义。

【解析】《药品管理法》规定，禁止生产（包括配制）、销售假药和劣药。假药是指药品所含成分与国家药品标准规定的成分不符，以及以非药品冒充药品或者以他种药品冒充此种药品的。有下列情形之一的药品，按假药论处：①国务院药品监督管理部门规定禁止使用的；②依照本法必须批准而未经批准生产、进口，或者依照本法必须检验而未经检验即销售的；③变质的；④被污染的；⑤使用依照本法必须取得批准文号而未取得批准文号的原料药生产的；⑥所标明的适应证或者功能主治超出规定范围的。

39.【参考答案 D】

【押题点】献血的年龄。

【解析】《献血法》规定公民自愿献血的年龄是 18~55 岁。

40~41.【参考答案 A D】

【押题点】血站采血要求。

【解析】献血者每次献血一般 200 mL。献血者每次献血不超过 400 mL。

42.【参考答案 E】

【押题点】无偿献血的用途。

【解析】目前血库的血多来自无偿不需交付购买血液费用。公民临床用血时，交付用于血液采集、储存、分离、检验等费用。

43.【参考答案 B】

【押题点】临床用血管理、签署临床输血治疗同意书。

【解析】临床输血申请由经治医师填写，中级以上专业职称医师核准签字、连同受血者血样于预定日期前交输血科(血库)备血。血液发出后，受血者和供血者的血样保存至少7天，以便对输血不良反应追查原因。患者及家属需要在“输血知情同意书”上签字，而不是在输血申请单上。

第十二章 预防医学

分值：执业 30 分/助理 15 分　难度：困难　建议完成时间：3.5 小时　题目后缀为[助理不做]的，助理医师不用做

★1. 在环境污染物质中，一次污染物是指
A. 从污染物排入环境后，理化性质发生了改变的污染物
B. 从污染物直接排入环境后，理化性质未发生改变的污染物
C. 从污染物排入环境后，毒性增大的污染物
D. 多个污染源同时排出的同一类污染物
E. 多种环境介质中都存在同一类污染物

2. 筛检试验的金标准是当前
A. 患者最乐意接受的诊断疾病的方法
B. 临床公认的诊断疾病最可靠的方法
C. 临床上最先进的诊断疾病的方法
D. 临床上最快速、简单的诊断方法
E. 临床上最新发明的诊断方法

★3. (2021 考点) 关于职业病特点的描述，不正确的是
A. 接触水平与发病呈正相关
B. 病因明确
C. 常先后或同时有一定人数发病
D. 发病可以预防
E. 容易治愈

4. 初级卫生保健的基础原则不包括[助理不做]
A. 社区参与
B. 预防为主
C. 推广医学实验技术
D. 合理分配资源
E. 合理转诊

5. 两样本均数比较的 t 检验，其目的是检验
A. 两样本均数是否相等
B. 两样本所属的总体均数是否相等
C. 两样本所属总体的均数相差有多少
D. 两样本所属总体的均数为多少
E. 两样本均数相差有多少

6. 卫生服务需求的正确描述是[助理不做]
A. 由需要转化而来的需求和没有需要的利用
B. 由需要转化而来的利用和没有需要的需求
C. 由需要转化而来的利用和没有需要的利用
D. 由需要转化而来的需求和没有需要的需求
E. 由需要转化而来的利用和没有利用的需求

7. (2021 考点) 一般所说的生物地球化学性疾病主要是指
A. 自然疫源性疾病
B. 地质环境因素引起的疾病
C. 环境污染所致公害病
D. 遗传性疾病
E. 区域内的传染病

★8. 慢性病自我管理的三大特征是
A. 医疗和行为管理、情绪管理、时间管理
B. 情绪管理、角色管理、时间管理
C. 医疗和行为管理、情绪管理、角色管理
D. 费用管理、情绪管理、时间管理
E. 医疗和行为管理、情绪管理、费用管理

★9. 进行膳食调查的主要目的是
A. 了解有无膳食缺乏症
B. 了解膳食组成及营养素摄取情况
C. 了解机体营养情况
D. 了解当地平均生活水平
E. 了解体内的营养素水平

★10. 对食物中毒的正确描述是
A. 一种食源性肠道传染病的总称
B. 摄入有毒有害物质的食品而引起的非传染性急性、亚急性疾病
C. 长期摄入过量食物后引起的非传染性急性、亚急性疾病
D. 长期摄入某些有毒有害食品引起的慢性毒害性疾病
E. 由致病性细菌引起的食源性疾病的总称

★11. (2021 考点) 对病因不明的疾病，描述性研究的主要目的是什么
A. 循证病因
B. 因果诊断
C. 确定病因
D. 寻找病因的线索，提出病因假设
E. 研究发病机制

★12. (2021 考点) Meta 分析中常见的偏倚不包括[助理不做]

A. 引用偏倚
B. 发表偏倚
C. 文献库偏倚
D. 失访偏倚
E. 多次发表偏倚

★13. 人群健康策略强调的是
A. 重点人群的健康影响因素
B. 特定疾病的临床病因
C. 除患者外的人群的健康
D. 高危个体的危险因素
E. 关注全体人群的健康

14. 某山区一妇女育有3个子女，生活贫困，长期从事重体力劳动。近期感觉头昏乏力，医院检查血清蛋白下降，水肿，最需要补充的食物是
A. 白面
B. 红薯
C. 绿叶菜
D. 大米
E. 豆类相关制品

15. 某公司员工，36岁，因感冒去医院看病，医生帮他测量血压。这是
A. 医疗性体检
B. 社会性体检
C. 机会性筛检
D. 定期健康体检
E. 随机性筛检

★16. (2021考点)某研究者在社区进行糖尿病患病率调查时，首先将全区的人群按经济条件分为好、较好、差三类，然后每一类各随机抽取1/100的人做调查。该研究者使用的抽样方法分别是
A. 整群抽样，机械抽样
B. 系统抽样，单纯随机抽样
C. 机械抽样，分层抽样
D. 分层抽样，单纯随机抽样
E. 单纯随机抽样，系统抽样

(17~19题共用题干)
某研究者为探讨脂肪摄入量与男性前列腺癌的关系，在社区内选择高脂肪和低脂肪摄入者各200例，从50岁开始对他们进行随访10年。随访中，高脂肪摄入组中有20例，低脂肪摄入者中有10例被诊断为前列腺癌。

★17. (2021考点)这种研究方法为
A. 现况调查
B. 实验研究
C. 生态学研究
D. 队列研究
E. 病例对照研究

★18. (2021考点)与低脂肪摄入组相比，高脂肪摄入组的前列腺癌的相对危险度(RR)是
A. 1.5
B. 0.75
C. 1.0
D. 2.0
E. 0.05

★19. (2021考点)高脂肪摄入者所致前列腺癌的特异危险度为
A. 30/100
B. 10/100
C. 15/100
D. 无法计算
E. 5/100

(20~21题共用备选答案)
A. 适宜摄入量(AI)
B. 平均需要量(EAR)
C. 推荐摄入量(RNI)
D. 参考摄入量(DRIs)
E. 可耐受最高摄入量(UL)

★20. (2021考点)纯母乳喂养的足月产1月龄健康婴儿，母乳中的营养素含量就是婴儿各种营养素的

★21. (2021考点)可以满足某一特定性别，年龄及生理状况群体中绝大多数个体(97%~98%)需要量的某种营养素的摄入水平是

22. 健康危险因素评价的主要目的在于
A. 改善人类生活环境
B. 阐明疾病的生物学病因
C. 便于疾病的早期诊断
D. 控制传染病的传播
E. 促进人们改变不良的生活方式

★23. 慢性病防治的基本原则不包括
A. 高危人群为主
B. 三级预防并重
C. 以健康教育和健康促进为主要手段
D. 以社区和家庭为基础
E. 生命全程预防

24. 预防医学的特点不包括
A. 着重于疾病预防
B. 研究方法上注重微观和宏观结合
C. 研究对象包括个体和群体
D. 以环境、人群为研究重点
E. 着重于个体治疗

★25. (2021考点)下列不属于临床预防服务内容的是
A. 慢性病的自我管理
B. 健康筛检
C. 化学预防
D. 健康教育
E. 免疫接种

★26. (2021考点)在职业病的危害防治和职业人群健康监护中，不属于第一级预防的措施是
A. 加强通风排毒
B. 改革工艺，采用无毒原料

C. 生产过程机械化、自动化、密闭化
D. 制定职业接触限值
E. 定期对工人进行体检

（27~28 题共用备选答案）
A. 分层抽样
B. 系统抽样
C. 整群抽样
D. 单纯随机抽样
E. 普查

★27.（2021 考点）在调查研究中，从总体中按照相同的间隔抽取调查单位进行调查的方法为

★28.（2021 考点）在调查研究中，先将总体按照某种特征分成若干组群，然后在每组群中进行随机抽样的方法为

29. 公共卫生的功能不包括
A. 提供公平有效的公共服务
B. 预防疾病的发生和传播
C. 预防意外伤害
D. 研究具体的临床治疗措施
E. 促进和鼓励健康行为

30. 卫生领域中的公平性是指生存机会的［助理不做］
A. 以社会阶层为导向
B. 以支付能力为导向
C. 以需要为导向
D. 以市场经济规律为导向
E. 以年龄为导向

31. 下列关于卫生服务需求不正确的选项是［助理不做］
A. 需求与需要的实质是一致的
B. 需求可以由需要转化而来
C. 需求与消费者的支付能力成正比
D. 需求与消费者的购买意向成正比
E. 有些需求是不必要的

32. 在进行临床疗效评估中错误的是
A. 分组要遵循随机
B. 要有足够的样本
C. 设立对照
D. 让受试者了解
E. 有明确的疗效

★33. 对职业人群进行医学监护的内容不包括
A. 定期体检
B. 就业前体检
C. 职业有害因素监测
D. 离岗或转岗时体检
E. 职业病的健康筛检

34.（2021 考点）引起生物地球化学疾病的原因是
A. 某些生物病原体的污染
B. 工业企业排放物的污染
C. 某些病原体与化学污染物的污染
D. 生活废弃物的污染
E. 土壤或水中某些元素过高或过低

35. 不符合“人人享有卫生保健”内涵的是
A. 卫生资源公平分配
B. 不发达地区的人们也能享受到基本的卫生保健服务
C. 为人们治愈所有疾病
D. 尽可能控制影响健康的危险因素
E. 力争使人们的生理、心理和社会适应都达到完好的状态

36. 某研究者拟采用多中心、随机、双盲临床试验评价补肾活血颗粒改善帕金森病患者运动功能的有效性，试验组使用的中药配方包括山茱萸、何首乌和当归等成分。对照组用药由淀粉、糊精和苦味剂等成分制成，其气味、口感与试验用药非常近似，但没有药理作用。该试验采用的对照属于
A. 交叉对照
B. 标准方法对照
C. 自身对照
D. 安慰剂对照
E. 空白对照

37. 某单位在职工体检中发现员工高血压和超重的检出率较高。医务人员为该单位制定的健康教育与健康促进干预活动主要包括调整食堂的膳食结构、制定工间操制度和组织文体活动等。这些干预活动主要是
A. 社会因素
B. 强化因素
C. 人群因素
D. 倾向因素
E. 促成因素

38. 某研究者采用随机单盲临床试验比较两种降血压药（波非洛地平缓释片与盐酸贝拉普利片）对轻中度原发性高血压患者的降血压疗效。其单盲设计中不了解试验分组情况的人是
A. 测量血压的护士
B. 实施治疗的医生
C. 负责设计的研究者
D. 统计分析人员
E. 接受治疗的患者

39.（2021 考点）某医师拟比较四组人群血型分布（A、B、AB 和 O 型）的差别，适宜的统计分析方法为
A. u 检验
B. 回归分析
C. 秩和检验
D. t 检验
E. x^2 检验

★40.（2021 考点）调查发现某高原地区居民结肠癌的发病率高于全国平均水平，研究者注意到该地区人们的饮食习惯具有高脂肪摄入，低蔬菜、水果摄入的特点，拟开展一项课题研究，分析饮食习惯与结肠癌的关系，考虑到因果现象发生的时间顺序，最佳研究方法应为
A. 生态学研究

B. 横断面研究
C. 队列研究
D. 病例对照研究
E. 临床试验

41. (2021 考点) 某人群随着对环境有害物质暴露的增加，所引起的具有某种生物效应的人数随着变化的现象，为
A. 时间–效应关系
B. 剂量–效应关系
C. 时间–反应关系
D. 剂量–反应关系
E. 剂量–发病关系

★42. 饮水消毒的主要目的是
A. 预防化学性中毒
B. 预防食物中毒
C. 防止肠道传染病的发生
D. 预防三致作用的发生
E. 保证水的感官性状良好

43. 对能够反应总人群某种基本流行状况的有代表性的人群进行检测，这属于
A. 常规报告
B. 被动检测
C. 哨点监测
D. 医院为基础的监测
E. 主动监测

(44~45 题共用题干)
某小学，6 月一次中午进食火腿汉堡包、粥、煮鸡蛋、炒空心菜、萝卜干 4 小时后部分同学出现头痛、恶吐、食欲不振、腹泻、腹痛、个别有发热，体温 38℃~40℃。

★44. 引起食物中毒的可能病因是
A. 沙门菌
B. 副溶血性孤菌
C. 葡萄球菌肠毒素
D. 变形杆菌
E. 黄曲霉毒素

★45. 引起食物中毒的食品可能是
A. 火腿汉堡包
B. 粥
C. 煮鸡蛋
D. 炒空心菜
E. 萝卜干

★46. 维生素 A 缺乏最早临床表现是
A. 暗适应时间延长
B. 夜盲症
C. 毕脱氏斑
D. 毛囊角化皮肤干燥
E. 毛囊丘疹与毛发脱落

★47. (2021 考点) 从设计规定的研究对象中随机抽出一部分进行调查，称为
A. 普查
B. 队列研究
C. 病历对照研究
D. 抽样调查
E. 理论流行病学研究

48. 65 岁以上老年人进行膳食咨询不适宜的是
A. 饮食多样性
B. 少盐多糖
C. 每天饮用牛奶
D. 饮食清淡
E. 适量饮用动物食品

★49. 进食海产品引起食物中毒常见的病原体为
A. 副溶血性弧菌
B. 沙门菌
C. 孢霉菌
D. 葡萄球菌
E. 肺炎球菌

★50. 长期食用甲基汞的人群易得哪种疾病
A. 痛痛病
B. 四日市喘息
C. 水俣病
D. 霍乱
E. 伤寒

51. (2021 考点) 严重环境污染引起的区域性疾病
A. 公害病
B. 职业病
C. 食物中毒
D. 地域性疾病
E. 地方性疾病

52. 下列预防职业病的措施，属于第一级预防
A. 定期体检
B. 及时治疗
C. 以低毒原料代替高毒原料减少职业病发生
D. 定期检查工作设备和环境
E. 轮换休息

53. 正态分布资料当 μ 恒定时，σ 越大
A. 曲线变窄
B. 曲线变胖
C. 曲线变高
D. 曲线变低
E. 曲线右移

54. 某幼儿园有 200 名儿童，近一周内有 30 名儿童患病，并且有相似的症状，这种情况称之为
A. 散发
B. 暴发
C. 流行
D. 集聚
E. 传染

55. (2021 考点) 根据行为改变阶段的模式，对于问题尚无了解的患者，应采取的措施是
A. 提供信息，提高认识

B. 提高认识，激发动机
C. 提供方法，鼓励尝试
D. 支持鼓励，加以强化
E. 不断强化，预防复发

56. 临床试验中的双盲法是指
A. 被观察者不知道分组情况和接受的治疗措施
B. 观察者不知道分组情况和接受的治疗措施
C. 被观察者与分析者均不知道分组情况和接受的治疗措施
D. 观察者与被观察者均不知道分组情况和接受的治疗措施
E. 观察者与分析者均不知道分组情况和接受的治疗措施

★57. (2021 考点) 对某小学学生进行视力检查，五年级总人数 80，视力低下的人数为 30，调查所有学生视力低下的人数为 100，则五年级视力低下占全体视力低下的构成比
A. 10%
B. 20%
C. 25%
D. 30%
E. 80%

★58. (2021 考点) 某学者对某社区进行有关吸烟和肺癌的关系，对该社区中吸烟和不吸烟进行分组跟踪观察其肺癌的发生率，则该研究方法属于
A. 病例对照研究
B. 前瞻性研究
C. 历史性研究
D. 创新性研究
E. 队列研究

59. 构成社区的要素不包括[助理不做]
A. 人口
B. 行政归属权
C. 一定的区域范围
D. 特有的生活方式和文化背景
E. 生活制度和管理机构

★60. (2021 考点) 临床预防服务的对象是
A. 遗传患者
B. 病房患者
C. 健康人
D. 传染病患者
E. 慢性病患者

★61. (2021 考点) 卫生服务组织不包括[助理不做]
A. 医疗机构
B. 群众性卫生组织
C. 疾病预防控制中心
D. 医疗保险公司
E. 预防保健机构

62. 目前我国发展社区卫生服务的基本原则描述最恰当的是[助理不做]
A. 以政府为中心
B. 以经济效益为中心
C. 以疾病治疗为中心
D. 以市场化为主导
E. 以区域卫生规划为指导

★63. (2021 考点) 我国目前开展社区预防服务被认为最有效的服务单位是[助理不做]
A. 个人
B. 家庭
C. 人群
D. 社区
E. 疾病患者群

64. 为尽量发现患者，在制定筛选方法标准过程中，常采用
A. 提高方法的灵敏度
B. 提高方法的特异度
C. 降低假阳性率
D. 提高假阴性率
E. 使假阴性率与假阳性率接近

★65. (2021 考点) 试验研究中对照组与实验组发病率之比，为
A. 有效率
B. 治愈率
C. 生存率
D. 保护率
E. 效果指数

66. 在实施三级预防时，重点在第一级预防，同时兼顾第二级、第三级预防的疾病是
A. 急性阑尾炎
B. 流行性感冒
C. 食物中毒
D. 冠心病
E. 肺炎

★67. (2021 考点) 在流行病学调查中，系统抽样的方法是
A. 随机选择
B. 简单抽取
C. 随机确定起点，一定间隔抽取调查单位
D. 总体分层
E. 剔除特别

★68. (2021 考点) 比较身高和体重两组数据变异度大小宜用
A. 变异系数
B. 方差
C. 极差
D. 标准差
E. 四分位数间距

69. (2021 考点) 在噪声对听觉系统损伤的发病过程中，最具特征性的表现是
A. 早期高频段听力下降

B. 早期属于功能性听觉敏感性下降
C. 晚期高频段听力下降
D. 听阈升高在后期不能恢复到正常的水平
E. 听力下降呈递减性，先快后慢

70. 不属于环境对人类健康影响危险度的评价是
A. 危害鉴定
B. 暴露鉴定
C. 危险度检测
D. 剂量-反应关系评定
E. 危险度特征分析

71. 均数为 0，标准差为 1 的分布是
A. 正态分布
B. 标准正态分布
C. 正偏态分布
D. 负偏态分布
E. 非正态分布

(72~74 题共用题干)
患者，男，52 岁，公司经理，吸烟史 10 年，每天 2 包 (40 支)，体重 75 kg，身高 166 cm。

72. 从临床预防心血管疾病的角度讲，应检查
A. 肝功能
B. 血常规
C. 冠状动脉造影
D. 血脂
E. 超声心动图

73. 患者的体质指数(BMI)是
A. 21.4
B. 23.5
C. 25.8
D. 27.2
E. 29.4

★74. 应该建议该就诊者采取的预防措施是
A. 流感疫苗接种
B. 肺炎链球菌疫苗接种
C. 戒烟，适当运动合理饮食
D. 冬令进补
E. 冷水沐浴锻炼

★75. (2021 考点) 两组呈正态分布的数值变量资料，但均数相差悬殊，若比较离散趋势，最好选
A. 全距
B. 四分位数间距
C. 方差
D. 标准差
E. 变异系数

★76. (2021 考点) 衡量某病和某暴露因素间联系强度的最佳指标是
A. 暴露者的发病率
B. 暴露者的病死率
C. 暴露者的致残率
D. 相对危险度
E. 特异危险度

★77. (2021 考点) 筛检试验的特异度是指
A. 筛检试验阴性者患病的可能性
B. 实际有病，筛检试验被确定为有病的百分比
C. 实际有病，筛检试验被确定为无病的百分比
D. 实际无病，根据筛检试验被确定为无病的百分比
E. 实际无病，根据筛检试验被确定为有病的百分比

78. 全面描述正态分布资料特征的两个指标是
A. 均数和中位数
B. 均数和标准差
C. 均数和极差
D. 中位数和方差
E. 几何均数和标准差

79. 下列疾病的预防以第一级预防为主要控制策略的是
A. 碘缺乏病
B. 类风湿关节炎
C. 胰腺癌
D. 结肠直肠癌
E. 乳腺癌

★80. 为了解某地区铅污染的情况，抽样收集了 130 人的尿铅值，经分析发现数据为偏态分布。若要对数据进行描述，应选择集中趋势和离散程度的指标为
A. 中位数和标准差
B. 中位数和极差
C. 中位数和四分位间距
D. 算术均数和标准差
E. 算术均数和四分位间距

★81. (2021 考点) 已知甲地老年人比例大于乙地，经普查甲地患冠心病病死率为 5%，乙地患冠心病病死率为 4%。若希望比较甲、乙两地冠心病病死率的高低，则
A. 应做病死率的 Z 检验
B. 计算标化率后再比较
C. 应做秩和检验
D. 应做病死率比较的 x^2 检验
E. 可用两地的病死率直接进行比较

82. 利用健康高危人群的就医机会进行的针对性检查称为
A. 特殊性体检
B. 健康体检
C. 社会性体检
D. 医疗性体检
E. 机会性筛检

★83. (2021 考点) 某地区在 1 个月内对居民进行了是否有糖尿病的普查，可计算当地居民糖尿病的是
A. 二代发病率
B. 病死率
C. 罹患率
D. 患病率
E. 发病率

★84. (2021 考点) 在流行病学研究中，由因向果的研

究为

A. 病例对照研究
B. 筛检
C. 生态学研究
D. 队列研究
E. 现况研究

★85. (2021 考点) 中国营养学会提出的平衡膳食宝塔提供了

A. 膳食中营养素的适宜摄入量
B. 每日所必需摄入的食物数量
C. 食物分类的概念
D. 比较理想的膳食模式
E. 理想的一日食谱

86. (2021 原题) 以躯干、四肢等肌肉群参与为主的、有节律的、时间较长，能够维持在一个稳定状态的身体活动称为[助理不做]

A. 阻力活动
B. 体适能
C. 协调性活动
D. 无氧运动
E. 有氧运动

87. (2021 考点) 健康维护计划的制订原则不包括

A. 健康为导向
B. 个人积极参与
C. 普适性
D. 综合利用
E. 动态性

88. (2021 考点) 患者，男，46 岁，从事粮食烘干工作 25 年，近期出现视物模糊，确诊为白内障，最可能的致病原因是

A. 苯胺
B. 拟除螨酯
C. 铅
D. 微波
E. 紫外线辐射

★89. 属于环境中的二次污染物是

A. 汞
B. 镉
C. 二氧化碳
D. 光化学烟雾
E. 二手烟

★90. 下列毒物中，属于窒息性气体的是

A. 苯
B. 氨气
C. 氢氰酸
D. 一氧化氮
E. 氯乙烯

91. 发生突发公共卫生事件时，医疗机构的应急反应措施是

A. 评价应急处理措施的效果
B. 组织、协调有关部门参与事件的处理
C. 督导、检查应急处理措施的落实情况
D. 开展患者接诊、收治和转运工作
E. 开展突发公共卫生事件的调查与处理

92. 下列不属于职业卫生服务原则的是

A. 保护和预防原则
B. 全面的初级卫生保健原则
C. 适应原则
D. 健康促进原则
E. 治疗优先原则

93. 实现“人人享有卫生保健”目标的关键是

A. 推行合作医疗保险
B. 加强医德医风建设
C. 开展初级卫生保健
D. 深化医药卫生体制改革
E. 促进妇幼卫生保健

94. 医疗保险设置支付医疗费用的最低标准，低于该标准的医疗费用由患者自付，该标准被称为[助理不做]

A. 自付线
B. 共付线
C. 封顶线
D. 起付线
E. 封底线

第十二章参考答案

1.【参考答案 B】

【押题点】一次污染物的定义。

【解析】一次污染物是指从污染源直接进入环境，其理化性质未发生改变的污染物。

2.【参考答案 B】

【押题点】金标准的定义。

【解析】目前被公认的最可靠、最权威的、可以反映有病或无病实际情况的诊断方法称为金标准。

3.【参考答案 E】

【押题点】职业病的临床特点。

【解析】职业病具有下列五个特点：①病因明确，病因即职业性有害因素；②所接触的病因大多是可检测的，需达到一定的强度才能致病；③在接触同一因素的人群中常有一定的发病率，很少出现个别患者；④大多数职业病如能早期诊断、处理，康复效果较好，但有些职业病(如矽肺)目前尚无特效疗法，只能对症综合处理，故发现愈晚，疗效愈差。

4.【参考答案 C】

【押题点】初级卫生保健的基础原则。

【解析】初级卫生保健的基础原则：预防为主、社区参与、综合措施、资源的合理分配及有效利用、适当的技术、建立健全的转诊体制。

5.【参考答案 B】

【押题点】成组设计两样本均数比较的 t 检验。

【解析】所有的假设检验都是为了检验样本所代表的总体，检验样本是没有实际意义的。成组设计两样本均数比较的 t 检验又称成组比较或完全随机设计的 t 检验，其目的是推断两个样本分别代表的总体均数是否相等。

6.【参考答案 D】

【押题点】卫生服务需求的定义。

【解析】卫生服务需求是从经济和价值观念出发，在一定时期内、一定价格水平上人们愿意而且有能力消费的卫生服务量。分为两类：由需要转化而来的需求和没有需要的需求。

7.【参考答案 B】

【押题点】生物地球化学性疾病定义。

【解析】生物地球化学性疾病：指由于地壳中元素分布不均衡，使某些地区个别微量元素过多或缺乏，超出机体的适应范围，导致动植物和人群发生特有的地区性疾病。

8.【参考答案 C】

【押题点】慢性病自我管理的特点。

【解析】慢性病自我管理的任务：①所患疾病的医疗和行为管理(如按时服药、加强锻炼、就诊、改变不良饮食习惯)；②角色管理(维持日常角色，做家务、工作、社会交往)；③情绪的管理(愤怒、对未来担心、挫折感和偶尔的情绪低落)。

9.【参考答案 B】

【押题点】膳食调查的目的。

【解析】膳食调查的目的是为了解居民膳食摄取情况及其与营养供给量之间的对比情况；了解与营养状况有密切关系的居民体质与健康状态，发现营养不平衡的人群，为进一步营养监测和研究营养政策提供基础情况；做某些综合性或专题性科学研究，如某些地方病、营养相关疾病与营养的关系，研究某些生理常数、营养水平判定指标，复核营养推荐供给量等。

10.【参考答案 B】

【押题点】食物中毒的定义。

【解析】食物中毒指摄入含有生物性、化学性有毒有害物质的食品或把有毒有害物质当作食品摄入后所出现的非传染性的急性、亚急性疾病。

11.【参考答案 D】

【押题点】描述性研究的特点。

【解析】描述性研究是按照不同地区、不同时间和不同人群特征分组，以展示该人群中疾病或健康状况分布特点的一种观察性研究。当对某病的情况了解不多时，往往从描述性研究着手，取得该病或健康状况的基本分布特征，从而获得有关病因假说的启示，然后逐步建立病因假说，为进一步开展分析性研究提供线索。

12.【参考答案 D】

【押题点】Meta 分析常见偏倚。

【解析】Meta 分析中的偏倚可分为抽样偏倚、选择偏倚和研究内偏倚三类。抽样偏倚是指查找相关文献时产生的偏倚，包括：发表偏倚、索引偏倚、查找偏倚、参考文献偏倚或引文偏倚、多重发表偏倚和主题多重使用偏倚、英语语种偏倚、数据提供偏倚。

13.【参考答案 E】

【押题点】人群健康策略的内容。

【解析】人群健康策略强调两点：①注重分析在整个生命全程中影响人群健康的全部的决定因素，而不仅仅重视与特定疾病相关的危险因素或临床病因；②重视促进全体人群的健康，而不仅仅关注那些已患病者或高危个体。

14.【参考答案 E】

【押题点】低蛋白血症的膳食原则。

【解析】患者长期营养不良，导致头昏乏力、清蛋白下降、水肿，需要补充蛋白质。豆科植物蛋白质含量高，营养丰富，氨基酸的组成接近于人体的需要，是补充蛋白质的良好来源。

15.【参考答案 A】

【押题点】医疗性体检的定义。

【解析】体格检查是医疗的诊断环节，是医疗的第一步，是针对症状或疾病及其相关因素的诊察手段。一般把以疾病诊治为目的的体检称之为“医疗性体检”。

16.【参考答案 D】

【押题点】分层抽样定义。

【解析】分层抽样是先将总体的单位按某种特征分为若干次级总体（层），然后再从每一层内进行单纯随机抽样组成一个样本。可以提高总体指标估计值的精确度。

17.【参考答案 D】

【押题点】队列研究的定义。

【解析】队列研究是将一个范围明确的人群按是否暴露于某可疑因素或暴露程度分为不同的亚组，追踪各组的结局并比较其差异，从而判定暴露因素与结局之间有无关联及关联程度大小的一种观察性研究方法，又称为定群研究。

18.【参考答案 D】

【押题点】相对危险度的定义。

【解析】相对危险度亦称危险度比，是暴露组的危险度（测量指标是累积发病率）与对照组的危险度之比。RR=暴露组累积发病率（或病死率）/对照组累积发病率（或病死率）。

19.【参考答案 E】

【押题点】特异危险度的定义。

【解析】特异危险度 AR 是暴露组发病率（20/200）与非暴露组发病率（10/200）相差的绝对值，说明危险特异地归因于暴露因素的程度，即由于暴露因素的存在使暴露组人群发病率增加或减少的部分。

20~21.【参考答案 A C】

【押题点】适宜摄入量、推荐摄入量的定义。

【解析】适宜摄入量是指通过观察或实验获得的健康人群某种营养素的摄入量。推荐摄入量可满足某一特定性别、年龄及生理状况群体中97%~98%个体需要量的摄入水平，相当于传统的每日膳食中营养素供给量（Rda）。

22.【参考答案 E】

【押题点】健康危险因素评价的目的。

【解析】健康危险因素评价是指从个体或群体健康信息咨询或调查、体检和实验室检查等过程中收集各种与健康相关的危险因素信息，为进一步开展有针对性的干预措施提供依据。其目的是促进人们改变不良行为，减少危险因素，提高健康水平。

23.【参考答案 A】

【押题点】慢性病防治的基本原则。

【解析】慢性病防治基本原则：①坚持政府主导、部门合作、社会参与；②坚持突出重点、分类指导、注重效果；③坚持预防为主、防治结合、重心下沉。

24.【参考答案 E】

【押题点】预防医学的特点。

【解析】预防医学的特点包括：工作对象包括个体和群体，工作重点是健康和无症状患者，对策与措施更具积极预防作用，更具人群健康效益，研究方法上更注重微观和宏观相结合，研究重点是环境与人群健康之间的关系。

25.【参考答案 A】

【押题点】临床预防服务的内容。

【解析】临床预防服务的内容有：①求医者的健康咨询；②健康筛检；③免疫接种；④化学预防。

26.【参考答案 E】

【押题点】职业病三级预防内容。

【解析】定期对工人进行体检为二级预防的内容，即三早预防。

27~28.【参考答案 B A】

【押题点】系统抽样、分层抽样的定义。

【解析】系统抽样是把总体按顺序等距抽取的抽样。分层抽样是先将总体的单位按某种特征分为若干次级总体（层），然后再从每一层内进行单纯随机抽样组成一个样本的方法。

29.【参考答案 D】

【押题点】公共卫生的功能。

【解析】公共卫生的功能包括：①预防疾病的发生和传播；②保护环境免受破坏；③预防意外伤害；④促进和鼓励健康行为；⑤对灾难做出应急反应，并帮助社会从灾难中恢复；⑥保证卫生服务的有效性和可及性。

30.【参考答案 C】

【押题点】卫生服务公平性的定义。

【解析】卫生服务公平性是根据人各自的卫生需要不同，都有同等机会享受到相对应的基本的预防和（或）医疗和（或）保健和（或）康复的原则和属性。

31.【参考答案 A】

【押题点】卫生服务需求的定义。

【解析】需求的概念：人们愿意而且有能力购买的卫生服务量。卫生服务需求分为两类：由需要转化而来的需求和没有需要的需求。

32.【参考答案 D】

【押题点】临床疗效评估的原则。

【解析】不应让受试者了解分组情况，以排除心理等因素的影响，常采用单盲或者双盲的方法。

33.【参考答案 C】

【押题点】职业健康医学监护的内容。

【解析】医学监护的内容：①就业前健康检查；②定期健康检查；③离岗或转岗时健康检查；④职业病的健康筛检。

34.【参考答案 E】

【押题点】生物地球化学性疾病定义。

【解析】生物地球化学性疾病是指由于地球地壳表面化学元素分布不均匀，使某些地区的水和(或)土壤中某些元素过多或过少，而引起的某些特异性疾病。

35.【参考答案 C】

【押题点】人人享有卫生保健的含义。

【解析】“人人享有卫生保健”的含义：①人们在工作和生活场所都能保持健康。②人们将运用更有效的办法去预防疾病，减轻不可避免的疾病和伤残带来的痛苦，并且通过更好的途径进入成年、老年，健康地度过一生。③在全体社会成员中均匀地分配一切卫生资源。④所有个人和家庭，通过自身充分地参与，将享受到初级卫生保健。⑤人们将懂得疾病不是不可避免的，人类有力量摆脱可以避免的疾病。

36.【参考答案 D】

【押题点】安慰剂对照的定义。

【解析】安慰剂对照又称“假药对照”、仅给予安慰剂的对照，是外形、颜色、大小均与试药相近，但不含任何有效成分的制剂。

37.【参考答案 E】

【押题点】促成因素的定义。

【解析】促成因素又称实现因素，指促使某种行为动机或愿望得以实现的因素，即实现某行为所必需的技术和资源。

38.【参考答案 E】

【押题点】单盲的特点。

【解析】单盲是只有研究者了解分组情况，研究对象不知道自己是试验组还是对照组。

39.【参考答案 E】

【押题点】x^2 检验的适用范围。

【解析】首先判定该资料属于分类资料，设计类型为独立的多分类资料，应选择的统计分析方法为 x^2 检验。

40.【参考答案 C】

【押题点】队列研究的特点。

【解析】队列研究是将人群按是否暴露于某可疑因素及其暴露程度分为不同的亚组，追踪其各自的结局，比较不同亚组之间频率的差异，从而判定暴露因子与结局之间有无因果关联及关联大小的一种观察性研究方法。

41.【参考答案 D】

【押题点】剂量-反应关系定义。

【解析】剂量-反应关系：是对群体而言，指一定剂量的化学物质与在接触其有害作用的群体中呈现某一生物学效应并达到一定程度的个体在群体中所占比例的关系。

42.【参考答案 C】

【押题点】饮水消毒的目的。

【解析】饮水消毒的主要目的是消灭病原菌，预防肠道传染病的发生。

43.【参考答案 C】

【押题点】哨点监测的定义。

【解析】对能够反映总人群中某种疾病流行状况的有代表性特定人群(哨点人群)进行监测，了解疾病的流行趋势，属于哨点监测。

44.【参考答案 A】

【押题点】沙门菌食物中毒的临床特点。

【解析】沙门菌食物中毒临床表现的特点为腹泻一日可数次至十余次，主要为水样便，少数带有黏液或血。

45.【参考答案 A】

【押题点】沙门菌食物中毒的临床特点。

【解析】沙门菌食物中毒：由食用沙门菌污染食品所致，主要为动物性食品，特别是畜肉类及其制品，其次为禽肉、蛋类、乳类，由植物性食物引起者很少。

46.【参考答案 A】

【押题点】维生素 A 缺乏的表现。

【解析】维生素 A 缺乏可引起夜盲症，最初表现为暗适应时间延长。

47.【参考答案 D】

【押题点】抽样调查概念。

【解析】抽样调查概念：按一定的比例从总体中随机抽取有代表性的一部分人(样本)进行调查，以样本统计量估计总体参数，称为抽样调查。

48.【参考答案 B】

【押题点】老年人膳食原则。

【解析】老年人膳食原则：①饮食多样化，食物搭配合理，宜吃易消化食物，少食多餐，忌暴饮暴食；②主食中包括一定量的粗粮、杂粮；③每天饮用牛奶或食用奶制品；④吃大豆或其制品；⑤适量食用动物性食品；⑥多吃蔬菜、水果；⑦饮食清淡，少盐、少糖。

49.【参考答案 A】

【押题点】海产品食物中毒的病原体。

【解析】副溶血性弧菌食物中毒主要是海产品，其中以墨鱼、带鱼、虾、蟹最为多见。

50.【参考答案 C】

【押题点】水俣病的致病因素。

【解析】水俣病是指人或其他动物食用了含有机汞污染的鱼贝类，使有机汞侵入脑神经细胞而引起的一种综合性疾病，是世界上最典型的公害病之一。

51.【参考答案 A】

【押题点】公害病的定义。

【解析】公害病指由人类活动造成严重环境污染引起公害所发生的地区性疾病。如与大气污染有关的慢性呼吸道疾病、由含汞废水引起的水俣病、由含镉废水引起的痛痛病等。

52.【参考答案 C】

【押题点】一级预防的内容。

【解析】一旦接触职业病危害因素就很难避免发病，

发病后果无可挽回。因此，最好应从源头上避免接触职业病危害因素，也就是所说的一级预防。

53.【参考答案 B】

【押题点】正态分布的特点。

【解析】μ 是均数，σ 是标准差；正态分布曲线用 N(μ，σ2)表示，其位置与均数有关，形状与标准差有关。标准差大，离散程度大，正态分布曲线则胖，反之则瘦。

54.【参考答案 B】

【押题点】暴发的定义。

【解析】暴发是指在一个局部区域内，短时间内突然有很多相同的患者出现。

55.【参考答案 A】

【押题点】健康相关行为内容。

【解析】健康相关行为分为五个阶段，没有准备阶段时的策略是提供信息，提高认识；犹豫不决阶段时的策略是提高认识，激发动机；准备阶段时的策略是提供方法，鼓励尝试；行动阶段时的策略是支持鼓励，加以强化；维持阶段时的策略是不断强化，预防复发。

56.【参考答案 D】

【押题点】双盲原则。

【解析】双盲指试验者和受试者都不知道分组结果，试验者不知道哪个受试者被分配在哪组，受试者不知道自己被施以何种干预措施。这样可以消除试验者和受试者两方面的主观因素影响，保持试验公正客观。

57.【参考答案 D】

【押题点】构成比的计算。

【解析】构成比又称构成指标，常用来说明事物内部各组成部分所占的比重或分布，常用百分数表示。构成比=某一组成部分的观察单位数/同一事物各组成部分的观察单位总数×100%

58.【参考答案 E】

【押题点】队列研究的特点。

【解析】队列研究是将人群按是否暴露于某种可疑因素及其暴露程度分为不同的亚组，追踪其各自的结局，比较不同亚组之间结局频率的差异，从而判定暴露因子与结局之间有无因果关联及关联大小的一种观察性研究方法。

59.【参考答案 B】

【押题点】社区的构成要素。

【解析】社区是指若干社会群体(家庭、氏族)或社会组织(机关、团体)聚集在某一地域里所形成的一个生活上相互关联的大集体。

60.【参考答案 C】

【押题点】临床预防服务对象范围。

【解析】临床预防服务主要针对个体的健康者和无症状“患者”。

61.【参考答案 D】

【押题点】卫生服务组织的内容。

【解析】卫生服务组织主要是指公共卫生体系，其含义是指为实现公共卫生使命所组成的政府机构和社会组织。主要包括各级政府的公共卫生机构、医疗保健服务提供系统、社区、企事业单位、大众媒体和学术研究机构。不包括医疗保险公司。

62.【参考答案 E】

【押题点】社区卫生服务的基本原则。

【解析】社区卫生是人群健康的策略和原则在社区水平上的具体应用，即强调了解社区全体居民的健康和疾病，分析评价人们生活和工作环境、食品以及行为等健康决定因素，通过确定优先项目、消除不同群体间健康的不平等来促进健康和提高生活质量。社区全体居民健康的改善和维持应突出强调社区预防，强调通过社区预防服务，针对社区需优先解决的健康问题，以全体社区居民为对象开展疾病预防和健康促进活动来促进社区的整体健康。

63.【参考答案 B】

【押题点】社区预防服务的单位。

【解析】社区预防服务是以健康为中心、社区为范围、全人群为对象的综合性健康促进与疾病预防服务。目前开展社区预防服务被认为最有效的服务单位是家庭。

64.【参考答案 A】

【押题点】筛检的原则。

【解析】筛检是运用快速、简便的检验、检查或其他措施，在健康的人群中，发现那些表面健康但可疑有病或有缺陷的人。筛检所用的各种手段和方法称为筛检试验。筛检试验要求快简便、灵敏度高，最好能检出所有患者；诊断试验要求科学、准确、特异度高，最好能排除所有非患者。

65.【参考答案 E】

【押题点】效果指数的定义。

【解析】试验研究中对照组与实验组发病率之比为效果指数。试验研究中对照组与试验组发病率差值再除以对照组发病率为保护率。

66.【参考答案 D】

【押题点】三级预防的应用。

【解析】三级预防：第一级预防，是针对病因所采取的预防措施，是根本性预防；第二级预防，早期发现、早期诊断、早期治疗的“三早”预防工作；第三级预防，对已患某些病者，采取及时的、有效的治疗和康复措施，使患者尽量恢复生活和劳动能力，能参加社会活动并延长寿命。

67.【参考答案 C】

【押题点】系统抽样方法。

【解析】随机定起点，一定间隔抽取单位，称为系统抽样。

68.【参考答案 A】

【押题点】变异系数的定义。

【解析】变异系数用 CV 表示，CV 是将标准差转化为算术均数的倍数，以百分数的形式表示。CV 常常用于比较度量单位不同或均数相差悬殊的两组(或多组)资料的变异程度。

69.【参考答案 D】

【押题点】噪音对听力损害的表现。

【解析】噪音所致健康损害有听觉外系统损害和听觉系统损害，后者还包括暂时性听阈位移和永久性听阈位移，最具特征性的表现是听阈升高在后期不能恢复到正常的水平。

70.【参考答案 C】

【押题点】环境对人类健康损害危险度评价。

【解析】包括危害鉴定、暴露评价、剂量-反应关系评定、危险度特征分析、危险度管理。

71.【参考答案 B】

【押题点】标准正态分布特点。

【解析】标准正态分布用 N(0, 1)表示，即 μ 值的均数为 0，标准差为 1。

72.【参考答案 D】

【押题点】心血管疾病的危险因素。

【解析】此患者吸烟，体重超标，都是心血管疾病的危险因素，故应查血脂。

73.【参考答案 D】

【押题点】体质指数的定义。

【解析】体质指数(body mass index，BMI)是评价 18 岁以上成人群体营养状况的常用指标。计算公式为：BMI = 体重(kg)÷[身高(m^2)]。

74.【参考答案 C】

【押题点】心血管疾病的预防。

【解析】该患者的预防措施：①合理膳食，控制膳食总热量，预防肥胖。多进食清淡、富含维生素 C、低胆固醇的食物，使用植物油，合并高血压、心力衰竭的患者还应限制盐量。②适当的体力劳动和体育活动。③合理安排工作和生活。④提倡戒烟限酒。⑤积极控制高血压、糖尿病等。

75.【参考答案 E】

【押题点】标准差的特点。

【解析】两组呈正态分布的数值变量资料，描述离散趋势的指标最好选用标准差，不是方差，但均数相差悬殊，若比较离散趋势，最好选用的指标是变异系数(E 对)。

76.【参考答案 A】

【押题点】发病率的意义。

【解析】队列研究中，最受关注的是暴露因素导致疾病的强度——发病率，包括累积发病率和发病密度。

77.【参考答案 D】

【押题点】特异度的定义。

【解析】特异度：指金标准确诊的非病例中被评试验也判断为阴性者所占的百分比。

78.【参考答案 B】

【押题点】正态分布的描述。

【解析】正态分布有两个参数，即均数与标准差(μ 与 σ)，标准正态分布的均为数和标准差分别为 0 和 1。

79.【参考答案 A】

【押题点】三级预防的内容。

【解析】一级预防也称病因预防，是在无病期针对病因或致病因素所采取的预防措施，主要是消除或减少控制各种危害健康的因素，并采取增进健康的各种措施，以防止健康人群发病。碘缺乏病就是机体因缺乏微量元素碘而引起一系列疾病或危害的总称。补碘是最有效、最简单、最经济的方法。

80.【参考答案 C】

【押题点】偏态分布数据的描述。

【解析】中位数是一个位次上的平均指标，以中位数为界，将观察值分为左右两半。其适用情况有以下几种：①当资料呈明显的偏态分布；②资料一端或两端无确定数值(如大于或小于某数值)；③资料的分布情况不清楚，在这些情况下多选用中位数。四分位数通常用于描述偏态分布资料的离散程度。

81.【参考答案 B】

【押题点】标化率的作用。

【解析】标化率是寻找一个统一的分布作为标准组，然后每个标准组均按该分布标准计算相应的率，所得到的率是相对于标准组的。目的是排除不同人群间相互比较时对人群患病率、发病率和/或病死率的影响，使得比较结果更为客观。

82.【参考答案 E】

【押题点】机会性筛检定义。

【解析】机会性筛检是指利用人们(往往是一些高危人群)就医的机会，进行某些针对性的检查，以早期发现可疑疾病。

83.【参考答案 D】

【押题点】患病率的定义。

【解析】患病率为某特定时间内，总人口出现患某病者(包括新旧病例)所占比例。多用于普查。

84.【参考答案 D】

【押题点】队列研究的特点。

【解析】在流行病学研究中，由因向果的研究为队列研究；由果向因的研究为病例对照研究；探索病因可以通过抽样及普查等方式进行描述性研究。

85.【参考答案 D】

【押题点】平衡膳食宝塔的意义。

【解析】平衡膳食宝塔直观地告诉居民食物分类的概念及每天各类食物的合理摄入范围，也就是它告诉消费者每日需吃食物的种类及相应的数量，对合理调配平衡膳食进行具体指导，故称为“中国居民膳食宝塔”，为居民提供了理想的膳食模式。

86.【参考答案 E】

【押题点】有氧运动的特点。

【解析】有氧运动是指躯干、四肢等大肌肉群参与为主的、有节律、时间较长、能够维持在一个稳定状态的身体活动(如长跑、步行、骑车、游泳等)。

87.【参考答案 C】

【押题点】健康维护计划制定的原则。

【解析】健康维护计划制定的原则包括以下几点：

①健康为向导的原则；②个性化原则；③综合性利用的原则；④动态性原则；⑤个人积极参与的原则。

88.【参考答案 D】

【押题点】微波对机体的危害。

【解析】职业性有害因素中，非电离辐射对从业者危害甚大，微波对人体健康的作用是类神经症和自主神经功能紊乱，还可引起眼睛和血液系统等改变。红外线、紫外线辐射和激光均主要是对皮肤和眼睛的损伤作用。

89.【参考答案 D】

【押题点】二次污染物的定义。

【解析】一次污染物在物理、化学、生物等因素作用下发生变化，或与环境中的其他物质发生反应，形成物理、化学性状与一次污染物不同的新污染物称为二次污染物，如光化学烟雾、酸雨、甲基汞、过氧乙酰硝酸酯等。

90.【参考答案 C】

【押题点】窒息性气体种类。

【解析】窒息性气体包括一氧化碳、氢氰酸、硫化氢和甲烷等。

91.【参考答案 D】

【押题点】公共卫生事件时医疗机构的职责。

【解析】发生突发公共卫生事件时，在应急处置的组织及职责中，医疗机构主要负责病例(疫情)的诊断和报告，并开展临床接诊、收治和转运工作。

92.【参考答案 E】

【押题点】实施职业卫生服务的原则。

【解析】实施职业卫生服务的原则：①保护职工健康，预防工作中的危害(保护和预防原则)；②使工作和环境适应于人的能力(适应原则)；③增进职工的躯体和心理健康以及社会适应能力(健康促进原则)；④使职业危害、事故损伤、职业病和工作有关疾病的影响减少到最小程度(治疗与康复原则)；⑤为职工和职工亲属提供全面的卫生保健服务(全面的初级卫生保健原则)。

93.【参考答案 C】

【押题点】初级卫生保健的重要性。

【解析】初级卫生保健又称基层卫生保健，它是最基本的、人人都能得到的、体现社会平等权利的、人民群众和政府都能负担得起的基本卫生保健服务。核心是人人公平享有，手段是适宜技术和基本药物，筹资是以公共财政为主，受益对象是社会全体成员。初级卫生保健是实现"2000 年人人享有卫生保健"全球卫生战略目标的疾病策略和途径。

94.【参考答案 D】

【押题点】起付线的定义。

【解析】起付线：又称扣除保险，是指医疗保险开始支付医疗费用的最低标准，低于起付线的医疗费用由被保险人自负，超过起付线以上的医疗费用由医疗保险按规定支付。

第十三章　呼吸系统

分值：执业 40 分/助理 21 分　难度：中等　建议完成时间：2 小时　题目后缀为[助理不做]的，助理医师不用做

★1.（2021 考点）关于慢性阻塞性肺疾病（COPD）发病机制，叙述不正确的是
A. 中性粒细胞活化和聚集
B. 氧化应激增加
C. 自主神经功能失调
D. α1-抗胰蛋白酶活性增强
E. 营养不良

★2.（2021 考点）关于 COPD 病理生理特征描述不正确的是[助理不做]
A. 持续气流受限致肺通气功能障碍
B. 早期病变局限于细小气道，仅闭合容积增大
C. 动态肺顺应性增加，静态顺应性降低
D. 肺泡弹性回缩力减退
E. 残气量及残气量占肺总量的百分比增加

★3.（2021 考点）属于慢性支气管炎急性发作的常见致病菌是
A. 流感嗜血杆菌
B. 大肠埃希菌
C. 卡他莫拉菌
D. 肺炎克雷伯杆菌
E. 金黄色葡萄球菌

★4.（2021 考点）不属于慢性支气管炎急性发作的病毒是
A. 流感病毒
B. 副流感病毒
C. 鼻病毒
D. 腺病毒
E. 呼吸道合胞病毒

★5.（2021 考点）下列关于吸烟引起的 COPD 机制描述不正确的是
A. 气道上皮细胞受损
B. 巨噬细胞吞噬功能降低
C. 气道净化能力下降
D. 支气管黏膜充血水肿
E. 交感神经功能亢进

★6. 诊断 COPD 最有意义的辅助检查是
A. 肺功能检查
B. 血气分析
C. 胸部 X 线片
D. 胸部高分辨率 CT（HRCT）
E. 支气管舒张试验

★7.（2021 考点）COPD 晚期病理生理改变不正确的是[助理不做]
A. 通气和换气功能障碍引起缺氧和 CO_2 潴留
B. 弥散面积减少
C. 产生通气与血流比例失调
D. 限制性通气功能障碍
E. 低氧血症和高碳酸血症

8. COPD 常见的并发症不包括
A. 慢性肺源性心脏病
B. 自发性气胸
C. 右心功能不全
D. 肺梗死
E. 慢性呼吸衰竭

★9. 下列关于 COPD 患者肺功能分级不正确的是
A. FEV1%≥85% 1 级：轻度
B. 65%≤FEV1%<80% 2 级：中度
C. 50%≤FEV1%<65% 2 级：中度
D. FEV1%≤30% 2 级：中度
E. FEV1%≤20% 4 级：极重度

★10. COPD 稳定期治疗不得当的是
A. 口服茶碱缓释片
B. 吸入异丙托溴铵喷剂
C. 静脉输注糖皮质激素
D. 吸入沙丁胺醇气雾剂
E. 口服 N-乙酰半胱氨酸泡腾片

★11. COPD 急性加重期治疗不正确的是
A. 雾化吸入特布他林
B. 三代头孢菌素抗感染
C. 低流量吸氧，氧浓度 28%~30%
D. 静脉滴注甲泼尼龙
E. 可待因镇咳

12.（2021 考点）肺动脉高压发病机制不正确的是
A. COPD 进展
B. 间质性肺疾病

C. 肺血栓栓塞
D. 吉兰-巴雷综合征
E. 肺脓肿破坏

13. 慢性肺源性心脏病急性加重时，使用利尿药可能引发
A. 稀释性低钠血症
B. 呼吸性酸中毒合并代谢性酸中毒
C. 呼吸性碱中毒合并代谢性酸中毒
D. 低钾低氯性碱中毒
E. 高钾高氯酸中毒

14. 对于慢性肺源性心脏病患者使用毛花苷-C 错误的是
A. 常用剂量的 1/2~1/3
B. 肺部感染，利尿药无效者
C. 右心力衰竭明显且无感染者
D. 急性左心力衰竭
E. 合并室上性快速心律失常，如心房颤动、室上性心动过速

15. (2021 考点) 特发性肺动脉高压病因及发病机制不相关的是[助理不做]
A. 骨形成蛋白受体基因突变
B. 抗核抗体水平明显升高
C. 肺血管内皮功能障碍
D. 肺血管内皮受损斑块形成
E. 血管壁平滑肌细胞钾通道缺陷

16. 特发性肺动脉高压治疗药物不合理的是[助理不做]
A. 钙拮抗药
B. 内皮素受体拮抗药
C. 前列环素及其类似物
D. 糖皮质激素
E. 磷酸二酯酶抑制药

17. (2021 考点) 肺源性心脏病患者失代偿期典型的体征是
A. 明显发绀
B. 球结膜充血、水肿
C. 皮肤潮红
D. 肝界下移
E. 肝颈静脉回流征阳性

18. (2021 考点) 肺源性心脏病患者最主要的病死原因是
A. 心律失常
B. 休克
C. 弥散性血管内凝血
D. 肺性脑病
E. 深静脉血栓

★19. 下列关于肺源性心脏病 X 线检查描述不正确的是
A. 右下肺动脉干扩张，横径≥15 mm
B. 右下肺动脉横径/气管横径≥1.07 mm
C. 肺动脉段明显突出或其高度≥3 mm
D. 圆锥部显著凸出或其高度≥7 mm
E. 右心房肥大

★20. 下列关于肺源性心脏病心电图表现说法不正确的是
A. 额面平均电轴≥+90°
B. V1 R/S≥1
C. Rv5+Sv1>4.0 mV
D. V1~V3 呈 QS、Qr 或 qr
E. 肺型 P 波

★21. (2021 考点) 不属于支气管哮喘效应细胞的是
A. 中性粒细胞
B. T 淋巴细胞
C. B 淋巴细胞
D. 平滑肌细胞
E. 嗜酸性粒细胞

★22. 支气管哮喘呼吸功能检查相符的是
A. FEV1、FEV1/FVC%增加
B. 舒张试验阳性，FEV1 增加≥12%或绝对值增加≥200 mL
C. 激发试验阳性，FEV1 较之前下降≥12%
D. FVC 下降，RV、FRV 增加
E. MMEF、PEF 增加

★23. 下列症状及体征符合支气管哮喘重度发作的是
A. 脉率 90 次/min，不能讲话，意识模糊，静寂肺
B. 脉率 100 次/min，呼吸末期哮鸣音，$PaCO_2$ < 45 mmHg
C. 脉率 110 次/min，奇脉，烦躁，弥漫哮鸣音
D. 脉率 125 次/min，端坐呼吸，大汗淋漓，弥漫哮鸣音
E. 脉率 130 次/min，意识模糊，胸腹矛盾运动

★24. 支气管哮喘患者急性发作时，$PaCO_2$ 逐渐增高提示
A. 无临床意义
B. 病情好转
C. 病情加重
D. 病情早期改变
E. 出现肺性脑病

★25. (2021 考点) 主要作用机制为控制支气管哮喘气道炎症的药物是
A. 特布他林
B. 沙美特罗
C. 异丙托溴铵
D. 孟鲁司特
E. 茶碱

★26. (2021 考点) 支气管哮喘患者发作时禁用的药物是
A. 可待因
B. 氨茶碱
C. 沙丁胺醇
D. 泼尼松
E. 肾上腺素

★27. (2021 考点) 支气管哮喘发作患者，基础有冠心病应慎用哪种药物
A. 酮替芬
B. 肾上腺素
C. 氨茶碱
D. 色甘酸二钠

E. 糖皮质激素

★28. 下列哪项不属于支气管哮喘并发症[助理不做]

A. 气胸

B. 纵隔气肿

C. 肺不张

D. 慢性阻塞性肺疾病

E. 过敏性肺炎

★29. (2021 考点) 治疗支气管哮喘的扩张支气管药物不包括

A. 茶碱

B. 噻托溴铵

C. 沙美特罗

D. 特布他林

E. 酮替芬

30. 关于支气管扩张诱因不正确的是

A. 婴幼儿期麻疹

B. 支气管感染病史

C. α1-抗胰蛋白酶缺乏

D. 支气管哮喘

E. 软骨缺陷

31. 继发于支气管肺组织炎性病变的支气管扩张多见于

A. 上叶尖段

B. 下叶背段

C. 右肺下叶

D. 左肺下叶

E. 左肺上叶

32. 下列哪项不属于支气管扩张并发症[助理不做]

A. 肺部感染

B. 肺脓肿

C. 肺源性心脏病

D. 气胸

E. 肺梗死

33. 患者，男，45 岁。反复咳嗽、咳脓痰 10 年，加重 5 天入院。吸烟史 20 年。查体：左下肺可闻及持久固定湿啰音及少许哮鸣音，可见杵状指。胸部 X 线片示左下肺纹理增粗、紊乱。该患者应首先考虑的诊断是

A. 慢性支气管炎

B. 支气管肺癌

C. 肺脓肿

D. 支气管扩张

E. 支气管哮喘

34. 下列关于支气管扩张常见临床特点叙述不正确的是

A. 慢性咳嗽、咳大量脓痰

B. 反复咯血

C. 固定、短暂的局限性干啰音

D. 胸部 CT 提示支气管壁增厚，管腔呈囊柱状扩张

E. 杵状指

★35. 患者，女，20 岁。反复发作咳嗽、咳痰 10 年。近 3 年反复咯血，最多一次量约 200 mL，现胸部 CT 示左下叶部分萎缩，可见囊柱状支气管扩张影像，最佳治疗方案是

A. 吸氧、止血

B. 解痉、化痰

C. 左肺全切术

D. 左肺下叶切除

E. 体位排痰

36. 支气管扩张患者，查痰培养为铜绿假单胞菌感染，可选用哪种抗生素治疗

A. 甲硝唑

B. 阿莫西酮

C. 头孢西丁

D. 亚胺培南

E. 头孢孟多

37. (2021 考点) CAP 临床诊断依据不包括

A. 新近出现的咳嗽、咳痰，或原有呼吸道疾病症状加重，并出现脓性痰

B. 实变体征和(或)湿性啰音

C. $WBC>10\times10^9/L$ 或 $<4\times10^9/L$，伴或不伴核左移

D. 胸部 X 线片检查显示片状、斑片状浸润性阴影或间质性改变

E. 肺结核未愈

38. 治疗社区获得性肺炎时，可覆盖非典型病原体的抗生素是

A. 头孢菌素类

B. 糖肽类

C. 青霉素类

D. 大环内酯类

E. 氨基糖苷类

39. 容易引起休克的肺炎是

A. 军团菌

B. 肺炎支原体

C. 肺炎衣原体

D. 肺炎克雷伯菌

E. 金黄色葡萄球菌

40. (2021 考点) 院内感染无感染高危因素常见的细菌是

A. 肺炎链球菌

B. 肺炎克雷伯杆菌

C. 金黄色葡萄球菌

D. 大肠埃希菌

E. 铜绿假单胞菌

41. (2021 考点) 不符合重症肺炎诊断标准的是

A. 需要有创机械通气

B. 感染性休克需要血管收缩药治疗

C. 氧合指数 $PaO_2/FiO_2\geq300$ mmHg

D. 意识障碍

E. 呼吸频率≥30 次/min

42. 肺炎若用药 72 小时后症状无改善，原因不太可能为

A. 药物未能覆盖致病菌，或细菌耐药

B. 特殊病原体感染如结核分枝杆菌、真菌、病毒等

C. 出现并发症或存在影响疗效的宿主因素(如免疫抑

制）
D. 非感染性疾病误诊为肺炎
E. 感染导致中枢性发热

43.（2021 考点）下列关于肺炎球菌肺炎症状表述不符合的是
A. 胸痛，并可放射至肩部或腹部
B. 起病多急骤，呈弛张热
C. 食欲缺乏，偶有恶心、呕吐、腹痛或腹泻
D. 发病前常有受凉淋雨、疲劳、醉酒、病毒感染等诱因
E. 咳嗽、咳痰，但痰少，可带血或呈铁锈色

44.（2021 考点）下列关于肺炎球菌肺炎表述不符合的是
A. 呈急性热病容，口角及鼻周可有单纯疱疹
B. 有感染中毒症者，可出现皮肤、黏膜出血点，巩膜黄染
C. 累及脑膜时有颈抵抗及出现病理性反射
D. 肺实变时叩诊呈浊音、语音震颤增强并可闻及支气管呼吸音
E. 肺部 CT 可见遗留空洞

45. 与大叶性肺炎并发症不相符的是
A. 脑膜炎
B. 肺肉质变
C. 心包炎
D. 关节炎
E. 心源性休克

46. 下列哪项与小叶性肺炎不符
A. 病变多不局限于某一小叶
B. 属于化脓性炎
C. 常是某些疾病的并发症
D. 病原体常见为肺炎链球菌、病毒等
E. 多见于青壮年

47.（2021 原题）对耐甲氧西林金黄色葡萄球菌引起的肺炎，可选用抗生素是
A. 阿莫西林
B. 头孢唑啉
C. 苯唑西林
D. 万古霉素
E. 头孢克肟

48.（2021 考点）下列关于痰液性质描述不对应的是
A. 铜绿假单胞菌-黄绿色痰
B. 肺炎克雷伯菌-砖红色痰液
C. 肺吸虫病-黑色痰
D. 急性左心力衰竭-粉红色泡沫痰
E. 大叶性肺炎-铁锈色痰

★49. 患者，男，15 岁，低热、咳嗽 2 周入院，胸部 X 线片示两肺下部网状及小叶分布的斑片状浸润阴影，血 WBC 11×10^9/L，为进一步明确诊断应做哪项检查
A. 呼吸道病毒检测
B. 肥达试验
C. 冷凝集试验
D. HRCT
E. 痰抗酸杆菌涂片

50. 下列各类肺感染性疾病 X 线表现不符的是
A. 肺炎链球菌肺炎-大片炎症浸润影或实变影，支气管充气征
B. 肺炎克雷伯杆菌肺炎-肺大叶实变或小叶浸润，蜂窝状脓肿，水平叶间裂弧形下坠
C. 支原体肺炎-肺部多形态浸润影节段分布，多见于肺下野
D. 病毒性肺炎-双肺弥漫性结节性浸润
E. 肺脓肿-弥漫性支气管肺炎、早期肺脓肿

51. 病毒性肺炎临床表现不符合的是
A. 有季节性，起病较急
B. 一般无明显胸部体征，病情严重者有呼吸浅速、心率增快、发绀、肺部干性、湿性啰音
C. 白细胞计数正常、稍高或偏低，血沉通常在正常范围
D. 痰涂片所见的白细胞以单核细胞居多，痰培养常无致病细菌生长
E. 肺部多形态浸润影节段分布，多见于肺下野

★52. 继发性肺脓肿病因描述不正确的是［助理不做］
A. 金黄色葡萄球菌感染
B. 肺炎克雷伯杆菌感染
C. 肺炎球菌感染
D. 支气管异物阻塞
E. 支气管肺癌引起

★53. 关于吸入性肺脓肿，说法不正确的是［助理不做］
A. 是指病原体经口、鼻、咽腔吸入致病
B. 由于右主支气管较陡直，且管径较粗大，吸入物易进入右肺
C. 仰卧位时，好发于上叶后段或下叶背段
D. 坐位时，好发于下叶后基底段
E. 右侧卧位时，则好发于右肺下叶

★54. 不符合肺脓肿手术适应证的是［助理不做］
A. 肺脓肿病程超过 1 个月，经内科治疗脓腔不缩小
B. 脓腔过大（5 cm 以上）不易闭合者
C. 大咯血经内科治疗无效或危及生命
D. 伴有支气管胸膜瘘或脓胸经抽吸和冲洗疗效不佳者
E. 支气管阻塞，如肺癌

★55. 患者，男，30 岁，半月前拔牙，次晨畏寒发热，咳嗽，痰量逐渐增多，呈脓性有臭味，胸部 X 线片示左下肺大片阴影，有空洞，选用下列哪种药物效果最佳［助理不做］
A. 红霉素
B. 林可霉素
C. 阿奇霉素
D. 庆大霉素
E. 左氧氟沙星

★56. 关于吸入性肺脓肿下列叙述不符合的是［助理不做］
A. 患者多有吸入感染的因素，如齿、口、咽喉的感

染灶
B. 痰静置后可分成 3 层，每日量可达 300~500 mL
C. 当炎症累及壁层胸膜时出现胸痛，呼吸时加重
D. 咯血，量多少不等，偶有中量、大量咯血而突然窒息致死
E. 多由金黄色葡萄球菌等细菌感染引起

57. 在我国，当前结核病疫情仍很严峻，表现在除了
A. 高感染率及高患病率
B. 高耐药率
C. 病死人数多
D. 中青年患病多
E. 地区患病差别不大

58. 不属于继发型肺结核分类的是
A. 浸润型肺结核
B. 空洞性肺结核
C. 结核球
D. 血型播散型肺结核
E. 纤维空洞性肺结核

★59. 结核菌素试验判定错误的是
A. 阴性常见于未曾感染过结核分枝杆菌或还处于结核感染早期(4~8 周)
B. 婴幼儿 PPD 阳性，年龄越小，提示结核活动可能性越大
C. 结节不足 20 mm，但有水疱或坏死仍为中度阳性(++)
D. 使用免疫抑制药或糖皮质激素者可呈阴性
E. 5~9 mm 为一般阳性(+)

60. 肺结核引起的支气管扩张最容易好发的部位是
A. 上叶尖后段
B. 上叶前段
C. 右中叶
D. 左舌叶
E. 下叶基底段

★61. (2021 考点) 下列关于抗结核药不良反应叙述不正确的是
A. 乙胺丁醇-球后神经炎
B. 利福平-肝损害
C. 链霉素-肾毒性
D. 异烟肼-中枢神经病变
E. 吡嗪酰胺-高尿酸血症

★62. (2021 考点) 下列不属于结核菌阴性肺结核诊断标准的是
A. 典型肺结核临床症状和胸部 X 线表现
B. 抗结核治疗有效
C. PPD(5 U)强阳性，血清抗结核抗体阳性
D. 痰结核菌 PCR 和探针检测呈阳性
E. 临床不能排除其他非结核性肺部疾患

★63. (2021 考点) 我国抗结核化学治疗原则不正确的是
A. 早期
B. 规律
C. 足量
D. 全程
E. 联合

★64. (2021 考点) 不属于预防结核病发生的措施是
A. 使用免疫抑制药
B. 减少接触排菌者的密切程度
C. 高危人群预防性化学治疗
D. 治愈涂阳肺结核患者
E. 接种卡介苗

★65. (2021 考点) 肺结核治疗不正确的是
A. 少量咯血，以卧床休息为主，可用氨基己酸、氨甲苯酸、酚磺乙胺等药物止血
B. 大咯血时使用垂体后叶素收缩小动脉，使肺循环血量减少而达到较好的止血效果
C. 高血压、冠状动脉粥样硬化性心脏病、心力衰竭患者和孕妇禁用垂体后叶素
D. 为增强抗结核治疗效果，可常规联合应用糖皮质激素
E. 在大咯血时，患者突然停止咯血，并出现呼吸急促、面色苍白、口唇发绀、烦躁不安等症状时，常为咯血窒息，应及时抢救。

★66. (2021 考点) 患者，女，19 岁。干咳 3 个月伴不规则发热，体温波动在 37.8℃~38.5℃之间，无咯血及关节、肌肉痛，先后多次静脉注射“头孢霉素”仍未见效，现停经 50 天。查体：消瘦，双颈部可触及成串小淋巴结，活动，无压痛，右上肺可闻及少量湿啰音。胸部 X 线片示：右上肺大片密度不均阴影，有小空洞形成。该患者最可能的诊断是
A. 细菌性肺炎
B. 支原体肺炎
C. 过敏性肺炎
D. 干酪性肺炎
E. 肺脓肿

★67. (2021 考点) 患者，男，10 岁，患结核性脑膜炎，抗结核首选的治疗是
A. 链霉素+异烟肼+利福平+吡嗪酰胺
B. 链霉素+异烟肼+乙胺丁醇
C. 链霉素+异烟肼+吡嗪酰胺
D. 链霉素+异烟肼
E. 链霉素+异烟肼+对氨基水杨酸钠

68. 患者，男，50 岁，间断咳嗽、咳痰 3 年余。偶有痰中带血，经抗感染治疗效果欠佳，下肺纹理呈垂柳样改变。该患者最可能的诊断是
A. 慢性肺脓肿
B. 支气管扩张
C. 慢性纤维空洞型肺结核
D. 浸润型肺结核
E. 二尖瓣狭窄

69. 下列关于结核分枝杆菌成分说法不正确的是
A. 磷脂具有抗原性，参与结核结节形成

B. 蜡质可引发机体速发型变态反应，参与形成空洞和干酪液化
C. 多糖类与血清反应等免疫应答有关
D. 硫脂与结核分枝杆菌毒力有关的，破坏宿主巨噬细胞功能
E. 蛋白质属于完全抗原，是结核菌素的主要成分

70. 下列关于原发性肺结核和继发性肺结核表述不正确的是
A. 原发性肺结核指的是结核分枝杆菌初次感染在肺内发生的病变
B. 原发性肺结核好发于肺尖部
C. 原发性肺结核 95%可自愈，经由淋巴道、血道转移
D. 继发性肺结核好发于肺上叶尖后段、下叶背段和后基底段
E. 继发性肺结核容易并发干酪样坏死、空洞形成

71. 肺结核渗出性病变范围较大或干酪样坏死时不会出现的体征是
A. 语颤增强
B. 叩诊浊音
C. 支气管呼吸音
D. 哮鸣音
E. 细湿性啰音

★72. (2021 考点) 结核菌素阴性原因不包括
A. 结核杆菌感染后 8 周
B. 营养不良
C. HIV 感染
D. 癌症患者
E. 麻疹、水痘

★73. (2021 考点) 下列关于抗结核药物特点叙述不正确的是
A. 异烟肼抑制 DNA 合成，作用于细胞内外，为杀菌剂，可引起周围神经炎
B. 利福平抑制 mRNA 合成，作用于细胞内外，为杀菌剂，可引起肝损害
C. 链霉素抑制蛋白质合成，作用于细胞内外，为杀菌剂，可引起听力障碍
D. 吡嗪酰胺的吡嗪酸抑菌，作用于细胞内，为杀菌剂，可引起高尿酸血症
E. 乙胺丁醇抑制 RNA 合成，为抑菌剂，可引起球后视神经炎

★74. 预后最差的肺癌类型是
A. 鳞状细胞癌
B. 小细胞肺癌
C. 腺癌
D. 大细胞癌
E. 细支气管肺泡癌

★75. (2021 考点) 支气管肺癌患者，近年来出现右侧眼睑下垂、瞳孔缩小、眼球内陷、右侧额部与胸壁无汗，考虑诊断为
A. 肺癌致上腔静脉阻塞
B. 肺癌为转移
C. 肺癌甲状旁腺转移
D. 左侧肺尖部肺癌
E. 右侧肺尖部肺癌

★76. (2021 考点) 下列哪项不是肺癌非转移性胸外表现
A. 高钙血症
B. 肥大性骨关节病
C. 异位促肾上腺皮质激素(ACTH)综合征
D. 抗利尿激素分泌异常综合征(SIADH)
E. Horner 综合征

★77. 下列关于周围型肺癌 X 线表现描述不正确的是
A. 常见的是肺野周围孤立性圆形或椭圆形影，直径可以从 0.5 cm 到 5~6 cm 或更大。
B. 块影轮廓不规则，常呈现小的分叶或切迹，边缘模糊毛糙，常显示细短的毛刺影。
C. 周围型肺癌肿大阻塞支气管管腔后，可出现节段性肺炎或肺不张。
D. 癌肿中心部分坏死液化，可见厚壁偏心性空洞，内壁凹凸不平，很少有明显的液平面。
E. 当癌肿发展到一定大小，可出现肺门阴影，表现为靠近肺门的类圆形或不规则团块，可有毛刺或分叶

★78. 下列关于中央型肺癌 X 线表现描述不正确的是
A. 早期可无异常征象；当癌肿发展到一定大小，可出现肺门阴影，表现为靠近肺门的类圆形或不规则团块，可有毛刺或分叶
B. 由于肿块阴影常被纵隔组织影所掩盖，需做胸部 CT 检查才能显示清楚
C. 当癌肿阻塞支气管，排痰不畅，受累的肺段或肺叶可出现局限性肺气肿或阻塞性肺炎征象
D. 若支气管完全阻塞，可产生肺叶不张，呈现反“S”征，或一侧全肺不张
E. 癌肿中心部分坏死液化，可见厚壁偏心性空洞，内壁凹凸不平，很少有液平面

★79. 肺癌的病理分型中较常见的是
A. 小细胞癌
B. 大细胞癌
C. 混合型癌
D. 腺癌
E. 概率均等

80. (2021 考点) 患者，男，55 岁。咳嗽伴痰中带血 2 周，胸部 X 线片及 CT 检查发现右肺上叶周围型结节，痰细胞学检查示：燕麦细胞癌。该患者首选的治疗是
A. 免疫治疗
B. 手术治疗
C. 化疗+放疗
D. 介入治疗
E. 放射治疗

★81. (2021 考点) 肺癌血行转移最常见的肺外靶器官除外
A. 脑

B. 肝
C. 骨骼
D. 胃
E. 肾上腺

★82. (2021 考点) 常见引起副肿瘤综合征的肺癌病理类型是
A. 燕麦细胞癌
B. 鳞状细胞癌
C. 腺鳞癌
D. 大细胞癌
E. 混合型肺癌

83. 下列为肺栓塞的独立危险因素的是[助理不做]
A. 高龄
B. 肾病综合征
C. 恶性肿瘤
D. 下肢深静脉血栓(DVT)的形成
E. 口服避孕药

84. 肺栓塞最常见的典型症状不包括[助理不做]
A. 呼吸困难
B. 胸痛
C. 咯血
D. 低血压
E. 烦躁不安、濒死感

★85. (2021 考点) 关于肺栓塞实验室检查描述不正确的是[助理不做]
A. 用 ELISA 检测 D-二聚体时，若其含量低于 500 μg/L，可基本除外急性 PTE
B. 血气分析常表现为低氧血症、低碳酸血症，部分患者的血气结果可以正常
C. 心电图可出现 V1～V4 的 T 波倒置和 ST 段异常、SⅢQⅢTⅠ征等。
D. 胸部 X 线片可见肺野局部片状阴影，尖端指向肺门的楔形阴影
E. 严重患者，可以发现右心室壁局部运动幅度降低

★86. (2021 考点) 下列关于确诊肺栓塞的实验室检查叙述不正确的是[助理不做]
A. CT 肺动脉造影：肺野楔形密度增高影，条带状高密度区或盘状肺不张，中心肺动脉扩张及远端血管分支减少或消失
B. 放射性核素肺通气/灌注扫描：呈肺段分布的肺灌注缺损，并与通气显像不匹配
C. 磁共振显像：T1WI 显示主动脉及其分支血管有中等信号
D. 胸部 X 线片：蝶翼征，以两肺门为中心的大片状阴影
E. 肺动脉造影：肺动脉内造影剂充盈缺损，伴轨道征的血流阻断

★87. 判断肺栓塞治疗的说法不正确的是[助理不做]
A. 14 天内溶栓，可并发脑出血
B. 华法林与肝素重叠应用 4~5 天
C. 伴休克病例应考虑溶栓
D. 右心功能异常中危病例无须溶栓
E. 活动性内出血为溶栓禁忌

88. Ⅰ型呼吸衰竭常见病因有
A. 上呼吸道阻塞
B. 呼吸肌功能障碍
C. 慢性阻塞性肺疾病
D. 肺换气障碍
E. 主支气管异物

89. 低氧血症和高碳酸血症的发生机制错误的是
A. 肺通气不足、肺泡通气量减少会引起缺氧和 CO_2 潴留
B. 弥散障碍时，通常以低氧血症为主
C. 通气/血流比例失调，通气/血流比值偏离 0.8
D. 发热、寒战、呼吸困难和抽搐使机体缺氧加重
E. 慢性呼吸衰竭 CO_2 潴留时肾脏代偿增加碳酸氢根排出

90. 下列情形中，通过氧疗最难纠正的呼吸衰竭是
A. 弥散功能障碍
B. 肺通气不足
C. 通气/血流比例失衡
D. 严重功能性分流
E. 发热、氧耗量增加

91. 下列哪种情况不是慢性呼吸衰竭的病因
A. 慢性阻塞性肺疾病
B. 尘肺
C. 严重肺结核
D. 严重感染
E. 脊髓侧索硬化症

92. 患者，男，30 岁，因"中上腹疼痛半小时"入院，1 周来发热。虽然腹痛情况治疗后较前改善，但逐渐出现呼吸困难，给予面罩吸氧后查动脉血气：pH 7.52，PaO_2 63 mmHg，$PaCO_2$ 24 mmHg，查体：T 39.0℃，Bp 132/90 mmHg，双肺呼吸音清，心率 110 次/min，律齐，中上腹有压痛，弯腰后稍缓解，肝脾肋下未扪及，双下肢无水肿。该患者出现呼吸困难最可能的原因是[助理不做]
A. 肺梗死
B. 急性心力衰竭
C. 急性呼吸窘迫综合征(ARDS)
D. 主动脉夹层
E. 急性化脓性坏死性胆管炎

93. 引起 ARDS 的肺外因素为[助理不做]
A. 氧中毒
B. 吸入胃内容物
C. 肺挫伤
D. 感染后中毒症
E. 重症肺炎

94. (2021 考点) 若某患者在吸入 40% 氧的条件下，PaO_2 为 80 mmHg，则其氧合指数为[助理不做]

A. 120 mmHg
B. 200 mmHg
C. 320 mmHg
D. 480 mmHg
E. 500 mmHg

95. 关于 ARDS 治疗，说法不正确的是[助理不做]
A. 积极治疗原发病
B. 机械通气需采用 PEEP 模式，开放萎陷小气道
C. 机械通气采用小潮气量，防止肺泡过度扩张
D. 为减轻肺水肿，需合理限制液体入量
E. 常规给予大剂量糖皮质激素抗炎抗渗出治疗

96. 下列不属于漏出液的是
A. 充血性心力衰竭
B. 药物过敏
C. 肾病综合征
D. 上腔静脉阻塞
E. 结核性胸膜炎

97. 下列关于 SLE 导致的胸腔积液叙述不正确的是
A. 与血糖相近
B. 比重>1.018
C. 胸腔积液/血清 LDH 比值>0.6
D. 胸腔积液/血清蛋白>0.5
E. 白细胞计数>500×10^6/L

98. 下列与结核性胸腔积液不相符的是
A. 胸腔积液密度为 1.019
B. 胸腔积液蛋白质含量为 32 g/L
C. 胸腔积液腺苷脱氨酶为 35 U/L
D. 胸腔积液乳酸脱氢酶水平/血清水平为 70%
E. 胸腔积液细胞数为 600×10^6/L

99. 进行性血胸具备以下征象除外
A. 持续脉搏加快、血压降低
B. 虽然补充血容量，但血压仍不稳定；或血压升高后又下降
C. 血红蛋白量、红细胞计数和血细胞比容进行性降低
D. 闭式胸腔引流量每小时超过 200 mL，不连续流出 3 小时以上
E. 由于血液凝固，虽然胸腔穿刺或引流均无液体流出，但是 X 线片检查胸腔积液影继续增大

100. 感染性血胸具备以下征象除外
A. 畏寒、高热
B. 胸腔积液混浊、絮状
C. 胸腔积液红细胞、白细胞比例达 500∶1
D. 涂片、培养发现致病菌有助于诊断
E. 超声检查胸腔内液性暗区

101. 下列关于气胸说法不正确的是
A. 肺萎陷<20%，无症状，伤后 1~2 周可自行吸收恢复，可观察保守治疗
B. 肺萎陷>20%，行胸腔穿刺、闭式引流术
C. 开放性气胸吸气时，健侧低于大气压，患侧=大气压；纵隔向健侧移动
D. 开放性气胸呼气时，健侧高于大气压，患侧=大气压；纵隔向患侧移动
E. 气体引流则在腋中线和腋后线第 6~8 肋间隙

102. (2021 考点) 患者，男，40 岁。因“车祸外伤致左胸受伤半小时”入院，入院后呼吸困难逐渐加重，查体：脉搏 110 次/min，气管向右移位，皮下气肿(+)，出现皮肤握雪感，其诊断为
A. 闭合性气胸
B. 张力性气胸
C. 自发性气胸
D. 肋骨骨折
E. 开放性气胸

103. (2021 考点) 下列可引起胸壁反常运动的损伤是
A. 自发性气胸
B. 开放性气胸
C. 闭合性气胸
D. 张力性气胸
E. 多发肋骨骨折

104. 不适用于连枷胸的处理措施是
A. 咳嗽无力、呼吸道分泌物潴留应实施纤维支气管镜吸痰
B. 呼吸功能障碍患者需气管插管机械通气，正压通气对浮动的胸壁有内固定效果
C. 长期胸壁浮动且不能脱离呼吸机者，可以实施手术固定
D. 采用多头胸带或弹性胸带固定胸廓减少肋骨断端活动减轻疼痛
E. 因其他指征需要开胸手术时，可以同时行肋骨固定术

105. 关于纵隔肿瘤叙述错误的是[助理不做]
A. 神经源性肿瘤多位于后纵隔脊柱旁肋脊区
B. 畸胎瘤与皮样囊肿多位于前纵隔
C. 胸腺瘤多位于后上纵隔
D. 支气管囊肿因胚胎发育过程中部分胚细胞异位而引起，属良性
E. 胸骨后甲状腺肿多位于前纵隔

第十三章参考答案

1.【参考答案 D】

【押题点】慢性阻塞性肺疾病的发病机制。

【解析】①炎症机制：中性粒细胞、巨噬细胞等炎症细胞参与，释放中性粒细胞弹性蛋白酶等，中性粒细胞的活化和聚集是其中重要的一个环节。②蛋白酶-抗蛋白酶失衡机制：蛋白酶增多或抗蛋白酶不足均可导致组织结构破坏、产生肺气肿。③氧化应激机制：氧化物增多，导致细胞功能障碍、细胞病死、破坏细胞外基质等。④其他：自主神经功能失调、营养不良、气温变化。

2.【参考答案 C】

【押题点】慢性阻塞性肺疾病(COPD)的病理生理。

【解析】COPD 随着病情的严重程度进展可引起一系列病理生理改变，其特征性的变化是持续气流受限致肺通气功能障碍。早期病变局限于细小气道，仅闭合容积增大，动态肺顺应性降低、静态肺顺应性增加。随着病情的发展，阻塞性通气功能障碍逐渐出现，最大通气量降低。肺组织弹性日益减退，肺泡持续扩大，回缩障碍，则残气量及残气量占肺总量的百分比增加。

3.【参考答案 A】

【押题点】慢性支气管炎的病因和发病机制。

【解析】感染是慢性支气管炎发生发展的重要因素之一，也是本病急性加重的重要因素，感染病原体包括病毒、细菌和支原体。常见细菌则以肺炎链球菌、流感嗜血杆菌、卡他莫拉菌、肺炎克雷伯杆菌多见。

4.【参考答案 B】

【押题点】慢性支气管炎的病因和发病机制。

【解析】感染是慢性支气管炎发生发展的重要因素之一，病毒以流感病毒、鼻病毒、腺病毒、呼吸道合胞病毒为主。病毒感染后常继发细菌感染。

5.【参考答案 E】

【押题点】慢性支气管炎、COPD 的发病机制。

【解析】吸烟致病机制：①支气管杯状细胞增生致黏液分泌增多；②纤毛功能下降，气道净化能力下降；③支气管黏膜充血水肿、黏液积聚，易继发感染；④烟雾使自由基增多，抑制抗蛋白酶系统，诱发肺气肿；⑤慢性炎症导致气道高反应性，刺激副交感神经而引起气道收缩狭窄。

6.【参考答案 A】

【押题点】诊断 COPD 的必要条件。

【解析】肺功能检查是判断持续气流受限的主要客观指标。吸入支气管扩张药后，FEV1/FVC<70%可确定为持续气流受限，是诊断慢性阻塞性肺疾病的必备条件。

7.【参考答案 D】

【押题点】慢性阻塞性肺疾病特征性病理生理变化。

【解析】慢性阻塞性肺疾病晚期，肺泡及毛细血管大量丧失，弥散面积减少，产生通气与血流比例失调。通气和换气功能障碍引起缺氧和 CO_2 潴留，发生低氧血症和高碳酸血症，最终出现呼吸衰竭。慢性阻塞性肺疾病患者支气管壁肿胀、黏液分泌多、小气道阻塞，引起阻塞性通气功能障碍。

8.【参考答案 D】

【押题点】COPD 常见并发症。

【解析】慢性阻塞性肺疾病常见并发症：慢性呼吸衰竭、自发性气胸、慢性肺源性心脏病(最终发展为右心功能不全)。

9.【参考答案 D】

【押题点】GOLD 分级。

【解析】根据 COPD 患者肺功能损害严重程度来进行肺功能分级，如以下：

口诀：预计很严重，等大八五三。

肺功能分级 患者肺功能 FEV1 占预计值的百分比

1 级：轻度 FEV1≥80%

2 级：中度 50%≤FEV1%<80%

3 级：重度 30%≤FEV1%<50%

4 级：极重度 FEV1%<30%

10.【参考答案 C】

【押题点】COPD 稳定期治疗。

【解析】(1)支气管舒张药：①β_2 受体激动药：短效制剂，沙丁胺醇气雾剂、特布他林；长效制剂，沙美特罗、福莫特罗。②抗胆碱药，如异丙托溴铵(对抗迷走神经)、噻托溴铵。(2)茶碱类：氨茶碱。(3)长期吸入糖皮质激素。(4)祛痰药：常用药物有盐酸氨溴索，或羧甲司坦。(5)其他药物、家庭氧疗、康复治疗等。

11.【参考答案 E】

【押题点】COPD 急性加重期治疗。

【解析】COPD 急性加重期禁用中枢性镇咳药物，以免加重呼吸道阻塞，导致病情恶化。治疗措施包括病因治疗、支气管扩张药、低流量吸氧、抗感染、静脉给予激素、机械通气、对症营养支持治疗。

12.【参考答案 E】

【押题点】肺动脉高压的病因和发病机制。

【解析】①气道疾病：COPD 是导致肺动脉高压和肺源性心脏病的最常见原因。②肺实质疾病：如肺水肿、急性呼吸窘迫综合征、间质性肺疾病、尘肺、结节病等。③肺血管病变：肺血栓栓塞是肺血管病变中最常见的导致肺动脉高压的疾病。④神经肌肉病变：胸廓畸形、吉兰-巴雷综合征、麻痹性脊髓灰质炎等。

13.【参考答案 D】

【押题点】利尿药应用后易出现低钾、低氯性碱中毒。

【解析】慢性肺源性心脏病使用利尿药的作用是减少血容量，减轻右心负荷，消除水肿，原则是选用作用轻剂量小的利尿药，不良反应是容易出现低钾血症、低氯碱中毒，使缺氧加重，痰液黏稠不易咳出和血液浓缩。

14.【参考答案 B】

【押题点】慢性肺源性心脏病控制心力衰竭治疗。

【解析】慢性肺源性心脏病患者因慢性缺氧及感染，对洋地黄药物耐受低、易中毒，原则上选择排泄快、小剂量(常规用量的 1/2～2/3)、静脉给药。强心药适应证：①感染已被控制、呼吸功能已改善、利尿治疗后右心功能无改善者。②以右心力衰竭为主要表现而无明显感染者。③合并室上性快速心律失常，如心房颤动、室上性心动过速。④合并急性左心力衰竭者。

15.【参考答案 D】

【押题点】特发性肺动脉高压发病机制。

【解析】①遗传因素：骨形成蛋白受体 2、激活素受体样激酶 1 基因变异。②免疫与炎症反应：巨噬细胞、T 淋巴细胞、B 淋巴细胞浸润，部分患者抗核抗体水平明显增高。③血管内皮功能障碍：收缩和舒张因子表达不平衡。④平滑肌细胞钾通道缺陷，导致血管收缩。

16.【参考答案 D】

【押题点】特发性肺动脉高压的血管扩张治疗。

【解析】血管舒张药主要有以下几种：①钙拮抗药：需要急性血管扩张试验的评估，首选硝苯地平或地尔硫䓬。②内皮素受体拮抗药：抑制内皮素受体-1 导致的血管收缩和细胞增殖。常用药物有波生坦、西他生坦等。③前列环素及其类似物：前列环素缺乏是肺动脉高压发病的重要环节之一。常用药物有依前列醇、吸入的伊洛前列腺素等。④磷酸二酯酶抑制药：常用药物为西地那非，是一种高选择性磷酸二酯酶抑制药。

17.【参考答案 E】

【押题点】慢性肺源性心脏病失代偿期体征。

【解析】代偿期原有体征加重，发绀明显、颈静脉怒张、肝大且有压痛。而颈静脉搏动增强、充盈、怒张是失代偿期右心力衰竭主要体征，肝颈静脉反流征更具特异性。

18.【参考答案 D】

【押题点】肺源性心脏病的并发症。

【解析】肺源性心脏病患者常由于呼吸衰竭导致缺氧、二氧化碳潴留，引起严重的神经精神障碍综合征，出现肺性脑病，是最主要的病死原因。

19.【参考答案 E】

【押题点】肺源性心脏病的 X 线诊断标准。

【解析】①右下肺动脉干扩张，其横径≥15 mm，或右下肺动脉横径与气管横径比值≥1.07，或动态观察右下肺动脉干增宽>2 mm。②肺动脉段明显突出或高度≥3 mm。③中心肺动脉扩张和外周分支纤细，形成“残根”样表现。④圆锥部显著凸出(右前斜位 45°)或其高度≥7 mm。⑤右心室增大。

20.【参考答案 C】

【押题点】慢性肺源性心脏病的心电图诊断标准。

【解析】①电轴右偏、额面平均电轴≥+90°。②V1 R/S≥1。③重度顺钟向转位(V5 R/S≤1)。④RV1+SV5≥1.05 mV。⑤aVR R/S 或 R/Q≥1。⑥V1～V3 呈 QS、Qr 或 qr。⑦肺型 P 波。慢性肺源性心脏病主要引起右心系统肥厚增大，Rv5+Sv1>4.0 mV 提示左心室肥厚。

21.【参考答案 C】

【押题点】支气管哮喘的本质。

【解析】支气管哮喘是由多种细胞(嗜酸性粒细胞、肥大细胞、T 淋巴细胞、中性粒细胞、平滑肌细胞、气道上皮细胞等，熟记口诀：酸肥 T 中气)和细胞组分参与的气道慢性炎症。气道高反应性是哮喘的基本特征。

22.【参考答案 D】

【押题点】支气管哮喘肺功能检查。

【解析】哮喘发作时表现为阻塞性通气功能障碍，FVC 正常或下降，FEV1、FEV1/FVC%、PEF 均下降，RV 增加。激发试验是吸入乙酰胆碱和组胺，FEV1≥20%提示阳性，存在气道高反应性。舒张试验吸入沙丁胺醇、特布他林，FEV1 较用药前增加≥12%且绝对值增加≥200 mL，判断为阳性，提示可逆性气道受限。

23.【参考答案 D】

【押题点】支气管哮喘的分期分级。

【解析】重度哮喘：端坐呼吸，大汗淋漓，呼吸频率>30 次/min，常有三凹征，可闻及响亮、弥漫的哮鸣音，心率增快常>120 次/min。危重患者为不能讲话、嗜睡或意识模糊、胸腹矛盾运动、沉默肺。

24.【参考答案 C】

【押题点】支气管哮喘动脉血气分析。

【解析】轻度哮喘发作时存在过度通气，二氧化碳呼出，$PaCO_2$ 下降，表现为呼吸性碱中毒。随着病情加重，支气管痉挛、分泌物增多阻塞气道，出现 CO_2 滞留，$PaCO_2$ 增高，提示病情恶化。

25.【参考答案 D】

【押题点】哮喘治疗药物分类和作用特点。

【解析】孟鲁司特钠为通过调节白三烯的生物活性而发挥抗炎作用。沙美特罗、特布他林激动气道 β_2 受体，舒张支气管、缓解哮喘症状。异丙托溴铵降低迷走神经张力、舒张支气管、减少黏液分泌。茶碱类药物抑制磷酸二酯酶而舒张气管，也具有气道抗炎作用，但不是最主要的。

26.【参考答案 A】

【押题点】支气管哮喘急性发作治疗。

【解析】吗啡可抑制呼吸中枢，降低呼吸中枢对二氧化碳的敏感性，还包括可待因、利眠宁、芬太尼、安眠酮等可引起呼吸抑制的药物。激素、β_2受体激动药、茶碱均可扩张痉挛的支气管。哮喘发作、急性左心功能不全鉴别不清时，才忌用肾上腺素。

27.【参考答案 B】

【押题点】支气管哮喘、急性左心力衰竭的鉴别。

【解析】心源性哮喘和支气管哮喘，若一时难以鉴别，可雾化吸入β_2肾上腺素受体激动药或静脉注射氨茶碱缓解症状后进一步检查，忌用肾上腺素或吗啡。肾上腺素可增加心肌耗氧、诱发心律失常，吗啡可抑制呼吸中枢。

28.【参考答案 E】

【押题点】支气管哮喘的并发症。

【解析】严重发作时可并发气胸、纵隔气肿、肺不张，长期反复发作或感染可致慢性阻塞性肺疾病、支气管扩张、间质性肺炎和肺源性心脏病。

29.【参考答案 E】

【押题点】治疗支气管哮喘的药物分类。

【解析】支气管扩张药主要为三类，肾上腺素受体激动药(沙美特罗、特布他林)、茶碱类、抗胆碱药(噻托溴铵)。

30.【参考答案 D】

【押题点】支气管扩张症的诱发因素。

【解析】押题点：支气管扩张症多继发于呼吸道感染和支气管阻塞后，反复发作炎症、支气管壁结构破坏，支气管异常持久扩张。诱发因素包括各种病原感染(如麻疹病毒)、原发或继发免疫缺陷、先天性疾病(α1-抗胰蛋白酶缺乏)、先天性软骨结构缺损(软骨缺陷)、气道阻塞等。

31.【参考答案 D】

【押题点】支气管扩张症的好发部位。

【解析】肺感染是引起支气管扩张症的主要原因之一。感染-阻塞-感染的过程反复进行，最终导致支气管扩张。感染后性支气管扩张多见于下叶基底段支气管的分支。由于左下叶支气管较细长，且受心脏血管的压迫，引流不畅，容易出现继发感染，好发于左下叶。

32.【参考答案 E】

【押题点】支气管扩张的并发症。

【解析】最常见并发反复的肺部感染、肺脓肿、脓胸和气胸，也可并发肺源性心脏病。

33.【参考答案 D】

【押题点】支气管扩张症的临床表现。

【解析】支气管扩张症主要症状为反复或持续的咳嗽、咳痰、咳脓痰，好发于左肺下叶，故可闻及固定持久的湿性啰音。因慢性缺氧可表现出杵状指。

34.【参考答案 C】

【押题点】支气管扩张症的临床表现。

【解析】咳嗽、咳痰、咳脓痰是支气管扩张症的典型表现，半数以上病例可有咯血，气道内分泌物较多时，体检可闻及固定持久的湿性啰音和干性啰音，慢性缺氧患者可有杵状指。CT可见环型阴影(囊状扩张)、双轨征(柱状扩张)。

35.【参考答案 D】

【押题点】支气管扩张症的外科治疗适应证。

【解析】患者青年女性，反复咳嗽、咳痰、咯血，CT见囊柱状扩张，诊断为支气管扩张症。一次咯血量达100 mL为大咯血，保守治疗反复发作、病灶局限，可考虑外科手术治疗，不适用者可采用支气管动脉栓塞术。

36.【参考答案 D】

【押题点】铜绿假单胞菌感染的抗生素选择。

【解析】具有抗铜绿假单胞菌活性的药物：β-内酰胺类抗生素(3代头孢以上)、碳青霉烯类(亚胺培南、美罗培南)、氨基苷类、喹诺酮类(环丙沙星、左氧氟沙星)。可单独或联合使用。

37.【参考答案 E】

【押题点】社区获得性肺炎(CAP)临床诊断依据。

【解析】①社区发病；②肺炎相关临床表现：a. 新近出现的咳嗽、咳痰，或原有呼吸道疾病症状加重并出现脓性痰，伴或不伴胸痛/呼吸困难/咯血；b. 发热；c. 肺实变体征和(或)湿性啰音；d. WBC$>10\times10^9$/L或$<4\times10^9$/L，伴或不伴中性粒细胞核左移；③胸部影像学检查显示片状、斑片状浸润性阴影或间质性改变，伴或不伴胸腔积液。以上①③及②中任何一项，并除外肺结核、肺部肿瘤、非感染性肺间质疾病、肺水肿、肺不张、肺栓塞、肺嗜酸性粒细胞浸润症、肺血管炎等，可建立临床诊断。

38.【参考答案 D】

【押题点】非典型致病菌所致肺炎的治疗。

【解析】肺炎的非典型病原体有军团菌、支原体、衣原体等，常用的抗菌药物包括大环内酯类、四环素类和喹诺酮类。

39.【参考答案 E】

【押题点】葡萄球菌肺炎的特点。

【解析】休克型肺炎是指伴有休克的一种重症肺炎，多由毒力极强的革兰阳性菌或革兰阴性菌感染所致，病情严重，进展迅速。葡萄球菌肺炎起病急骤，表现为高热、寒战、胸痛、脓性痰，早期即可出现循环衰竭。

40.【参考答案 A】

【押题点】HAP的病原学分布。

【解析】①无感染高危因素：肺炎链球菌、流感嗜血杆菌、金黄色葡萄球菌、大肠埃希菌、肺炎克雷伯杆菌；②有感染高危因素：金黄色葡萄球菌、铜绿假单胞菌、肠杆菌属、肺炎克雷伯杆菌。

41.【参考答案 C】

【押题点】重症肺炎的诊断标准。

【解析】CAP符合下列1项主要标准或≥3项次要标准者可诊断为重症肺炎。主要标准：①需要气管插管行机械通气治疗；②脓毒症休克经积极液体复苏后仍需要血管活性药物治疗。次要标准：①呼吸频率≥30 次/min；②PaO_2/FiO_2≤250 mmHg；③多肺叶浸润；④意识障碍和（或）定向障碍；⑤血尿素氮≥20 mg/dL；⑥收缩压<90 mmHg，需要积极的液体复苏。

42.【参考答案 E】

【押题点】CAP 治疗后症状无改善的原因。

【解析】①药物未能覆盖致病菌，或细菌耐药；②特殊病原体感染如结核分枝杆菌、真菌、病毒等；③出现并发症或存在影响疗效的宿主因素（如免疫抑制）；④非感染性疾病误诊为肺炎；⑤药物热。

43.【参考答案 B】

【押题点】肺炎链球菌肺炎的临床表现。

【解析】症状特点表现：①发病前常有受凉淋雨、疲劳、醉酒、病毒感染等诱因；②起病多急骤，高热、寒战、数小时内体温升至 39℃～40℃，或呈稽留热，全身肌肉酸痛；③胸痛，并可放射至肩部或腹部；④咳嗽、咳痰，但痰少，可带血或呈铁锈色；⑤食欲缺乏，偶有恶心、呕吐、腹痛或腹泻，可被误诊为急腹症。目前典型症状并不多见。

44.【参考答案 E】

【押题点】肺炎链球菌肺炎的临床特点。

【解析】急性热病容，口角及鼻周可有单纯疱疹；病变广泛时可出现发绀。有感染中毒症者，可出现皮肤、黏膜出血点，巩膜黄染；累及脑膜时有颈抵抗及出现病理性反射。早期肺部可无明显异常体征。肺实变时叩诊呈浊音、语音震颤增强并可闻及支气管呼吸音；肺炎球菌肺炎对肺不会造成破坏性损伤，消散期炎症浸润逐步吸收，片状区域吸收较快形成“假空洞”征。

45.【参考答案 E】

【押题点】肺炎链球菌肺炎的并发症。

【解析】并发症包括感染性休克、胸膜炎、脓胸、心包炎、脑膜炎、关节炎、肺肉质变。

46.【参考答案 E】

【押题点】小叶性肺炎的特点。

【解析】小叶性肺炎引起细支气管、终末细支气管及肺泡的炎症，故病变不局限一个小叶。常继发于其他疾病，病原体有肺炎链球菌、葡萄球菌、病毒、肺炎支原体等。小叶性肺炎为化脓性炎症，多见于老年人和儿童。

47.【参考答案 D】

【押题点】多耐药病原体的抗生素治疗。

【解析】对耐甲氧西林金黄色葡萄球菌（MRSA）的首选药物：万古霉素和替考拉宁。

48.【参考答案 C】

【押题点】不同病原体感染痰液特点。

【解析】肺吸虫病—痰中带血、铁锈色痰、烂桃样血痰。矽肺—黑色、灰白色痰。除余选项表述外，肺炎链球菌—铁锈色痰，金黄色葡萄球菌—脓血痰，厌氧菌—腥臭痰，曲霉—棕黄色痰。

49.【参考答案 C】

【押题点】支原体感染的实验诊断。

【解析】青少年，以低热、咳嗽为主要症状，胸部 X 线片示两肺下部网状及小叶分布的斑片状浸润阴影，高度怀疑支原体肺炎，冷凝集试验为诊断支原体感染的传统实验方法。起病 2 周后，约 2/3 患者该实验阳性，具有很高诊断价值；如血清支原体 IgM 抗体≥1∶64 或恢复期抗体滴度 4 倍增高，可进一步明确。

50.【参考答案 E】

【押题点】常见肺炎的 X 线特征。

【解析】弥漫性支气管炎、早期肺脓肿为铜绿假单胞菌肺炎表现。肺脓肿表现为大片浓密模糊炎性浸润阴影、中间可见透亮区及液平面，或薄壁囊性空洞。

51.【参考答案 E】

【押题点】病毒性肺炎的特点。

【解析】病毒性肺炎有如下特点：①有季节性，起病较急。在急性流感症状尚未消退时，即出现咳嗽、痰少或白色黏液痰、咽痛等呼吸道症状。发热、头痛、全身酸痛、倦怠明显。重症者表现为呼吸困难、嗜睡、精神萎靡，甚至发生休克、心力衰竭、呼吸衰竭等。②一般无明显胸部体征，病情严重者有呼吸浅速、心率增快、发绀、肺部干性、湿性啰音。③白细胞计数正常、稍高或偏低，血沉通常在正常范围。④痰涂片所见的白细胞以单核细胞居多，痰培养常无致病细菌生长。⑤胸部 X 线检查可见肺纹理增多，小片状浸润或广泛浸润，病情严重者显示双肺弥漫性结节性浸润，随病情发展可出现肺泡实变或融合，呈小片浸润，甚至大片致密影如“白肺”。

52.【参考答案 C】

【押题点】肺脓肿的发病机制。

【解析】继发性肺脓肿：由金黄色葡萄球菌、铜绿假单胞菌和肺炎克雷伯杆菌等细菌性肺炎、支气管扩张症、支气管囊肿、支气管肺癌、肺结核空洞等引起；小儿肺脓肿则以支气管异物阻塞导致最多见。肺炎球菌多见于吸入性肺脓肿。

53.【参考答案 E】

【押题点】吸入性肺脓肿的发病特点。

【解析】吸入性肺脓肿是指病原体经口、鼻、咽腔吸入致病。由于右主支气管较陡直，且管径较粗大，吸入物易进入右肺，仰卧位时，好发于上叶后段或下叶背段，坐位时好发于下叶后基底段，右侧卧位时，则好发于右上叶前段或后段。

54.【参考答案 A】

【押题点】肺脓肿的手术治疗。

【解析】手术适应证：①肺脓肿病程超过 3 个月，经内科治疗脓腔不缩小，或脓腔过大（5 cm 以上）估计不易闭合者；②大咯血经内科治疗无效或危及生命；③伴有支气管胸膜瘘或脓胸经抽吸和冲洗疗效不佳者；④支气管阻塞，如肺癌。

55.【参考答案 B】

【押题点】吸入性肺脓肿的治疗。

【解析】肺脓肿是肺组织坏死形成的脓腔。临床以高热、咳嗽和咳大量脓臭痰为主要特征。多为厌氧菌感染，一般均对青霉素敏感，如无效可改用林可霉素或克林霉素。

56.【参考答案 E】

【押题点】吸入性肺脓肿的病因及表现。

【解析】吸入性肺脓肿：①患者多有吸入感染的因素，如齿、口、咽喉的感染灶，或手术、醉酒、劳累、受凉和脑血管病等病史；②急性起病，畏寒、高热、咳嗽、咳黏液痰或黏液脓性痰，随病情进展可咳出大量脓臭痰及坏死组织，痰静置后可分成3层，每日量可达300~500 mL；③咯血，量多少不等，偶有中、大量咯血而突然窒息致死；④胸痛，当炎症累及壁层胸膜时出现，呼吸时加重；⑤多由厌氧菌引起。

57.【参考答案 E】

【押题点】我国结核病疫情比较严重，各地区差异大。

【解析】我国结核病疫情仍很严峻，表现在：①高感染率（年感染率为0.72%）；②高患病率（367/10万）；③高耐药率；④病死人数多（每年约有13万人死于结核病）；⑤地区患病率差异大（西部地区高于东部地区；⑥中青年人患病多（占全部涂片阳性患者的61.6%）。

58.【参考答案 D】

【押题点】肺结核病分类。

【解析】继发型肺结核分类：①浸润性肺结核；②空洞性肺结核；③结核球；④干酪性肺炎；⑤纤维空洞性肺结核。

59.【参考答案 C】

【押题点】PPD 试验判读。

【解析】痰结核菌素试验（PPD）：注射48~72小时后测量记录结果。硬结直径≤4 mm为阴性(-)；5~9 mm为一般阳性(+)，10~19 mm为中度阳性(++)，≥20 mm或<20 mm，但有水泡或坏死为强阳性(+++)。

60.【参考答案 A】

【押题点】肺结核的好发部位。

【解析】肺结核好发部位为上叶尖后段、下叶背段和后基底段，其中继发支气管扩张以上叶尖后段最多见。

61.【参考答案 D】

【押题点】常见抗结核病药物不良反应。

【解析】异烟肼-周围神经炎、偶有肝功能损害；利福平-肝功能损害、过敏反应；链霉素-听力障碍、眩晕、肾功能损害；吡嗪酰胺-胃肠道不适、肝功能损害、高尿酸血症、关节痛；乙胺丁醇-视神经炎。熟记口诀：一周以后练听力，乙醇球后比尿痛，福平伤肝治麻风。

62.【参考答案 E】

【押题点】肺结核的诊断（菌阴肺结核）。

【解析】菌阴肺结核为三次痰涂片及一次培养阴性的肺结核，诊断标准：①典型肺结核临床症状和胸部X线表现；②抗结核治疗有效；③临床可排除其他非结核性肺部疾患；④PPD(5 U)强阳性，血清抗结核抗体阳性；⑤痰结核菌PCR和探针检测呈阳性；⑥肺外组织病理证实结核病变；⑦BALF检出抗酸分枝杆菌；⑧支气管或肺部组织病理证实结核病变。具备①~⑥条中3项或⑦~⑧条中任何1项可确诊。

63.【参考答案 C】

【押题点】肺结核化学治疗原则。

【解析】肺结核化疗原则早期、规律、全程、适量、联合。

64.【参考答案 A】

【押题点】肺结核的预防措施。

【解析】结核病在人群中的传染源主要是结核病患者，即痰直接涂片阳性者。降低肺结核传染最主要的措施是治愈涂阳肺结核患者。合理处理肺结核患者痰液、减少接触排菌者的密切程度、高危人群预防性化学治疗、接种卡介苗都属于预防结核病发生的措施。

65.【参考答案 D】

【押题点】肺结核的其他治疗（咯血）。

【解析】肺结核咯血为常见症状，少量咯血以休息为主，可给予药物止血治疗。大咯血患者静脉运用垂体后叶素收缩小动脉，禁忌证为高血压、冠心病、心力衰竭、孕妇。治疗过程中警惕出血凝块阻塞气道导致窒息。糖皮质激素不用于咯血的治疗，仅用于结核毒性症状明显的患者。

66.【参考答案 D】

【押题点】肺结核的诊断。

【解析】患者有移居史，干咳，不规则低热，消瘦，双颈部可触及成串小淋巴结，右上肺有小空洞形成，抗炎治疗无效，应高度怀疑肺结核，干酪性肺炎系继发性肺结核的一种。肺结核可分为以下几类：①浸润性肺结核；②空洞性肺结核；③结核球；④干酪性肺炎；⑤纤维空洞性肺结核。

67.【参考答案 A】

【押题点】抗结核标准化学治疗方案。

【解析】初治活动性结核，强化期：异烟肼、利福平、吡嗪酰胺、乙胺丁醇（HRZE）；巩固期：异烟肼、利福平（HR）。儿童结核性脑膜炎的治疗，需要选择易透过血脑屏障的抗结核药物，联合使用异烟肼、利福平、吡嗪酰胺、链霉素，巩固阶段选用异烟肼、利福平。

68.【参考答案 C】

【押题点】结核病分类及特点。

【解析】咳嗽咳痰2周以上、痰中带血，可疑结核。纤维空洞性肺结核，病程长、纤维厚壁空洞、肺门抬高、肺纹理"垂柳征"、患侧肺收缩、纵隔患侧移位。

69.【参考答案 B】

【押题点】结核分枝杆菌的致病机制。

【解析】索状因子（糖脂）—抑制白细胞游走、慢性肉芽肿。磷脂—结核结节（促进吞噬细胞转变为类上皮细胞）。蜡脂—迟发型超敏反应，组织坏死、干酪液化、空洞发生、结核变态反应。菌体蛋白—结核菌素主要成分、变态反应。多糖—免疫应答。

70.【参考答案 B】

【押题点】肺结核在人体的发生和发展。

【解析】继发性肺结核多发生在肺尖或锁骨下。原发感染病灶中结核杆菌沿肺内引流淋巴管到达肺门淋巴结，原发病灶和肿大的气管支气管淋巴结结核称为原发综合征。

71.【参考答案 D】

【押题点】肺结核的肺实变体征。

【解析】肺结核渗出性病变范围较大或干酪样坏死可有肺实变，出现语颤增强、叩诊浊音、支气管呼吸音、细湿啰音。

72.【参考答案 A】

【押题点】肺结核诊断方法(结核菌素试验)。

【解析】结核分枝杆菌感染后需 4~8 周才能建立充分的变态反应，在此之前结核菌素试验可呈阴性。营养不良、HIV 感染、麻疹、水痘、癌症、严重细菌感染、粟粒型肺结核、结核性脑膜炎，试验结果可为阴性(假阴性)、或弱阳性。

73.【参考答案 C】

【押题点】常见抗结核药物分类及作用特点。

【解析】链霉素对巨噬细胞外碱性环境中的结核分枝杆菌有杀菌作用。其主要不良反应为耳毒性。

74.【参考答案 B】

【押题点】肺癌的恶性程度。

【解析】恶性程度从高到低，依次为小细胞肺癌、大细胞肺癌、腺癌、鳞癌、类癌。

75.【参考答案 E】

【押题点】Horner 综合征。

【解析】Horner 综合征为肺上沟瘤压迫颈交感神经，出现病侧上睑下垂、瞳孔缩小、眼球内陷、同侧额部及胸壁无汗，属于肿瘤局部扩张引起的症状【同垂无汗，孔小球陷】。

76.【参考答案 E】

【押题点】肺癌的副癌综合征。

【解析】Horner 综合征为肺上沟瘤压迫颈交感神经，出现病侧上睑下垂、瞳孔缩小、眼球内陷、同侧额部及胸壁无汗，属于肿瘤局部扩张引起的症状。副癌综合征可以表现为 SIADH、异位 ACTH 综合征、高钙血症、男性乳房发育、肥大性骨关节病、肌无力综合征、多发性周围神经炎、游走性血栓性静脉炎、DIC 等。

77.【参考答案 E】

【押题点】常见肺癌的 X 线特征(周围型肺癌)。

【解析】周围型肺癌 X 线表现：最常见的是肺野周围孤立性圆形或椭圆形影，直径可以从 0.5 cm 到 5~6 cm 或更大。块影轮廓不规则，常呈现小的分叶或切迹，边缘模糊毛糙，常显示细短的毛刺影。周围型肺癌肿大阻塞支气管管腔后，可出现节段性肺炎或肺不张。癌肿中心部分坏死液化，可见厚壁偏心性空洞，内壁凹凸不平，很少有明显的液平面。

78.【参考答案 E】

【押题点】常见肺癌的 X 线特征(中央型肺癌)。

【解析】X 线分辨率低，早期肺癌诊断有一定局限性，需借助 CT 检查。中央型肺癌表现为支气管阻塞的直接征象(肺门类圆形阴影、倒 S 征)、间接征象(局限性肺气肿、肺不张、阻塞性肺炎、继发肺脓肿)。周围型肺癌坏死组织与支气管相通后，表现后壁偏心空洞、继发感染出现液平。

79.【参考答案 D】

【押题点】肺癌的病理类型。

【解析】以往教材以鳞癌多见，新版教材指出，近年来肺腺癌发病率明显升高，成为最常见的肺癌病理类型。

80.【参考答案 C】

【押题点】小细胞肺癌(小细胞型肺癌)的治疗原则。

【解析】小细胞肺癌常在较早阶段就已发生远处转移，手术很难治愈，一般不推荐手术治疗，对化疗非常敏感，应以化疗和放疗为主。

81.【参考答案 D】

【押题点】肺癌的扩散及转移。

【解析】肺癌血行转移以小细胞癌和腺癌常见，常见肺内转移，肺外转移好发部位依次是骨、脑、肝、肾上腺。

82.【参考答案 A】

【押题点】肺癌组织学病理分类、胸外表现。

【解析】副肿瘤综合征多是由于神经内分泌型肺癌引起，尤其是小细胞肺癌多见，可为先发症状或复发的首发症状。部分小细胞肺癌镜下可呈梭形或燕麦型，称为燕麦细胞癌。

83.【参考答案 A】

【押题点】急性肺栓塞的危险因素。

【解析】静脉血栓栓塞症的获得性危险因素包括高龄、肿瘤、口服避孕药、静脉血栓病史、肥胖、肾病综合征等。危险因素可单独存在，也可相互协同。年龄是独立的危险因素，随着年龄增高 DVT 和 PTE 的发病率逐渐增高。

84.【参考答案 D】

【押题点】急性肺栓塞的临床表现。

【解析】常见表现有气促呼吸困难、胸痛、晕厥、烦躁不安甚至濒死感、咯血、咳嗽心悸等。低血压是高危 PTE 患者的症状。

85.【参考答案 C】

【押题点】急性肺栓塞的辅助检查。

【解析】肺栓塞时纤溶功能亢进，D-二聚体显著升高，界值为 500 μg/L，低于该值可除外栓塞。血气分析可表现为低氧血症、低碳酸血症，部分患者为正常。心电图 V1-V2 甚至 V4 的 T 波倒置、ST 段异常，I 导 S 波加深、Ⅲ导出现 Q/q 波及 T 波倒置(SIQⅢTⅢ)。X 线下出现肺动脉阻塞征、肺动脉高压症、右心扩大、肺组织继发改变(局部片状阴影、楔形阴影)。严重患者超声心电图可以发现右心室壁局部运动幅度降低(为划分次大面积 PTE 的依据)。

86.【参考答案 D】

【押题点】肺栓塞的影像学表现。

【解析】胸部 X 线片：蝶翼征，以两肺门为中心的大片状阴影为肺淤血的典型表现。肺栓塞 X 线片：区域肺纹理稀疏消失、肺野透亮度增加，肺动脉高压征象，及肺野局部片状阴影。

87.【参考答案 D】

【押题点】急性肺栓塞的治疗。

【解析】肺栓塞的溶栓时间窗较长，一般于 2 周内进行，主要并发症为出血，活动性内出血、近期自发性颅内出血为绝对禁忌。华法林抑制维 K 生素依赖凝血因子，需要一定起效时间，与肝素重叠应用至少约 5 天。高危病例、无禁忌的中危病例应考虑溶栓治疗。

88.【参考答案 D】

【押题点】Ⅰ型呼吸衰竭的常见病因。

【解析】常见疾病：严重肺部感染、ARDS、肺炎、肺结核、间质性肺疾病、急性肺栓塞。导致肺泡减少，有效弥散面积减少，通气血流比例失调。

89.【参考答案 E】

【押题点】呼吸衰竭发生的病理生理。

【解析】O_2 弥散能力为 CO_2 的 1/20，弥散障碍时常以低氧血症为主。正常人静息状态下通气/血流比值为 0.8，比例增高引起无效腔样通气、比例减低出现功能性分流，均不利于氧合和 CO_2 排出。发热、寒战、呼吸困难和抽搐增加氧耗量而使机体缺氧加重。二氧化碳潴留发生高碳酸血症时，肾脏对碳酸氢根减少排出，维持机体正常 pH。

90.【参考答案 D】

【押题点】呼吸衰竭的病理生理和发病机制。

【解析】肺动-静脉样分流或功能性分流，肺动脉内的静脉血未经氧合直接流入肺静脉。分流量越大，吸氧效果越差，若分流量超过 30%，吸氧并不能明显提高 PaO_2。

91.【参考答案 D】

【押题点】急性、慢性呼吸衰竭的病因。

【解析】慢性呼吸衰竭多由支气管-肺疾病引起，如 COPD、严重肺结核、肺间质纤维化、尘肺等。胸廓和神经肌肉病变如胸部手术、外伤、广泛胸膜增厚、胸廓畸形、脊髓侧索硬化症等，亦可导致慢性呼吸衰竭。

92.【参考答案 C】

【押题点】ARDS 的病因、临床表现。

【解析】患者中上腹疼痛、弯腰缓解，可能为胰腺炎。治疗过程中出现呼吸困难、难治性低氧血症、过度通气（呼吸性碱中毒），考虑最可能出现急性呼吸窘迫综合征。

93.【参考答案 D】

【押题点】ARDS 的常见危险因素。

【解析】ARDS 肺外因素：严重休克、感染中毒症、严重非胸部创伤、大面积烧伤、大量输血、急性胰腺炎、药物或麻醉品中毒等。

94.【参考答案 B】

【押题点】肺氧合指数计算。

【解析】氧合指数 $=PaO_2/FiO_2$ 为 $80\div0.4=200$ mmHg。PaO_2/FiO_2 降低是诊断 ARDS 的必要条件。正常值为 400~500 mmHg，ARDS 时≤300 mmHg。

95.【参考答案 E】

【押题点】ARDS 的治疗措施。

【解析】糖皮质激素、表面活性物质和一氧化氮等在 ALI/ARDS 中的治疗价值尚不确定；具体治疗原则：①治疗原发病；②纠正缺氧；③机械通气主要采用呼气末正压通气（PEEP）及要潮气量；④液体管理：以减轻肺水肿。

96.【参考答案 E】

【押题点】胸腔积液漏出液的病因。

【解析】漏出液——毛细血管内静水压增高（心力衰竭、上腔静脉阻塞）、胶体渗透压降低（肾病综合征）、药物过敏（血管通过性增加而没有炎症）。渗出液——胸膜通透性增加（结核、SLE、肿瘤）、淋巴引流障碍（癌肿阻塞）、损伤（食管破裂）。

97.【参考答案 A】

【押题点】胸腔积液渗出液的病因、实验室检查。

【解析】SLE 致胸膜通透性增加产生渗出液。渗出液符合 Light 标准：胸腔积液/血清蛋白>0.5、胸腔积液/血清 LDH>0.6、胸腔积液 LDH 水平大于血清正常值高限 2/3。渗出液比重>1.018、白细胞多>500×10^6/L。SLE、结核、恶性胸腔积液中葡萄糖含量可小于 3.3 mmol/L。

98.【参考答案 C】

【押题点】胸腔积液的病因判断。

【解析】结核性胸腔积液为渗出液，比重>1.018、白细胞常超过 500×10^6/L，胸腔积液/血清 LDH 比例>0.6、蛋白质含量>30 g/L。腺苷脱氨酶（ADA）在淋巴细胞内含量高，结核性胸膜炎淋巴细胞明显增多，ADA 多高于 45 U/L。

99.【参考答案 D】

【押题点】进行性血胸的诊断。

【解析】①脉搏持续逐渐加快、血压降低。②虽然补充血容量，但血压仍不稳定；或血压升高后又下降。③血红蛋白量、红细胞计数和血细胞比容进行性降低。④胸腔积血的血红蛋白和红细胞与周围血相接近，且离体后迅速凝固。⑤闭式胸腔引流量每小时超过 200 mL，持续 3 小时。必须是持续的，不间断的。⑥由于血液凝固，虽然胸腔穿刺或引流均无液体流出，但是 X 线检查胸腔积液影继续增大。

100.【参考答案 C】

【押题点】感染性血胸的诊断。

【解析】积血无感染时，红/白细胞比与外周血近似，为 500∶1。感染性血胸具备以下特点：①有畏寒、高热等感染的全身表现。②抽出胸腔积液出现混浊或絮状物提示感染。③检测胸腔积液白细胞计数明显增加，红细胞与白细胞比例达 100∶1，可以确定为感染性血胸。④胸腔积液涂片和细菌培养发现致病菌有助于诊断，并可依据药物敏感试验选择有效的抗生素。

101.【参考答案 E】

【押题点】气胸的病理生理及治疗。

【解析】气体引流一般在前胸壁锁骨中线第 2 肋间隙（气体在上）；胸腔积液引流则在腋中线和腋后线第 6~8 肋间隙。

102.【参考答案 B】

【押题点】张力性气胸的临床表现。

【解析】气胸出现皮肤握雪感、捻发感为张力性气胸的表现。高于大气压的胸腔内压驱使气体经支气管、气管周围疏松结缔组织或壁层胸膜裂伤处，进入纵隔或胸壁软组织，形成纵隔气肿或皮下气肿。

103.【参考答案 E】

【押题点】多根多处肋骨骨折的病理改变。

【解析】多根多处肋骨骨折最大特点为反常呼吸。局部胸壁失去完整肋骨支撑而软化，吸气时软化区的胸壁内陷，呼气时外突，导致低通气、呼吸衰竭。又称为连枷胸。

104.【参考答案 D】

【押题点】闭合性多根多处肋骨骨折的治疗。

【解析】总的原则为有效镇痛和呼吸管理。咳嗽无力、分泌物滞留，应使用纤维支气管镜吸痰；肺部物理治疗，通畅气道预防感染。呼吸功能不全者行气管插管、呼吸机正压通气（改善通气氧合、内固定）。不能脱离呼吸机供氧的患者可采取常规手术或胸腔镜下固定肋骨。合并剖胸手术时，可同时实施肋骨固定。胸带固定为单处肋骨骨折处理办法。

105.【参考答案 C】

【押题点】纵隔肿瘤的分类及好发部位。

【解析】神经源性肿瘤—多见于后纵隔脊柱旁肋脊区，单侧多见。畸胎瘤、皮样囊肿—好发于前纵隔。胸腺瘤、胸骨后甲状腺肿—多位于前上纵隔。淋巴源性肿瘤—常在中纵隔。

第十四章　心血管系统

分值：执业 45 分/助理 23 分　难度：困难　建议完成时间：2.5 小时　题目后缀为[助理不做]的，助理医师不用做

1. 引起左心室后负荷增高的主要因素是
   A. 回心血量增加
   B. 体循环高压
   C. 主动脉瓣关闭不全
   D. 肺循环高压
   E. 血细胞比容增大

★2. 慢性左心力衰竭最早出现的症状是
   A. 夜间阵发性呼吸困难
   B. 少尿
   C. 咯血
   D. 劳力性呼吸困难
   E. 端坐呼吸

★3. 单纯左心力衰竭的典型体征是
   A. 移动性浊音阳性
   B. 双下肢水肿
   C. 肝颈静脉回流征阳性
   D. 双肺底湿性啰音
   E. 颈静脉怒张

★4. 急性肺水肿最特征性的临床表现是
   A. 劳力性呼吸困难
   B. 夜间阵发性呼吸困难
   C. 咳粉红色泡沫痰
   D. 端坐呼吸
   E. 少尿

★5. 对未经治疗的患者，以下检查项目，哪项结果正常时最有助于排除心力衰竭
   A. 心电图
   B. 冠状动脉造影
   C. 血利钠肽水平
   D. 胸部 X 线片检查
   E. 血浆肌钙蛋白水平

★6. 心力衰竭首选的检查
   A. 心电图
   B. 冠状动脉造影
   C. 肌红蛋白
   D. 冠脉 CT
   E. 超声心电图

7. 心力衰竭最常见最重要的诱因是
   A. 心房颤动
   B. 呼吸道感染
   C. 血容量增加
   D. 过度疲劳
   E. 甲状腺功能亢进

8. (2021 考点)应用洋地黄的最佳指征是
   A. 心房颤动伴有心力衰竭
   B. 严重二尖瓣狭窄引起的心力衰竭
   C. 严重贫血引起的心力衰竭
   D. 肺源性心脏病引起的心力衰竭
   E. 甲状腺功能亢进引起的心力衰竭

9. (2021 考点)最容易发生洋地黄中毒的心脏病是
   A. 肺源性心脏病
   B. 风湿性心脏病
   C. 高血压性心脏病
   D. 冠心病
   E. 先天性心脏病

10. (2021 考点)关于利尿药治疗心力衰竭的原则，错误的是
   A. 治疗慢性心力衰竭时应长期维持
   B. 一般小剂量起始、逐渐加量
   C. 病情缓解后可以利尿药单一维持治疗
   D. 最常见的不良反应是电解质紊乱
   E. 利尿药治疗心力衰竭是通过排钠排水

11. (2021 考点)洋地黄最适合治疗哪种疾病所致的心力衰竭
   A. 心肌炎合并心力衰竭
   B. 肺源性心脏病并发心力衰竭
   C. 甲亢心并发心力衰竭
   D. 心房颤动并发心力衰竭
   E. 预激综合征合并心房颤动

12. (2021 考点)患者，男，67 岁，心房颤动 15 年。1 周前因心功能不全给予地高辛 0.25 mg 口服，每日 1 次，就诊前 1 天开始心室律突然变得绝对规则，50 次/min。最大可能是
   A. 恢复窦性心律

B. 地高辛疗效显著
C. 已经洋地黄化
D. 洋地黄中毒
E. 以上都不是

13. (2021 考点) 洋地黄中毒伴缓慢心律失常者首选的治疗措施是
A. 利多卡因
B. 苯妥英钠
C. 阿托品
D. 安置临时心脏起搏器
E. 电复律

14. 急性左心力衰竭时发生肺水肿的原因主要是
A. 心排血量减少
B. 舒张压升高
C. 收缩压降低
D. 肺静脉压快速升高
E. 肺静脉压降低

★15. (2021 考点) 改善急性左心力衰竭症状最有效的药物是
A. 利尿药
B. 洋地黄
C. 钙离子拮抗药
D. 血管紧张素转换酶抑制药
E. β 受体拮抗药

★16. 急性心肌梗死，肺部有湿啰音，但啰音范围小于 1/2 肺野，判断为
A. Killip Ⅰ级
B. Killip Ⅱ级
C. Killip Ⅲ级
D. NYHA Ⅱ级
E. NYHA Ⅳ级

★17. 患者无心力衰竭的症状和(或)体征，但已出现心脏结构的改变，其心功能分期是
A. C 期
B. 不能分期
C. A 期
D. B 期
E. D 期

★18. 患者每天从事日常活动即出现心悸、气短症状，休息后即缓解。其心功能分级应为
A. 心功能Ⅰ级
B. 心功能Ⅳ级
C. 心功能Ⅱ级
D. 心功能Ⅲ级
E. 以上都不是

19. (2021 考点) 禁忌使用洋地黄的是
A. 心房颤动
B. 阵发性室上性心动过速
C. 心功能不全
D. 肥厚型梗阻性心肌病
E. 心房扑动

★20. 患者，女，72 岁。12 年前因心肌梗死住院，5 年前出现活动后气短，夜间憋醒，近 1 年双下肢水肿，少尿。查体：Bp 140/90 mmHg，颈静脉怒张，双下肺可闻及细湿啰音，心界向两侧扩大，心率 110 次/min，肝肋下 3 cm，质中，压痛(+)，双下肢水肿。该患者可能的诊断是
A. 左心力衰竭
B. 全心力衰竭
C. 心肌梗死
D. 右心力衰竭
E. 心包积液

21. (2021 考点) 治疗慢性心功能不全和改善心室重塑，并能降低病死率的药物是
A. 普萘洛尔
B. 哌唑嗪
C. 硝酸甘油
D. 硝苯地平
E. 卡托普利

(22~25 题共用题干)
患者，女，80 岁。陈旧性广泛下壁心肌梗死 6 年，活动后胸闷、心悸、气短 2 年，近 2 周出现夜间阵发性呼吸困难。查体：端坐呼吸，血压 165/90 mmHg，脉搏 118 次/min。P2 亢进，心脏各瓣膜区未闻及杂音。双肺底可闻及细湿啰音，双肺散在哮鸣音。腹平软，肝脾肋下未触及，双下肢无水肿。空腹血糖 5.2 mmol/L。心电图：导联 ST 段压低 0.05~0.1 mV，血清肌钙蛋白正常。

★22. (2021 原题) 该患者目前最可能的诊断是
A. 气道梗阻
B. 肺动脉栓塞
C. 心绞痛
D. 急性心肌梗死
E. 急性左心力衰竭

★23. (2021 考点) 该患者暂不宜立即使用的药物是
A. 毛花苷-C
B. 卡维地洛
C. 氨茶碱
D. 硝酸甘油
E. 呋塞米

★24. 该患者心功能分级为
A. Killip 分级Ⅱ级
B. Killip 分级Ⅲ级
C. Killip 分级Ⅳ级
D. NYHA 分级Ⅲ级
E. NYHA 分级Ⅳ级

★25. (2021 考点) 该患者血压控制目标至少是
A. 160/90 mmHg
B. 120/80 mmHg
C. 140/90 mmHg

D. 130/80 mmHg
E. 100/70 mmHg

★26. (2021 考点)患者，女，68 岁。突发心悸 5 小时。心律绝对不齐，心音强弱不等，心率 112 次/min，脉搏 85 次/min。心悸最可能的原因
A. 窦性心律不齐
B. 窦性心动过速
C. 心房颤动
D. 室性早搏
E. 房性早搏

27. 体格检查时，与窦性停搏最难鉴别的心律失常是[助理不做]
A. 病态窦房结综合征
B. 预激综合征
C. 心房扑动
D. 三度窦房传导阻滞
E. 二度房室传导阻滞

★28. (2021 考点)下列心律失常，多表现为心律不整齐的是
A. 室性期前收缩
B. 一度房室传导阻滞
C. 窦性心动过速
D. 窦性心动过缓
E. 阵发性室速

★29. (2021 考点)终止心房扑动最有效的方法[助理不做]
A. 洋地黄化
B. 刺激迷走神经
C. 心房起搏
D. 直流电复律
E. 安装起搏器

★30. (2021 考点)用刺激迷走神经的方法治疗阵发性室上性心动过速，下列哪种方法不正确
A. 按摩双侧颈动脉窦
B. Valsalva 动作
C. 将面部浸于冰水中
D. 压迫眼球
E. 诱导恶心

★31. 心电图上 P 波与 QRS 波群无关，心室率 38 次/min，心律齐。诊断为
A. 窦性心动过缓
B. 室性心动过缓
C. 二度Ⅱ型房室传导阻滞
D. 三度房室传导阻滞
E. 二度Ⅰ型房室传导阻滞

★32. (2021 考点)室上性心动过速的体征是
A. 第一心音强弱不定
B. 心动过速突发突止
C. 心室率绝对不齐
D. 脉搏短绌
E. 以上都不对

★33. (2021 考点)患者，女，65 岁。甲状腺功能亢进症 8 年，心房颤动 3 年，1 年前曾发作言语不利伴肢体活动障碍。该患者长期抗栓治疗的药物首选
A. 阿司匹林
B. 尿激酶
C. 低分子肝素
D. 链激酶
E. 华法林

★34. (2021 考点)符合室性期前收缩心电图的特征是
A. 多数代偿间歇不完全
B. QRS 波群时限≤0. 12s
C. 可见 ST 段下移
D. T 波低平
E. 提前出现的 QRS 波群，形态宽大畸形

★35. (2021 考点)对于无器质性心脏病无症状的室性期前收缩的患者，应采取的治疗是
A. 去除病因和诱因
B. 胺碘酮
C. 维拉帕米
D. 普罗帕酮
E. 利多卡因

★36. (2021 考点)严重心力衰竭时，治疗频发室性期前收缩首选的药物是
A. 胺碘酮
B. 索他洛尔
C. 多巴酚丁胺
D. 卡托普利
E. 普罗帕酮

★37. (2021 考点)急性心肌梗死患者，心电图示频发室性期前收缩。首选药物是
A. 阿托品
B. 普罗帕酮
C. 奎尼丁
D. 利多卡因
E. 钙离子通道拮抗剂

★38. (2021 考点)室上性心动过速时抗心律失常药不选
A. 胺碘酮
B. 阿托品
C. 普罗帕酮(心律平)
D. 毛花苷 C(西地兰)
E. 维拉帕米(异搏定)

39. (2021 考点)患者，既往有风湿性心脏病病史，因气促、全身水肿、肝大、颈静脉怒张，服用地高辛半个月后出现室性期前收缩呈二联律，除立即停用地高辛并补充钾盐外，首选的抗心律失常药应为
A. 维拉帕米静注
B. 胺碘酮口服
C. 苯妥英钠静注
D. 硝普钠静注

E. 普罗帕酮静注

40. 属于Ⅱ类的抗心律失常药物是

A. 普罗帕酮
B. 利多卡因
C. 胺碘酮
D. 维拉帕米
E. 阿替洛尔

★41. (2021 考点) 阵发性室上性心动过速的发生机制主要是

A. 高血压病
B. 心肌缺血
C. 折返机制
D. 感染性心内膜炎
E. 洋地黄中毒

★42. (2021 考点) 心房颤动时 f 波的频率为

A. 150~200 次/min
B. <150 次/min
C. 350~600 次/min
D. >600 次/min
E. 250~300 次/min

★43. (2021 考点) 患者，男，68 岁，高血压、糖尿病病史多年，5 年前曾因脑血栓住院治疗，持续性心房颤动 3 年。查体：Bp 150/95 mmHg，心率 150 次/min，心脏各瓣膜区未闻及杂音，该患者抗凝治疗的目标是使凝血酶原时间的国际标准化比值(INR)达到

A. 1.0~2.0
B. 2.0~3.0
C. 3.0~4.0
D. 1.5~2.0
E. 3.0~5.0

★44. (2021 考点) 患者，男，65 岁，阵发性心悸 1 年，加重 1 周。既往有高血压、糖尿病病史。查体：心率 120 次/min，心律不齐，第一心音强弱不等，心尖部可闻及舒张期隆隆样杂音，超声心动图示左房内径 60 mm，该患者最适宜的抗栓治疗药物

A. 潘生丁
B. 氯吡格雷
C. 华法林
D. 普通肝素
E. 阿司匹林

★45. 患者，女，45 岁。风湿性心脏病二尖瓣狭窄合并心房颤动半年余。现服地高辛 0.25 mg/d，活动后心悸。心电图示：心率 130 次/min。控制心律失常最易采取的措施是

A. 加用普罗帕酮
B. 地高辛加量至 0.5 mg/d
C. 加用美托洛尔
D. 加用胺碘酮
E. 加用硝苯地平

46. 患者，男，26 岁。单位入职体检时偶然发现房性期前收缩。既往无明显不适症状。查体：心界不大，心率 76 次/min，未闻及异常心音，心脏各瓣膜区未闻及杂音。以下心电图表现符合的是

A. 提前发生的异常 P 波
B. 心室率极不规则
C. 提前发生的宽大畸形 QRS 波
D. PR 间期进行性延长
E. P-R 间期大于 0.20 秒

★47. (2021 考点) 口服华法林时最常用的监测指标为

A. 凝血时间
B. 出血时间
C. 血小板计数
D. 凝血酶原时间的国际标准化比值
E. 活化的部分凝血活酶时间

48. (2021 考点) 患者，女，26 岁，恶心呕吐、纳差 4 天就诊。风心病 10 年，心房颤动史 3 年，长期服洋地黄治疗，停经 3 个月，诊断为早孕。查体：心脏增大，心率 70 次/min，律不齐，心尖部第一心音减弱，可闻及 3/6 级收缩期杂音，向左腋下传导并可闻及舒张期杂音。胸骨左缘第 2~4 肋间可闻及收缩期杂音，P2 亢进，心电图示心房颤动、室性早搏。该患者恶心、呕吐的原因可能是

A. 妊娠反应
B. 洋地黄中毒
C. 右心功能不全
D. 洋地黄不足
E. 低血钾

★49. (2021 考点) 诊断室性心动过速最重要的依据是

A. R-R 间期规整
B. QRS 波群大于 0.12 秒
C. 频率 100~250 次/min
D. 心室夺获与室性融合波
E. T 波与 QRS 波主波方向相反

★50. 在诊疗过程中，患者突然意识丧失，全身青紫，肢体抽搐。血压测不到，心音消失。心电图 QRS 波、T 波完全消失，代之以大小不等、极不匀齐的低小波。该患者需立即采取的治疗措施是

A. 心肺复苏
B. 同步直流电转复
C. 非同步直流电除颤
D. 植入永久起搏器
E. 植入临时起搏器

51. Ⅲ度房室传导阻滞最有效的治疗措施是

A. 植入心脏起搏器
B. 口服阿托品
C. 冠状动脉内支架植入
D. 美托洛尔
E. 肾上腺素

(52~53 题共用题干)

患者，女，25 岁。近 2 周来发热，体温 38℃左右，伴

恶心、呕吐、腹泻。后出现心悸、胸痛、呼吸困难、晕厥发作。体检发现：面色苍白，精神委靡。心率 40 次/min，律齐，心尖部第一心音低钝，且可闻及大炮音，临床诊断为病毒性心肌炎。

★52. 心电图表现最可能是
A. 窦性心动过缓
B. 二度房室传导阻滞
C. 一度房室传导阻滞
D. 窦房传导阻滞
E. 三度房室传导阻滞

53. 最适宜的治疗措施是
A. 皮下注射肾上腺素
B. 静脉滴注硝酸甘油
C. 静脉注射阿托品
D. 心脏复律
E. 临时植入心脏起搏器

★54. 心脏骤停心肺复苏最后成功的关键是
A. 呼吸复苏
B. 血压复苏
C. 心跳复苏
D. 体温复苏
E. 脑复苏

★55. 心脏骤停早期诊断的标志是
A. 意识丧失
B. 股动脉搏动消失
C. 严重胸痛
D. 呼吸骤停
E. 桡动脉搏动消失

★56. 患者，男，70 岁，既往陈旧心肌梗死和糖尿病病史 30 年。今晨用力蹬车拉货时突然跌倒，呼之不应。诊断为心脏骤停，给该患者施行心肺复苏，下列哪项做法不正确
A. 胸外按压的部位是胸骨下半部，双乳头之间
B. 按压时关节伸直，放松时双手不要离开胸壁
C. 按压胸骨的幅度至少为 4 cm
D. 按压和通气的比例为 30:2
E. 如使用单相波电除颤应选择 360J

★57. 成人心肺复苏抢救时胸外按压与人工呼吸通气的比例是
A. 30:2
B. 15:2
C. 30:1
D. 15:2
E. 15:1

★58. 患者，男，28 岁。突发心脏骤停，经心肺复苏后血压 60/50 mmHg，心率 46 次/min，该患者应选用的药物是
A. 胺碘酮
B. β 受体拮抗药
C. 阿托品
D. 硫酸镁
E. 利多卡因

59. 心脏骤停最主要的病因是
A. 冠心病
B. 心肌炎
C. 主动脉瓣关闭不全
D. 心肌病
E. 二尖瓣脱垂

★60. 心脏骤停一旦确诊应立即
A. 开通气道
B. 人工呼吸
C. 气管插管
D. 胸外按压
E. 吸氧

61. 心脏骤停最常见的发生要素是
A. 心室颤动
B. 电机械分离
C. 高度房室传导阻滞
D. 心脏停搏
E. 三度窦房传导阻滞

★62. 心室颤动导致不可逆性脑损害，其发作持续
A. 4~6 分钟
B. 30 秒
C. 5~7 分钟
D. 8 分钟
E. 2 分钟

★63. 心室颤动初诊时，首次单向波电除颤的能量为
A. 240J
B. 360J
C. 180J
D. 200J
E. 300J

★64. **(2021 考点)** 转复长 QT 期间所致尖端扭转型室性心动过速的最适宜药物是
A. 肾上腺素
B. 利多卡因
C. 普罗帕酮
D. 硫酸镁
E. 胺碘酮

（65~68 题共用题干）

患者，女，78 岁。早晨排便时突然跌倒，意识丧失，呼吸断续。既往有陈旧性心肌梗死和糖尿病病史 30 年，无高血压病史。诊断为心脏骤停。

65. 该患者既往超声心动图检查未发现异常，其心脏骤停最可能的原因是
A. 急性心肌梗死
B. 主动脉夹层
C. 预激综合征
D. 急性心肌炎
E. 梗阻性肥厚型心肌病

★66. 心电图示心搏停顿此时首选的药物是
A. 胺碘酮
B. 肾上腺素
C. 普罗帕酮
D. 硝酸甘油
E. 复方丹参滴丸
★67. 最佳的给药途径是
A. 肌内注射
B. 心内注射
C. 静脉注射
D. 气管内给药
E. 肌内注射
★68. 患者复苏成功后治疗，保证一切复苏措施奏效最重要的是
A. 脑复苏
B. 确保循环功能稳定
C. 防治肾衰竭
D. 防治感染
E. 维持良好的呼吸功能
★69. (2021 考点) 对高血压合并糖尿病患者，血压控制在
A. 130/80 mmHg
B. 120/80 mmHg
C. 125/75 mmHg
D. 140/90 mmHg
E. 150/90 mmHg
★70. (2021 考点) 糖尿病伴高血压患者首选的降血压药是
A. 利尿药
B. 哌唑嗪
C. 钙离子拮抗药
D. β 受体阻滞药
E. 血管紧张素抑制药
71. 关于高血压的流行病学调查，下列哪项因素未确定与发病有关
A. 年龄
B. 体重
C. 血脂
D. 吸烟
E. 饮酒
72. 患者，男，70 岁。发现高血压 5 年，饮食治疗。查体：血压为 170/80 mmHg，该患者的血压属于
A. 正常血压
B. 正常高值
C. 单纯收缩期高血压
D. 1 级高血压
E. 3 级高血压
73. 患者，女，56 岁。发现血压升高 2 年。近期感头痛、恶心、视力模糊，于门诊测血压为 180/140 mmHg，眼底检查发现视乳头水肿，最可能的诊断为
A. 脑出血
B. 高血压脑病
C. 恶性高血压
D. 脑梗死
E. 急性视盘病变
★74. (2021 考点) 高血压患者的治疗性生活方式，错误的是
A. 饮酒量每日不超过相当于 50 g 乙醇的量
B. 每人每日食盐量不应超过 6 g
C. 低或中等强度的运动
D. 体重指数(BMI)控制在 30 kg/m^2 左右
E. 膳食中脂肪量控制在总量的 25%以下
★75. (2021 原题) 患者，男，40 岁，糖尿病肾病伴高血压，血压 175/100 mmHg，心率 50 次/min，血肌酐 160 μmol/L，最适宜的药物治疗组合是
A. 氨氯地平、替米沙坦
B. 氢氯噻嗪、吲达帕胺
C. 普萘洛尔、卡托普利
D. 螺内酯、福辛普利
E. 美托洛尔、维拉帕米
76. 高血压危象时降血压宜首选
A. 硝苯地平片口服
B. 卡托普利口服
C. 硝普钠静滴
D. 利血平口服
E. 维拉帕米口服
77. 患者，女，56 岁。活动后心悸、气短 4 年，突发憋喘 2 小时来诊。高血压病史 10 余年，平时血压波动于(130~160)/(70~90)mmHg。查体：Bp 230/110 mmHg，端坐位，双肺底可闻及少量湿啰音，心率 115 次/min。该患者最适宜的治疗是
A. 口服阿替洛尔
B. 口服硝苯地平
C. 口服哌唑嗪
D. 肌内注射利血平
E. 静脉滴注硝普钠
(78~81 题共用备选答案)
A. α 受体阻滞药
B. β 受体阻滞药
C. 钙通道阻滞药
D. 血管紧张素Ⅱ受体阻滞药
E. 交感神经抑制药
★78. (2021 考点) 高血压患者伴支气管哮喘禁用
★79. (2021 考点) 合并糖尿病、尿蛋白阳性的高血压患者，降血压治疗宜首选
★80. (2021 考点) 高血压合并心动过缓的患者，降血压治疗不宜首选
★81. (2021 考点) 无合并症的老年收缩期高血压患者降血压治疗宜首选
82. (2021 考点) 以下是冠心病的危险因素，除了
A. 血红蛋白异常
B. 血脂异常

C. 年龄、性别
D. 吸烟
E. 高血压

★83. 非 ST 段抬高心肌梗死与 ST 段抬高心肌梗死治疗措施的差异在于是否
A. 抗血栓治疗
B. 使用止痛药物
C. 抗凝治疗
D. 吸氧
E. 溶栓治疗

84. 变异型心绞痛的发生机制主要是
A. 冠状动脉痉挛
B. 严重贫血
C. 循环血流量减少，如休克
D. 冠状动脉管腔严重狭窄
E. 不稳定斑块内出血，纤维帽破裂，血小板的聚集与血栓形成

★85. (2021 考点) 急性心肌梗死和最晚恢复正常的心肌坏死标志物是
A. 肌酸肌酶
B. 肌红蛋白
C. 肌钙蛋白
D. 天门冬酸氨基转移酶
E. 肌酸肌酶同工酶 MB

(86~87 题共用备选答案)
A. 劳累性心绞痛病程在 1~2 个月以内
B. 劳累性心绞痛病程在 2~3 个月以内
C. 劳累性心绞痛病程在 3~4 个月以内
D. 劳累性心绞痛临床特点 2 个月以上无变化
E. 同等程度劳累所诱发的胸痛发作次数增加、严重程度加重及持续时间延长

86. 初发型心绞痛是
87. 恶化型心绞痛是

88. (2021 考点) 严重冠状动脉狭窄是指冠脉狭窄程度达
A. 65%以上
B. 75%以上
C. 85%以上
D. 95%以上
E. 25%以上

89. 患者，男，60 岁。发作性胸痛 3 个月，每次发作含硝酸甘油后缓解，考虑心绞痛。最常用的检查方法是
A. 心脏 X 线片
B. 心电图运动负荷试验
C. 心电图
D. 动态心电图
E. 超声心电图

90. (2021 考点) 诊断冠心病的“金标准”是
A. 动态心电图
B. 放射性核素检查
C. 超声心动图
D. 冠状动脉造影
E. X 线片检查

91. 患者，男，48 岁。近 1 年来自觉心前区阵发性疼痛，常在休息或清晨时发作，持续时间一般为 15 分钟或半个小时，含服硝酸甘油后缓解。疼痛发作时，心电图胸前导联 ST 段抬高，运动负荷试验阴性。其诊断为
A. 初发型心绞痛
B. 卧位型心绞痛
C. 稳定型心绞痛
D. 变异型心绞痛
E. 恶化型心绞痛

★92. 变异型心绞痛的治疗宜选用
A. 普罗帕酮
B. 地尔硫䓬
C. 美托洛尔
D. 普萘洛尔
E. 胺碘酮

93. 心肌梗死最常发生的部位是
A. 室间隔后 1/3
B. 左心室前壁
C. 右心室后壁
D. 左心室后壁
E. 右心室侧壁

94. 心肌梗死最先出现和最突出的症状是
A. 恶心呕吐腹痛
B. 剧烈胸痛
C. 心力衰竭
D. 心律失常
E. 发热

95. 不符合急性心肌梗死胸痛特点的是
A. 胸痛比心绞痛更严重，持续时间更久，伴大汗
B. 含硝酸甘油不缓解
C. 可伴有感染
D. 可伴心力衰竭或心律失常
E. 在体力活动或情绪激动当时发作，休息数分钟后可缓解

96. 急性前壁心肌梗死时最常见的心律失常是
A. 房早三联律
B. 预激综合征
C. 房室传导阻滞
D. 室性期前收缩及室性心动过速
E. 心房扑动

97. 患者，男，60 岁。持续胸痛 3 小时，心电图提示 Ⅱ、Ⅲ、aVF 导联 ST 段抬高 0.2 mV，最可能出现的心律失常是
A. 阵发性室上性心动过速
B. 房室传导阻滞
C. 室性期前收缩
D. 房性期前收缩
E. 心房颤动

★98. (2021 考点)有关急性心肌梗死心肌损伤标记物的描述，不正确的是

A. 肌红蛋白起病后 2 小时内升高
B. 肌钙蛋白起病后 8 小时内升高，5~8 天恢复正常
C. CK-MB 起病后 4 小时内增高，16~24 小时达高峰
D. AST 在起病 6~8 小时开始升高
E. LDH6~10 天恢复正常

★99. (2021 考点)患者，男，65 岁。急性心肌梗死 4 周，今晨再发胸痛，持续 9 小时不缓解，遂来急诊。查体：Bp 110/60 mmHg，心率 100 次/min，心肺检查无异常。心电图：Ⅰ、aVL 导联 ST 段弓背向上抬高。血清肌钙蛋白升高。该患者胸痛最可能的原因是

A. 心脏破裂
B. 室壁瘤形成
C. 急性心包炎
D. 再发急性心肌梗死
E. 变异型心绞痛

★100. (2021 考点)患者，男，60 岁。因急性心肌梗死收入院。住院第二天出现急性呼吸困难，气促，心尖区可闻及收缩期吹风样杂音。该患者最可能的诊断为

A. 乳头肌功能失调
B. 栓塞
C. 心脏游离壁破裂
D. 心脏二尖瓣穿孔
E. 心室膨胀瘤

(101~105 题共用题干)

患者，男，50 岁，阵发性胸闷 10 年，持续胸痛 8 小时收入院。入院时血压为 160/90 mmHg，心率为 80 次/min，行心电图及相关检查诊断为急性前壁心肌梗死。

★101. (2021 考点)支持诊断的心电图改变为

A. Ⅱ、Ⅲ、aVF 出现异常 Q 波，伴 ST 段弓背向上抬高
B. V3~V5 出现异常 Q 波伴 ST 段弓背向上抬高
C. Ⅰ、aVL 出现肺性 P 波
D. 频发室性期前收缩
E. 三度房室传导阻滞

★102. (2021 考点)此时最具特征性的实验室改变是

A. 血清 LDH 上升
B. 血清 GOT 上升
C. 血清 GPT 上升
D. 血清 CK-MB 上升
E. 血清肌红蛋白下降

★103. (2021 考点)上述患者出现频发室性期前收缩，伴随室性心动过速，此时最恰当的处理是

A. 静推毛花苷-C
B. 口服美西律
C. 静脉注射利多卡因
D. 口服普鲁卡因胺
E. 口服妥卡尼

★104. (2021 考点)住院第 2 日患者出现胸闷、大汗、面色苍白。查体：心率 136 次/min，律齐，双肺未闻及干湿性啰音，血压 90/50 mmHg，考虑合并心源性休克。此时不宜使用

A. 主动脉内气囊反搏术
B. 静脉注射呋塞米
C. 静脉滴注多巴胺
D. 静脉滴注多巴酚丁胺
E. 皮下注射低分子肝素

★105. (2021 考点)起病 4 周后，患者反复低热，左肺底有湿性啰音，心前区可闻及心包摩擦音，此时应考虑并发

A. 肺结核
B. 尿毒症
C. 感染性心内膜炎
D. 心肌梗死后综合征
E. 肺栓塞

★106. (2021 考点)急性心肌梗死用主动脉内球囊反搏术的最佳适应证是

A. 并发急性左心力衰竭
B. 并发恶性心律失常
C. 并发心源性休克
D. 并发呼吸衰竭
E. 并发慢性肾衰竭

★107. (2021 考点)ACEI 和 ARB 的临床应用是基于对

A. 肾素-血管紧张素-醛固酮系统研究的结果
B. 离子通道研究的结果
C. 内皮素研究的结果
D. 心肌重塑研究的结果
E. 全数字化 X 线造影(DSA)研究的结果

108. 扩张型心肌病典型的超声心动图改变是

A. 收缩期心尖部向外膨出
B. 瓣膜增厚、钙化、僵硬、瓣口开放受限
C. 心腔扩大，室壁运动弥漫减弱，瓣口开放小
D. 舒张期室间隔厚度与左室后壁之比大于等于 1.3
E. 收缩期二尖瓣前叶向前运动

109. 患者，女，50 岁。劳累后心悸、气促、下肢水肿 10 个月。查体：心界向两侧扩大，心尖区闻及 2/6 级收缩期杂音，两肺底有小水泡音。超声心动图示左心腔增大，心电图提示完全性左束支阻滞。诊断为

A. 心包炎
B. 扩张型心肌病
C. 急性病毒性心肌炎
D. 二尖瓣狭窄
E. 肺部感染

(110~111 题共用备选答案)

A. 不对称性室间隔肥厚
B. 心腔扩大伴收缩功能障碍
C. 血压升高、左心室高电压
D. 心肌搏动减弱，并有反常搏动
E. 心内膜心肌纤维化，心室舒张功能受损

110. 扩张型心肌病
111. 肥厚型心肌病
112. 扩张型心肌病的主要临床表现是
A. 晕厥
B. 猝死
C. 栓塞
D. 充血性心力衰竭
E. 食欲不振
113. 诊断心肌病最常用的辅助检查是
A. 运动平板负荷试验
B. 超声心动图
C. 心内膜心肌活检
D. 胸部 CT 检查
E. 冠状动脉造影
114. 可使肥厚型梗阻性心肌病患者心脏杂音减弱的药物是
A. 异丙肾上腺素
B. 地高辛
C. 硝酸甘油
D. 亚硝酸异戊酯
E. 普萘洛尔
(115～117 题共用备选答案)
A. 室间隔非对称性肥厚，舒张期室间隔厚度与左室后壁之比≥1.3∶1
B. 左室扩大，流出道增宽，室间隔及左室后壁运动减弱
C. 心前壁之前和心后壁之后有液性暗区
D. 瓣叶有赘生物及瓣叶穿孔
E. 舒张期二尖瓣前叶呈圆拱状，后叶活动度减弱，交界处融合，瓣叶增厚和瓣口面积减少
115. 扩张型心肌病超声心动图显示
116. 肥厚型心肌病超声心动图显示
117. 心包积液超声心动图显示
118. 患者，女，50 岁，运动时胸闷 2 周。就诊门诊查：胸骨左缘第 3～4 肋间可闻及粗糙的喷射性收缩期杂音。心电图示：Ⅱ、Ⅲ、AVF 导联出现病理性 Q 波。超声心动图示：室间隔流出道部分向左心室内突出，二尖瓣前叶在收缩期向前方运动。该患者最可能的诊断是
A. 心绞痛
B. 心肌梗死
C. 肥厚型心肌病
D. 室间隔缺损
E. 主动脉瓣狭窄
119. (2021 考点) 禁忌使用洋地黄类药的是
A. 心力衰竭
B. 阵发性室上性心动过速
C. 肥厚型梗阻性心脏病
D. 心房颤动
E. 心房扑动
120. 不属于急性病毒性心肌炎常见的临床表现是
A. 先有发热，然后出现心悸、胸闷
B. 恶心、呕吐等消化道症状
C. 不发生心律失常
D. 心动过速与发热程度不平行
E. 常出现器质性心脏杂音
★121. (2021 考点) 风湿性心脏病严重二尖瓣狭窄突发大咯血是由于
A. 肺毛细血管破裂
B. 合并肺结核
C. 支气管静脉破裂
D. 急性肺水肿
E. 合并心力衰竭
★122. (2021 考点) 风湿性心脏病二尖瓣狭窄患者，早期呼吸困难常表现为
A. 端坐呼吸
B. 劳力性呼吸困难
C. 夜间阵发性呼吸困难
D. 急性肺水肿
E. 心源性哮喘
(123～125 题共用题干)
患者，女，34 岁。劳累后心悸、气短 6 年，近 1 周间断咯血，无发热。查体：双颊紫红，口唇轻度发绀，颈静脉无怒张。两肺未闻及啰音。心浊音界在胸骨左缘第 3 肋间向左扩大。心尖部局限性舒张期隆隆样杂音，第一心音亢进。肝脏不大，下肢无水肿。
★123. (2021 考点) 该患者的临床诊断应先考虑
A. 肺结核
B. 支气管扩张
C. 风湿性心脏病二尖瓣狭窄
D. 室间隔缺损
E. 风湿性心脏病二尖瓣关闭不全
124. 本病易发生的心律失常是
A. 房室传导阻滞
B. 室性期前收缩
C. 心房颤动
D. 房性期前收缩
E. 预激综合征
★125. (2021 考点) 本病致死的主要原因
A. 恶性心律失常
B. 心功能不全
C. 肺栓塞
D. 呼吸道感染
E. 感染性心内膜炎
126. (2021 考点) 第一次心包穿刺抽液总量不宜超过
A. 80 mL　　B. 95 mL
C. 100 mL　　D. 120 mL
E. 200 mL
127. (2021 考点) 心脏压塞的典型体征是
A. 动脉压下降、颈静脉怒张和心音低钝
B. 动脉压下降、奇脉和心音低钝

C. 动脉压上升、颈静脉脉怒张和心音低钝
D. 动脉压上升、奇脉和心音低钝
E. 奇脉、颈静脉怒张和双下肢水肿

128. (2021 原题) 患者，男，66 岁，左下肢间歇性跛行 3 年，加重 1 个月，既往有高血压病病史 7 年，冠心病病史 4 年，曾行冠脉支架植入术。查体：Bp 160/90 mmHg，左足苍白，左足及左下肢皮温明显降低，左足背动脉、腘动脉搏动消失，左股动脉可触及搏动，最可能的诊断是左下肢[助理不做]
A. 急性动脉栓塞　B. 深静脉血栓形成
C. 动脉硬化性闭塞症　D. 血栓性静脉炎
E. 血栓闭塞性脉管炎

★129. 患者，男，45 岁，左下肢疼痛发凉半年，既往有左下肢血栓性浅静脉炎病史，无高血压、糖尿病病史，吸烟 30 年，20 支/天。查体：右下肢正常；左足苍白，皮温明显降低，左足背动脉搏动消失，左股、腘动脉可触及搏动，Buerger 试验阳性。最有可能的诊断是左下肢[助理不做]
A. 急性动脉栓塞　B. 血栓闭塞性脉管炎
C. 原发性下肢静脉曲张　D. 动脉硬化性闭塞症
E. 深静脉血栓形成

130. (2021 考点) 心包穿刺术的绝对禁忌证是
A. 心脏压塞　B. 化脓性心包炎
C. 肿瘤性心包炎　D. 急性心包炎
E. 主动脉夹层

131. 引起病毒性心肌炎最常见的病毒是
A. 单纯疱疹病毒　B. 流感病毒
C. 呼吸道合胞病毒　D. 风疹病毒
E. 柯萨奇 B 组病毒

132. 主要见于急性感染性心内膜炎体征
A. Osler 结节　B. 淤点
C. 线状出血　D. Janeway 损害
E. 脾大

133. 亚急性感染性心内膜炎的主要致病菌是
A. 草绿色链球菌　B. 金黄色葡萄球菌
C. 溶血性链球菌　D. 肺炎链球菌
E. 铜绿假单胞菌

134. 患者，女，35 岁，活动后心悸、气短 1 年，查体：心尖部可闻及舒张期隆隆样杂音，该患者所患疾病最少出现的并发症是：
A. 心律失常　B. 充血性心力衰竭
C. 急性肺水肿　D. 肺部感染
E. 感染性心内膜炎

135. (2021 考点) 患者，女，30 岁。风湿性心脏瓣膜病，主动脉瓣狭窄 10 年，进行性活动耐力减低，近 1 年来，每于剧烈运动中发生晕厥。无高血压、糖尿病、高脂血症病史。查体：Bp 120/70 mmHg。心率 80 次/min，律齐，主动脉瓣区可闻及收缩期喷射样杂音。超声心动图提示左心室增大，LVEF 40%，主动脉瓣口面积 1.1 cm^2，平均压力阶差 55 mmHg，跨瓣峰速度 5.4 m/s。对该患者最恰当的处置是
A. 每日口服单硝酸异山梨酯
B. 晕厥时硝酸甘油急救
C. 避免竞技性运动，其他体力活动不受限
D. 口服阿托伐他汀
E. 主动脉瓣置换术

★136. (2021 考点) 患者，女，19 岁。活动后胸闷、气短 3 天。3 周前曾咳嗽、持续发热 1 周。既往体健。查体：面色苍白、双肺呼吸音清，心界向左下扩大，心率 120 次/min，频发早搏，第一心音减弱，P2>A2，心尖区可闻及 2/6 级收缩期杂音。实验室检查：血肌钙蛋白增高。该患者最可能的诊断是
A. 病毒性心肌炎　B. 急性心肌梗死
C. 急性肺栓塞　D. 慢性心力衰竭
E. 感染性心内膜炎

★137. 患者，男，28 岁，胸骨左缘第 3、4 肋间可闻及舒张期叹气样杂音，向心尖部传导。该患者典型的临床表现还应该包括
A. 脉压增大　B. 颈静脉怒张
C. 端坐呼吸　D. 劳力性呼吸困难
E. 心尖搏动呈抬举样

138. Pratt 试验的目的是
A. 深静脉是否通畅
B. 检测交通静脉瓣膜功能
C. 检测血供是否充足
D. 检测桡骨茎突是否骨折
E. 检测大隐静脉与深静脉交通瓣功能

★139. (2021 考点) 纠正休克所致组织低灌注和缺氧的关键措施是
A. 应用血管活性药物　B. 补充血容量
C. 积极处理原发病　D. 高浓度吸氧
E. 纠正电解质紊乱

140. (2021 考点) 说明抗休克治疗时血容量仍不足的是
A. 尿量少，CVP 很高　B. 尿量少，CVP 较低
C. 尿量多，CVP 很低　D. 尿量多，CVP 正常
E. 尿量多，CVP 偏高

第十四章参考答案

1.【参考答案 B】

【押题点】心力衰竭基本病因。

【解析】压力负荷增加的影响因素：高血压(体循环高压)、主动脉瓣狭窄、肺动脉高压和肺动脉瓣狭窄。其中体循环高压为左心室后负荷增高的主要因素。回心血量增多、瓣膜关闭不全引起容量负荷过重。

2.【参考答案 D】

【押题点】左心力衰竭的临床表现(呼吸困难)。

【解析】慢性左心力衰竭呼吸困难的进展顺序：劳力性呼吸困难-夜间阵发性呼吸困难-端坐呼吸。

3.【参考答案 D】

【押题点】心力衰竭的体征。

【解析】单纯左心力衰竭主要引起肺淤血症状及体征，双肺底可闻及湿性啰音。右心力衰竭以体循环淤血为主，出现水肿、颈静脉征、肝大。

4.【参考答案 C】

【押题点】左心力衰竭急性肺水肿的临床表现。

【解析】急性肺水肿是左心力衰竭所致呼吸困难最严重的形式，其特征性临床表现为咳粉红色泡沫痰。

5.【参考答案 C】

【押题点】心力衰竭的实验室检查。

【解析】心力衰竭时心室壁张力增加，BNP 及 ANP 分泌明显增加，增高程度和心力衰竭严重程度呈正相关，可作为判断心力衰竭病程和判断预后的指标。

6.【参考答案 E】

【押题点】心力衰竭的辅助检查。

【解析】超声心动图是心力衰竭一种简单、安全、无创的检查手段，准确评估心腔大小变化及瓣膜结构功能，快速判断心功能和病因，是诊断心力衰竭最主要的仪器检查。

7.【参考答案 B】

【押题点】心力衰竭的诱因。

【解析】呼吸道感染是心力衰竭最常见最重要的诱因。心房颤动是器质性心脏病最常见的心律失常之一，也是诱发心力衰竭的重要因素。

8.【参考答案 A】

【押题点】心力衰竭药物治疗(洋地黄类药的临床应用)。

【解析】伴有快速心房颤动/心房扑动的收缩性心力衰竭是应用洋地黄类药的最佳指征。

9.【参考答案 A】

【押题点】心力衰竭药物治疗(洋地黄类药中毒)。

【解析】心肌缺血、缺氧、低钾、低血镁、甲状腺功能减退、肾功不全，更容易出现洋地黄中毒。肺源性心脏病常伴有低氧血症。

10.【参考答案 C】

【押题点】心力衰竭药物治疗(利尿药的临床应用)。

【解析】利尿药控制液体潴留、为改善心力衰竭症状的基石。对于慢性心力衰竭患者原则上利尿药应长期维持，但不能作为单一治疗，需联合 RAAS 抑制药、β 受体拮抗药。常见不良反应是水、电解质紊乱，如高钾或低钾。

11.【参考答案 D】

【押题点】洋地黄类药物治疗的适应证。

【解析】洋地黄类药具有正性肌力、抑制心脏传导系统的作用，伴有心房颤动的收缩性心力衰竭是应用洋地黄类药最佳指征。

12.【参考答案 D】

【押题点】洋地黄中毒、心房颤动的转变。

【解析】心房颤动患者心室率变得规整，应考虑恢复窦律、转变房速或心房扑动、发生交界性心动过速或室速。心律变为慢而规则(30~60 次/min)，提示完全性房室传导阻滞可能，最常见原因为洋地黄中毒。快速房性心律失常伴传导阻滞是洋地黄中毒的特征性表现。

13.【参考答案 C】

【押题点】洋地黄中毒的治疗。

【解析】洋地黄中毒发生后立即停药。单发室早、一度房室传导阻滞可自行消失。低钾者补钾，血钾不低予以利多卡因或苯妥英钠。传导阻滞及缓慢心律失常的患者，可予阿托品，一般不需安置临时心脏起搏器。

14.【参考答案 D】

【押题点】急性肺水肿机制。

【解析】急性心力衰竭时，心排血量急剧减少，左心室舒张末压迅速升高，肺静脉回流不畅，导致肺静脉压快速升高，使血管内液体迅速渗透入肺间质和肺泡形成急性肺水肿。

15.【参考答案 A】

【押题点】急性左心力衰竭治疗。

【解析】利尿药除能快速利尿外，还有静脉扩张作用，有利于肺水肿缓解。

16.【参考答案 B】

【押题点】急性心肌梗死心力衰竭严重程度分类。

【解析】急性心肌梗死 Killip Ⅱ级：有心力衰竭的症状及体征，肺野肺部啰音<50%，心脏第三心音奔马律。

17.【参考答案 D】

【押题点】慢性心力衰竭分期。

【解析】前心力衰竭阶段（A 期）：存在心力衰竭高危因素、尚无心脏结构或功能异常。前临床心力衰竭阶段（B 期）：患者无心力衰竭的症状和（或）体征，但已发展为结构性心脏病。

18.【参考答案 C】

【押题点】心力衰竭 NYHA 分级。

【解析】根据心力衰竭的 NYHA 分级，患者日常活动出现心悸、气短症状，提示体力活动轻度受限，心功能分级应为Ⅱ级。

19.【参考答案 D】

【押题点】洋地黄使用禁忌证。

【解析】肥厚型梗阻性心肌病、主动脉瓣狭窄的患者，增加心肌收缩性可能使原有的血流动力学障碍更加严重，禁用洋地黄类药。

20.【参考答案 B】

【押题点】全心力衰竭的临床表现。

【解析】患者基础器质性心脏病，出现典型左心功能不全（气短、憋醒、双肺湿啰音）、右心功能不全（下肢水肿、颈静脉怒张、肝大）、心界两侧扩大，提示全心力衰竭。

21.【参考答案 E】

【押题点】血管紧张素转换酶抑制药（ACEI）的药理作用。

【解析】卡托普利属于 ACEI，可抑制肾素-血管紧张素-醛固酮系统（RAAS），扩张血管、改善血流动力学、改善心室重塑。早期足量应用可缓解心力衰竭症状，延缓进展，降低不同程度心力衰竭患者的病死率。

22.【参考答案 E】

【押题点】急性左心力衰竭的诊断、鉴别诊断。

【解析】患者器质性心脏病，活动后胸闷气短（劳力性呼吸困难），发展至端坐呼吸、夜间阵发性呼吸困难，肺底湿啰音，为典型左心力衰竭症状和体征。

23.【参考答案 B】

【押题点】急性左心力衰竭的救治。

【解析】洋地黄类药增加心肌收缩力、氨茶碱解除支气管痉挛、硝酸酯类扩张小静脉降低回心血量、呋塞米快速利尿，均为可选择的药物治疗。心力衰竭急性期不宜选用 β 受体拮抗药，待病情平稳后小剂量起始、逐步增量维持。

24.【参考答案 E】

【押题点】心力衰竭分级。

【解析】急性心肌梗死时心力衰竭采用 Killip 分级。该患者应采用 NYHA 分级，患者夜间休息时即发作、端坐呼吸，为 NYHA Ⅳ级特点。

25.【参考答案 D】

【押题点】血压控制目标值。

【解析】目前一般主张血压控制目标值至少<140/90 mmHg。糖尿病、慢性肾脏病、心力衰竭、病情稳定的冠心病患者，血压控制目标值<130/80 mmHg。

26.【参考答案 C】

【押题点】心律失常-心房颤动（体征）。

【解析】心房颤动的三大特征，心律绝对不规则，第一心音强弱不等，脉搏短绌。

27.【参考答案 D】

【押题点】窦性停搏的鉴别诊断。

【解析】三度窦房传导阻滞时，窦房结的冲动不能传导到心房。窦性停搏是指窦房结不能产生冲动，下位的潜在起搏点，如房室交界处或心室，可出现逸搏心律控制心室。因此在体检时，容易将二者混淆。

28.【参考答案 A】

【押题点】各型心律失常的特点。

【解析】心律不齐常见病，如房性早搏（房早）、室性早搏（室早）、心房颤动等。室性期前收缩为提早出现的 QRS 波，其前无 P 波，心律不整齐，其余选项均不会出现心律不齐。

29.【参考答案 D】

【押题点】心房扑动的治疗。

【解析】心房扑动转律可选择药物治疗、直流电复律、食管调搏、导管消融。终止心律失常最有效的方法是直流电复律，根治选择导管消融治疗。

30.【参考答案 A】

【押题点】阵发性室上性心动过速急性发作期治疗。

【解析】心功能、血压正常者，先刺激迷走神经，例如，做颈动脉窦按摩、Valsalva 动作、咽刺激诱导恶心、面部浸润于冰水之中、压迫眼球等。但应注意按摩颈动脉窦严禁双侧同时按摩，否则会造成脑供血不足。

31.【参考答案 D】

【押题点】心律失常-三度房室传导阻滞。

【解析】心电图表现为 P 波、QRS 波群各自成节律、互不相关，心房率快于心室率。阻滞部位于室内传导系统远端时，心室率可低至 40 次/min 以下。

32.【参考答案 B】

【押题点】室上性心动过速的临床表现。

【解析】室上性心动过速三大体征：心动过速突发突止，第一心音强度恒定，心律绝对规则。

33.【参考答案 E】

【押题点】心房颤动的抗凝治疗。

【解析】患者女性（占 1 分）、65 岁（占 1 分）、脑卒中病史（占 1 分），评分大于 2 分，需抗凝治疗，首选口服华法林。

34.【参考答案 E】

【押题点】心律失常-室性期前收缩。

【解析】室性期前收缩的心电图特点为提早发生的

QRS 波群，且宽大畸形，时限大于 0.12 秒，ST-T 段与 QRS 主波方向相反，完全性代偿间歇。

35.【参考答案 A】

【押题点】室性期前收缩治疗（无器质性心脏病）。

【解析】无器质性心脏病的室性期前收缩不会增加心脏性病死的危险性，如无明显症状，无需使用药物治疗。症状明显时，以药物治疗、消除症状为目的。

36.【参考答案 A】

【押题点】室性期前收缩治疗（合并心功能不全）。

【解析】室性期前收缩（室性早搏）合并器质性心脏病心功能不全，症状明显可选用 β 受体阻滞药、非二氢吡啶类钙通道阻滞药、胺碘酮。重度心力衰竭不宜选用 β 受体阻滞药。

37.【参考答案 D】

【押题点】室性期前收缩治疗（急性心肌缺血或梗死）。

【解析】急性心肌缺血或梗死合并室性早搏患者，首选再灌注治疗，若治疗前已出现频发室性早搏、多源室性早搏，可应用利多卡因、β 受体阻滞剂来预防心律失常加重，并需要同时纠正病因。避免使用 IA 类抗心律失常药。

38.【参考答案 B】

【押题点】室上性心动过速（室上速）药物治疗。

【解析】阵发性室上速首选腺苷，次选维拉帕米，其他药物可选择 β 受体阻滞药、洋地黄、普罗帕酮等。阿托品为治疗缓慢性心律失常类药物。

39.【参考答案 C】

【押题点】洋地黄类药物中毒的处理。

【解析】洋地黄类药物中毒心律失常以室性期前收缩最为常见。处理包括停药，快速型心律失常应纠正低钾，应用利多卡因或苯妥英钠，缓慢型可给予阿托品。

40.【参考答案 E】

【押题点】抗心律失常药物分类。

【解析】Ⅱ类的抗心律失常药物为 β 受体阻滞药，本题选用药物为阿替洛尔。

41.【参考答案 C】

【押题点】心律失常发病机制（冲动传导异常）。

【解析】阵发性室上性心动过速发生机制主要是折返机制。

42.【参考答案 C】

【押题点】心房颤动的心电图特点。

【解析】心房颤动的 f 波频率为 350~600 次/min。

43.【参考答案 B】

【押题点】心房颤动抗凝治疗目标。

【解析】心房颤动患者服用华法林抗凝治疗期间，应维持凝血酶原时间的国际标准化比值（INR）在 2.0~3.0 之间，能安全有效地预防脑卒中发生。

44.【参考答案 C】

【押题点】心房颤动抗凝治疗。

【解析】心尖部舒张期隆隆样杂音提示二尖瓣狭窄，常见心律失常为心房颤动，典型体征为第一心音强弱不等、心律不齐、脉搏短绌。该患者有高血压（占 1 分）、糖尿病（占 1 分），评分达到 2 分，需要抗凝，首选华法林口服。

45.【参考答案 C】

【押题点】二尖瓣狭窄并发症治疗。

【解析】二尖瓣狭窄合并心房颤动患者，地高辛控制心室率不满意，可加用 β 受体阻滞药、非二氢吡啶类钙离子阻滞药。不宜继续增加洋地黄用量。

46.【参考答案 A】

【押题点】心律失常-房性期前收缩（房性早搏）。

【解析】心电图表现为 P 波提前发生，与窦性 P 波形态不同，PR 间期>120 毫秒，QRS 波群呈室上性，不完全代偿间歇。

47.【参考答案 D】

【押题点】华法林抗凝治疗目标。

【解析】服用华法林应监测凝血酶原时间的国际标准化比值（INR），维持在 2.0~3.0 之间。

48.【参考答案 B】

【押题点】洋地黄中毒的表现。

【解析】心房颤动患者长期服用洋地黄，出现恶心、呕吐，考虑为洋地黄中毒表现，室性早搏是其常见的心律失常类型，胃肠道反应为洋地黄中毒最早出现的临床表现。

49.【参考答案 D】

【押题点】心律失常-室性心动过速。

【解析】心室夺获和室性融合波是室性心动过速的特征性心电图表现，为室性心动过速的最主要诊断依据。

50.【参考答案 C】

【押题点】心室颤动的治疗。

【解析】意识丧失、青紫、抽搐，生命体征测不出，心电图代之以大小不等，极不均齐的低小波，考虑收室颤动。需立即采取的非同步直流电除颤，尽快转律。

51.【参考答案 A】

【押题点】房室传导阻滞治疗。

【解析】Ⅲ度房室传导阻滞是指心房的冲动全部不能下传到心室，此时药物治疗效果极差，应选用临时或永久性心脏起搏器。

52.【参考答案 E】

【押题点】心律失常-三度房室传导阻滞。

【解析】病毒性心肌炎易合并室性心律失常和房室传导阻滞。心率 40 次/min，大炮音为心房心室几乎同时收缩，S1 增强，提示存在完全性房室传导阻滞。

53.【参考答案 E】

【押题点】房室传导阻滞的治疗。

【解析】对于症状明显、心室率缓慢者，应及早给予安装临时或永久性心脏起搏器。

54.【参考答案 E】

【押题点】心肺复苏。

【解析】成功的心肺复苏不但要恢复自主呼吸和心跳，还要恢复中枢神经系统功能，心脏骤停期间脑组织没有得到足够血液灌流和保护，即使心脏自主搏动恢复，也可能出现脑损伤甚至脑病死。

55.【参考答案 B】

【押题点】心脏骤停的诊断。

【解析】心脏骤停早期诊断为颈动脉和股动脉搏动消失，大动脉(颈动脉和股动脉)搏动消失是心脏骤停的金标准。

56.【参考答案 C】

【押题点】心肺复苏时，采用人工胸外按压操作标准。

【解析】成人人工胸外按压时，按压胸骨的幅度至少为 5 cm，但不超过 6 cm。

57.【参考答案 A】

【押题点】心肺复苏操作标准。

【解析】无论是单人还是双人进行心肺复苏时，按压和通气的比例为 30∶2，交替进行。

58.【参考答案 C】

【押题点】高级心肺复苏药物治疗。

【解析】心肺复苏后缓慢型心律失常、心搏骤停，给予基础生命支持后应尽力设法稳定自主心律，心脏骤停者持续心肺复苏、可反复静脉注射肾上腺素，严重心动过缓可用阿托品静脉推注，设法起搏心脏。

59.【参考答案 A】

【押题点】心脏骤停的病因。

【解析】绝大多数心脏骤停发生在有器质性心脏病患者，约 80% 为冠心病及其并发症引起。

60.【参考答案 D】

【押题点】心肺复苏的步骤。

【解析】心肺复苏步骤为 C-A-B-D，首先进行胸外按压。

61.【参考答案 A】

【押题点】心脏骤停发病机制。

【解析】心脏性猝死主要为致命性快速型心律失常所致，如心室颤动(室颤)和室性心动过速(室速)。

62.【参考答案 A】

【押题点】缺氧时间对脑组织的损害。

【解析】脑血流中断超过 10 秒——意识丧失；超过 60 秒——自主呼吸停止；超过 2 分钟——脑水肿；4~6 分钟——不可逆性脑损害；8 分钟——脑病死。

63.【参考答案 B】

【押题点】除颤操作的能量选择。

【解析】心室颤动患者行电除颤时，单向波首次能量为 360J。

64.【参考答案 D】

【押题点】尖端扭转型室速的药物治疗。

【解析】转复长 QT 间期所致的尖端扭转型室性心动过速最佳药物是镁盐，即硫酸镁。

65.【参考答案 A】

【押题点】心脏骤停的病因。

【解析】绝大多数心脏性猝死发生在有器质性心脏病的患者，多由冠心病及其并发症引起，心肌梗死常见。

66.【参考答案 B】

【押题点】心肺功能复苏(CPR)的药物治疗。

【解析】肾上腺素是心肺复苏的首选药物，可用于电击无效的心室颤动及无脉室性心动过速、心脏停搏、无脉性电活动。

67.【参考答案 C】

【押题点】CPR 的药物治疗途径。

【解析】目前心肺复苏首选的给药途径是静脉给药，如果静脉穿刺不成功，某些复苏药物可经气管给予。肾上腺素常规用法是 1 mg 静脉推注，每 3~5 分钟重复一次。

68.【参考答案 B】

【押题点】心肺复苏后治疗的措施。

【解析】维持循环功能的稳定是一切复苏措施之所以能奏效的先决条件。只有循环功能稳定才能保证充分的氧合血液和各种药物输送到全身各组织，从而保证全身各器官的血液灌注。

69.【参考答案 A】

【押题点】高血压控制目标。

【解析】糖尿病或慢性肾脏病合并高血压患者，血压控制目标值<130/80 mmHg。

70.【参考答案 E】

【押题点】各类降血压药物(以 ACEI 为例)作用特点。

【解析】ACEI 具有改善胰岛素抵抗和减少尿蛋白的作用，对肥胖、糖尿病和心脏、肾脏靶器官受损的高血压患者具有较好的疗效。

71.【参考答案 E】

【押题点】高血压发病因素。

【解析】高血压发病的有关因素：遗传因素；环境因素(饮食、精神应激、吸烟)；体重、血脂异常、糖耐量异常、年龄等其他因素。饮酒并未列入高血压发病因素。

72.【参考答案 C】

【押题点】血压水平分类及定义。

【解析】单纯收缩期高血压是指收缩压≥140 mmHg，且舒张压正常(即<90 mmHg)，该患者血压符合单纯收缩期高血压。

73.【参考答案 C】

【押题点】恶性或急进型高血压的诊断。

【解析】该患者既往有高血压病史，舒张压持续≥130 mmHg，并有头痛、恶心、视力模糊、视乳头水肿，符合恶性高血压。

74.【参考答案 D】

【押题点】高血压治疗性生活方式措施。

【解析】高血压治疗性生活方式干预：减轻体重；尽量将体重指数(BMI)控制在<24 kg/m^2、减少钠盐摄入(<6 g/d)、补充钾盐、减少脂肪摄入、戒烟限酒、增加运动、减轻精神压力。

75.【参考答案 A】

【押题点】各类降血压药物作用特点。

【解析】高血压伴糖尿病肾病，通常选用 ACEI/ARB 类药物控制血压，同时可抑制心室重构及减轻尿蛋白。二级高血压患者开始就应采用两种降血压药联合治疗，心率慢不宜选择β受体阻滞药，钙离子通道阻滞药对老年患者有良好降血压效果，可反射性引起交感神经活性增加，心率加快。

76.【参考答案 C】

【押题点】高血压危象降血压治疗。

【解析】硝普钠静脉滴注，能直接扩张小动脉和小静脉，同时降低心肌前后负荷，可立即发挥降血压作用，是各种高血压急症的首选治疗药物。

77.【参考答案 E】

【押题点】高血压急症和亚急症的治疗。

【解析】本例患者高血压病史长，突发憋喘、端坐位、双肺可闻及湿啰音，急性左心力衰竭可能性大，硝普钠为强有力的血管扩张药，在降血压、控制心力衰竭方面有显著效果，可作为高血压急症合并急性左心力衰竭的首选药物。

78~81.【参考答案 B D B C】

【押题点】高血压合并其他疾病时的药物选择。

【解析】β受体阻滞药可阻断心肌 $β_1$ 受体，使心率减慢，禁用于高血压合并心动过缓的患者，也禁用于支气管哮喘的患者。合并糖尿病、尿蛋白阳性的高血压患者降血压治疗首选 ACEI 或 ARB。老年收缩期高血压患者降血压治疗宜首选长效二氢吡啶类钙通道阻滞药、利尿药等。

82.【参考答案 A】

【押题点】冠心病的危险因素。

【解析】冠心病的危险因素包括年龄、性别、血脂异常、高血压、吸烟、糖尿病和糖耐量异常、肥胖、家族史，血红蛋白异常不是冠心病的危险因素。

83.【参考答案 E】

【押题点】NSTEMI、STEMI 的治疗区别。

【解析】非 ST 段抬高心肌梗死(NSTEMI)以白色血栓为主，溶栓治疗针对红色血栓，不适用于 NSTEMI。

84.【参考答案 A】

【押题点】变异型心绞痛发生机制。

【解析】变异型心绞痛发病机制为冠状动脉痉挛导致血管闭塞。

85.【参考答案 C】

【押题点】血清心肌坏死标志物演变特点。

【解析】肌钙蛋白 T 持续时间可长达 10~14 天，持续时间长，因此对在此期间判断是否有新的心肌梗死不利。

86~87.【参考答案 A E】

【押题点】三种临床表现的不稳定心绞痛。

【解析】初发型心绞痛是在首发症状 1~2 个月内、很轻的体力活动可诱发(程度至少 CCS Ⅲ级)。恶化型心绞痛是相对稳定的劳力性心绞痛基础上心绞痛逐渐加重(疼痛更剧烈、时间更长或更频繁，CCS 分级至少增加 1 级，程度至少 CCS Ⅲ级)

88.【参考答案 B】

【押题点】冠状动脉狭窄程度分级。

【解析】冠状动脉狭窄依据其血管直径变窄百分率分为四级：Ⅰ级狭窄 25%~49%，Ⅱ级狭窄 50%~74%，Ⅲ级狭窄 75%~99%(严重狭窄)，Ⅳ级 100%(完全闭塞)。

89.【参考答案 B】

【押题点】心绞痛的心电图检查。

【解析】发作性胸痛 3 个月，每次发作含服硝酸甘油后缓解，应诊断为稳定型心绞痛，可行心电图运动负荷试验，通过增加心脏负荷激发心肌缺血，从而记录到典型心电图改变。

90.【参考答案 D】

【押题点】冠心病诊断的金标准。

【解析】冠状动脉造影是目前诊断冠心病的“金标准”常用方法。

91.【参考答案 D】

【押题点】变异型心绞痛的特点。

【解析】不稳定心绞痛胸部不适与稳定型心绞痛类似，程度更重、时间更长。变异型心绞痛特征为静息痛，表现为一过性 ST 段改变，是不稳定心绞痛的特殊类型。

92.【参考答案 B】

【押题点】变异型心绞痛的治疗。

【解析】变异型心绞痛发病机制为冠状动脉痉挛，治疗首选钙通道阻滞药。

93.【参考答案 B】

【押题点】心肌梗死的好发部位。

【解析】由于左前降支最常受累，因此左前降支支配的左心室前壁最易发生缺血梗死。

94.【参考答案 B】

【押题点】心肌梗死的临床表现。

【解析】急性心肌梗死时，最先出现和最突出的症状是胸骨后剧烈疼痛。

95.【参考答案 E】

【押题点】急性心肌梗死胸痛特点。

【解析】急性心肌梗死发作时胸痛部位、性质与心绞痛相同，但程度更严重。常在安静时突发胸痛，持续时间较长，伴有大汗，休息或含服硝酸甘油多不缓解。可能发生休克、伴有感染、心律失常、心力衰竭。

96.【参考答案 D】

【押题点】急性前壁心肌梗死常见的心律失常。

【解析】急性前壁心肌梗死常发生室性心律失常，以室性期前收缩最多见，频发室性期前收缩可导致室性心动过速。

97.【参考答案 B】

【押题点】下壁心肌梗死常见的心律失常。

【解析】患者持续性胸痛 3 小时，心电图示Ⅱ、Ⅲ、aVF 导联 ST 段抬高，应诊断为急性下壁心肌梗死，易并发房室传导阻滞。

98.【参考答案 B】

【押题点】血清心肌坏死标志物演变特点。

【解析】肌钙蛋白 I 于急性心肌梗死 3~4 小时后升高，11~24 小时达高峰，7~10 天恢复正常。肌钙蛋白 T 于急性心肌梗死 3~4 小时后升高，24~48 小时达高峰，10~14

天降至正常。

99.【参考答案 D】

【押题点】心肌梗死的诊断。

【解析】患者心肌梗死 4 周后再发胸痛，心电图示：Ⅰ、aVL 导联 ST 段弓背向上抬高，血清肌钙蛋白升高，可诊断为急性前侧壁心肌梗死。

100.【参考答案 A】

【押题点】急性心肌梗死并发症。

【解析】急性心肌梗死患者心尖区可出现粗糙的收缩期杂音或伴收缩中晚期喀喇音，为二尖瓣乳头肌功能失调或断裂所致。

101.【参考答案 B】

【押题点】ST 段抬高型心肌梗死的心电图定位诊断。

【解析】患者前壁心肌梗死，对应前壁的心电图导联为 V3～V5。

102.【参考答案 D】

【押题点】心肌损伤标志物的动态改变。

【解析】患者胸痛 8 小时，肌钙蛋白、CK-MB 可于发病后 4 小时开始升高，特异性、敏感性较高。

103.【参考答案 C】

【押题点】心肌梗死抗心律失常治疗。

【解析】急性心肌梗死患者一旦发现室性期前收缩或室性心动过速，应立即用利多卡因静脉注射。

104.【参考答案 B】

【押题点】急性心肌梗死抗休克治疗。

【解析】心肌梗死所致休克为心源性休克，可有周围血管收缩障碍或血容量不足等因素存在，应补充血容量、给予升压药、血管扩张药、主动脉内球囊反搏术等。利尿药可导致血容量进一步下降，不宜选用。

105.【参考答案 D】

【押题点】急性心肌梗死的并发症。

【解析】心肌梗死后综合征常于心肌梗死后数周至数月发生，常表现为心包炎、胸膜炎或肺炎，伴发热等。本例患者心肌梗死后 4 周出现心包摩擦音、肺部湿啰音、为典型的心肌梗死后综合征。

106.【参考答案 C】

【押题点】主动脉内球气囊反搏术的适应证。

【解析】急性心肌梗死如并发心源性休克，为降低病死率，可先行主动脉内球囊反搏术进行辅助循环，然后作选择性冠状动脉造影，随即施行介入治疗或主动脉-冠状动脉旁路移植手术。

107.【参考答案 A】

【押题点】ACEI/ARB 作用机制。

【解析】ACEI/ARB 抑制交感-肾素-血管紧张素-醛固酮系统，扩张外周血管而降低血压，还可改善胰岛素抵抗、减少尿蛋白形成。

108.【参考答案 C】

【押题点】扩张型心肌病超声心动图表现。

【解析】扩张型心肌病超声早期为左心室轻度扩大，后期各心腔均扩大，以左心室扩大为著。室壁运动普遍减弱，心肌收缩功能下降，左心室射血分数显著降低。虽然二尖瓣本身无变化，但由于心腔明显扩大，导致瓣膜在收缩期不能退至瓣环水平而关闭不全。

109.【参考答案 B】

【押题点】扩张型心肌病临床特征及诊断。

【解析】扩张型心肌病缺乏特异性诊断指标，临床上看到心脏扩大、心律失常和充血性心力衰竭的患者时，如超声心动图证实有心腔扩大与心脏弥漫性搏动减弱，即应考虑扩张型心肌病的可能。

110～111.【参考答案 B A】

【押题点】扩张型心肌病、肥厚型心肌病的定义。

【解析】扩张型心肌病是一类以左心室或双心室扩大伴收缩功能障碍为特征的心肌病。肥厚型心肌病是一种遗传性心肌病，以心室非对称性肥厚为解剖特点。

112.【参考答案 D】

【押题点】扩张型心肌病临床表现。

【解析】扩张型心肌病起病缓慢，临床症状以充血性心力衰竭为主，表现为活动时呼吸困难和活动耐量下降。

113.【参考答案 B】

【押题点】心肌病的辅助检查。

【解析】超声心动图检查可明确左房室腔大小、左室收缩与舒张功能、右房室腔大小、右室收缩功能及收缩压、二尖瓣及三尖瓣反流程度、心室同步运动和收缩储备功能等，为最常用的检查手段。

114.【参考答案 E】

【押题点】肥厚型梗阻性心肌病的体征。

【解析】流出道梗阻的患者可于胸骨左缘第 3～4 肋间闻及粗糙的喷射性收缩期杂音。增加心肌收缩力、减轻心脏后负荷的药物和动作，如正性肌力药、Valsalva 动作、站立位、含服硝酸甘油等均可使杂音增强。使用 β 受体拮抗药、蹲位、心肌收缩力减弱、后负荷增加，可使杂音减弱。

115～117.【参考答案 B A C】

【押题点】扩张型心肌病、肥厚型心肌病、心包积液超声心动图征象。

【解析】扩张型心肌病超声心动图显示左心室扩大，室壁运动普遍减弱，流出道增宽。肥厚型心肌病超声心动图显示室间隔非对称性肥厚，舒张期室间隔厚度达 15 mm 或与后壁之比 ≥1. 3。正常心包腔内可有 15～50 mL 起润滑作用的液体，超声心动图难以发现，若整个心动周期均有心脏前后液性暗区，则确诊心包积液。

118.【参考答案 C】

【押题点】肥厚型心肌病的诊断。

【解析】肥厚型梗阻性心肌病患者在胸骨左缘第 3～4 肋间可闻及粗糙的喷射性收缩期杂音。高侧壁、下壁导联可出现深而不宽的病理性 Q 波。超声心动图显示室间隔非对称性肥厚，室间隔流出道部分向左心室内突出，二尖瓣前叶在收缩期前移(SAM 征)。

119.【参考答案 C】

【押题点】洋地黄禁忌证。

【解析】梗阻性肥厚型心肌病常有左心室流出道受阻，应禁止使用洋地黄类药物，以免心肌收缩力增强，射血增多，而加重左心室流出道梗阻。

120.【参考答案 C】

【押题点】病毒性心肌炎临床表现。

【解析】病毒性心肌炎可合并各种心律失常，临床诊断的病毒性心肌炎绝大部分是以心律失常为主诉或首发症状，以室性心律失常和房室传导阻滞最常见。

121.【参考答案 C】

【押题点】严重二尖瓣狭窄咯血。

【解析】二尖瓣狭窄大咯血—支气管静脉破裂，痰中带血或血痰—肺毛细血管破裂，胶冻状暗红色痰—肺梗死（二尖瓣狭窄合并心力衰竭晚期并发症），粉红色泡沫痰—毛细血管破裂。

122.【参考答案 B】

【押题点】二尖瓣狭窄的临床表现。

【解析】二尖瓣狭窄患者最常见的早期症状为呼吸困难，初为劳力性呼吸困难，病程进展后出现静息状态下呼吸困难、夜间阵发性呼吸困难、端坐呼吸。

123.【参考答案 C】

【押题点】二尖瓣狭窄的症状体征。

【解析】二尖瓣狭窄症状有呼吸困难、咳嗽、咯血等，特征性杂音为心尖区舒张中晚期低调隆隆样杂音。

124.【参考答案 C】

【押题点】二尖瓣狭窄并发症。

【解析】心房颤动是二尖瓣狭窄最常见的心律失常，心房扩大、房壁纤维化是心房颤动持续存在的病理基础。

125.【参考答案 B】

【押题点】二尖瓣狭窄的预后。

【解析】重度二尖瓣狭窄不手术治疗，10 年生存率为 15%。病死原因为心力衰竭（62%）、血栓栓塞（22%）、感染性心内膜炎（8%）。

126.【参考答案 E】

【押题点】心包穿刺术操作。

【解析】心包积液穿刺抽液时，抽液量首次不宜超过 100~200 mL，重复抽液可逐渐增到 300~500 mL。

127.【参考答案 A】

【押题点】心脏压塞的临床特征。

【解析】心脏压塞的临床特征为 Beck 三联征：低血压、心音低调、颈静脉怒张。

128.【参考答案 C】

【押题点】动脉硬化性闭塞症的诊断。

【解析】动脉硬化性闭塞症患者多见于老年人群，常合并其他动脉硬化病变，早期多见患肢的间歇性跛行，本患者为老年人，存在冠心病基础疾病，有典型症状及体征，故诊断为动脉硬化性闭塞症。

129.【参考答案 B】

【押题点】血栓闭塞性脉管炎的诊断。

【解析】血栓闭塞性脉管炎好发于中年男性，有左下肢疼痛发凉，有吸烟危险因素，但无动脉硬化因素，查体有皮温明显降低及左足背动脉搏动消失等血栓闭塞性脉管炎典型表现，Buerger 试验阳性，故本患者最有可能的诊断是血栓闭塞性脉管炎。

130.【参考答案 E】

【押题点】心包穿刺术的禁忌证。

【解析】主动脉夹层患者，做心包穿刺不但不能解决心包压塞症状，反而会造成出血，因此主动脉夹层是心包穿刺绝对的禁忌证。

131.【参考答案 E】

【押题点】病毒性心肌炎的病因。

【解析】引起病毒性心肌炎最常见的病毒是柯萨奇 B 组病毒（最常见）、细小病毒 B-19、人疱疹病毒 6 型、孤儿病毒、脊髓灰质炎病毒。

132.【参考答案 D】

【押题点】急性感染性心内膜炎的体征。

【解析】急性感染性心内膜炎体征为 Janeway 损害。

133.【参考答案 A】

【押题点】亚急性感染性心内膜炎常见致病菌。

【解析】亚急性感染性心内膜炎以草绿色链球菌最常见，其次为 D 族链球菌（牛链球菌和肠球菌）、表皮葡萄球菌。

134.【参考答案 E】

【押题点】二尖瓣狭窄的并发症。

【解析】心尖部可闻及舒张期隆隆样杂音为二尖瓣狭窄最重要体征。二尖瓣狭窄并发症包括心房颤动（心房颤动）、急性肺水肿、血栓栓塞、右心力衰竭、感染性心内膜炎、肺部感染，其中感染性心内膜炎较少见，在瓣叶明显钙化或合并心房颤动时更少发生。

135.【参考答案 E】

【押题点】主动脉瓣狭窄的治疗。

【解析】患者中年女性，有主动脉瓣狭窄病史，进行性活动耐力减低，有活动后晕厥史，超声提示左心功能不全；主动脉瓣瓣口面积 1.1 cm^2，平均压力阶差 55 mmHg，跨瓣峰速度 5.4 m/s，提示为重度主动脉瓣狭窄。其中主动脉瓣重度狭窄、晕厥都是手术指征，对该患者最恰当的处置是主动脉瓣置换术。

136.【参考答案 A】

【押题点】病毒性心肌炎临床表现及诊断。

【解析】患者青少年女性，活动后胸闷、气短，3 周前曾咳嗽、持续发热 1 周（提示病毒感染史），查体：心率增快，频发早搏，心尖区可闻及 2/6 级收缩期杂音，实验室检查：血肌钙蛋白增高，患者临床表现及检查与病毒性心肌炎相符，故该患者最可能的诊断是病毒性心肌炎。

137.【参考答案 A】

【押题点】主动脉关闭不全的临床表现。

【解析】胸骨左缘第 3、4 肋间可闻及舒张期叹气样杂音向心尖部传导，提示主动脉关闭不全，可有周围血管征：动脉收缩压增高，舒张压降低，脉压增宽，可出现周围血管征，如点头征、水冲脉、股动脉枪击音和毛细血管搏动征。

138.【参考答案 B】

【押题点】Pratt 试验。

【解析】Pratt 试验为交通静脉瓣膜功能试验，检测其功能。

139.【参考答案 B】

【押题点】休克的治疗。

【解析】补充血容量是纠正休克引起的组织低灌注和缺氧的关键。

140.【参考答案 B】

【押题点】抗休克治疗效果评价。

【解析】尿量是反映肾血流灌注情况的有用指标，故中心静脉压偏低且尿少提示血容量不足。

第十五章　消化系统

分值：执业72分/助理37分　难度：中等　建议完成时间：3.5小时　题目后缀为[助理不做]的，助理医师不用做

1. (2021考点)下列不会导致胃食管反流病的是[助理不做]
   A. 胃大部切除术后
   B. 口服地西泮类、钙通道阻滞(CCB)类药物
   C. 长期吸烟、饮酒
   D. 糖尿病
   E. 胃排空延迟

★2. (2021考点)诊断反流性食管炎最准确的方法是
   A. 质子泵抑制药试验性治疗
   B. 食管滴酸试验
   C. 食管吞钡检查
   D. 24小时食管pH检测
   E. 食管内镜检查

★3. 患者，男，46岁。反复反酸、烧心3年余，伴上腹胀。对明确诊断有帮助的是
   A. 消化道造影
   B. 心电图
   C. 质子泵抑制剂试验治疗
   D. CT检查
   E. 幽门螺杆菌检测

★4. 用于胃食管反流病诊断性治疗的药物是
   A. 莫沙必利
   B. 枸橼酸铋钾
   C. 西咪替丁
   D. 硫酸铝镁
   E. 兰索拉唑

★5. (2021考点)下列对胃食管反流病描述最准确的是
   A. 依据烧心、反流症状即可作出诊断
   B. 内镜检查发现食管黏膜破损可确诊
   C. 对于确诊患者首选H_2受体拮抗药
   D. 有并发症者应立即行手术治疗
   E. 需治疗以控制患者症状为前提，采用最大用药剂量为宜

6. 胃食管反流病患者的典型症状是
   A. 黑便
   B. 进行性吞咽困难
   C. 上腹部胀痛
   D. 胸骨后压榨性疼痛
   E. 反流、烧心

★7. 患者，男，56岁，反酸、烧心1年，规律服用抑酸药治疗。下列需要定期接受内镜检查的情况是
   A. 非糜烂性胃食管反流病
   B. 合并食管裂孔疝
   C. Barrett食管
   D. 反酸、烧心反复出现者
   E. 伴有咽部异物感

8. 患者，男，60岁。间歇性吞咽困难2年，X线钡餐检查显示食管下端呈鸟嘴样狭窄，何种疾病可能性最大[助理不做]
   A. 食管平滑肌瘤
   B. 食管下段癌
   C. 食管炎
   D. 贲门癌
   E. 贲门失弛缓症

9. (2021考点)早期食管癌的症状是
   A. 反酸、嗳气
   B. 进食哽噎
   C. 吞咽困难
   D. 进食呛咳
   E. 黑便

10. (2021考点)患者，男，67岁。吞咽困难3个月，食管钡餐：中段有3 cm的不规则食管充盈缺损，取活体组织行理检查，提示鳞癌。心电图有ST段下降，T波倒置，肺功能严重障碍，其治疗方法是
   A. 药物疗法
   B. 根治性手术治疗
   C. 姑息性手术
   D. 放射治疗
   E. 胃造口术

★11. 早期食管癌的造影表现是
   A. 菊花样充盈缺损
   B. 长的不规则线状狭窄
   C. 外压狭窄，黏膜光滑完整
   D. 食管黏膜呈虫蚀样或蚯蚓状充盈缺损

E. 黏膜呈局限性管壁僵硬

12. 患者，男，60 岁。近 2 个月来常有吞咽困难，伴隐痛，但可进半流质饮食，自感体力不支，逐渐消瘦。经检查见食管病变位于胸廓入口到主动脉弓平面，该部位是食管解剖分段的[助理不做]

A. 颈段
B. 胸上段
C. 胸中段
D. 胸下段
E. 腹段

13. 患者，女，55 岁，吞咽困难 5 个月。胃镜检查见食管中段肿块向腔内突起，管壁僵硬。黏膜活检最可能的病理改变是

A. 腺癌
B. 淋巴瘤
C. 非干酪样肉芽肿
D. 鳞癌
E. 干酪样肉芽肿

14. (2021 考点)关于食管癌的治疗描述不正确的是

A. 经胸食管癌切除是目前常规的手术方法
B. 最少切除 11 个淋巴结以进行准确的分期
C. 放射疗法可增加手术切除率，也能提高远期生存率
D. 吻合口瘘是最常见术后并发症
E. 以小肠替代食管最常见

15. (2021 考点)关于食管癌预防的描述不正确的是

A. 避免吸烟和重度饮酒
B. 少食腌制类食物
C. 规律饮食
D. 少食多餐
E. 对于高发区高危人群进行食管癌筛查

16. (2021 考点)患者，男，60 岁，进行性吞咽困难 5 个月余，目前能进半流质饮食。胃镜检查：食管距门齿 35 cm 处发现一菜花样肿物，病理报告为鳞状细胞癌。其最佳治疗方法为

A. 放疗
B. 姑息食管癌切除术
C. 化疗
D. 胃造口术
E. 食管癌根治术

★17. 患者，女，68 岁。进行性吞咽困难 3 个月余，上消化道 X 线钡餐造影见食管下段黏膜紊乱，部分管壁僵硬。为明确诊断，首选的检查是

A. 食管拉网
B. 胸部增强 CT
C. 食管超声
D. PET-CT
E. 食管镜

18. 下列关于胃的运动描述错误的是

A. 胃的电起搏点位于胃底近大弯侧的肌层
B. 促胃液素的分泌能延迟胃的排空
C. 胃的蠕动波起自胃体通过幽门
D. 容受性舒张是迷走神经感觉纤维介导的主动过程
E. 交感神经加速胃蠕动

19. 下列属于直接构成胃大弯动脉弓的动脉是[助理不做]

A. 胃十二指肠动脉
B. 脾动脉
C. 胃网膜左动脉
D. 肝固有动脉
E. 胃短动脉

20. 下列属于胃周围淋巴主要引流方向群的是[助理不做]

A. 胃小弯下部淋巴液引流到腹腔淋巴结群
B. 胃小弯上部淋巴液引流到幽门上淋巴结群
C. 胃小弯下部淋巴液引流到幽门下淋巴结群
D. 胃大弯上部淋巴液引流到胰脾淋巴结群
E. 胃大弯左侧淋巴液引流到幽门下淋巴结群

21. 下列对胃细胞及分泌物对应错误的是

A. 壁细胞—HCl 和外因子
B. 主细胞—胃蛋白酶原和凝乳酶原
C. 黏液细胞—碱性黏液
D. G 细胞—胃泌素
E. δ 细胞—生长抑素

22. (2021 考点)下列不会导致急性胃炎的病因是

A. 大剂量口服阿司匹林
B. 脑出血昏迷
C. 长期饮酒
D. 反复幽门螺旋杆菌(HP)感染
E. 外伤致出血性休克

23. 下列关于急性出血性胃炎诊治正确的是

A. 立即行胃镜检查，明确病情
B. 出血量较大时，为明确病情可选用无创的消化道造影检查
C. 给予抑制胃酸分泌的质子泵抑制药
D. 尽早给予预防性抗生素应用
E. 立即手术

★24. (2021 考点)慢性活动性胃炎的主要病因是

A. 长期不洁饮食
B. 患有自身免疫疾病
C. 口服非甾体类消炎药
D. 幽门螺旋杆菌感染
E. 颅脑外伤长期昏迷

★25. (2021 考点)下列对慢性萎缩性胃炎病理改变描述正确的是

A. 非活动性炎症主要以中性粒细胞为主
B. 重度不典型增生为癌前病变
C. 活动期炎症主要以浆细胞为主
D. 活动期炎症主要以淋巴细胞为主
E. 慢性炎症会导致腺体化生

★26. (2021 考点)下列对 B 型胃炎描述正确的是

A. 多见于胃体及胃底部
B. 通常伴有胃酸偏高

C. 血清胃泌素会升高
D. 常伴有贫血症状
E. 大多数由于幽门螺旋杆菌感染所致

27. (2021 考点)根治幽门螺旋杆菌常用的药物是
A. 铋剂+PPI+阿莫西林
B. 铋剂+PPI+克拉霉素
C. PPI+甲硝唑+阿莫西林
D. PPI+甲硝唑
E. PPI+蛋白酶+甲硝唑

28. (2021 考点)患者，女，47 岁。间断上腹痛 2 年。胃镜检查结果提示慢性胃炎，HP(+)。现规律服用奥美拉唑、阿莫西林、克拉霉素。上述药物的服用疗程应为
A. 2~5 天
B. 5~10 天
C. 10~14 天
D. 14~28 天
E. >30 天

★29. (2021 考点)患者，男，50 岁，上腹间断疼痛 2 年，疼痛发作与情绪、饮食有关，查体：上腹部轻压痛。胃镜：胃黏膜呈白色样变，透见黏膜下血管分布，此病例可诊断为
A. 食管胃底静脉曲张
B. 消化性溃疡
C. 急性胃黏膜病变
D. 慢性萎缩性胃炎
E. 胃癌

30. (2021 考点)患者，男，46 岁，2 周前因胃部反复不适来院就诊，查胃镜提示慢性萎缩性胃炎，行^{14}C 尿素呼吸试验提示幽门螺杆菌感染，给予 PPI+克拉霉素+甲硝唑三联疗法治疗 2 周，今患者诉胃部仍有不适前来就诊，现应给予的诊疗为
A. 复查^{14}C 尿素呼吸实验，明确幽门螺杆菌是否根治
B. 再次复查胃镜明确病情
C. 嘱患者规律饮食，停药 4 周后再来复诊
D. 加用铋剂继续口服 1 周
E. 加用阿莫西林继续口服 1 周

★31. (2021 考点)血清抗内因子抗体阳性多见于下列哪种疾病
A. 幽门螺旋杆菌感染
B. 慢性非萎缩性胃炎
C. 胃癌
D. 慢性萎缩性胃窦胃炎
E. 慢性萎缩性胃底胃炎

★32. (2021 考点)患者，女，60 岁。间断腹胀、上腹隐痛 20 年。胃镜下发现胃体黏膜变薄、血管透见、皱襞稀疏。该患者可能缺乏的维生素是
A. 维生素 B_1
B. 维生素 C
C. 维生素 B_{12}
D. 维生素 B_2
E. 维生素 D

★33. (2021 考点)下列关于慢性胃炎的临床表现描述不正确的是
A. 自身免疫性胃炎患者可伴有舌炎和贫血
B. 可无明显症状
C. 症状的严重程度与内镜所见是相关的
D. 慢性胃炎多数症状较轻
E. 可表现为消化不良的症状

34. 十二指肠球部溃疡腹痛规律是
A. 疼痛-排便-缓解
B. 疼痛-排便-加重
C. 疼痛-进食-缓解
D. 进食-疼痛-缓解
E. 持续性腹痛

★35. (2021 考点)下列哪种消化性溃疡最易发生穿孔
A. 十二指肠球部前壁溃疡
B. 十二指肠球后部溃疡
C. 胃小弯后壁溃疡
D. 幽门管溃疡
E. 复合型溃疡

★36. 急性胃溃疡出血时不恰当的治疗是
A. 使用质子泵抑制药
B. 积极补液，预防休克
C. 使用胃黏膜保护药
D. 胃镜下止血治疗
E. 立即手术治疗

★37. (2021 考点)胃穿孔的治疗原则描述正确的是
A. 应尽早行穿孔修补术
B. 首先行保胃手术
C. 穿孔超过 8 小时应行胃大部切除术
D. 穿孔 8 小时内应行穿孔修补术
E. 保守治疗应留置胃管，保持左侧卧位

★38. (2021 考点)患者，男，35 岁。突发上腹刀割样剧痛 2 小时来诊，查体：T 38.2℃，P 120 次/min，Bp 90/70 mmHg，腹平坦，左上腹肌略紧张，局部压痛，全腹有反跳痛，有移动性浊音(+)，肝浊音界消失，听诊未闻及肠鸣音，首选的检查是
A. 立位 X 线腹部透视
B. 腹部 B 超
C. 腹部 CT
D. 无创钡剂造影
E. 诊断性腹腔穿刺

39. 下列哪项不符合由胃泌素瘤引起的消化性溃疡
A. 多发生在球后十二指肠降部和横段，或空肠近端
B. 常规胃手术后不易复发
C. 易并发出血、穿孔、梗阻
D. 基础胃酸分泌过度
E. 常伴腹泻

40. 下列对于消化性溃疡病因及发病机制描述不正确的是

A. 迷走神经张力和兴奋性亢进导致碳酸氢盐分泌减少
B. 对溃疡起决定性、关键作用的是胃酸
C. 脑外伤、烧伤导致胃应激性溃疡
D. 非甾体类消炎药破坏胃黏膜屏障
E. 吸烟与溃疡发病有关

★41. (2021 考点) 下列关于消化性溃疡并发症的描述不正确的是
A. 最常见的并发症为出血
B. 十二指肠穿孔多发生于球部前壁
C. 发生瘢痕性幽门梗阻应先胃肠减压保守治疗
D. 十二指肠溃疡一般不发生癌变
E. 溃疡所致穿孔轻者可先行保守治疗

42. 患者，男，27 岁。上腹痛、腹胀 5 个月。2 周前行上消化道 X 线钡剂造影，结果未见明显异常。规律口服抑酸药物治疗后上腹痛稍缓解，但仍觉餐后上腹胀。目前最适宜的治疗药物是[助理不做]
A. 铝碳酸镁
B. 硫糖铝
C. 西咪替丁
D. 氢氧化铝
E. 多潘立酮

★43. (2021 考点) 胃大部切除术后，由于胃酸分泌减少会引起
A. 缺铁性贫血
B. 巨幼细胞贫血
C. 脂肪泻
D. 倾倒综合征
E. 反流性胃炎

★44. 患者，女，60 岁。反复上腹胀痛 1 年，进食后呕吐 1 个月，呕吐物含有宿食。查体：贫血貌，消瘦，上腹可见胃型，可闻及振水音。患者最早出现的酸碱失衡和水、电解质紊乱的类型是
A. 低氯高钾酸中毒
B. 高氯低钾碱中毒
C. 高氯高钾酸中毒
D. 低氯低钾酸中毒
E. 低氯低钾碱中毒

★45. 下列对于消化性溃疡内镜下描述不正确的是
A. 内镜下溃疡可分为活动期、愈合期和瘢痕期
B. 溃疡常表现为边缘粗糙、底部洁净
C. 溃疡周围黏膜可有充血、水肿
D. 恶性溃疡周围皱襞中断
E. 可见再生上皮及皱襞向溃疡集中

★46. (2021 考点) 患者，男，60 岁，因胃溃疡行胃十二指肠吻合术，术后持续胃肠减压，术后第二天晨查房时，见胃内负压引流约 350 mL 血性引流液，患者诉上腹轻度胀痛不适，伴恶心，无呕吐，生命体征平稳，下列最有可能导致该病情的原因是
A. 吻合口瘘
B. 术中止血不彻底
C. 并发应激性溃疡
D. 吻合口感染
E. 吻合口黏膜坏死脱落

(47~49 题共用题干)
患者，女，35 岁，因十二指肠溃疡行胃空肠吻合术，术后第 2 日晨查房时，患者诉上腹剧痛，腹部有压痛、反跳痛，伴恶心，呕吐少量胃内容物，无胆汁成分，体温 38.3℃。

★47. (2021 考点) 导致患者目前病情最可能的原因是
A. 吻合口瘘
B. 早期倾倒综合征
C. 输入段梗阻
D. 输出袢梗阻
E. 吻合口梗阻

★48. (2021 考点) 接下来需要给予的诊疗是
A. 手术治疗
B. 取胃液送细菌培养，给予抗生素抗炎
C. 给予抗酸，解痉保守治疗
D. 给予止血药物
E. 拔除腹腔引流管

★49. (2021 考点) 如果给予以上治疗措施 5 天后，患者突然出现剧烈呕吐，呕吐物为胆汁性成分居多，无食物成分，呕吐后诉症状有缓解，腹腔引流管已拔除，是发生了
A. 吻合口瘘
B. 早期倾倒综合征
C. 慢性不完全输入段梗阻
D. 输出段梗阻
E. 吻合口梗阻

★50. (2021 考点) 患者，女，35 岁。胃镜检查提示十二指肠球部多发溃疡，经药物治疗无效后行胃大部切除毕Ⅱ式吻合术，术后 1 年，患者进食 30 分钟后出现恶心呕吐，伴有心悸，出冷汗，面色苍白，考虑的疾病是
A. 慢性不完全输入袢梗阻
B. 胃排空障碍
C. 并发胃溃疡
D. 早期倾倒综合征
E. 晚期倾倒综合征

★51. (2021 考点) 下列不属于胃大部切除术后远期营养性并发症的是
A. 巨幼红细胞性贫血
B. 骨质疏松
C. 脂肪泻
D. 低血糖
E. 骨质软化

★52. (2021 考点) 关于晚期倾倒综合征的治疗正确的是
A. 使用生长抑素
B. 增加糖类物的吸收
C. 增加胰岛素用量
D. 口服促胃动力药物

E. 减少进餐量

★53. (2021 考点)下列对碱性反流性胃炎描述正确的是

A. 应用抗酸药物，促进胃黏膜修复

B. 一般体重无变化

C. 呕吐物常不含胆汁

D. 口服促胃动力药物可缓解症状

E. 偶有上腹部烧灼感

★54. (2021 考点)患者，女，35 岁。7 个月前因十二指肠溃疡行毕Ⅱ式胃大部切除术治疗。现出现反酸、烧心等症状，口服奥美拉唑症状未见缓解。上述症状逐渐加重，并呕吐胆汁样物，上腹部及胸骨后烧灼样疼痛，体重减轻。查体：贫血貌，消瘦，营养不良，巩膜无黄染。胃液中无游离酸。胃镜检查见黏膜充血、水肿、糜烂。最适当的治疗措施是

A. 采用少食多餐方式

B. 行 Roux-en-Y 胃空肠吻合术

C. 长期应用消胆胺治疗

D. 注意餐后勿平卧

E. 应用 H_2 受体拮抗药

55. 下列对于胃癌的流行病学描述不正确的是

A. 胃癌的发生率男性多于女性

B. 胃癌在我国的各种恶性肿瘤中居首位

C. 吸烟不是胃癌的危险因素

D. 膳食单一与胃癌发生有关

E. 与幽门螺杆菌感染有关

56. (2021 考点)下列考虑为胃癌的临床表现是

A. 进行性吞咽困难

B. 餐后上腹部胀痛伴嗳气

C. 反复反酸、烧心伴胸痛

D. 腹痛伴体重减轻

E. 频发恶心呕吐

★57. 下列最可能提高胃癌治愈率的是

A. 术后规律化疗

B. 根治性手术

C. 早期诊断

D. 术中淋巴结清除彻底

E. 术中注意无瘤化操作

58. (2021 考点)下列对于胃癌的分期描述正确的是

A. 癌组织不超过肌层为早期胃癌

B. 癌组织达浆膜下层为中期胃癌

C. 中期胃癌都有远处转移

D. 一点癌属于早期胃癌

E. 皮革胃属于早期胃癌

59. (2021 考点)患者，男，57 岁。间断上腹胀、隐痛 3 个月，伴食欲减退、乏力、消瘦、大便发黑。查体：消瘦，浅表淋巴结无肿大。上消化道钡剂造影见胃窦部小弯侧黏膜紊乱，可见直径 3.5 cm 不规则充盈缺损，胃壁僵直。其最常见的转移途径是

A. 胃肠道内转移

B. 淋巴转移

C. 直接浸润

D. 血行转移

E. 腹腔内种植

60. (2021 考点)下列关于胃癌的转移途径叙述正确的是

A. 以直接蔓延为主要方式

B. 早期可有血行转移

C. 常转移到右锁骨下淋巴结

D. 较少发生远处种植转移

E. 血行转移以肝脏转移为多

★61. 下列情况不适合行胃癌根治术的是

A. 明确有幽门梗阻

B. 胃大弯癌肿已与横结肠粘连

C. 新发卵巢肿物

D. 持续黑便

E. 进展期胃癌

(62～64 题共用题干)

患者，男，70 岁，反复反酸，嗳气伴黑便 2 个月余，自诉既往有胃病史，查体：体形消瘦，眼睑苍白，杵状指。

62. (2021 考点)为明确诊断首选哪种检查

A. 上消化道造影

B. 腹部 B 超

C. 上腹 CT

D. PET

E. 胃镜

63. (2021 考点)患者入院后查血常规提示，血红蛋白 70 g/L，白细胞 11.2×10^9/L，最可能的疾病是

A. 慢性胃炎急性发作

B. 消化道溃疡

C. 肠结核

D. 胃癌

E. 应激性溃疡

★64. 入院后应给予何种治疗

A. 积极术前准备，若无手术禁忌行手术治疗

B. 暂行保守治疗，密切观察病情变化

C. 应先行放疗后再行手术治疗

D. 应先行化疗后再行手术治疗

E. 应先给予消炎治疗

(65～66 题共用题干)

患者，男，65 岁，主因间断上腹胀痛不适 1 年伴黑便 3 个月入院，刚入院后患者突然出现上腹刀割样疼痛，查体，T 37.5℃，Bp 90/55 mmHg，消瘦，贫血貌，板状腹，肝浊音界消失。

★65. 目前考虑的疾病是

A. 胃溃疡并穿孔

B. 十二指肠溃疡并穿孔

C. 急性胃炎

D. 应激性溃疡

E. 胃癌合并穿孔

★66. (2021 考点)该患者首选的治疗为

A. 根治性手术
B. 姑息性手术
C. 内科保守治疗
D. 毕Ⅰ式胃大部切除术
E. 毕Ⅱ式胃大部切除术

★67. 患者，男，50 岁。胃窦癌行根治性胃大部切除术后 2 年，因上腹疼痛不适，进食后饱胀，消瘦、贫血入院，钡餐检查：胃空肠吻合口处有充盈缺损和狭窄，最可能的诊断是

A. 残胃癌
B. 胃癌复发
C. 碱性反流性胃炎
D. 吻合口消化性溃疡
E. 吻合口炎症水肿

★68. 下列关于根治性胃切除术描述正确的是

A. 胃近端大部切除，胃切断线距离肿块至少 6 cm
B. 全胃切除需切除食管下段距离贲门 4~5 cm
C. 全胃切除需切除十二指肠近端至少要距幽门 3~4 cm
D. 尽可能多的保留小网膜
E. 大网膜连同胰腺被膜部分应尽可能保留

69. 肝脏供血量最多的血管是[助理不做]

A. 胆囊动脉
B. 肝静脉
C. 肝固有动脉
D. 门静脉
E. 脾动脉

70.（2021 考点）下列对肝硬化的发病机制描述不正确的[助理不做]

A. 肝硬化的大量胶原来自位于窦状隙
B. 储脂细胞增生活跃，可转化成纤维母细胞样细胞
C. 肝纤维化是各种原因引起肝硬化的共同途径
D. 肝硬化时Ⅱ型和Ⅲ型胶原蛋白明显增多并沉着于小叶各处
E. 随着窦状隙内胶原蛋白的不断沉积，血液与肝细胞间物质交换发生障碍

71.（2021 考点）患者，男，44 岁，既往乙肝病史 10 年，水肿、乏力、腹胀 3 个月，查体：全身水肿，腹壁静脉曲张，移动性浊音（+），下列哪项与该患者腹腔积液形成无关

A. 钠与水的潴留
B. 毛细血管滤过压增高
C. 血管通透性增加
D. 血浆胶体渗透压降低
E. 淋巴液生成过多

★72.（2021 考点）下列各项临床表现中，不属于肝脏失代偿期的是

A. 面色晦暗
B. 多尿
C. 肝掌及蜘蛛痣
D. 黄疸
E. 食管胃底静脉曲张

★73. 下列属于肝硬化最严重的并发症是

A. 管胃底静脉曲张破裂出血
B. 原发性肝细胞癌
C. 肝性脑病
D. 门静脉血栓
E. 肝肺综合征

★74.（2021 考点）肝硬化失代偿期不会出现的结果是

A. 板层素浓度明显增高
B. 胆红素增高
C. 血清Ⅲ型前胶原肽（PⅢP）降低
D. 清蛋白/球蛋白倒置
E. 透明质酸增高

★75.（2021 考点）患者，男，58 岁。反复腹胀，尿少 3 年，加重伴双下肢水肿、腹围明显增加 2 周，乙型肝炎病史 15 年。腹部查体中不可能出现的体征是

A. 腹式呼吸减弱
B. 尺压试验阳性
C. 全腹膨隆
D. 移动性浊音阳性
E. 液波震颤阳性

★76.（2021 考点）患者，男，60 岁，肝硬化 15 年，腹痛伴发热 3 天入院。入院时体温为 38.5℃，腹部 B 超检查：腹腔积液最大深度 18 cm，化验检查：血清钠 142 mmol/L，血清钾 3.2 mmol/L，BUN 23 mmol/L，血肌酐 224 μmol/L。治疗措施正确的是

A. 静脉注射垂体后叶素
B. 口服氢氯噻嗪
C. 输白蛋白
D. 大量输注等渗液体
E. 腹腔积液浓缩回输

★77.（2021 考点）关于肝硬化自发性腹膜炎，错误的描述是

A. 强调早期、足量和联合应用抗菌药物
B. 致病菌多为革兰阴性杆菌
C. 易出现顽固性腹腔积液
D. 腹腔积液培养确诊
E. 应进行腹腔积液培养，依据结果应用抗生素，用药时间<2 周

（78~80 题共用题干）

患者，男，60 岁。突发呕血 3 小时入院。查体：P 120 次/min，Bp 85/50 mmHg。意识模糊，营养状况差。巩膜明显黄染，腹壁可见静脉曲张，肝肋下可触及，质地较硬，边缘较钝，脾肋下 8 cm，移动性浊音阳性，肠鸣音弱。

★78. 呕血最可能的原因是

A. 胃癌合并出血
B. 应激性溃疡出血
C. 急性胃黏膜病变出血

D. 食管胃底静脉曲张破裂
E. 胆石症所致出血

★79. 首选的检查是
A. MRCP
B. 腹部 CT
C. 上消化道钡餐造影
D. 腹腔动脉造影
E. 腹部 B 超

★80. (2021 考点) 此时不宜采取的处理措施是
A. 抗休克同时立即行手术治疗
B. 快速输血、输液
C. 静脉注射垂体后叶素
D. 内镜下止血治疗
E. 试用三腔管压迫止血

81. 下列对门静脉高压症形成后病理变化描述错误的是
A. 血细胞计数减少
B. 食管下段、胃底形成的静脉曲张静脉压差最大
C. 可出现胃黏膜防御屏障的破坏
D. 腹膜后的小静脉也可明显扩张、充血
E. 肛周静脉扩张引起继发性痔

82. 下列对门静脉高压症的外科治疗正确的是
A. 最有效的方法是门体分流术
B. 分流术具有代表性的是将脾静脉的血分流到左肾静脉
C. 手术最主要目的是降低门脉压
D. 贲门周围血管离断术需离断冠状静脉、胃短静脉、胃后静脉、右膈下静脉
E. 分流术一般无禁忌证

(83~86 题共用题干)

患者，女，40 岁。呕吐、腹泻 2 天，突发意识错乱、烦躁不安 6 小时由急诊入院。查体：Bp 100/70 mmHg，神志恍惚，巩膜黄染，心肺未见异常，腹软，肝肋下未触及，脾肋下 3 cm，双上肢散在出血点，Hb 85 g/L，WBC 6.2×10^9/L，血糖 9.2 mmol/L，尿糖(+)，尿酮(+)，尿镜检(-)。

83. 最可能的诊断是
A. 肾衰竭
B. 尿毒症
C. 高渗性非酮症糖尿病昏迷
D. 糖尿病酮症酸中毒
E. 肝性脑病

84. 有诊断价值和判断预后的辅助检查是
A. 血气分析
B. 腹部 CT
C. 脑电图
D. 肝功能
E. 血常规

85. 如果患者躁动不安，可选用
A. 异丙嗪
B. 奥沙西泮
C. 水合氯醛
D. 苯巴比妥
E. 地西泮

86. 对此患者的治疗，下列各项中不正确的是
A. 限制蛋白质的摄入
B. 口服乳果糖
C. 静脉滴注精氨酸
D. 硫酸镁导泻
E. 口服甲硝唑，静滴新霉素

87. 可导致脂肪肝的机制是[助理不做]
A. 胆固醇过度沉积
B. 甘油三酯过度沉积
C. 2 型糖尿病
D. 低密度脂蛋白过度沉积
E. 动脉粥样硬化

88. 关于脂肪肝的影像学表现下列错误的是[助理不做]
A. CT 平扫表现为肝脏密度普遍高于脾脏
B. B 超表现为肝区近场弥漫性点状高回声
C. B 超可表现肝脏轻度或中度肿大，肝前缘变钝
D. CT 平扫肝脏密度可以呈负值
E. B 超可表现为肝内管道结构显示不清

89. 患者，男，45 岁。发热，血 ALT 升高(ALT 42~78 U/L) 1 个月，身高 170 cm，体重 90 kg。各项病毒学指标及自身免疫抗体均阴性。腹部 B 超示，肝脏回声增强，后部衰减，最佳的治疗措施是[助理不做]
A. 应用降脂药
B. 休息并减少体力活动
C. 应用保肝药物
D. 抗肝纤维化治疗
E. 调整生活方式并减轻体重

90. 下列对细菌性肝脓肿描述错误的是
A. 起病急骤，常伴有全身脓毒血症
B. 肝穿刺可为黄白色脓液
C. 右肋缘下常可触及肿大肝脏
D. B 超常表现为孤立巨大脓肿
E. 寒战高热为最初症状

★91. 阿米巴肝脓肿的特点是[助理不做]
A. 常伴有胆系感染
B. 起病急骤、高热寒战明显
C. 右上腹绞痛及黄疸
D. 肝穿刺抽出棕褐色脓液
E. 穿刺脓液常为恶臭味

92. 细菌性肝脓肿最主要的原因是
A. 膈下脓肿蔓延
B. 开放性肝脏损伤
C. 化脓性门静脉炎
D. 脓毒症
E. 胆管结石并感染

93. 患者，女，47 岁。右上腹胀痛伴间断发热 5 个月。1 年 前曾因“细菌性痢疾”住院治疗后缓解。粪便中发

现有叶状伪足的滋养体。腹部 B 超示右叶单发直径 10 cm 囊肿。此病原体从肠道感染至肝脏的途径是 [助理不做]

A. 从腹腔经淋巴系统入肝脏
B. 从结肠经门静脉入肝脏
C. 从小肠经门静脉入肝脏
D. 从胆道上行入肝脏
E. 从胃经门静脉入肝脏

(94~96 题共用题干)

患者，女，59 岁。右上腹剧痛伴寒战高热 3 天。既往有乙肝病史 20 年，慢性支气管炎病史 5 年。查体：T 38.9℃，慢性病容，颈静脉无怒张，双肺呼吸音减弱，未闻及湿啰音，右季肋部饱满，皮肤凹陷性水肿，肝肋下 2 cm。肝功能检查正常。

★94. (2021 原题) 该患者肝大最可能的原因是
A. 右心功能不全
B. 胆结石
C. 消化道穿孔
D. 肝脓肿
E. 肝癌

★95. 下列检查对明确诊断意义不大的是
A. 血清 AFP
B. 腹部 CT
C. 腹部 B 超
D. 血乙肝病毒 DNA
E. 肝穿刺活检

96. 若行腹部 B 超提示：肝左叶多发液性暗区，最大直径 6 mm，肝回声增强，接下来需要给予的治疗是
A. 经皮穿刺脓肿置管引流术
B. 经腹腔切开引流
C. 阿米巴性肝脓肿首选氯喹
D. 早期大量应用广谱抗生素
E. 应先行血培养，带结果出来后再选用敏感抗生素

97. 小肝癌是指肿块直径小于等于
A. 1 cm
B. 2 cm
C. 3 cm
D. 4 cm
E. 5 cm

★98. 下列对于肝癌的诊断正确的是
A. AFP 阴性可以排除肝癌诊断
B. AFP 大于 400 μg/L 可以确诊肝癌
C. B 超发现>2 cm 肿块可诊断
D. 肝脏 MRI 用于鉴别肿物良恶性
E. CT 动脉造影可确诊肝癌

99. (2021 考点) 下列对原发性肝癌的转移描述正确的是
A. 最常通过门静脉转移
B. 最常转移至肺部
C. 最常通过淋巴转移
D. 常侵犯邻近器官
E. 较少侵犯门脉系统

(100~102 题共用题干)

患者，男，60 岁。乏力、恶心、消瘦 2 个月。既往有乙型肝炎病史 20 年。查体：皮肤巩膜轻度黄染，腹软，剑突下压痛，肝肋下 3 cm，可触及质硬的结节，Murphy 征阴性，移动性浊音阳性。

★100. (2021 考点) 为了明确肝脏结节性质，最有诊断价值的肿瘤标志物是
A. CEA
B. CA125
C. CK19
D. AFP
E. CA19-9

★101. (2021 考点) 为明确肝脏结节的性质，首选的检查是
A. PET-CT 检查
B. MRI 检查
C. CT 动脉造影
D. B 超检查
E. 肝肿物穿刺活检

★102. 该患者若行手术治疗，其禁忌证不包括
A. 合并肝硬化
B. 已侵犯门脉系统无法彻底切除肿物
C. 有大量腹腔积液
D. 有明确肺转移病灶
E. 肝脏广泛种植

103. (2021 考点) 患者，女，50 岁。右季肋部胀痛、食欲减退 5 个月。乙肝肝硬化病史 10 年。查体：肝肋下 4 cm，表面不平，质硬，压痛。最可能的诊断是
A. 肝脓肿
B. 原发性肝癌
C. 继发性肝癌
D. 乙肝活动期
E. 慢性胆囊炎

★104. (2021 考点) 用于肝细胞癌患者普查、诊断、判断疗效和预测复发的检查项目应首选
A. 肝脏 MRI
B. PET
C. CEA
D. 甲胎蛋白 (AFP)
E. PSA

★105. (2021 考点) 有关 AFP 升高的临床意义，正确的是
A. AFP>200 μg/L 时可诊断肝细胞癌
B. AFP>400 μg/L 时可诊断肝细胞癌
C. 肝功能异常伴有 AFP 增高常提示合并肝癌
D. 消化道其他肿瘤 AFP 不会增高
E. 肝细胞癌术后 AFP 又增高提示复发

★106. 患者，男，40 岁。3 天前体检时 B 超发现肝内一肿物，直径 3 cm。血 AFP 400 μg/L。其最有效的处理方法是

A. 经股动脉插管化疗
B. 先行局部放射治疗
C. 行肝段切除术术中活检
D. 继续观察，4 周后复查 AFP
E. 免疫治疗

★107. 患者，男，48 岁。右季肋区疼痛半年。CT 检查示：肝右叶 12 cm×10 cm 肿块，包绕、压迫下腔静脉，肝左叶内多个小的低密度结节。进一步检查确诊为原发性肝癌。考虑的治疗方法不包括
A. 经皮穿刺无水乙醇注射疗法
B. 肝动脉栓塞术
C. 肝动脉灌注化疗
D. 肝肿物射频消融术
E. 肝叶切除术

★108. 患者，男，68 岁。肝右叶巨大肿瘤，腹腔积液征阳性，既往有肝硬化 20 年。血清生化检查：白蛋白 20 g/L，总胆红素 60 μmol/L。血管造影示门静脉右支闭塞。最适合的治疗方法为
A. 扩大肝右叶切除术
B. 肝动脉结扎术
C. 全身化疗
D. 肝动脉内抗癌药持续注入法
E. 局部放射治疗

★109. 患者，女，55 岁。既往直肠癌，行根治手术，术后恢复良好。近 4 个月出现右上腹胀痛，无发热，排便正常。查体：锁骨上未触及肿大的淋巴结，腹平软，未触及肿物，肝肋下未触及。实验室检查：血 WBC $9.8×10^9$/L，AFP 无升高。腹部 B 超示：肝右叶多个实性占位，最大直径约 3.5 cm。首先应考虑的诊断是
A. 阿米巴肝脓肿
B. 肝血管瘤
C. 多发性肝脓肿
D. 原发性肝癌
E. 肝转移癌

110. 下列对胆囊三角解剖结构描述不正确的是［助理不做］
A. 由胆囊管、肝胆管、肝脏下缘所构成的三角区
B. 胆囊淋巴结位于胆囊管与肝总管相汇处夹角的上方
C. 胆囊淋巴结可作为手术寻找胆囊动脉和胆管的重要标志
D. 胆囊三角内有胆囊动脉在此区穿过
E. 胆囊三角内有肝右动脉在此区穿过

111. 下列对于胆囊的血管描述不正确的是［助理不做］
A. 胆囊动脉正常时源自肝右动脉
B. 胆囊动脉可以来自肝固有动脉
C. 胆总管的血液供应主要来自胃十二指肠动脉
D. 胆囊静脉和肝外胆道静脉直接汇入门静脉
E. 胆总管的血液供应可以来自肝左动脉

（112~114 题共用题干）
患者，女，30 岁。体检发现胆囊结石 2 年。近期诉进食油腻食物后持续上腹痛，向右肩部放射，伴恶心、呕吐，休息后可自行缓解，症状反复发作。查体：上腹明显压痛，Murphy 征可疑阳性，肋脊角无压痛、叩痛。

★112. 诊断首先考虑为
A. 胆囊炎
B. 肾结石
C. 胃溃疡
D. 肠梗阻
E. 慢性胰腺炎急性发作

★113. 为明确诊断，首选的检查方法是
A. MRI
B. 尿常规
C. 腹部 B 超
D. 血淀粉酶
E. X 线钡餐检查

114. 若患者确诊为该疾病，诊疗方案是
A. 禁食，禁水，持续胃肠减压，给予生长抑素持续泵入
B. 体外超声波碎石
C. 给予抗酸、消炎治疗
D. 腹腔镜胆囊切除术
E. 通便灌肠

★115.（**2021 考点**）患者，女，68 岁，平素体健。体检时 B 超发现胆囊内一直径约 0.7 cm 的强回声团，可随体位活动、后伴声影。口服胆囊造影剂，充盈缺损不明显。既往无胃病史，无胆囊炎发作史，无心脏病、糖尿病病史。目前的治疗建议是
A. 观察、随诊
B. 溶石疗法
C. 中药排石
D. 择期行胆囊切除术
E. 择期行腹腔镜胆囊切除术

★116.（**2021 考点**）患者，男，35 岁。间断发作腹痛、寒战、高热、黄疸 2 年。1 天前上腹部持续性疼痛，伴阵发性绞痛，恶心，无呕吐。查体：T 38.9℃，巩膜黄染，右上腹压痛（+），无反跳痛，胆囊大，Murphy 征（+）。最佳处理措施是
A. 胆总管奥狄氏括约肌切开术
B. 胆囊造口术
C. 单纯胆囊切除术
D. 胆囊切除+胆总管探查 T 形管引流术
E. 胆囊切除+胆总管十二指肠吻合术

117. 下列对于胆管结石临床表现描述不正确的是
A. 寒战高热常在胆绞痛后发生
B. 黄疸时尿色变深，粪色变浅至陶土样
C. 疼痛可向右肩背部、放射
D. 热型常为稽留热
E. 疼痛时常为剑突下及右上腹部绞痛

（118~119 题共用备选答案）

A. 胆总管切开取石加 T 形管引流术
B. 肝内胆管空肠吻合术
C. 胆总管切开，胆总管空肠 Y 型吻合术
D. 经内镜下括约肌切开取石术
E. 胆囊空肠吻合术

★118. 胆总管泥沙样结石伴远端狭窄宜选择的术式是

★119. 胆总管远端单发 1.0 cm 嵌顿结石常用的术式是

★120. 下列对于肝外胆管结石围手术期处理原则叙述错的是
A. 尽可能控制感染后再行手术
B. 对黄疸和凝血机制障碍的患者应注射维生素 K
C. 腹腔引流管如无明显引流液可于术后 3 日拔除
D. T 管每日引流 500 mL 无须特殊处理
E. T 管造影发现结石残留，则需保留 T 形管 6 周以上

121. 下列对于急性梗阻性化脓性胆管炎临床表现叙述错的是
A. 发病急骤，病情进展快
B. 可出现神经中枢系统受抑制表现
C. 脉搏快而弱，达 120 次/min 以上
D. 一般血压可维持正常
E. 具有一般胆道感染的特征

★122. (2021 考点) 下列关于急性梗阻性化脓性胆管炎治疗描述正确的是
A. 多发性肝脓肿是严重而常见的并发症
B. 胆囊病变多为继发病变，因同时给予切除
C. 单纯胆囊造口术也可达到有效的胆管引流
D. PTCD 和 ENBD 可作为首选治疗方法
E. 胆总管切开减压术后 T 管应尽早拔除，避免异物刺激感染

★123. (2021 考点) 患者，男，58 岁。突发右上腹疼痛，伴高热 1 天。既往有胆总管结石病史，查体：T 39.2℃，P 120 次/min，Bp 62/41 mmHg，神志淡漠，皮肤巩膜黄染，四肢湿冷，右上腹压痛、反跳痛、肌紧张(+)，Murphy 征(+)，首选的治疗方案是
A. 急症胆囊造口引流
B. 抗休克治疗观察
C. 大剂量广谱抗生素治疗观察
D. 急诊胆管减压，T 管引流
E. 急诊胆囊切除术

124. 下列胆管癌临床表现描述不正确的是[助理不做]
A. 胆管癌晚期可并发肝肾综合征
B. 不出现典型胆管炎表现
C. 上段胆管癌一般触及不到胆囊
D. 大便灰白色
E. 通常有进行性黄疸加重的表现

125. 下列对于上段胆管癌治疗描述不正确的是[助理不做]
A. Ⅰ型可行肝门胆管、胆囊、肝外胆管切除、胆管空肠吻合术
B. Ⅱ型手术方式一般与Ⅰ型手术方式一致
C. Ⅲa 型可行同侧肝叶切除、胆管空肠吻合术
D. Ⅲb 型可行对侧肝叶切除、胆管空肠吻合术
E. Ⅳ型，肿瘤同时侵犯左、右肝管，多数仅能行胆管引流术

126. 胆管癌的主要表现是
A. 厌食、恶心、呕吐
B. 腹痛、黄疸
C. 腹痛、黄疸和寒战、高热
D. 无痛性黄疸
E. 体重明显减轻

★127. 患者，男，41 岁。3 年来经常夜间上腹不适，2 日前进食油腻食物，突然右上腹部阵发性绞痛伴恶心，入院时体温 38℃，巩膜轻度黄染，有上腹肌紧张，压痛明显，肠鸣音弱，WBC 16×10^9/L，血清淀粉酶为 128 U/L，应首先考虑诊断的疾病是
A. 急性阑尾炎
B. 急性胰腺炎
C. 溃疡穿孔
D. 急性化脓性胆囊炎
E. 胆道蛔虫症

★128. 患者，男，45 岁。左上腹部疼痛 9 小时，向背部放射，伴恶心、呕吐。发病前大量饮酒，查体：T 38.3℃，P 100 次/min，有上腹部肌紧张，腹部压痛、反跳痛阳性。最可能的诊断是
A. 急性胰腺炎
B. 十二指肠溃疡穿孔
C. 急性胆囊炎
D. 急性胃肠炎
E. 急性胆管炎

★129. 我国急性胰腺炎最主要的病因是
A. 酗酒
B. 胆管结石病
C. 胃肠道感染
D. 胰管阻塞
E. 暴饮暴食

★130. (2021 考点) 患者，男，36 岁。半年前曾撞伤上腹部，出现上腹胀伴恶心、呕吐 1 月余。进食后加重伴恶心，呕吐胃内容物，无发热。查体：无贫血，无黄染，上腹部隆起，可触及一包块，不活动，无压痛。钡餐透视见胃大弯受压上抬，横结肠下移。最可能的诊断是
A. 胰腺囊肿
B. 腹膜后血肿
C. 胰腺假性囊肿
D. 肠系膜囊肿
E. 胰腺囊腺瘤

★131. 下列不符合急性胰腺炎腹痛特点的是
A. 腹痛多位于中上腹
B. 常发生在暴饮暴食之后
C. 口服 654-2 效果差

D. 通常在呕吐后症状缓解
E. 应用吗啡类镇痛药物可能导致腹痛加剧

★132. (2021 考点) 急性胰腺炎如需使用抗生素治疗，抗生素选择的最佳配伍是甲硝唑和
A. 阿奇霉素
B. 克林霉素
C. 阿莫西林
D. 亚胺培南
E. 青霉素

★133. 患者，男，44 岁。有胆囊结石病史 9 年。上腹剧痛 3 天，向腰部放射，伴恶心、呕吐，血清淀粉酶升高 2 倍。以下最有价值的检查是
A. 上消化道钡餐
B. 腹部平片
C. 心电图
D. 腹部 CT
E. 胃镜

(134～135 题共用题干)
患者，男，50 岁。大量饮酒后出现上腹部剧烈疼痛，伴呕吐，呕吐后腹痛不缓解。保守治疗 3 天，病情持续恶化，并出现休克。查体：T 38.9℃，脐周及背部可见大片青紫瘀斑，上腹腹肌紧张，压痛、反跳痛明显，肠鸣音减弱。

★134. 首先考虑的诊断是
A. 十二指肠乳头肿瘤
B. 消化性溃疡并穿孔
C. 急性肝脓肿
D. 急性重症胰腺炎
E. 结肠癌

135. 最重要的治疗措施是
A. 抗休克治疗
B. 保守治疗
C. 择期手术
D. 纠正休克后急诊手术
E. 应用广谱抗生素

★136. 急性重症胰腺炎的临床表现一般不包括
A. 发热
B. 呼吸衰竭
C. 休克
D. 腹泻
E. 消化道出血

★137. 鉴别水肿型和出血坏死性胰腺炎有价值的是
A. 上腹剧痛向左腰背部放射
B. 黄疸
C. 发热
D. Cullen 征
E. 便血

★138. (2021 考点) 患者，男，32 岁。饮酒后突发上腹痛 5 小时，无发热，血常规：Hb 120 g/L，WBC 8.5×10^9/L，PLT 125×10^9/L；血淀粉酶 1032 U/L。腹部 B 超提示：胰腺略饱满。首要的治疗措施是
A. 应用 5-氟尿嘧啶
B. 应用广谱抗生素
C. 禁食、胃肠减压
D. 胆管引流
E. 剖腹探查

★139. 胰头癌最常见的临床表现是
A. 上腹痛
B. 黄疸
C. 腹胀
D. 便秘
E. 腹泻

★140. 患者，女，45 岁。巩膜皮肤黄染进行性加重 1 个月余，胆囊肿大呈圆形，可推动，无触压痛。首先考虑的疾病是[助理不做]
A. 胆囊癌
B. 急性胆囊炎
C. 胆囊结石
D. 肝癌
E. 胰头癌

141. 胰腺癌最常见的组织类型为
A. 腺泡细胞癌
B. 导管腺癌
C. 多形性腺癌
D. 纤维细胞腺癌
E. 黏液癌

★142. (2021 考点) 术前判断胰头癌是否侵犯大血管的检查方法是
A. 内镜超声
B. PET
C. 增强 CT
D. B 型超声
E. MRCP

★143. (2021 考点) 在梗阻性黄疸中，鉴别胆总管结石和胰头癌的主要依据是
A. 血、尿淀粉酶变化时间和幅度
B. 黄疸进行性加重
C. 皮肤瘙痒
D. 肝功能改变
E. 胆囊肿大

144. (2021 考点) 患者，男，59 岁，无痛性黄疸进行性加重 4 个月，手术探查时见胆囊肿大，胆总管增粗，直径约 1.2 cm，胰头部可触及 4 cm×3 cm 硬肿块，可推动，正确的手术方式是
A. 胰头十二指肠切除术
B. 胰腺空肠吻合术
C. 胰头部分切除术
D. 全胰切除术
E. 胆囊空肠吻合术

★145. 目前认为，溃疡性结肠炎发病的因素主要是

A. 细菌感染
B. 精神因素
C. 病毒感染
D. 理化因素刺激
E. 免疫和遗传因素

146. (2021 考点) 患者，女，26 岁。2 年来反复出现脓血便，抗生素系统治疗无效。结肠镜检查发现病变位于直肠和乙状结肠，黏膜弥漫性充血水肿，颗粒不平、质脆，血管纹理消失，最可能的诊断是
A. 结肠癌
B. 溃疡性结肠炎
C. 细菌性痢疾
D. 克罗恩病
E. 卵巢癌

147. (2021 考点) 溃疡性结肠炎为明确诊断首选的检查是
A. PSA
B. 血清 C 反应蛋白
C. 血清 CA19-9
D. 腹部 CT
E. 结肠镜检查

148. 克罗恩病的最常见并发症是[助理不做]
A. 中毒性休克
B. 结肠大出血
C. 肠梗阻
D. 急性肠穿孔
E. 腹泻

149. 下述不是溃疡性结肠炎常见并发症的是
A. 中毒性巨结肠
B. 直肠结肠出血
C. 癌变
D. 多发性瘘管
E. 急性肠穿孔

150. 克罗恩病的主要手术指征是[助理不做]
A. 营养不良、体重减轻
B. 严重腹泻
C. 持续性粪隐血阳性
D. 疑有癌变
E. 合并结肠息肉

★151. 患者，男，50 岁。腹泻 2 年。结肠镜示回盲部铺路石样改变，最可能的诊断是[助理不做]
A. 结肠癌
B. 溃疡性结肠炎
C. 细菌性痢疾
D. 克罗恩病
E. 阑尾炎

★152. (2021 考点) 临床怀疑克罗恩病，为明确诊断，最重要的检查是[助理不做]
A. 大便隐血试验
B. 大便查找抗酸杆菌
C. 腹部 CT
D. 结肠镜检查及活检
E. MRI

★153. 最有助于诊断克罗恩病的病理改变是[助理不做]
A. 黏膜弥漫性炎症
B. 黏膜下层有淋巴细胞浸润
C. 不典型增生
D. 干酪性肉芽肿
E. 非干酪性肉芽肿

(154~155 题共用备选答案)
A. 回盲部
B. 末段回肠
C. 十二指肠
D. 全结肠
E. 直肠、乙状结肠

154. 溃疡性结肠炎的病变大多位于

★155. Crohn 病的病变大多位于[助理不做]

(156~157 题共用备选答案)
A. 十二指肠溃疡
B. 肠结核
C. Crohn 病
D. 溃疡性结肠炎
E. 结肠癌

156. 患者，女，34 岁。低热、右下腹痛、腹泻 5 个月。有时腹泻便秘交替。消瘦、贫血。血沉 40 mm/h，钡餐检查：回盲部黏膜粗乱，充盈不佳，呈跳跃征。诊断为[助理不做]

157. (2021 考点) 患者，男，24 岁。下腹痛、腹泻、黏液血便 4 个月。贫血，血沉 30 mm/h，钡灌肠检查左侧结肠缩短，结肠袋消失，呈铅管样。诊断为[助理不做]

(158~159 题共用题干)
患者，女，32 岁。反复右下腹痛 2 年，伴便秘、口腔溃疡、无发热及乏力。否认结核病史及结核密切接触史。查体：右下腹可触及边界不清的包块，可移动，压痛阳性。

158. (2021 原题) 首先考虑的诊断是[助理不做]
A. 肠结核
B. 克罗恩病
C. 结肠癌
D. 阑尾炎
E. 胆囊炎

159. 克罗恩病的手术指征不包括[助理不做]
A. 肠内瘘
B. 慢性肠穿孔
C. 发热、腹痛、体重下降
D. 肠管狭窄
E. 持续出血

160. 患者，男，25 岁。反复腹痛、腹泻、便血 10 个月。近日加重伴发热，体温 39℃，1 天前因腹痛肌注阿托品治疗 6 小时后腹胀明显。查体：70/50 mmHg，心率

120 次/min。最可能出现的情况是
A. 肠套叠
B. 肠穿孔
C. 肠梗阻
D. 肠出血
E. 中毒性巨结肠

161.（2021 考点）水杨酸类制剂在溃疡性结肠炎治疗中，主要适用于
A. 轻中度病例
B. 重度病例
C. 中毒性巨结肠
D. 激素治疗无效者
E. 顽固病例

162.（2021 考点）下列关于糖皮质激素治疗溃疡性结肠炎的说法中，正确的是
A. 柳氮磺胺吡啶治疗无效时应用激素治疗效果亦差
B. 特别适合于重型活动性溃疡性结肠炎
C. 不可用于灌肠治疗
D. 不可与柳氮磺胺吡啶联合治疗
E. 可以作为试验性治疗用于溃疡性结肠炎的鉴别诊断

163.（2021 考点）患者，男，27 岁。慢性腹泻 3 年，大便每天 2~3 次，常带少量黏液，反复粪便致病菌培养阴性，结肠镜检查见直肠、降结肠和横结肠充血、水肿，有少数散在浅溃疡。拟诊为溃疡性结肠炎。首选的治疗方案是
A. 泼尼松口服
B. 大剂量抗生素静脉注射
C. 甲硝唑保留灌肠
D. 氢化可的松保留灌肠
E. 氨基水杨酸口服

164. 肠易激综合征患者几乎都有的临床症状是[助理不做]
A. 腹泻
B. 肠瘘
C. 腹痛
D. 便秘
E. 便血

165. 肠易激综合征的症状特点是[助理不做]
A. 腹痛、腹胀等症状与排便无关
B. 病史较长者会出现营养不良
C. 精神紧张可使症状加重
D. 常有便失禁
E. 夜间入睡后仍会出现腹泻

166. 下列不是机械性肠梗阻原因的是
A. 肿瘤
B. 嵌顿疝
C. 粪块阻塞
D. 粘连带压迫
E. 弥漫性腹膜炎

167. 绞窄性肠梗阻的定义是指肠梗阻并伴有
A. 肠袢两端均完全阻塞
B. 肠壁血运障碍
C. 肠壁穿孔、坏死
D. 肠腔狭窄
E. 肠腔高度扩张

★168. 患者，男，46 岁。持续性腹痛、阵发性加重 1 天，伴呕吐，无肛门排气排便。查体：全腹肌紧张，有压痛及反跳痛。行腹腔穿刺抽出的液体呈血性，伴臭味。最可能的诊断是
A. 绞窄性肠梗阻
B. 胃十二直肠穿孔
C. 急性阑尾炎穿孔
D. 结核性腹膜炎
E. 急性重症胰腺炎

★169. 机械性肠梗阻与动力性肠梗阻的主要区别在于早期
A. 呕吐是否剧烈且频繁
B. 有无绞痛、腹胀和肠鸣音变化
C. 有无腹痛、腹胀及肛门停止排便排气
D. 有无感染迹象
E. 有无酸碱失衡、电解质紊乱

★170. 急性持续性腹痛阵发性加剧并休克，最可能的疾病是
A. 早期结肠癌
B. 绞窄性肠梗阻
C. 急性阑尾炎
D. 外伤性肝破裂
E. 急性单纯性肠梗阻

★171. 患者，男，73 岁。急性肠梗阻术后 5 天，未进食但仍感腹胀，恶心未呕吐，有少量肛门排气。查体：腹部均匀隆起，腹软，叩诊呈鼓音、无压痛和反跳痛，肠鸣音减弱，首先采取的重要处理措施是
A. 查血生化并纠正水、电解质紊乱
B. 进流质饮食
C. 服用促胃肠动力药物
D. 禁饮禁食
E. 高渗盐水灌肠

172.（2021 考点）肠套叠的三大典型症状是
A. 腹痛、发热、黄疸
B. 腹痛、发热、脓血便
C. 腹痛、血便、里急后重
D. 腹痛、血便、腹部肿块
E. 腹痛、腹部肿块、发热

★173. 患者，女，1 岁。腹痛、哭闹、呕吐，伴果酱样血便 4 天，发热 2 天。查体：面色苍白，出汗。腹肌紧张，有压痛和反跳痛，脐部右上方可扪及腊肠形肿块，右下腹空虚。最佳的处理是
A. 空气灌肠
B. 钡剂灌肠
C. 结肠镜检查

D. 急诊手术
E. 观察

★174. 诊断绞窄性肠梗阻最可靠的依据是
A. 动脉造影
B. 有气过水音和金属音
C. X 线检查小肠有多个阶梯状液
D. 频繁呕吐，呕吐物为胃肠液
E. 腹肌紧张，有压痛和反跳痛

★175. 患者，女，46 岁。阵发性腹痛 7 天，伴呕吐 3 天入院，无发热。查体：腹膨隆，见肠型，肠鸣音亢进，有气过水声，腹部平片可见多个液平面，阶梯状。可能的诊断是
A. 高位小肠梗阻
B. 低位小肠梗阻
C. 结肠梗阻
D. 坏死性小肠炎
E. 结肠癌

★176. 患者，女，31 岁。有胃溃疡穿孔手术史，2 天前出现腹胀、腹痛伴呕吐，肛门停止排便排气，经检查诊断为肠梗阻，现最为重要的是了解梗阻的
A. 原因
B. 部位
C. 程度
D. 发生速度
E. 是否绞窄

177. 最常见的结肠梗阻原因是
A. 阑尾炎
B. 肠粘连
C. 结肠憩室
D. 克罗恩病
E. 结肠癌

178. (2021 考点) 乙状结肠扭转最具有特征的表现是
A. 多发于 2 岁以下的儿童
B. 经常有腹泻及便秘交替
C. 腹部 X 线平片见马蹄状巨大的双腔充气肠袢
D. 低压灌肠，往往灌注 1000 mL，而无法排出
E. 钡剂灌肠见扭转部位钡剂受阻，呈“杯口”状

179. 结肠癌最早出现的临床症状是
A. 腹部肿块
B. 全身症状如贫血、消瘦、低热等
C. 肠梗阻症状
D. 排便习惯和大便性状的改变
E. 便血

★180. 患者，女，58 岁。低热伴右侧腹部隐痛不适半年。查体：贫血貌，右侧中腹部扪及 5 cm×3 cm 质硬肿块，可推动，压痛不明显。首选的诊断方法是
A. 胃镜
B. 全消化道钡餐造影
C. 结肠镜
D. 静脉肾盂造影
E. 腹部 CT

181. (2021 考点) 患者，男，48 岁。进行性贫血，消瘦、乏力半年，有时右腹隐痛，无腹泻。查体：右中腹部可扪及肿块，肠鸣音活跃。如果需要手术治疗，针对该手术术前准备最重要的是
A. 纠正营养不良
B. 肠道准备
C. 心肺功能检查
D. 肝肾功能检查
E. 备皮

182. 患者，女，60 岁。乏力、厌食、体重减轻半年入院。查体：右侧腹部可触及 8 cm×5 cm 肿块，血常规：血红蛋白 72 g/L。该患者最可能的诊断为
A. 乙状结肠癌
B. 升结肠癌
C. 阑尾类癌
D. 横结肠癌
E. 阑尾周围脓肿

★183. 结肠癌患者中血清 CEA 水平高于正常的约占
A. 30%
B. 45%
C. 50%
D. 60%
E. 70%

184. 肠结核最常见的发病部位是[助理不做]
A. 直肠
B. 乙状结肠
C. 回盲部
D. 回肠末段
E. 横结肠

(185~186 题共用备选答案)
A. 经口
B. 经血液循环
C. 腹腔病变直接蔓延
D. 经淋巴管道
E. 以上都不是

185. 结核性腹膜炎主要感染途径是
186. 肠结核的主要感染途径是[助理不做]

187. 直肠长度为[助理不做]
A. 5~10 cm
B. 12~15 cm
C. 16~20 cm
D. 21~25 cm
E. 26~30 cm

188. 肠结核溃疡的肉眼形态是[助理不做]
A. 椭圆形，溃疡的长轴与肠的长轴平行
B. 口小底大烧瓶状
C. 不规则地图状
D. 呈带状，其长径与肠腔长轴垂直
E. 火山喷口状

189. 增殖性肠结核患者不经常出现的临床表现是[助理不做]
A. 腹泻
B. 便秘
C. 腹痛
D. 腹部包块
E. 发热

190. 患者，女，4 岁。低热乏力伴腹泻、腹痛 3 个月。查体：右下腹有压痛和轻反跳痛，X 线钡餐检查发现回盲部有跳跃征。最有可能的诊断是[助理不做]
A. 肠结核
B. 克罗恩病
C. 结肠癌
D. 阿米巴肠炎
E. 结肠炎

★191. (2021 考点)对肠结核最有诊断价值的检查是[助理不做]
A. X 线钡餐检查发现肠腔狭窄
B. 结肠镜检查示回盲部炎症
C. 结肠镜下活检找到干酪性上皮样肉芽肿
D. 结核菌素试验强阳性
E. 大便中查到结核杆菌

★192. (2021 原题)患者，女，55 岁。3 个月来腹胀、食欲减退、低热。查体：腹饱满，移动浊音(+)，抗结核治疗 2 周不见好转。为进一步明确诊断，应做的检查是[助理不做]
A. 腹腔积液常规
B. 血沉
C. 腹腔镜+活检
D. 全胃肠钡透
E. 剖腹探查

★193. 患者，女，26 岁。右下腹疼痛、腹泻 3 个月，伴低热。结肠镜检查在回盲部可见环形溃疡。X 线钡剂结肠造影可见回盲部"跳跃征"。最可能的诊断是[助理不做]
A. 溃疡性结肠炎
B. 肠淋巴瘤
C. 肠结核
D. 克罗恩病
E. 阿米巴肠病

194. 下列疾病与结肠癌关系最密切的是
A. 回盲部结核
B. 家族性结肠息肉病
C. 溃疡性结肠炎
D. 血吸虫性肉芽肿
E. 克罗恩病

195. 直肠息肉中癌变倾向最大的是[助理不做]
A. 管状腺瘤
B. 绒毛状腺瘤
C. 增生性息肉
D. 炎性息肉
E. 幼年性息肉

196. 患者，男，23 岁。排便次数增多 1 个月。大便带血，直肠指诊于直肠侧壁触及柔软光滑有蒂包块。最可能的诊断是[助理不做]
A. 血栓性外痔
B. 肛周脓肿
C. 直肠息肉
D. 肛窦炎
E. 直肠癌

197. 患者，男，16 岁。腹痛、腹泻、消瘦 3 年。腹部阵发性疼痛，大便 3~4 次/日，伴黏液和血液。有家族性结肠息肉病史。查体：营养不良，贫血貌，腹平软，下腹部有轻压痛。结肠镜检查见结肠内布满息肉，直肠病变轻。最佳手术方式是[助理不做]
A. 单腔回肠造口术
B. 结肠次全切除术
C. 全结肠切除、末端回肠直肠吻合术
D. 电灼摘除息肉
E. 经腹会阴联合全结直肠切除术

★198. 不符合急性单纯性阑尾炎表现的是
A. 均有腹膜刺激征
B. 右下腹局限性轻度反跳痛
C. 有低热表现
D. 白细胞计数轻度升高
E. 右下腹局部压痛

199. (2021 原题)支配阑尾的神经是交感神经腹腔丛和以下哪个神经
A. 内脏小神经
B. 第 10 胸神经
C. 第 12 胸神经
D. 内脏大神经
E. 坐骨神经

200. (2021 考点)下列关于阑尾炎的叙述不正确的是
A. 阑尾动脉是终末动脉
B. 阑尾组织中有丰富的淋巴滤泡
C. 阑尾炎发作时脐周痛属于内脏性疼痛
D. 成人切除阑尾将损害机体的免疫功能
E. 阑尾深部黏膜有嗜银细胞与类癌发生有关

201. 阑尾最常发生的肿瘤是
A. 淋巴瘤
B. 平滑肌瘤
C. 类癌
D. 腺癌
E. 小细胞癌

202. 急性阑尾炎患者，当腹痛尚未转移至右下腹时，在诊断上具有重要意义的是
A. 便血
B. 有白细胞显著升高
C. 已有脐周压痛、反跳痛

D. 脐区及右下腹具有压痛、反跳痛
E. 压痛已固定在右下腹

203. (2021 考点) 阑尾周围脓肿非手术治疗治愈后，择期行阑尾切除的时间是治愈后多少时间
A. 1 周
B. 2 周
C. 1 个月
D. 2 个月
E. 3 个月

204. (2021 考点) 患者，女，29 岁。转移性右下腹痛 1 天，右下腹部有压痛、肌紧张、反跳痛，肠鸣音减弱，白细胞计数及中性分类明显增高，其诊断首先考虑
A. 胃十二指肠溃疡穿孔
B. 急性胆囊炎合并穿孔
C. 绞窄性肠梗阻
D. 结肠癌
E. 急性阑尾炎穿孔

(205~206 题共用题干)
患者，男，46 岁。右下腹持续性疼痛 4 天，伴恶心、呕吐，呕出物为胃内容物。体温 38.5℃。体检发现右下腹有一 5 cm×5 cm 大小肿块，触痛明显。

205. (2021 考点) 最可能的诊断是
A. 粪块所致肠梗阻
B. 盲肠肿瘤
C. 急性化脓性阑尾炎
D. 阑尾周围脓肿
E. 结肠癌

206. (2021 考点) 如果行急诊手术，最合适的手术方式是
A. 脓肿引流
B. 切除肿块
C. 常规切除阑尾
D. 右半结肠切除
E. 结肠造口

207. (2021 考点) 阑尾切除术最常见的并发症是
A. 出血
B. 粪瘘
C. 腹腔脓肿
D. 切口感染
E. 便秘

208. 患者，阑尾炎切除术后 1 天。现出现烦躁、剧烈腹痛，心率 112 次/min，血压 90/60 mmHg，腹胀、全腹压痛，肠鸣音弱。为除外腹腔内出血，首要的检查是
A. B 超
B. CT
C. MRI
D. 腹腔穿刺
E. 立位腹平片

209. 关于小儿急性阑尾炎，错误的是
A. 病情发展快且重
B. 右下腹体征明显
C. 穿孔率达 80%
D. 并发症及病死率较高
E. 宜早期手术

210. 老年急性阑尾炎的临床特征是
A. 阑尾容易缺血、坏死
B. 常有寒战、高热
C. 腹痛、恶心明显
D. 右下腹压痛明显
E. 显著腹肌紧张

211. 患者，女，35 岁。妊娠 4 个月，因转移性右下腹痛 3 小时就诊。诊断为急性阑尾炎，不宜采用的治疗措施是
A. 行阑尾切除术
B. 围术期加用黄体酮
C. 手术切口应偏低
D. 尽量不用腹腔引流
E. 可应用广谱抗生素

212. (2021 考点) 当阑尾血运障碍时，易导致其坏死的解剖特点是
A. 阑尾淋巴组织丰富
B. 阑尾体积小
C. 阑尾动脉为无侧支终末动脉
D. 阑尾腔小
E. 阑尾开口小

★213. 阑尾炎患者，医生让患者仰卧，使右大腿屈曲，然后医生向内旋其下肢，引起患者右下腹疼痛，提示其阑尾位置
A. 位于右上腹部
B. 在右下腹麦氏点深面
C. 靠近闭孔内肌
D. 位于腰大肌前方
E. 靠近脐部

214. 有关齿状线解剖意义的描述中，错误的是[助理不做]
A. 齿状线以上是黏膜，以下是皮肤
B. 齿状线以上发生的痔是内痔，以下的痔是外痔
C. 齿状线以上由直肠上、下动脉供血，以下由肛管动脉供血
D. 齿状线以上淋巴引流入髂外淋巴结，以下入腹股沟淋巴结
E. 齿状线以上受自主神经支配，以下属阴部内神经支配

★215. (2021 原题) 患者，男，40 岁。便秘 1 年，近半月来大便时肛门疼痛，粪便表面及便纸上附有鲜血。其诊断最可能是
A. 内痔
B. 外痔
C. 直肠癌
D. 肛瘘
E. 肛裂

★216.（2021 考点）有关肛裂的描述，正确的是
A. 老年人发病率高
B. 常伴发大出血
C. 多因慢性腹泻发生
D. 应以手术治疗为主
E. 常见于膝胸位肛门 6 点、12 点处

★217.（2021 考点）临床上说的肛裂“三联征”是指
A. 肛裂、前哨痔、相应位置的肛乳头肥大
B. 肛裂、内痔、前哨痔
C. 内痔、外痔、混合痔
D. 内痔、外痔、肛裂
E. 肛裂、外痔、前哨痔

★218.（2021 考点）患者做肛管直肠周围脓肿切开引流术后，最有可能出现
A. 痔
B. 肛瘘
C. 大便失禁
D. 肛门狭窄
E. 肛裂

★219.（2021 考点）患者，男，28 岁。肛门周围胀痛，伴畏寒、发热 2 天。检查：肛门周围皮肤发红，压痛明显。最可能的诊断是
A. 肛门旁皮下脓肿
B. 肛瘘炎
C. 混合痔
D. 直肠癌
E. 肛瘘

220.（2021 考点）只有一个开口的病理性盲管称为［助理不做］
A. 窦道
B. 糜烂
C. 溃疡
D. 瘘管
E. 空洞

221.（2021 考点）肛瘘的治疗原则是
A. 瘘管切开，形成敞开的创面
B. 抗感染治疗后手术
C. 首先充分扩肛
D. 明确破溃外口和内口的位置
E. 1∶5000 高锰酸钾溶液坐浴

★222.（2021 考点）直肠指检能够发现的直肠癌约占总数的
A. 40%～50%
B. 50%～60%
C. 60%～70%
D. 70%～80%
E. 80%～90%

★223.（2021 考点）患者，女，42 岁。近 1 个月来大便次数增多，有肛门坠胀感及里急后重，大便变细，常有黏液血便，经抗生素治疗症状可缓解，但不久又复发，且呈进行性加重。能够确诊的检查是
A. 直肠指诊
B. 钡灌肠检查
C. 腹部 CT
D. 直（乙状结）肠镜检
E. MRI

224.（2021 考点）若经病理检查证实为直肠腺癌，肿瘤下缘距肛门约 12 cm，肿块直径约 4 cm。最佳手术方式应选择
A. Miles 手术
B. 乙状结肠造口术
C. Hartmann 手术
D. Dixon 手术
E. 移植手术

225.（2021 考点）内痔的最常见症状是
A. 肛门疼痛
B. 出血和脱出
C. 血栓
D. 黏液血便
E. 肛门周围红肿

226.（2021 考点）患者，男，46 岁。因直肠癌入院。癌肿距离肛缘 5 cm，大小为 2 cm×1 cm，拟行手术治疗，患者强烈要求保留肛门。该患者保肛的病理依据是
A. 周围淋巴结状况
B. 浸润肠壁的深度
C. 是否侵及泌尿系统
D. 向下的纵向浸润范围
E. 组织学分类

★227.（2021 考点）患者，男，29 岁。排便时肛门剧痛 1 周，有鲜血滴入便池，排便后肛门疼痛加重。造成便后肛门疼痛加重的机制是
A. 截石位的 12 点处神经敏感
B. 肛门括约肌痉挛
C. 肛管皮肤全层裂开并形成慢性溃疡
D. 粪便干燥，排便用力过度
E. 继发肛窦炎

228.（2021 考点）关于上消化道出血的定义，正确的是
A. 贲门以上部位出血
B. 幽门以上部位出血
C. 空肠以上部位出血
D. Treitz 韧带以上部位出血
E. 回肠以上部位出血

229.（2021 考点）上消化道出血最常见的病因是
A. 胃十二指肠溃疡
B. 门静脉高压症
C. 应激性溃疡
D. 食管癌
E. 胃癌

230.（2021 考点）患者，女，46 岁。突发性右侧肢体无力，伴头痛、呕吐，排黑便 3 次。有高血压和糖尿病病

史 4 年。黑便的原因很可能是
A. 食管癌
B. 胃癌
C. 胃溃疡
D. 急性胃黏膜病变
E. 胃黏膜脱垂

231. (2021 考点) 上消化道出血的特征性表现是
A. 贫血
B. 发热
C. 呕血与黑粪
D. 氮质血症
E. 单纯便血

★232. 对鉴别上、下消化道出血有帮助的是
A. 大便潜血阳性
B. 血尿素氮升高
C. 血肌酐升高
D. 血红蛋白下降
E. 有无便血

233. (2021 考点) 剧烈呕吐后出现呕血的情况强烈提示
A. 消化性溃疡
B. 贲门癌
C. 食管胃底静脉曲张破裂
D. 食管贲门黏膜撕裂综合征
E. 食管癌

★234. 在确定急性上消化道出血的原因时，不合适的检查是
A. 急诊胃镜
B. 急诊 X 线钡剂造影检查
C. 血常规
D. 肝、肾功能检查
E. 腹部 B 超

★235. (2021 考点) 肝硬化消化道出血伴高血压、冠心病患者，下列止血措施中最不恰当的是
A. 三腔二囊管压迫
B. 去甲肾上腺素胃管滴注
C. 垂体后叶素静脉滴注
D. 6-氨基己酸静脉滴注
E. 冰生理盐水洗胃

236. (2021 考点) 成人出现大便隐血阳性时，消化道出血量至少大于
A. 10 mL
B. 9 mL
C. 8 mL
D. 6 mL
E. 5 mL

★237. (2021 考点) 患者，男，36 岁。呕血 1 小时，患肝硬化门静脉高压症多年。查体：巩膜黄染，中等量腹腔积液，血白蛋白 25 g/L。首选的急救方法是
A. 断流手术
B. 选择性门体分流术
C. 三腔二囊管压迫止血
D. 非选择性门体分流术
E. 经颈静脉肝内门体分流术

238. (2021 考点) 患者，男，36 岁。患十二指肠溃疡 3 年。运动后头晕、出冷汗，吐鲜血数口。查体：呼吸浅促，脉搏细速，血压降为 80/60 mmHg。估计其出血量大于
A. 200 mL
B. 300 mL
C. 500 mL
D. 600 mL
E. 1000 mL

★239. 上消化道出血时，为寻找出血的病因，首选的检查方法是
A. 胃镜检查
B. 上消化道钡餐
C. 胃液分析
D. 大便隐血试验
E. 选择性动脉造影

★240. (2021 考点) 消化性溃疡并发出血时，首选的治疗药物是
A. 氨甲环酸
B. 法莫替丁
C. 奥美拉唑
D. 垂体后叶素
E. 维生素 K

★241. (2021 考点) 患者，男，62 岁。呕血 5 小时，量约 250 mL，排柏油样便 1 次。查体：贫血貌，肝掌，胸口可见蜘蛛痣，肝肋下 2 cm，移动性浊音阳性。最适宜的药物止血措施是
A. 静脉应用生长抑素
B. 口服胃黏膜保护剂
C. 肌内注射维生素 K
D. 静脉应用氨甲环酸
E. 静脉应用质子泵抑制剂

242. (2021 原题) 下列关于腹膜解剖生理的描述，错误的是
A. 由间皮细胞构成
B. 是双向性半透膜
C. 可渗出淋巴细胞及巨噬细胞
D. 受交感神经和迷走神经支配
E. 腹膜腔是人体最大的体腔

★243. 急性化脓性腹膜炎的常见原因应除外
A. 腹腔内脏器穿孔
B. 损伤引起的腹壁或内脏破裂
C. 血源性感染
D. 手术污染
E. 吻合口瘘

★244. 导致继发性腹膜炎的细菌一般是
A. 混合性细菌
B. 大肠埃希菌

C. 变形杆菌
D. 厌氧菌
E. 结核分枝杆菌

★245. 继发性腹膜炎毒性强的原因主要是因为感染菌为
A. 金黄色葡萄球菌
B. 溶血性链球菌
C. 大肠杆菌
D. 各种细菌混合
E. 结核分枝杆菌

★246. 急性腹膜炎最主要的临床症状是
A. 腹痛
B. 恶心、呕吐
C. 发热
D. 腹泻
E. 便血

★247. 腹膜炎典型的三联征是
A. 腹痛、腹泻、腹肌紧张
B. 压痛、反跳痛、腹肌紧张
C. 腹痛、腹泻、腹部包块
D. 压痛、反跳痛、腹部包块
E. 腹痛、腹泻、腹部包块

(248~249 题共用题干)
患者，男，45 岁。脾切除、小肠切除吻合术后第 4 天，已排气，头痛、恶心、腹胀，随后出现寒战、四肢发绀。查体：T 39.6℃，P 108 次/min，Bp 135/85 mmHg，近 24 小时尿量 650 mL。轻度腹胀，腹软，全腹轻压痛，无反跳痛、肌紧张。肠鸣音 3 次/min。

★248. 最有可能出现异常的是
A. 白细胞计数
B. 尿常规检查
C. 立位腹部透视
D. 腹部超声检查
E. 血清钾离子

★249. 最可能的原因为
A. 小肠吻合口瘘
B. 手术后创面出血
C. 急性肾衰竭
D. 革兰阴性杆菌感染
E. 吻合口梗阻

★250. 继发性腹膜炎的腹痛特点是
A. 阵发性全腹绞痛
B. 逐渐加重的阵发性腹痛
C. 剧烈、持续性全腹痛，原发部位显著
D. 高热后全腹痛
E. 持续阵发性刺痛

★251. (2021 考点) 外科急诊不适合做内镜检查的是
A. 上消化道出血
B. 结肠癌
C. 梗阻性黄疸
D. 上消化道异物
E. 多种炎症急性腹痛

(252~253 题共用题干)
患者，男，54 岁。因急性阑尾炎穿孔伴局限性腹膜炎，行阑尾切除术后 4 天，仍有腹痛、腹胀，体温 38℃ 以上，大便 3~5 次/日，有下坠感。血常规 WBC 18×10^9/L。

★252. 应首先考虑为
A. 切口感染
B. 并发肠炎或细菌性痢疾
C. 并发膈下脓肿
D. 盆腔脓肿
E. 直肠穿孔

★253. 为明确诊断，首先应做的检查是
A. 伤口检查
B. B 超
C. 直肠指诊检查
D. X 线胸腹部摄片
E. MRI

254. 患者，男，33 岁。胃溃疡穿孔行胃大部分切除术后 5 天，出现右上腹钝痛及发热，最高体温 38.5℃，腹部 X 线透视见右侧膈肌升高，随呼吸活动受限，肋膈角模糊，最可能的诊断是
A. 胃排空障碍
B. 急性细菌性肝脓肿
C. 吻合口瘘
D. 急性胆囊炎
E. 膈下脓肿

255. 有关结核性腹膜炎临床表现的描述，正确的是
A. 主要表现为腹痛、腹胀，结核中毒症状少见
B. 为局限的慢性化脓性腹膜炎
C. 青壮年多见，男女比例约为 1:2
D. 腹壁柔韧感是最严重的表现
E. 多数可伴有肝脾结核

★256. (2021 考点) 患者，男，28 岁。低热、腹痛、腹泻伴腹胀 2 个月。查体：腹壁揉面感，腹部移动性浊音阳性。腹腔积液为渗出液。为明确诊断，下列检查最有价值的是
A. 血培养
B. 结核菌素试验
C. 腹膜活检
D. 腹腔积液细菌培养
E. CT

257. 渗出性结核性腹膜炎的最佳强化治疗方案是
A. 异烟肼、利福平、吡嗪酰胺、链霉素
B. 异烟肼、链霉素、对氨基水杨酸
C. 异烟肼、链霉素、对氨基水杨酸、糖皮质激素
D. 异烟肼、链霉素、对氨基水杨酸加手术腹腔引流
E. 异烟肼、利福平

258. 成年人腹股沟管的长度应为
A. 2~3 cm
B. 4~5 cm

C. 6~7 cm
D. 8~9 cm
E. 15~20 cm

259. 构成腹股沟管前壁的组织结构是
A. 腹横肌
B. 腹横筋膜
C. 腹膜
D. 腔隙韧带
E. 腹外斜肌腱膜

260. 腹股沟深环位于
A. 腹股沟中点
B. 腹股沟中点上方 2 cm
C. 腹股沟中点上方 1 cm
D. 腹股沟中点下方 1 cm
E. 腹股沟中点下方 2 cm

261. (2021 考点) 自 Hesselbach 三角向外突出的疝称为
A. 股疝
B. 腹股沟直疝
C. 腹股沟斜疝
D. 脐疝
E. 混合疝

262. 穿过股管下口的结构是
A. 股神经
B. 股静脉
C. 股动脉
D. 大隐静脉
E. 精索

(263~266 题共用备选答案)
A. 疝内容物易回纳入腹腔
B. 疝内容物不能完全回纳入腹腔
C. 疝内容物有动脉性血循环障碍
D. 疝内容物被疝环卡住不能还纳，但无动脉性循环障碍
E. 疝内容为部分肠壁不能还纳时

263. (2021 考点) 绞窄性疝
264. (2021 考点) 易复性疝
265. (2021 考点) 嵌顿性疝
266. (2021 考点) 难复性疝

267. (2021 考点) 嵌顿疝与绞窄疝的鉴别要点是
A. 深(内)环口的大小
B. 有无休克
C. 疝气的位置
D. 有无肠梗阻
E. 有无血循环障碍

268. (2021 考点) 疝囊壁的一部分为腹内容物时称
A. 嵌顿性疝
B. Littre 疝
C. Richter
D. 滑动性疝
E. 混合疝

269. (2021 考点) 患者，男，55 岁。腹股沟三角突出半球形包块，易还纳，未进入阴囊，不透光，主要考虑为
A. 鞘膜积液
B. 阴囊积液
C. 股疝
D. 斜疝
E. 直疝

270. (2021 考点) 关于斜疝的特点，描述正确的是
A. 精索在疝囊前外方
B. 精索在疝囊后方
C. 很少发生嵌顿
D. 多见于老年人
E. 疝囊颈在腹壁下动脉的内侧

271. (2021 考点) 查体时鉴别腹股沟斜疝与直疝最有意义的是
A. 疝的外形
B. 透光试验
C. 疝内容物是否进入阴囊
D. 疝囊颈是否位于腹壁下动脉外侧
E. 回纳后压迫腹股沟深环，疝块是否能够复出

272. 患者，男，64 岁。右侧腹股沟区可复性肿块 6 年。查体：患者直立时，在腹股沟内侧端、耻骨结节上外方有一 4 cm×4 cm 半球形肿物，未进入阴囊，平卧后自行消失。该患者最有效的治疗方法是
A. 用棉线束带或绷带压迫内环口
B. 观察
C. 注射硬化剂
D. 疝修补术
E. 疝囊高位结扎术

273. 患者，男，65 岁。15 小时前因咳嗽而突然右下腹剧烈疼痛，右侧阴囊亦肿胀疼痛。右侧腹股沟区呈梨形隆起，不能回纳。行急诊手术治疗，术中发现嵌顿的肠管已坏死，应采取的手术方法是坏死肠段切除和
A. 无张力疝修补术
B. 疝囊高位结扎术
C. Bassini 修补术
D. 疝成形术
E. Ferguson 修补术

274. 加强腹股沟管前壁的疝修补方法是
A. Bassini 法
B. Halsted 法
C. Ferguson 法
D. McVay 法
E. Shouldice 法

275. 患者，女，51 岁，1 小时前因咳嗽突发右下腹疼痛，右腹股沟出现肿块。查体：全腹轻压痛，无腹肌紧张，肠鸣音亢进。右侧腹股沟韧带下方呈半球形隆起，不能回纳，轻压痛，应采取的正确措施是
A. 急症手术复位，行 McVay 法修补术
B. 急症手术复位，行 Ferguson 法修补术

C. 及时手法复位，密切观察
D. 密切观察，病情加重及时手术
E. 应用抗生素、止痛药观察

★276. (2021 考点) 患者，男，40 岁。8 个月前骑电动车时摔倒，腹部被车把撞伤并疼痛，经治疗后缓解，6 个月前感觉上腹部逐渐隆起，伴上腹饱胀，近日来常恶心、呕吐。查体：上腹部可触及直径约 10 cm 包块，无肌紧张、压痛、反跳痛。影像学检查：该患者上腹部有一 10 cm×10 cm 囊性肿物，其最可能的诊断是
A. 腹部后血肿
B. 膈疝
C. 肝左叶囊肿
D. 胰腺假性囊肿
E. 十二指肠憩室

★277. (2021 考点) 腹部闭合性损伤患者，腹部 X 线片发现腹膜后积气，最可能的损伤部位是
A. 横结肠
B. 乙状结肠
C. 直肠上端
D. 胰腺
E. 十二指肠水平部

★278. 腹部外伤伴有内出血休克，最有价值的处理原则是
A. 补充液体
B. 给予镇静药
C. 使用血管活性物质
D. 控制感染
E. 抗休克同时手术探查

★279. (2021 考点) 患者，男。上腹部被汽车撞伤 4 小时，现面色苍白，四肢厥冷，脉搏 140 次/min，血压 60/40 mmHg，全腹有轻度压痛、肌紧张及反跳痛。首先考虑为
A. 胃破裂
B. 十二指肠破裂
C. 肝脾破裂
D. 严重的腹壁软组织损伤
E. 腹膜后血肿

★280. (2021 考点) 脾破裂患者术前最重要的治疗措施是
A. 止痛
B. 补充血容量
C. 控制感染
D. 应用止血药
E. 补充营养

281. 腹部闭合伤，确诊有无内脏伤最简便、最可靠的诊断方法为
A. X 线片
B. CT
C. 便常规
D. B 超
E. 腹腔穿刺

282. 患者，女，45 岁。2 周前上腹部被自行车车把撞伤。近 6 天来上腹部持续性胀痛，餐后加重，伴恶心、呕吐。查体：体温 38.5℃，上腹偏左明显膨隆，可扪及边界不清的痛性肿块，不活动。首选的检查应当是
A. X 线胸腹部透视
B. 胃肠道钡餐透视
C. 纤维十二指肠镜检查
D. 腹部 B 超检查
E. CT

283. 腹部闭合伤，诊断性腹腔穿刺的阳性率至少可达
A. 50%
B. 80%
C. 90%
D. 40%
E. 30%

★284. (2021 考点) 腹部闭合性损伤 X 线检查发现右膈肌抬高，活动受限，最可能的损伤是
A. 小肠破裂
B. 脾破裂
C. 肝破裂
D. 十二指肠破裂
E. 结肠肝曲破裂

(285～286 题共用备选答案)
A. 血尿
B. 腹膜炎严重，呈板状腹
C. 腹膜炎出现较晚，但较重
D. 腹膜炎出现较晚且较轻
E. 无腹膜刺激征

★285. 结肠破裂的特点是[助理不做]

★286. (2021 考点) 胰腺损伤的特点是[助理不做]

★287. (2021 考点) 患者，男，35 岁。左上腹被拖拉机撞伤后钝痛 1 天，突发左上腹剧痛 3 小时。查体：P 140 次/min，Bp 60/45 mmHg，面色苍白，四肢厥冷，上腹中部有压痛、肌紧张，腹部叩诊移动性浊音(+)，腹腔穿刺抽出不凝固血液。最可能的诊断是
A. 小肠破裂
B. 肝破裂
C. 结肠破裂
D. 胃破裂
E. 脾破裂

★288. 患者，男，48 岁。过马路时被汽车撞伤 5 小时，上腹偏右、背部疼痛，向右肩部放射，呕吐物为血性。查体：T 36.6℃，P 104 次/分，R 20 次/min，Bp 115/60 mmHg。神志清楚，双肺呼吸音清，未闻及干湿啰音，心律齐。上腹部轻压痛，无明显肌紧张，直肠指诊可在骶前触及捻发感，腹部平片见腹膜后积气。应首先考虑损伤的脏器为[助理不做]
A. 右肺部损伤
B. 肝脏损伤
C. 右肾损伤
D. 十二指肠损伤

E. 脾脏损伤

★289. 患者，男，41 岁。被刀刺伤右上腹 1 小时来诊，腹腔穿刺抽出不凝血，急诊手术探查，正确的腹腔探查顺序是首先探查

A. 胃十二指肠
B. 膈肌
C. 胃后壁及胰腺
D. 右肾
E. 肝脏

★290. 患者，男，35 岁，上腹部疼痛 2 年，疼痛发作与情绪、饮食有关，查体：上腹部轻压痛。胃镜：胃窦皱襞平坦，可见黏膜下血管分布，此病例可诊断为

A. 消化性溃疡
B. 胃黏膜脱垂症
C. 慢性非萎缩性胃炎
D. 胃癌
E. 慢性萎缩性胃炎

★291. (2021 考点) 患者，女，32 岁。突发呕血 24 小时，呕吐食物与血混合物，共 4 次，每次约 100 mL，伴头晕。既往有消化道溃疡病史 5 年。查体：P 105 次/min，Bp 102/72 mmHg，贫血貌，巩膜无黄染，腹平软，无压痛，未触及包块，腹腔积液征(-)。临床确定出血部位应特别注意检查

A. 贲门部和十二指肠前壁
B. 胃底部和十二指肠球后部
C. 胃小弯和十二指肠后壁
D. 幽门和十二指肠前壁
E. 胃大弯和十二指肠侧壁

★292. 患者，女，48 岁。头颈部、双上肢被开水烫伤。伤后第 4 天出现黑便，量约 700 mL。查体：P 110 次/min，Bp 82/58 mmHg。最可能的原因是

A. 胆道出血
B. 消化性溃疡出血
C. 慢性胃炎出血
D. 食管溃疡
E. 应激性溃疡出血

★293. (2021 考点) 患者，女，47 岁。烧心半年，无吞咽困难。胃镜检查提示慢性浅表性胃炎。为进一步明确诊断，应进行的检查是

A. 24 小时食管 pH 监测
B. 食管脱落细胞学检查
C. 胸部 CT
D. 食管 X 线钡剂造影
E. 动态心电图

★294. (2021 考点) 患者，男，45 岁。乏力、反复牙龈出血及皮肤出血点 1 年。既往有乙型肝炎病史 15 余年。查体：左肋下可触及包块，边界清，质地韧，有切迹，随呼吸移动，无压痛，该包块可能是

A. 左肾
B. 胰腺癌
C. 脾脏
D. 胃癌
E. 肝脏左叶

295. 患者，男，50 岁。烦躁、昼睡夜醒 2 天。肝炎肝硬化病史 5 年。对明确意识障碍病因最有意义的实验室检查是

A. 血糖
B. ALT/AST
C. 血清蛋白电泳
D. 血氨
E. 血电解质

296. 患者，女，45 岁。腹胀伴乏力半年。嗜睡、言语混乱 2 天。既往患乙型肝炎 25 年。查体：T 36.4℃，P 82 次/min，R 18 次/min，Bp 122/84 mmHg，神志不清，消瘦，皮肤巩膜黄染。双肺呼吸音清，未闻及干湿性啰音，心律齐，腹软，无压痛，移动性浊音(+)。诱发患者出现神经精神症状的因素中，最不可能的是

A. 应用苯二氮䓬类镇静药
B. 摄入大量蛋白质
C. 摄入大剂量维生素
D. 应用大剂量利尿药
E. 便秘

★297. 患者，男，49 岁。3 天前餐后突发右上腹痛，呈绞痛，阵发加剧，伴恶心，尿色呈浓茶样，以往有类似发作。查体：急性病容，巩膜黄染，腹部无肌紧张，右上腹深压痛，可能的诊断是

A. 胆总管结石
B. 胆道蛔虫病
C. 胆总管囊肿
D. 急性胰腺炎
E. 急性胆囊炎

298. (2021 考点) 患者，女，62 岁。上腹部腹胀、隐痛伴皮肤黄染、食欲不振、厌油腻饮食 1 个半月，症状进行性加重，体重减轻 6 kg。2 周前开始大便颜色逐渐变浅，近几天大便呈白陶土样。查体：巩膜明显黄染，肝肋下未触及，右肋缘下可触及肿大的胆囊底部，无触痛。实验室检查：血总胆红素 355 mmol/L。血 AFP 5 ng/mL。最可能的诊断是

A. 胆囊结石
B. 肝门部胆管癌
C. 肝癌
D. 胆总管下段癌
E. 胆总管结石

★299. (2021 考点) 患者，女，40 岁。确诊为急性胰腺炎，内科正规治疗 2 周后体温仍为 38℃～39℃，左上腹部压痛明显。血淀粉酶 256 U/L，WBC 16×10^9/L。可能性最大的是

A. 败血症
B. 病情迁延未愈
C. 合并急性胆囊炎

D. 并发胰腺假性囊肿
E. 并发胰腺脓肿

★300. 患者，女，50 岁。皮肤、巩膜黄染 3 个月。大便颜色变浅，无腹痛及发热。查体：皮肤、巩膜黄染，右上腹触及囊性包块，无压痛。腹部 B 超示：胆总管扩张，胆囊大，胰腺显示不清。该患者最可能的诊断是
A. 胆总管结石
B. 胆囊癌
C. 慢性胆囊炎
D. 慢性胰腺炎
E. 壶腹周围癌

★301.（2021 原题）患者，女，28 岁，反复便秘、腹痛 8 年。便前腹痛、腹部不适，便后缓解。工作紧张时症状加重。无便血及消瘦，睡眠差。最有可能的诊断是
A. 肠易激综合征
B. 克罗恩病
C. 肠结核
D. 结肠癌
E. 溃疡性结肠炎

302. 患者，男，32 岁。1 天前饱餐后参加剧烈运动时突发腹痛、腹胀。呈持续性，伴阵发性绞痛，并有频繁呕吐，无肛门排气。病情加重并昏倒。查体：T 36.0℃，P 129 次/min，Bp 78/51 mmHg，急性病容，四肢发绀，全身冷汗。全腹肌紧张，有压痛和反跳痛，肠鸣音消失。腹穿抽出血性液体。该患者所患疾病最主要的病理生理改变是
A. 细胞外液容量迅速减少
B. 心排血量低，外周阻力高
C. 左心室功能不全
D. 短时大量出血
E. 下腔静脉回流障碍

303. 患者，男，48 岁。肛门肿胀 10 天，呈持续性痛，逐渐加痛，排便和行走时出现剧痛，伴里急后重感、排便困难，伴发热，全身不适。查体：T 39.5℃，肛门左侧红肿，有明显压痛。直肠指诊：直肠左侧饱满，压痛（+），有波动感。血常规：Hb 104 g/L，WBC 20.0×10^9/L，N 0.91，PLT 218×10^9/L。决定立即行切开引流术，最主要的依据是
A. 排便有困难
B. 局部饱满有波动感
C. 高热，全身症状
D. 血白细胞增高
E. 行走时出现剧痛

304.（2021 考点）患者，男，27 岁。肛门持续剧痛 20 小时。查体：T 36.6℃，P 83 次/min，Bp 121/80 mmHg，双肺呼吸音清，未闻及干湿性啰音，心律齐，腹软，无压痛，未触及包块，肛门口有直径 1.0 cm 的肿物。呈暗紫色、质硬，触痛明显，最可能的诊断是
A. 内痔脱出
B. 肛周脓肿
C. 肛裂
D. 直肠息肉
E. 血栓性外痔

★305. 患者，女，59 岁。间断少尿、腹胀 2 年，腹痛、低烧 10 天。既往有肝炎肝硬化病史 20 年。查体：T 37.6℃，P 80 次/min，R 18 次/min，Bp 92/61 mmHg。双肺呼吸音清，未闻及干湿啰音，心律齐，腹膨隆，全腹轻压痛，无反跳痛，移动性浊音阳性。腹腔积液常规：比重 1.017，蛋白 28 g/L，细胞总数 920×10^6/L，白细胞数 800×10^6/L，多形核细胞 0.80。最可能的诊断是
A. 肝肾综合征
B. 自发性腹膜炎
C. 原发性肝癌
D. 门静脉血栓形成
E. 结核性腹膜炎

★306.（2021 考点）患者，女，23 岁，交通事故伤及左季肋部。自述左季肋部疼痛，后疼痛缓解，3 日后突发腹痛加剧，出现失血性休克。查体：全腹压痛、反跳痛及肌紧张。最可能诊断是
A. 宫外孕破裂
B. 肝破裂
C. 肠穿孔
D. 延迟性脾破裂
E. 肠梗阻

★307. 患者，男，36 岁。左下腹外伤后 1 天。入院时有全腹压痛、反跳痛、肌紧张，行剖腹探查术。术中见腹腔内有黄色脓液及粪便，降结肠下段有一 0.5 cm 穿孔，有粪便溢出。最合适的术式是
A. 穿孔处修补，横结肠造口术
B. 单纯结肠穿孔修补术
C. 降结肠穿孔处切除，端端吻合术
D. 左半结肠切除术
E. 单纯腹腔引流术

第十五章参考答案

1.【参考答案 D】

【押题点】胃食管反流病的病因、机制。

【解析】胃大部切除术后患者胃食管抗反流屏障解剖结构被破坏，钙通道阻滞药、地西泮可引起食管下括约肌功能障碍，吸烟饮酒将使食管黏膜抗反流屏障受损，胃排空延迟致胃内压增高损害食管下括约肌。

2.【参考答案 E】

【押题点】反流性食管炎的确诊方式。

【解析】食管内镜检查是最准确的方法，能判断严重程度、有无并发症，结合活检鉴别其他食管疾病。

3.【参考答案 C】

【押题点】反流性食管炎的试验性治疗。

【解析】对于有典型反流和烧心症状的患者，可拟诊为胃食管反流病(GERD)，用质子泵抑制药试验性治疗(如奥美拉唑每次20 mg，每天2次，连用7~14天)，症状明显缓解，初步诊断为GERD。

4.【参考答案 E】

【押题点】胃食管反流病的诊断性治疗。

【解析】典型反流、烧心的患者，可用质子泵抑制药(PPI)试验性治疗，症状明确缓解可初步诊断胃食管反流病。

5.【参考答案 B】

【押题点】胃食管反流病的治疗和诊断。

【解析】胃食管反流病依据烧心、反流症状仅可作出初步诊断，内镜检查才是确诊方法。首选治疗选用PPI。Barrett食管可用PPI维持治疗、食管狭窄可内镜下治疗，不是均立即手术治疗。

6.【参考答案 E】

【押题点】胃食管反流病的典型症状。

【解析】胃食管反流病患者的典型症状是反流、烧心。常发生于餐后1小时，卧位、弯腰时可加重。

7.【参考答案 C】

【押题点】胃食管反流病及并发症治疗。

【解析】Barrett食管可用PPI维持治疗。定期随访有助于早期发现异型增生和癌变。对于不伴异型增生的患者，其胃镜随访间期为3~5年。如发现重度异型增生或早期食管癌，应及时行内镜或手术治疗。

8.【参考答案 E】

【押题点】贲门失弛缓症的症状及X线片表现。

【解析】间断性吞咽困难、胸骨后沉重感或阻塞感为主要表现，食管钡剂造影特征为食管体部蠕动消失，食管下端及贲门部呈鸟嘴状。

9.【参考答案 B】

【押题点】早期食管癌的临床表现。

【解析】早期食管癌表现为进食哽噎，中晚期食管癌表现为进行性吞咽困难。

10.【参考答案 D】

【押题点】食管癌的治疗。

【解析】患者老年男性、吞咽困难，钡餐提示中段食管充盈缺损，活检鳞癌，诊断为食管癌。心电图有ST段下降，T波倒置，肺功能严重障碍，提示患者心肌缺血及肺功能差，故不适合手术。上段食管癌及有手术禁忌证者，选择放疗、化疗。

11.【参考答案 E】

【押题点】食管癌食管气钡双重造影表现。

【解析】食管癌早期可见黏膜皱襞紊乱、粗糙、局限性管壁僵硬、小龛影或充盈缺损。菊花样充盈缺损为胃底静脉曲张；不规则线状狭窄为食管烧伤；外压狭窄、黏膜光滑完整为食管平滑肌瘤；虫蚀样或蚯蚓状充盈缺损为食管静脉曲张。

12.【参考答案 B】

【押题点】食管的解剖。

【解析】临床上食管的解剖分段如下：①颈段，自食管入口至胸骨柄上沿的胸廓入口处。②胸段，又分为上、中、下三段。胸上段，自胸廓上口至气管分叉(主动脉弓)平面。胸中段，自气管分叉平面至贲门口全长的上一半。胸下段，自气管分叉平面至贲门口全长度的下一半。通常将食管腹段包括在胸下段内。

13.【参考答案 D】

【押题点】食管癌常见病理类型。

【解析】高发区以鳞癌为主，占80%以上。少数为腺癌，来自Barrett食管或食管异位胃黏膜柱状上皮。

14.【参考答案 E】

【押题点】食管癌的治疗。

【解析】(1)首选手术：①经胸食管癌切除术是常规手术方法。以胃替代食管最常见，其次是结肠、空肠。应最少切除11个淋巴结以进行准确分期。②进食困难时先行胃造瘘。③术后并发症：吻合口瘘、急性脓胸、吻合口狭窄。(2)单纯放疗：手术难度大(上段食管癌和不能切除的中、下段食管癌)、患者不耐受手术。(3)术后放化疗：术后进行。

15.【参考答案 D】

【押题点】食管癌的预防。

【解析】避免吸烟、重度饮酒、亚硝胺、霉菌，或者对高发人群筛查。

16.【参考答案 E】

【押题点】中下段食管癌的治疗。

【解析】门齿距离气管隆突(食管中段分界)为 28~32 cm，故该患者食管癌肿块位于食管中下段，可切除的食管癌首选手术根治。

17.【参考答案 E】

【押题点】食管癌诊断的首选检查。

【解析】进行性吞咽困难，上消化道 X 线钡餐造影见食管下段黏膜紊乱，部分管壁僵硬。首先考虑食管癌。食管镜是食管癌诊断的首选方法，可直接观察病灶形态，并取活检以确诊。

18.【参考答案 E】

【押题点】胃的生理(运动)。

【解析】胃的迷走反射会加速胃蠕动，而不是交感神经。胃的电起搏点位于胃底近大弯侧的肌层，促胃液素的分泌能延迟胃的排空，胃的蠕动波起自胃体通过幽门，容受性舒张是迷走神经感觉纤维介导的主动过程，胃的交感反射抑制胃蠕动。

19.【参考答案 C】

【押题点】胃的血管解剖。

【解析】胃大弯动脉弓由胃网膜左、右动脉构成，前者来自脾动脉，后者来自胃十二指肠动脉。

20.【参考答案 D】

【押题点】胃的淋巴引流。

【解析】胃周围淋巴依据主要引流方向分为 4 群：①胃小弯上部淋巴液引流到腹腔淋巴结群；②胃小弯下部淋巴液引流到幽门上淋巴结群；③胃大弯下部淋巴液引流到幽门下淋巴结群；④胃大弯上部淋巴液引流到胰脾淋巴结群。

21.【参考答案 A】

【押题点】胃液的分泌。

【解析】壁细胞分泌 HCl 和内因子(抗贫血因子)。

22.【参考答案 D】

【押题点】急性胃炎的病因。

【解析】①感染；②药物；③应激；④乙醇；⑤变质、粗糙和刺激性食物；⑥腐蚀性物质；⑦十二指肠液反流至胃内；⑧缺血；⑨放射；⑩机械创伤等。而反复 HP 感染是慢性胃炎的病因。

23.【参考答案 C】

【押题点】急性胃炎治疗。

【解析】急诊胃镜应在出血后 24~48 h 内进行；消化道出血急性期禁用消化道造影检查；有明确感染因素时，才可使用抗生素；消化道出血应先给予抗酸治疗，若保守治疗无效、病情加重再行手术治疗。

24.【参考答案 D】

【押题点】慢性胃炎的病因。

【解析】慢性活动性胃炎主要病因是幽门螺旋杆菌(HP)感染。十二指肠胃反流、药物毒物、自身免疫因素较少见。

25.【参考答案 B】

【押题点】慢性胃炎主要组织病理学特征。

【解析】静息时(非活动期)以淋巴细胞和浆细胞为主；活动时中性粒细胞多；慢性炎症进一步发展，胃黏膜腺体减少或消失；中度以上不典型增生(胃小凹上皮)即为癌前病变。

26.【参考答案 E】

【押题点】多灶性萎缩性胃炎(B 型胃炎)的相关概念。

【解析】B 型胃炎多见于胃窦部，胃酸及血清胃泌素常为正常或偏低，一般不伴有贫血症状。

27.【参考答案 C】

【押题点】根除 HP 的治疗方案。

【解析】HP 根治常选用三联疗法：PPI/铋剂+两种抗生素(阿莫西林、甲硝唑、克拉霉素)。四联疗法根治率更高。

28.【参考答案 C】

【押题点】根除 HP 治疗方案。

【解析】HP 根治常选用 PPI/铋剂+两种抗生素应用 10~14 天。

29.【参考答案 D】

【押题点】慢性胃炎的症状、胃镜改变。

【解析】慢性萎缩性胃炎黏膜色泽变淡、皱襞变细平坦、黏液减少、黏膜变薄、可透见血管纹。

30.【参考答案 C】

【押题点】抗 HP 治疗的随诊。

【解析】抗生素、质子泵抑制药、铋剂等药物，因可以暂时抑制幽门螺杆菌，会使上述检查(血清学检查除外)呈假阴性，应停药至少 4 周后再复查。

31.【参考答案 E】

【押题点】慢性萎缩性胃底胃炎的病因。

【解析】血清抗内因子抗体阳性，多见于 A 型胃炎，胃底部及胃体部多见(无论是 A 型胃炎还是 B 型胃炎，都属于慢性萎缩性胃炎)。

32.【参考答案 C】

【押题点】慢性萎缩性胃体胃炎的特点。

【解析】间断腹胀、上腹隐痛，胃镜检查提示胃体黏膜变薄，血管透见，皱襞稀疏。初步考虑为 A 型胃炎。胃体黏膜薄，可致内因子合成不足，从而影响维生素 B_{12} 的吸收。

33.【参考答案 C】

【押题点】慢性胃炎的临床表现。

【解析】大多数患者无明显症状，可有中上腹不适、饱胀、钝痛，或食欲缺乏、嗳气等消化不良症状，症状轻重与胃镜和病理组织学所见不成比例。

34.【参考答案 C】

【押题点】十二指肠球部溃疡腹痛规律。

【解析】十二指肠溃疡的患者疼痛呈节律性：早餐后 1~3 小时开始出现上腹痛，如不服药或不进食则要持续至午餐才缓解。餐后 2~4 小时又痛，也需进食来缓解。约半数有午夜疼痛，患者常被痛醒。

35.【参考答案 A】

【押题点】溃疡合并穿孔的常见部位。

【解析】十二指肠穿孔多发生于球部前壁。胃溃疡穿孔多发生于胃前壁小弯侧。

36.【参考答案 E】

【押题点】消化道溃疡并发出血的治疗。

【解析】大多数消化性溃疡及其并发症的治疗选择质子泵抑制药、内镜治疗等非手术治疗。药物、内镜、介入治疗无效，急性穿孔，瘢痕性梗阻，疑有癌变时，选择手术。

37.【参考答案 E】

【押题点】胃溃疡穿孔的治疗原则。

【解析】胃穿孔治疗原则为“轻保重补胃大切”：①保守治疗：胃肠减压。保持左侧卧位，左侧卧位胃内容物流向胃体胃底，十二指肠压力减小，胃内容物流出量减小。②手术治疗，8 小时后选穿孔修补术；8 小时以内选择胃大部切除术。

38.【参考答案 A】

【押题点】消化性溃疡穿孔的 X 线特征。

【解析】依据题干考虑消化道穿孔，首选检查为立位 X 线腹部透视，可见膈下新月状游离气体影。

39.【参考答案 B】

【押题点】胃泌素瘤引所致消化性溃疡。

【解析】促胃液素瘤，亦称章艾综合征，是胰腺非 β 细胞瘤分泌大量促胃液素所致。大量促胃液素可刺激壁细胞引起增生，分泌大量胃酸，导致溃疡。溃疡最容易发生部位：不典型部位，十二指肠降段、横段、空肠近端。常规手术后容易复发。

40.【参考答案 A】

【押题点】消化性溃疡的发病机制。

【解析】迷走神经张力和兴奋性亢进可导致胃酸和胃蛋白酶分泌过度。

41.【参考答案 C】

【押题点】消化性溃疡并发症。

【解析】溃疡合并瘢痕性幽门梗阻是手术绝对指征。

42.【参考答案 E】

【押题点】功能性消化不良的诊断、治疗。

【解析】患者青年女性，上腹痛、腹胀，上消化道 X 线钡剂造影未见异常，考虑为功能性消化不良，抑酸药物疗效不佳，可联合促胃肠动力药治疗。

43.【参考答案 A】

【押题点】胃术后并发症(营养性并发症)。

【解析】胃大部分切除术后胃酸减少，铁吸收障碍，最常引起缺铁性贫血。

44.【参考答案 E】

【押题点】幽门梗阻并发水、电解质酸碱平衡紊乱类型。

【解析】幽门梗阻主要表现为反复呕吐，随胃液吐出后丢失大量 H^+、Cl^-、K^+，摄入吸收减少等，出现低钾、低氯、代谢性碱中毒。

45.【参考答案 B】

【押题点】镜下鉴别良性、恶性溃疡。

【解析】良性溃疡呈圆形或卵圆形、边缘规整、周围黏膜充血水肿、表面附着黄白苔、底部为肉芽组织。恶性溃疡形态不规则、直径大(多>2 cm)、边缘结节状、底部凹凸不平、覆污秽状苔。

46.【参考答案 B】

【押题点】胃溃疡术后早期并发症(术后胃出血)。

【解析】胃大部切除术后，胃管可引出暗红色、咖啡色胃液，24 小时内<300 mL。引出新鲜血液、24 小时未停止为术后出血，多由于术中止血不彻底。吻合口黏膜坏死脱落发生于术后 4~6 天，缝线感染出血多是术后 10~20 天。

47~49.【参考答案 C A C】

【押题点】胃术后早期并发症(输入段梗阻)。

【解析】①急性完全性输入段梗阻表现为上腹部剧烈疼痛、呕吐、上腹部压痛、呕吐物量少不含胆汁，易发生绞窄。吻合口瘘一般发生于术后 1 周。早期倾倒综合征表现为餐后半小时一过性血容量不足。输出袢梗阻呕吐含胆汁胃内容物。②急性完全性输入段梗阻输入袢梗阻属于闭袢性梗阻，病情不缓解者需要手术解除梗阻。③慢性不完全性输入段梗阻时，输入袢过长扭曲、受牵拉，影响肠道排空消化液潴留，进食后分泌增加，肠腔压力升高刺激肠管剧烈收缩，出现喷射样大量呕吐，主要为胆汁几乎不含食物，呕吐后症状缓解消失。

50.【参考答案 D】

【押题点】胃术后远期并发症(早期倾倒综合征)。

【解析】早期倾倒综合征，餐后 30 分钟内发生。原因：高渗性的一过性血容量不足，表现为头昏、眩晕，面色苍白，心悸，恶心、呕吐，乏力出汗，腹泻等。

51.【参考答案 D】

【押题点】胃术后远期并发症(营养性并发症)。

【解析】低血糖不属于远期营养性并发症。营养性并发症：①营养不足，体重减轻。②贫血：胃大部切除使壁细胞减少，分泌盐酸和内因子减少。③腹泻与脂肪泻。④骨病：隐性骨质软化、骨质疏松和混合型。低血糖不属于营养性并发症。

52.【参考答案 A】

【押题点】胃术后并发症的治疗(晚期倾倒综合征)。

【解析】晚期倾倒综合征为反应性低血糖，含糖食物过快进入肠道所致。饮食调整，添加果胶减缓糖类物质吸收，必要时可应用生长抑素改善症状。

53.【参考答案 D】

【押题点】胃术后并发症(碱性反流性胃炎)。

【解析】碱性反流性胃炎表现为剑突下持续烧灼痛、胆汁性呕吐、体重减轻三联征。多采用保护胃黏膜、调节胃动力等综合治疗。碱性反流性胃炎抑酸药治疗无效。

54.【参考答案 B】

【押题点】胃大切术后并发症(碱性反流性胃炎)。

【解析】胃大部切除术后出现反酸、烧心、呕吐胆汁样物，胃镜呈现糜烂性胃炎表现，可以诊断碱性反流性胃炎。根治该疾病的方法只有再次改变解剖结构，Roux-en-Y 术式由于其胆汁胰液直接进入空肠与食物进行混合，因此可以从根本上防止碱反流。

55.【参考答案 C】

【押题点】胃癌病因、流行病学特征。

【解析】吸烟者的胃癌发病危险较不吸烟者高 50%。

56.【参考答案 D】

【押题点】胃癌的临床表现。

【解析】早期胃癌多数患者无明显症状，少数人有恶心、呕吐或是类似溃疡病的上消化道症状，无特异性。疼痛与体重减轻是进展期胃癌最常见的临床症状。

57.【参考答案 C】

【押题点】胃癌的治疗策略。

【解析】早诊早治可明显提高胃癌的治愈率。

58.【参考答案 D】

【押题点】胃癌的分期。

【解析】胃癌仅限于黏膜或黏膜下层者，不论病灶大小或有无淋巴结转移，称为早期胃癌。一点癌：一点癌属早期胃癌胃镜黏膜活检组织中查见癌，但切除后的胃标本虽经全黏膜取材未见癌组织。中期胃癌：癌组织超出黏膜下层侵入胃壁肌层。皮革胃为全胃受累，属于中晚期胃癌。

59.【参考答案 B】

【押题点】胃癌的扩散与转移。

【解析】老年患者，上腹胀、隐痛、食欲减退、乏力、消瘦，钡餐造影可见不规则充盈缺损、胃壁僵直，考虑胃癌，最常见的转移途径是淋巴转移。

60.【参考答案 E】

【押题点】胃癌的扩散与转移。

【解析】胃癌主要以淋巴转移为主，最常见经胸导管向左锁骨上淋巴结转移，中晚期可发生种植转移，种植于卵巢，称为库肯搏瘤。而血行转移发生在晚期。常见转移的器官有肝、肺、胰、骨骼等处，以肝脏转移为多。

61.【参考答案 C】

【押题点】胃癌的治疗策略。

【解析】新发卵巢肿物提示已经发生腹膜种植性转移，已有远处转移者不适合行手术治疗。

62~64.【参考答案 E D A】

【押题点】胃十二指肠疾病确诊方法。胃癌的临床表现。胃癌的治疗策略。

【解析】①老年患者，既往有胃病，消瘦、贫血貌，黑便提示上消化道出血，警惕恶变可能，消化系统疾病优先选内镜。②根据患者为老年男性，主要表现为黑便、消瘦、贫血等，最可能的诊断为胃癌。③胃癌首选胃癌根治术。手术是胃癌的主要治疗手段，也是目前能治愈胃癌的唯一方法。

65~66.【参考答案 E B】

【押题点】上消化道出血病因、消化道穿孔。胃癌并发症的手术治疗。

【解析】①依据题干患者老年男性，消瘦，长期上腹不适，黑便，贫血貌考虑胃癌。上腹刀割样疼痛、肝浊音界消失、板状腹(腹膜炎体征)提示上消化道穿孔，因此考虑患者为胃癌合并穿孔。②胃癌原发灶无法切除、合并并发症(如穿孔)、不耐受手术(高龄)时采取姑息手术。进展期配合化疗。

67.【参考答案 B】

【押题点】胃癌的预后。

【解析】胃窦瘤行根治性胃大部切除术后 2 年，发生了消瘦，考虑发生了复发。残胃癌：良性疾病行胃大部分切除术后 5 年以上，残余胃发生的原发癌。

68.【参考答案 C】

【押题点】胃癌根治性切除范围。

【解析】胃切断线距离肿瘤至少 5 cm；远侧部癌应切除十二指肠第一部 3~4 cm；近侧部癌应切除食管下端 3~4 cm。根治性手术需要切除大网膜和网膜囊。

69.【参考答案 D】

【押题点】肝脏的血流解剖。

【解析】肝脏的血流供应：肝动脉(25%)和门静脉(75%)。门静脉主干是由肠系膜上静脉、脾静脉及肠系膜下静脉汇合而成，20%的血液来自脾脏。

70.【参考答案 D】

【押题点】肝硬化的发病机制。

【解析】肝硬化时Ⅰ型和Ⅲ型胶原蛋白明显增多并沉着于小叶各处。

71.【参考答案 C】

【押题点】肝硬化腹腔积液产生的机制。

【解析】门静脉高压腹腔内血管床静水压增高，组织液回吸收减少而漏入腹腔，低蛋白血症时血浆胶体渗透压下降，血管内液体漏出，肝脏对醛固酮、抗利尿激素灭能作用减弱，激素水平继发增多，引起水钠潴留。肝淋巴量超过了淋巴循环引流的能力，肝淋巴液生成增多。血管通透性增加为渗出液产生的机制。

72.【参考答案 B】

【押题点】肝硬化失代偿期表现。

【解析】(1)肝功能减退：①消化吸收不良；②营养不良；③黄疸；④出血和贫血；⑤内分泌失调(面色晦暗、肝掌、蜘蛛痣)；⑥不规则低热；⑦低蛋白。(2)门静脉高压：侧支循环开放、脾大脾功能亢、腹腔积液。肝硬化患者继发性醛固酮、抗利尿激素增多，尿量减少。

73.【参考答案 C】

【押题点】肝硬化的并发症。

【解析】肝硬化并发症中，肝性脑病为最严重的并发症(最常见死因)，上消化道出血为最常见的并发症。

74.【参考答案 C】

【押题点】肝硬化的实验室检查。

【解析】肝硬化失代偿期，血清Ⅲ型前胶原肽(PⅢP)、透明质酸、板层素浓度明显增高；血清清蛋白降低，球蛋白升高，A/G倒置。

75.【参考答案 B】

【押题点】肝硬化肝功能失代偿期腹腔积液的体征。

【解析】尺压试验：患者仰卧位，用一硬尺横置于腹壁上，医生两手将尺下压，如为卵巢囊肿，则主动脉腹部的搏动可经囊肿传到硬尺，使尺发生节奏性跳动。如为腹腔积液，则压尺不跳动。腹腔积液患者尺压试验阴性。

76.【参考答案 C】

【押题点】肝硬化腹腔积液的治疗。

【解析】限制盐与水摄入、利尿、TIPS、放腹腔积液、输注人血白蛋白。利尿药首选螺内酯，患者低钾不适合选择排钾利尿药。腹腔积液的治疗应给予输人血白蛋白。发热、腹痛，可能为自发性细菌性腹膜炎，感染是腹腔积液浓缩回输禁忌证。

77.【参考答案 E】

【押题点】自发性腹膜炎的治疗。

【解析】自发性腹膜炎是肝硬化最常见的感染，其致病菌多为革兰阴性杆菌，主要临床表现为腹痛、腹胀、腹腔积液迅速增长或持续不退，可有程度不等的腹膜炎体征。腹腔积液检查如白细胞>500×10^6/L或多形核白细胞>250×10^6/L可诊断自发性腹膜炎，腹腔积液细菌培养有助于确诊。用药时间不得小于2周。

78~80.【参考答案 D E A】

【押题点】肝硬化并发症(上消化道出血)。上消化道出血的病因及检查方式。食管胃底静脉曲张破裂出血的止血治疗。

【解析】①老年男性，呕血3小时后，根据脉搏、血压及意识状态，可判断出现休克状态，表明是上消化道大出血。结合黄疸、肝脾大、肝质地硬、腹壁静脉曲张等体征，提示肝功能失代偿、门静脉高压，考虑肝硬化所致，常见出血原因为胃底曲张静脉破裂。②患者一般状况较差，选择B超方便易行，可以显示腹腔积液、门静脉扩张。多普勒超声可以显示血管开放状况，测定血流量。③一般以药物和内科治疗为主，无效后再采取手术。患者出现黄疸和腹腔积液，肝功能差不宜手术，出血急性期手术病死率高。

81.【参考答案 E】

【押题点】门脉高压形成后的病理变化。

【解析】肝硬化门脉高压脾功能亢进会引起血细胞计数减少。门静脉高压黏膜静脉回流缓慢、屏障功能受损易发生溃疡。门静脉高压侧支循环中最具临床意义的是食管下段、胃底形成的曲张静脉，此处的静脉压力差最大，受影响最早、最显著。也有其他交通支扩张，直肠上下静脉丛扩张引起继发性痔，偶尔可见腹膜后交通支破裂出血。

82.【参考答案 B】

【押题点】门静脉高压症的外科治疗。

【解析】门脉高压手术中贲门周围血管离断术最有效，手术目的主要为治疗和预防出血。贲门周围血管可分为4组：冠状静脉、胃短静脉、胃后静脉、左膈下静脉。分流术中，具有代表性的是远端脾肾静脉分流术，将脾静脉的血分流到左肾静脉，禁忌证为大量腹腔积液和脾静脉口径较小。

83~86.【参考答案 E C A E】

【押题点】肝性脑病的临床表现。肝性脑病的诊断、预后判断。肝性脑病患者躁动、抽搐的治疗。肝性脑病降氨治疗。

【解析】①肝性脑病是由严重肝病引起、以代谢紊乱为基础的中枢神经系统功能失调综合征，其主要临床表现为意识障碍、行为异常和昏迷。患者呕吐腹泻后引发代谢性精神障碍，有黄疸、脾大、皮肤出血点，提示肝脏疾病，考虑肝性脑病。②所有代谢性脑病患者均可出现类似变化，对0期和1期肝性脑病诊断价值较小。2~4期脑电图可提示较明显的变化。脑电图提示明显的脑功能改变，对肝性脑病预后判断有一定价值。③阿片类、巴比妥类、苯二氮䓬类镇静药能够诱发或加重肝性脑病，故肝性脑病患者禁用。可试用异丙嗪、扑尔敏等抗组胺药。④清洁肠道、口服抗生素及乳果糖和益生菌制剂有助于降血氨。肝性脑病中，0.9%氯化钠溶液或弱酸性溶液灌肠可保持肠道呈酸性环境，禁用碱性肥皂水灌肠，新霉素应当口服。

87.【参考答案 B】

【押题点】脂肪性肝病发病机制是甘油三酯过度沉积。

【解析】脂肪性肝病是指肝细胞脂肪过度储积(主要是甘油三酯)和脂肪变性为特征的临床病理综合征。发病机制是甘油三酯过度沉积。

88.【参考答案 A】

【押题点】脂肪肝的影像学表现。

【解析】CT平扫表现为肝脏密度普遍低于脾脏，肝/脾≤1。

89.【参考答案 E】

【押题点】非酒精脂肪性肝病的治疗。

【解析】生活方式的改变，如健康饮食、体育运动，在非酒精性脂肪性肝病的治疗中至关重要。患者肥胖，发热伴ALT轻度升高(非酒精性脂肪性肝病常见检验学异常指标)。腹部B超示，肝脏回声增强，后部衰减(脂肪肝表现)。其余检查阴性。综合考虑诊断非酒精性脂肪性肝病。最佳治疗为调整生活方式并减轻体重。若患者合并高血脂可加用降脂药，监测肝功能，必要时合用保肝药。合并进展性肝纤维化时需要抗纤维化治疗。

90.【参考答案 D】

【押题点】细菌性肝脓肿的特点。

【解析】细菌性肝脓肿：病情急骤严重，全身脓毒血症症状明显，有寒战，高热。脓液多为黄白色脓液，涂片培养可发现细菌。若无混合感染，涂片或培养无细菌。脓肿较小，常为多发性。

91.【参考答案 D】

【押题点】阿米巴肝脓肿特点。

【解析】阿米巴肝脓肿起病较缓慢，病程较长，可有高热，或不规则发热、盗汗。脓液大多为棕褐色脓液，无臭味。粪便中可找到阿米巴滋养体。抗阿米巴药物治疗有好转。一般较大，多为单发，多见于肝右叶。

92.【参考答案 E】

【押题点】细菌性肝脓肿感染途径。

【解析】细菌性肝脓肿主要为致病菌通过胆道梗阻、沿胆管逆行入肝，其他途径有门静脉、肝动脉、毗邻感染灶蔓延或淋巴系统侵入、开放性损伤。

93.【参考答案 B】

【押题点】阿米巴肝脓肿感染途径。

【解析】阿米巴肝脓肿是由于阿米巴滋养体从肠道病变处经血流进入肝脏，使肝发生坏死而形成。患者既往“细菌性痢疾”病史，粪便中存在伪足滋养体，考虑为阿米巴侵及结肠所致。病原体可由感染灶经由门静脉、淋巴管或直接蔓延侵及入肝脏。

94~96.【参考答案 D D D】

【押题点】细菌性肝脓肿的临床表现。肝脓肿的诊断。细菌性肝脓肿的治疗。

【解析】①细菌性肝脓肿起病较急，主要症状是寒战、高热、肝区疼痛和肝大，伴有恶心、呕吐、食欲缺乏和周身乏力。巨大的肝脓肿可使右季肋部呈饱满状态，局部皮肤可出现凹陷性水肿。②HBV DNA 是 HBV 感染的最直接、最特异、最灵敏的指标，但只能提示 HBV 感染，根据题目，患者既往有乙肝病史，因此该检查对肝脓肿诊断无明显意义。③该患者脓肿多发且直径较小，适合抗生素治疗。肝脓肿的治疗有以下几种：①抗生素治疗，应使用较大剂量。先可选用针对大肠埃希菌、金黄色葡萄球菌、厌氧性细菌有作用的抗生素，如青霉素、头孢菌素类、甲硝唑等药物。②经皮肝穿刺脓肿置管引流术，适合于单个较大的脓肿。在 B 型超声波引导下穿刺置管，当脓腔直径小于 2 cm 时，即可拔管。③切开引流，适应证为胆源性肝脓肿；较大脓肿，有穿破可能或已经穿破；位于肝左外叶脓肿，穿刺易污染腹腔；慢性肝脓肿。

97.【参考答案 E】

【押题点】肝癌的大体形态病理分型。

【解析】微小肝癌≤2 cm；小肝癌(>2 cm，≤5 cm)；大肝癌(>5 cm，≤10 cm)；巨大肝癌>10 cm。

98.【参考答案 D】

【押题点】肝癌的诊断。

【解析】AFP 诊断肝癌，需要满足 AFP≥400 μg/L，并能排除妊娠、活动性肝病、生殖腺胚胎源性肿瘤等。同时，临床上约 30%的肝癌患者 AFP 为阴性。磁共振成像(MRI)对良性、恶性肝内占位病变，特别与血管瘤的鉴别较好，并可进行血管和胆道的重建成像，可显示出这些管腔内有无癌栓。CT 动脉造影用于提高肝癌的检出率，需配合 AFP 或者病理才能确诊。

99.【参考答案 A】

【押题点】原发性肝癌的转移途径。

【解析】原发性肝癌极易侵犯门静脉分支，最常见的转移方式是通过门静脉进行肝内转移。肝外血行转移时，多至肺，其余为脑、肾上腺等。淋巴转移相对少见，可至肝门淋巴结。中晚期病例直接侵犯邻近脏器。

100~102.【参考答案 D E A】

【押题点】肝癌肿瘤标记物。肝癌的诊断。肝癌手术适应证、禁忌证。

【解析】①肝癌最重要和灵敏的肿瘤标记物是 AFP。甲胎蛋白(AFP)为首选、适用于普查，是发现早期肝癌的基本措施。持续性 AFP 大于 400 μg/L，并排除妊娠、生殖系胚胎源性肿瘤、活动性肝炎及转移性肝癌可诊断原发性肝癌。肝肿物穿刺活检能基本确诊肿瘤性质。②肝癌手术对患者一般情况的要求：a. 体质较好，无明显心、肺、肾等重要脏器器质性病变；b. 肝功能正常，或仅有轻度肝损害，按肝功能分级属于 A 级，或属于 B 级，经短期护肝治疗后恢复到 A 级；c. 无广泛肝外转移性肿瘤。肝癌合并肝硬化患者在未明显损害肝功能情况下，可以手术。

103.【参考答案 B】

【押题点】肝癌的临床表现。

【解析】乙肝—肝硬化—肝癌。进行性肝大是肝癌典型表现，为中期、晚期肝癌最常见的主要体征，肿大的肝质地坚硬，凹凸不平，有大小不等的结节，边缘钝而不整齐，常有不同程度的压痛。但是如果癌肿位于膈面，则主要表现为膈面被抬高而肝下缘可不肿大。

104.【参考答案 D】

【押题点】肝癌普查、预后监测方式。

【解析】甲胎蛋白(AFP)为首选，适用于普查，是发现早期肝癌的基本措施。

105.【参考答案 E】

【押题点】AFP 的临床意义。

【解析】AFP>400 μg/L，排除妊娠和生殖腺胚胎瘤，为诊断肝细胞癌条件之一，胃癌、胰腺癌、病毒性肝炎时 AFP 也可以出现升高。肝细胞癌术后 AFP 又增高提示复发。

106.【参考答案 C】

【押题点】肝癌的治疗原则。

【解析】肝内肿物且 AFP 增高，考虑肝癌，单发的肝癌的治疗首选手术切除。早期手术切除是目前肝癌首选、最有效的治疗方法。

107.【参考答案 E】

【押题点】肝癌的治疗策略。

【解析】单发小或微小肝癌、单发外向生长的大或巨大肝癌、肿瘤结节少于 3 个且局限于一页或一段内，可行肿瘤切除治疗。该患者癌肿侵及门静脉，不适合切除，可选择肿瘤消融(射频、无水乙醇)、肝动脉化疗栓塞等治疗。

108.【参考答案 D】

【押题点】肝癌的治疗。

【解析】巨大肝癌已侵犯门静脉，肝硬化腹腔积液、低蛋白、胆红素高，提示肝功能差不适合手术治疗。可选择经肝动脉和(或)门静脉区域化疗或经肝动脉化疗栓塞(TACE)。

109.【参考答案 E】

【押题点】原发性肝癌、继发性肝癌的鉴别。

【解析】转移性肝肿瘤较小时，一般无症状，常在影像学检查时被发现。随着转移瘤增大，可出现上腹或肝区不适或隐痛；病情加重时，可出现乏力、发热、体重下降等。超声、CT、MRI 和 PET 等影像学检查有重要诊断价值。AFP 升高者较少。

110.【参考答案 A】

【押题点】胆囊三角解剖结构。

【解析】胆囊三角由胆囊管、肝总管、肝脏下缘所构成的三角区。胆囊动脉、肝右动脉、副右肝管常在此穿过。

111.【参考答案 E】

【押题点】胆囊的血管解剖。

【解析】胆总管的血液供应主要来自胃十二指肠动脉、肝总动脉和肝右动脉，这些动脉的分支在胆总管相互吻合成丛状。胆囊动脉正常时源自肝右动脉(约占 85%)，少数可能起自肝固有动脉，或肝左动脉，或胃十二指肠动脉。胆囊静脉和肝外胆道静脉直接汇入门静脉。

112~114.【参考答案 A C D】

【押题点】急性胆囊炎临床表现。急性胆囊炎的诊断。急性胆囊炎的手术治疗。

【解析】①患者有胆石病史，进食油腻食物后腹痛，向右肩放射(提示肝胆疾病)。恶心呕吐，Murphy 征可疑阳性，提示胆结石合并胆囊炎急性发作。②急性胆囊炎 B 超可见胆囊增大，囊壁增厚双边征，是急性胆囊炎的首选诊断方法。混合性胆囊结石能在 X 线下显影。③胆囊结石反复胆囊炎发作首先考虑手术切除治疗。

115.【参考答案 A】

【押题点】胆囊结石的治疗策略。

【解析】儿童胆囊结石及无症状的成人胆囊结石，一般不做预防性胆囊切除术，可观察和随诊。手术适应证：①结石数量多及结石直径≥2~3 cm；②胆囊壁钙化或瓷性胆囊；③伴有胆囊息肉≥1 cm；④胆囊壁增厚(>3 mm)即伴有慢性胆囊炎。

116.【参考答案 D】

【押题点】胆总管探查、T 管引流适应证。

【解析】①术前病史、临床表现或影像检查提示胆总管有梗阻，包括梗阻性黄疸、胆总管结石、反复发作胆绞痛、胆管炎、胰腺炎；②术中证实胆总管有病变，如术中胆道造影证实或扪及胆总管内有结石、蛔虫、肿块；③胆总管扩张直径超过 1 cm，胆管壁明显增厚，发现胰腺炎或胰头肿物，胆管穿刺抽出脓性、血性胆汁或泥沙样胆色素颗粒；④胆囊结石小，有可能通过胆囊管进入胆总管。术中应争取行胆道造影或胆道镜检查，避免使用金属胆道探子盲目地进行胆道探查而造成不必要的并发症。胆总管探查后一般需置 T 管引流。

117.【参考答案 D】

【押题点】胆管结石临床表现。

【解析】肝外胆管结石继发胆管炎的典型表现：腹痛、寒战高热、黄疸(Charcot 三联征)。剑下右上腹阵发性绞痛，向右肩或背部放射。一般表现为弛张热，可高达 39℃~40℃。出现黄疸时常伴有尿色深、粪色浅，完全梗阻时呈陶土样便。

118~119.【参考答案 C D】

【押题点】肝外胆管结石的手术方式。肝外胆管结石的手术方式。

【解析】①胆汁内引流术，常用术式胆管空肠 Roux-en-Y 吻合术。适应证：a. 胆总管远端炎症狭窄造成的梗阻无法解除，胆总管扩张；b. 胆胰管汇合部异常；c. 胆管因病变部分切除无法吻合。②嵌顿在胆总管开口的结石不能取出时，可通过内镜或手术行 Oddi 括约肌切开取石。

120.【参考答案 D】

【押题点】肝外胆管结石围手术期处理、T 管引流注意事项。

【解析】围手术期处理原则：①控制感染后再行手术，若感染无法控制，可以急诊手术。②术前应纠正水电解质紊乱；黄疸及凝血功能障碍者需注射维生素 K；③T 管引流平均每天 200~300 mL(9 版)，超过则代表胆总管下端梗阻。④术后胆管造影：术后造影后未见结石，开放胶质 T 管引流 24 小时以上；如造影后结石有残留应在手术 4~8 周后待纤维窦道形成再实行胆道镜检查和取石。

121.【参考答案 D】

【押题点】AOSC 临床表现特点。

【解析】急性梗阻性化脓性胆管炎(AOSC)除具有一般胆道感染的 Charcot 三联征(腹痛、寒战高热、黄疸)外，还可出现休克、神经中枢系统受抑制表现，即 Reynolds 五联征。神经系统症状主要表现为神情淡漠、嗜睡、神志不清，甚至昏迷；合并休克时也可表现为躁动、谵妄等。

122.【参考答案 A】

【押题点】急性梗阻性化脓性胆管炎治疗。

【解析】急性梗阻性化脓性胆管炎一般采用胆总管切开减压、T 管引流，T 管应充分引流脓液结束后方可拔除。胆囊病变多为继发，一般不做急症胆囊切除术，可留待二期手术。多发肝脓肿为严重而常见的并发症，单纯胆囊造口术常难以达到有效的胆管引流，一般不宜采用。经皮肝胆管引流术(PTCD)和经内镜鼻胆管引流术(ENBD)可作为保守治疗手段。

123.【参考答案 D】

【押题点】急性梗阻性化脓性胆管炎治疗原则。

【解析】患者典型 Reynolds 五联征，考虑急性梗阻性化脓性胆管炎，首要原则是立即解除胆道梗阻并引流，阻断病情恶化。包括以下几点：①胆总管切开减压、T 管引流；②经内镜鼻胆管引流术(ENBD)；③经皮肝胆管引流术(PTCD)。

124.【参考答案 B】

【押题点】胆管癌临床表现。

【解析】黄疸进行性加重，大便色灰白、厌食、乏力、贫血。胆囊肿大、墨菲征阴性，上段胆管癌胆囊缩小。发生胆道感染时出现典型胆管炎表现。

125.【参考答案 D】

【押题点】上段胆管癌手术术式。

【解析】Ⅰ型、部分Ⅱ型切除胆囊和肝外胆管，胆管空肠吻合。部分Ⅱ、Ⅲa、Ⅲb 型还需要切除小范围肝或同侧半肝切除、肝尾切除。多数Ⅳ型不能手术切除。

126.【参考答案 D】

【押题点】胆管癌的典型临床表现。

【解析】进行性加重的无痛性黄疸。

127.【参考答案 D】

【押题点】急性胆囊炎的临床表现。

【解析】长期腹部不适，油腻饮食后出现右上腹绞痛(胆绞痛)，发热、黄疸，考虑急性胆囊炎，有上腹部肌紧张、压痛提示病情较重。

128.【参考答案 A】

【押题点】急性胰腺炎的临床表现。

【解析】患者饮酒后左上腹痛、背部放射、恶心呕吐、伴腹膜炎体征，最可能是急性胰腺炎。

129.【参考答案 B】

【押题点】胰腺炎的病因、危险因素。

【解析】胆石症及胆道感染是我国急性胰腺炎的主要病因，西方国家以饮酒为主。

130.【参考答案 C】

【押题点】胰腺损伤局部并发症。

【解析】胰腺假性囊肿是最常见的胰腺囊性病变，多继发于急慢性胰腺炎，以及外伤和手术等导致的胰液渗漏积聚被周围组织及器官包裹后形成囊肿，其病理特点是囊内壁无上皮细胞覆盖，故称为假性囊肿。患者外伤后出现腹部症状，考虑最可能的诊断为假性囊肿形成。

131.【参考答案 D】

【押题点】急性胰腺炎腹痛特点。

【解析】腹痛是本病的主要表现和首发症状。腹痛常位于上腹中部，亦可偏左或偏右，呕吐后腹痛不能缓解。吗啡可致 Oddi 括约肌收缩，增加胰管内压力加重腹痛。暴饮暴食为常见诱因。

132.【参考答案 D】

【押题点】胰腺炎预防感染治疗。

【解析】急性胰腺炎易并发感染，疑诊或确定胰腺感染时，选择针对革兰阴性菌和厌氧菌、能透过血胰屏障的抗生素，如碳青霉烯类、三代头孢，策略推荐为降阶梯治疗，首选亚胺培南。

133.【参考答案 D】

【押题点】急性胰腺炎的诊断。

【解析】CT 能够根据胰腺组织的影像改变进行分级，对急性胰腺炎的诊断和鉴别诊断、评估其严重程度，尤其是对鉴别轻症和重症胰腺炎具有重要价值。

134~135.【参考答案 D D】

【押题点】急性重症胰腺炎的典型体征。胰腺炎外科手术适应证。

【解析】①中年男性，饮酒后腹痛、呕吐，伴发热、休克，腹膜炎体征(+)，且胰腺炎患者脐周皮肤青紫(Cullen 征)提示重症胰腺炎。②患者保守治疗无效，休克，应该首先纠正休克，为手术创造条件，然后急诊手术去除病因。

136.【参考答案 D】

【押题点】胰腺炎的临床表现。

【解析】急性重症胰腺炎的表现：发热(严重感染)、呼吸衰竭(肺水肿、ARDS)、休克(炎症反应或感染)、消化道出血(溃疡、左侧门脉高压)、黄疸加深、少尿无尿等。腹泻为慢性胰腺炎的表现，急性者少见。

137.【参考答案 D】

【押题点】胰腺炎的体征。

【解析】Cullen 征指的是少数胰腺炎患者因胰酶、坏死组织及出血沿腹膜间隙与肌层渗入到腹壁下，脐周皮肤青紫。此为重症胰腺炎的常见体征之一。

138.【参考答案 C】

【押题点】急性胰腺炎的一般治疗。

【解析】患者饮酒史(诱因)+上腹痛(表现)+淀粉酶 1032 U/L(高于 3 倍)+B 超提示胰腺略饱满，诊断急性轻症胰腺炎，首要治疗是禁饮禁食、胃肠减压，减少食物刺激胰腺分泌胰液。

139.【参考答案 A】

【押题点】胰头癌典型临床表现。

【解析】胰头癌常见临床表现是上腹部疼痛、饱胀不适，黄疸，食欲降低，消瘦等。上腹部疼痛不适是常见首发症状。

140.【参考答案 E】

【押题点】胰头癌黄疸特点。

【解析】中年女性，黄疸进行性加重，肿大胆囊无压痛，考虑胰腺胰头癌。胰头癌有黄疸时，可因胆汁淤积而出现肝大、质硬、表面光滑，可扪及囊性、无压痛、光滑并可位移的胀大胆囊，称为 Courvoisier 征。

141.【参考答案 B】

【押题点】胰腺癌常见病理类型。

【解析】胰腺癌最常见的病理类型为导管腺癌，比较少见的有黏液性囊腺癌、腺泡细胞癌、腺鳞癌。

142.【参考答案 C】

【押题点】胰腺癌的首选影像学检查。

【解析】胰腺动态薄层增强扫描及三维重建是首选的影像学检查，可对胰腺肿瘤的定性、定位诊断提供非常重要的影像学依据。

143.【参考答案 B】

【押题点】胰头癌、胆总管结石的鉴别。

【解析】胰头癌黄疸呈进行性加重。胆总管结石黄疸呈波动性和间歇性。

144.【参考答案 A】

【押题点】胰头癌的手术治疗。

【解析】胰头部肿瘤首选胰头十二指肠切除术(Whipple 手术):切除范围包括胰头(含钩突)、远端胃、十二指肠、上段空肠、胆囊和胆总管。尚需同时清除相关的淋巴结。

145.【参考答案 E】

【押题点】溃疡性结肠炎的病因。

【解析】炎症性肠病是一类多病因引起，主要由异常免疫介导的肠道慢性及复发性炎症疾病。

146.【参考答案 B】

【押题点】溃疡性结肠炎内镜下特点。

【解析】结肠镜直肠和乙状结肠，黏膜弥漫性充血水肿，颗粒不平是溃疡性结肠炎的表现。

147.【参考答案 E】

【押题点】溃疡性结肠炎首选检查。

【解析】结肠镜是溃疡性结肠炎诊断与鉴别诊断的重要检查，病变主要局限于大肠黏膜与黏膜下层，多自直肠开始，活动期黏膜固有层炎细胞浸润，黏膜糜烂、溃疡、隐窝炎、隐窝脓肿。

148.【参考答案 C】

【押题点】克罗恩病常见并发症。

【解析】克罗恩病并发症以肠梗阻最多见，其次是腹腔脓肿。克罗恩病病变呈节段性，累及肠壁全层，使肠壁增厚变硬、肠腔狭窄，故易并发肠梗阻。

149.【参考答案 D】

【押题点】溃疡性结肠炎并发症：中毒性巨结肠、癌变、出血、穿孔、肠梗阻。

【解析】多发性瘘管是克罗恩病的临床特征之一，不是溃疡性结肠炎的并发症。

150.【参考答案 D】

【押题点】克罗恩病的手术指征。

【解析】对于药物治疗无效、合并消化道梗阻、穿孔、消化道瘘、腹腔脓肿、难以控制的消化道出血的患者来说，应选用手术治疗，其中主要的手术指征为疑有癌变。

151.【参考答案 D】

【押题点】克罗恩病的病理改变。

【解析】克罗恩病形态特点，病灶呈阶段性，黏膜呈纵行溃疡及鹅卵石样外观，早期呈鹅口疮溃疡，累及肠壁全层、增厚变硬、肠腔狭窄，可引起局部脓肿、内瘘、外瘘、肠粘连。病理特点：非干酪坏死性肉芽肿。

152.【参考答案 D】

【押题点】克罗恩病的首选诊断。

【解析】克罗恩病的确诊常规首选结肠镜，特征性表现为非连续性病变、纵行溃疡和鹅卵石样外观。组织学检查为非干酪性肉芽肿。

153.【参考答案 E】

【押题点】克罗恩病的组织学特点。

【解析】克罗恩病为非干酪坏死性肉芽肿，由类上皮细胞和多核巨噬细胞构成。

154~155.【参考答案 E B】

【押题点】溃疡性结肠炎的好发部位。克罗恩病的好发部位。

【解析】①溃疡性结肠炎多自直肠开始，逆行向近段发展，为倒灌性的结肠炎症改变。②克罗恩病为主要侵犯消化道的全身性疾病，主要累及回肠末端，其次为结肠、回肠近端和空肠等。

156~157.【参考答案 B D】

【押题点】肠结核的临床表现和X线表现。溃疡性结肠炎的钡餐表现。

【解析】①肠结核患者常有低热盗汗，好发于回盲部，腹泻和便秘交替。X线钡影可呈跳跃征象、激惹征、溃疡、肠腔变形、狭窄。②腹痛、腹泻、黏液脓血便是溃疡性结肠炎的主要症状。X线钡剂灌肠表现：黏膜粗乱颗粒样改变、管壁毛刺状或锯齿状、小龛影，肠管缩短、肠壁变硬、结肠袋消失，呈铅管状。

158~159.【参考答案 B C】

【押题点】克罗恩病的临床表现。克罗恩病的手术指征。

【解析】①克罗恩病好发于回肠末段，口腔至肛门各段消化道均可受累。临床特点为腹痛、腹泻、腹部肿块。②克罗恩病手术主要是针对并发症，包括完全性肠梗阻(纤维狭窄引起的机械梗阻)、内科治疗失败的瘘管与脓肿形成、急性穿孔、不能控制的大量出血、癌变等。

160.【参考答案 E】

【押题点】溃疡性结肠炎并发症、中毒性巨结肠的诱因。

【解析】青年患者，男，有腹痛、腹泻及便血，考虑诊断溃疡性结肠炎，应用阿托品后出现发热、腹痛加重、休克，最可能是中毒性巨结肠。中毒性巨结肠一般以横结肠最为严重。常因低钾、钡剂灌肠、使用抗胆碱能药物或阿片类制药剂而诱发。

161.【参考答案 A】

【押题点】溃疡性结肠炎的治疗。

【解析】水杨酸类制剂适用于轻中度病例的诱导缓解和维持治疗，重度病例活动期诱导缓解使用糖皮质激素，症状反复疗效不佳、激素依赖的患者选用免疫抑制药。

162.【参考答案 B】

【押题点】溃疡性结肠炎的治疗。

【解析】轻中度溃疡性结肠炎病例适用水杨酸类制剂，治疗无效或重度病例使用糖皮质激素。

163.【参考答案 E】

【押题点】溃疡性结肠炎轻重分度、治疗。

【解析】轻度溃疡性结肠炎(腹泻次数2~3次/日)，水杨酸类制剂适用于轻中度病例。重度者>10次/日，脓血明显，应用糖皮质激素。

164.【参考答案 C】

【押题点】肠易激综合征的临床表现。

【解析】肠易激综合征主要表现为腹痛、排便习惯和大便性状改变。几乎所有患者都有不同程度的腹痛，下腹、左下腹多见，排便、排气后缓解。

165.【参考答案 C】

【押题点】肠易激综合征的症状特点。

【解析】腹痛在排便或排气后缓解，排便不干扰睡眠，病程长达数年至数十年，但是全身健康状况却不受影响，不会出现便失禁。精神、饮食因素诱发或加重。

166.【参考答案 E】

【押题点】机械性肠梗阻的病因。

【解析】弥漫性腹膜炎引起肠麻痹，属于动力性肠梗阻。

167.【参考答案 B】

【押题点】绞窄性肠梗阻的概念。

【解析】肠系膜血管或肠壁血管受压、血管腔栓塞或血栓形成，使相应肠段血运障碍出现绞窄性肠梗阻，继而可引起肠坏死、穿孔。

168.【参考答案 A】

【押题点】绞窄性肠梗阻的诊断。

【解析】患者腹痛、呕吐，无排气排便，考虑肠梗阻，腹腔血性积液，腹膜刺激征阳性，考虑绞窄性肠梗阻。

169.【参考答案 B】

【押题点】各型肠梗阻的特点。

【解析】机械性梗阻肠鸣音亢进，绞痛明显；动力性梗阻腹胀明显，肠鸣音减弱。

170.【参考答案 B】

【押题点】绞窄性肠梗阻的临床特点。

【解析】绞窄性肠梗阻腹痛发作急骤，持续性剧烈疼痛阵发加剧，早期出现休克、抗休克治疗改善不明显，腹膜炎表现、孤立扩大的肠袢，呕吐物、胃肠减压抽出液、肛门排出物为血性。

171.【参考答案 A】

【押题点】麻痹性肠梗阻的特点。

【解析】腹腔术后、腹部创伤、弥漫性腹膜炎患者常见麻痹性肠梗阻。低钾可致胃肠道平滑肌兴奋性下降，蠕动能力减弱。麻痹性肠梗阻无阵发性绞痛等肠蠕动亢进表现，腹胀显著、肠鸣音微弱或消失。

172.【参考答案 D】

【押题点】肠套叠的典型症状。

【解析】腹痛、血便、腹部肿块，为小儿肠套叠三大典型症状。

173.【参考答案 D】

【押题点】肠套叠的手术指征。

【解析】肠套叠不能复位、超过 48 小时、怀疑有肠坏死、复位后出现腹膜刺激征及全身恶化情况，应及时手术治疗。

174.【参考答案 E】

【押题点】绞窄性肠梗阻的鉴别诊断。

【解析】绞窄性肠梗阻时可有固定压痛和腹膜刺激征，压痛的肿块常为有绞窄的肠袢。

175.【参考答案 B】

【押题点】低位肠梗阻的特点。

【解析】高位小肠梗阻呕吐发生早而频繁，腹胀不明显。低位小肠梗阻腹胀明显，呕吐晚、次数少，扩张的肠袢在腹中部，“阶梯状”排列。

176.【参考答案 E】

【押题点】肠梗阻的治疗。

【解析】是否绞窄是判断肠梗阻治疗方式、预后的关键。绞窄性肠梗阻是手术治疗的适应证。

177.【参考答案 E】

【押题点】肠梗阻的病因。

【解析】本题问的是大肠梗阻，答案是肿瘤最为常见。如果问的是所有肠梗阻，那么在临床上粘连性肠梗阻最为常见，多发生在以往有过腹部手术、损伤或炎症史的患者。而结肠梗阻多系肿瘤所致。新生婴儿以肠道先天性畸形为多见。2 岁内小儿，则肠套叠多见。蛔虫团所致的肠梗阻常发生于儿童。老年人则以肿瘤及粪块堵塞为常见。

178.【参考答案 C】

【押题点】乙状结肠扭转的临床特点。

【解析】乙状结肠扭转低压灌肠，往往灌注 500 mL，而无法排出。多发生于老年男性，钡剂灌肠见扭转部位钡剂受阻，“鸟嘴”状，腹部 X 线平片见马蹄状巨大的双充气袢。

179.【参考答案 D】

【押题点】结肠癌的临床表现。

【解析】结肠癌早期常无特殊症状，最早出现排便习惯与大便性质改变，多表现为排便次数增加、腹泻、便秘、大便中带血、脓液或黏液。

180.【参考答案 C】

【押题点】结肠癌的诊断。

【解析】右半结肠癌的临床表现是以腹痛、腹部肿块、全身症状(贫血、消瘦、乏力、低热)为主。结肠镜下取病理活检是金标准。

181.【参考答案 B】

【押题点】结肠癌手术治疗的术前准备。

【解析】结肠肿瘤手术属于消化道手术，术前肠道准备可以有效预防术后并发症。

182.【参考答案 B】

【押题点】不同部位结肠癌的临床特点。

【解析】升结肠癌以肿块型为主，主要表现为全身症状，如低热、消瘦、乏力等，一般容易触及肿块，不易引起梗阻。

183.【参考答案 B】

【押题点】结肠癌肿瘤标志物的临床意义。

【解析】血清癌胚抗原(CEA)和糖类抗原 199(CA19-9)分别在约 45%和 30%的结肠癌患者中升高，对结肠癌的特异性诊断意义不大，用于术后判断预后和复发更有价值。

184.【参考答案 C】

【押题点】肠结核的好发部位。

【解析】肠结核最常见的发病部位是回盲部和远端回

肠，该部位淋巴组织丰富、肠内容物滞留时间长，易出现结核杆菌侵犯。

185~186.【参考答案 C A】

【押题点】结核性腹膜炎的病因和发病机制。肠结核的病因。

【解析】①结核性腹膜炎主要继发于其他结核感染，感染途径以腹腔内的结核病灶直接蔓延为主。②临床以继发性肠结核多见，开放性肺结核患者咽下含有结核分枝杆菌的痰液而引起。

187.【参考答案 B】

【押题点】直肠的解剖特点。

【解析】直肠全长为12~15 cm。

188.【参考答案 D】

【押题点】肠结核溃疡的肉眼形态特点。

【解析】溃疡型肠结核特点是溃疡呈环型，其长径与肠腔长轴垂直。

189.【参考答案 A】

【押题点】增生型肠结核的特点。

【解析】增生型肠结核主要为低位不完全性肠梗阻、腹部包块、便秘、肠鸣音亢进等。溃疡型肠结核常出现腹泻。

190.【参考答案 A】

【押题点】肠结核的临床特点。

【解析】肠结核症状有低热、盗汗，溃疡型表现为腹痛、腹泻。钡剂激惹结核病灶后造影剂迅速排空、充盈不佳，“跳跃征”是溃疡型肠结核的特征X线表现。

191.【参考答案 C】

【押题点】肠结核的诊断。

【解析】低热乏力、跳跃征皆为肠结核表现。干酪性肉芽肿为其病理表现，确诊使用结肠镜做组织活检。

192.【参考答案 C】

【押题点】结核性腹膜炎的临床特点和诊断。

【解析】患者低热、食欲减退、腹胀、移动性浊音(+)，疑诊结核性腹膜炎，抗结核治疗未好转，应完善腹腔镜检查。腹腔镜一般适用于有游离腹腔积液的患者，可见腹膜、网膜、内脏表面有散在或集聚的灰白色结节，浆膜失去正常光泽，混浊粗糙，活组织检查有确诊价值。

193.【参考答案 C】

【押题点】肠结核溃疡体征、X线影像特征。

【解析】肠结核好发于回盲部，溃疡长轴与肠道纵轴垂直。肠结核典型X线检查：X线钡影跳跃征象、激惹征、溃疡、肠腔变形、狭窄象。

194.【参考答案 B】

【押题点】结肠癌的病因。

【解析】结肠癌病因未明，遗传易感性在发病中具有重要地位，家族性肠息肉病公认为癌前病变。结肠腺瘤、溃疡性结肠炎、结肠血吸虫肉芽肿均与结肠癌发生有密切关系。

195.【参考答案 B】

【押题点】直肠息肉不同病理类型的特点。

【解析】腺瘤性息肉，是公认的癌前病变。腺瘤性息肉包括管状、绒毛状和混合型腺瘤，其中绒毛状癌变倾向最大。非腺瘤性息肉都是良性的。

196.【参考答案 C】

【押题点】直肠息肉的临床表现。

【解析】大便带血，可触及直肠有蒂包块，提示直肠息肉。可以排除的选项：外痔有疼痛；脓肿具有波动性；肛窦炎不会有包块；直肠癌年龄不对。

197.【参考答案 C】

【押题点】肠息肉病的治疗。

【解析】家族性息肉病癌变倾向大，宜采用根治术，该患者直肠病变较轻，可保留部分。

198.【参考答案 A】

【押题点】急性单纯性阑尾炎的临床表现。

【解析】急性阑尾炎多具有典型的转移性腹痛，麦氏点压痛是阑尾炎常见的重要体征。而腹肌紧张、反跳痛和肠鸣音减弱或消失等，则提示阑尾炎已发展到化脓、坏死。阑尾炎可伴低热等全身感染性中毒症状，白细胞计数及中性粒细胞比例升高。

199.【参考答案 A】

【押题点】阑尾的解剖。

【解析】支配阑尾的神经是交感神经腹腔丛和内脏小神经。

200.【参考答案 D】

【押题点】阑尾的解剖及功能。

【解析】阑尾具有一定的免疫功能，成年后淋巴滤泡逐渐减少，故成年人切除阑尾不会损害机体的免疫功能。

201.【参考答案 C】

【押题点】阑尾肿瘤的特点。

【解析】阑尾类癌起源于阑尾嗜银细胞，占阑尾肿瘤的90%。

202.【参考答案 E】

【押题点】阑尾炎的诊断。

【解析】右下腹压痛是阑尾炎最常见的重要的体征，发病早期腹痛尚未转移至右下腹时，便可出现压痛，程度与病变程度相关。

203.【参考答案 E】

【押题点】阑尾周围脓肿的治疗。

【解析】阑尾周围脓肿非手术疗法治愈后复发率很高，3个月后阑尾脓肿吸收或形成界限清楚的包块才可手术，相比急诊手术效果好。

204.【参考答案 E】

【押题点】阑尾炎的病理和临床特点。

【解析】转移性右下腹痛为急性阑尾炎特点，腹膜刺激征象提示阑尾炎严重加重，出现化脓、坏疽或穿孔。

205~206.【参考答案 D A】

【押题点】阑尾周围脓肿的特点。阑尾周围脓肿的治疗。

【解析】①右下腹痛、发热，伴胃肠道症状，考虑为阑尾炎。出现阑尾周围脓肿时可发现右下腹饱满、扪及压痛性包块、边界不清、固定。②一旦阑尾脓肿形成则应手术引流，而不应手术切除，手术切除会造成残端感染无法愈合。

207.【参考答案 D】

【押题点】阑尾切除术的并发症。

【解析】切口感染是阑尾切除术最常见的术后并发症，多见于急性化脓性或穿孔性阑尾炎。

208.【参考答案 D】

【押题点】腹腔内出血的诊断。

【解析】阑尾术后表现腹痛、腹胀、失血性休克，考虑阑尾系膜血管出血，腹腔穿刺可明确腹腔内出血诊断。

209.【参考答案 B】

【押题点】小儿急性阑尾炎的特点。

【解析】小儿大网膜尚未完全形成，故而右下腹体征不明显，但有局部压痛和肌紧张，是小儿阑尾炎的重要特点。

210.【参考答案 A】

【押题点】老年人急性阑尾炎特点。

【解析】老年人动脉硬化，阑尾也发生相应改变，易导致阑尾缺血坏死。老年患者虽然痛觉迟钝、防御功能减弱，症状体征均不明显，但是病理改变却很重。

211.【参考答案 C】

【押题点】妊娠期急性阑尾炎的特点。

【解析】妊娠妇女子宫将肠道向上顶起，故而手术切口应该偏高。

212.【参考答案 C】

【押题点】阑尾的解剖特点。

【解析】阑尾动脉系回结肠动脉分支，为无侧支的终末动脉，当出现血运障碍时易导致阑尾坏死。

213.【参考答案 C】

【押题点】闭孔内肌试验。

【解析】闭孔内肌试验，屈曲右髋并被动内旋疼痛者阳性，提示阑尾靠近闭孔内肌。

214.【参考答案 D】

【押题点】齿状线的解剖意义。

【解析】齿状线以上淋巴引流入髂内淋巴结，以下的流入髂外淋巴结及腹股沟淋巴结。

215.【参考答案 E】

【押题点】肛裂的临床表现。

【解析】肛裂表现为疼痛、便秘和出血。

216.【参考答案 E】

【押题点】肛裂的临床表现。

【解析】肛裂并非老年人发病率高，仅常伴发少量出血，与慢性腹泻无明确相关，应该以保守治疗为主，常见于膝胸位肛门 6 点、12 点处。

217.【参考答案 A】

【押题点】肛裂的特点。

【解析】肛裂三联征：肛裂、前哨痔、肛乳头肥大。

218.【参考答案 B】

【押题点】直肠肛管周围脓肿的预后。

【解析】肛周脓肿切开引流后，绝大多数(70%左右)会形成肛瘘。

219.【参考答案 A】

【押题点】肛周脓肿的临床特点。

【解析】肛门周围皮下脓肿为肛周脓肿最常见一型。全身感染性症状不明显。病变处明显红肿，有硬结和压痛，脓肿形成可有波动感，局部症状最明显。

220.【参考答案 A】

【押题点】窦道的定义。

【解析】只有一个开口的病理性盲管称为窦道。

221.【参考答案 A】

【押题点】肛瘘的治疗原则。

【解析】肛瘘的治疗原则为瘘管切开，形成敞开的创面，促使愈合。手术的关键是明确瘘管行程和内口位置。

222.【参考答案 C】

【押题点】直肠指检的意义。

【解析】直肠指检可以发现 60%～70% 的直肠肿物。而 85% 的直肠癌延误诊断是因为未行直肠指检所致。

223.【参考答案 D】

【押题点】直肠癌的确诊手段。

【解析】直肠镜是直肠癌的确诊手段，通过活检取得病理诊断，是制定治疗方案的依据。

224.【参考答案 D】

【押题点】直肠癌的手术方式选择。

【解析】腹膜反折以下的直肠癌，适用 Miles 手术，距齿状线 5 cm 以上，应用 Dixon 手术。该患者的病灶距肛门约 12 cm，符合 Dixon 手术手术指征。

225.【参考答案 B】

【押题点】内痔的常见症状。

【解析】内痔的主要临床表现是出血和脱出。无痛性间歇性便后出鲜血是内痔的常见症状，未发生血栓、嵌顿、感染时内痔无疼痛，部分患者可伴发排便困难。

226.【参考答案 D】

【押题点】直肠癌手术保肛的病理依据。

【解析】大量的临床病理学研究提示，直肠癌向远端肠壁浸润的范围较结肠癌小，只有 2% 的直肠癌向远端浸润超过 2 cm，这是选择手术方式的重要依据。

227.【参考答案 B】

【押题点】肛裂的临床特点。

【解析】本例为肛裂，特点为排便的周期性疼痛。便时肛裂病灶神经末梢受刺激，便后间歇期缓解，随后肛门括约肌痉挛收缩，再次剧痛，直至括约肌疲劳、松弛。

228.【参考答案 D】

【押题点】上消化道出血的定义。

【解析】上消化道指 Treitz 韧带以上，包括食管、胃、十二指肠、胆管和胰管。

229.【参考答案 A】

【押题点】上消化道出血的病因。

【解析】上消化道出血常见病因为消化性溃疡、食管胃底静脉曲张破裂、急性糜烂出血性胃炎、上消化道肿瘤，以消化性溃疡最常见。

230.【参考答案 D】

【押题点】上消化道出血的临床表现和常见病因。

【解析】此患者为脑卒中后引起的急性应激相关的胃黏膜损伤。

231.【参考答案 C】

【押题点】上消化道出血的特征性表现。

【解析】上消化道出血的特征性表现是呕血与黑便。

232.【参考答案 B】

【押题点】上、下消化道出血的鉴别。

【解析】出血多时，上消化道因为排出需要经过的时间长，小肠会消化吸收部分血液蛋白质，引起尿素氮增高，称为肠源性氮质血症。

233.【参考答案 D】

【押题点】上消化道出血的病因。

【解析】上消化道出血还可见于食管疾病，如食管贲门黏膜撕裂伤(Mallory-Weiss tear)，剧烈呕吐往往引起贲门撕裂，产生呕血。

234.【参考答案 B】

【押题点】上消化道出血的辅助检查。

【解析】急性消化道出血期间不宜选择 X 线钡剂造影，敏感性低、可能诱发出血、影响后续内镜及血管造影或手术治疗。

235.【参考答案 C】

【押题点】上消化道出血治疗中止血药物的禁忌证。

【解析】垂体后叶素可收缩血管，致腹痛、血压升高、心律失常、心绞痛，严重者诱发心肌梗死，故而高血压、冠心病者忌用。

236.【参考答案 E】

【押题点】上消化道出血量的估计。

【解析】成人每日消化道出血如>5 mL，粪便潜血试验出现阳性，每日出血量 50~100 mL 则出现黑粪。胃内血量在 250~300 mL 可引起呕血。一次出血量不超过 400 mL 时，可由组织液及脾脏贮血所补充，一般不引起全身症状；出血量超过 400 mL，可出现头晕、心慌、乏力等全身症状；短时间内出血量超过 1000 mL，可出现周围循环衰竭。

237.【参考答案 C】

【押题点】食管胃底静脉曲张破裂大出血的止血措施。

【解析】三腔二囊管压迫止血适用于食管、胃底静脉曲张破裂大出血患者局部压迫止血，短期止血效果肯定。禁用于严重冠心病、高血压、心功能不全者。

238.【参考答案 E】

【押题点】上消化道大出血的失血量估计。

【解析】该患者血压为 80/60 mmHg，呼吸浅促，脉搏细速，出现了休克的症状，其出血量应大于 1000 mL。

239.【参考答案 A】

【押题点】上消化道出血的诊断首选方法。

【解析】胃镜检查是目前诊断上消化道出血病因的首选检查方法，可直视病灶、取活检、及时准确止血治疗，多主张在出血后 24~48 小时内进行检查。

240.【参考答案 C】

【押题点】消化性溃疡所致上消化道大量出血的止血措施。

【解析】消化性溃疡出血首选抑酸药，通过抑制胃酸分泌，提高胃内 PH，加强血小板聚集而达到止血目的，质子泵抑制药抑酸作用最强，止血效果最好。

241.【参考答案 A】

【押题点】食管胃底静脉曲张破裂出血的药物治疗。

【解析】肝掌、蜘蛛痣，肝肿大，腹腔积液征阳性，考虑门静脉高压，现患者出现呕血、黑便，考虑食管胃底静脉曲张破裂出血，最适宜的药物止血措施是生长抑素，生长抑素可明显减少门静脉及其侧支循环血流量，为近年来治疗食管胃底静脉曲张破裂出血的常用药。

242.【参考答案 D】

【押题点】腹膜的解剖生理。

【解析】壁腹膜主要受体神经(肋间神经和腰神经的分支)的支配，脏腹膜受自主神经支配，来自交感神经和迷走神经末梢。

243.【参考答案 C】

【押题点】急性化脓性腹膜炎的病因。

【解析】急性化脓性腹膜炎最常见继发性腹膜炎，由空腔脏器穿孔、外伤腹部手术污染等引起。自发性腹膜炎相对少见，感染途径包括血行播散、上行感染、直接扩散。

244.【参考答案 A】

【押题点】继发性腹膜炎的常见病原菌。

【解析】引起继发性腹膜炎的细菌主要是胃肠道内的常驻菌群，一般都是混合感染、毒性较强。以大肠杆菌为多见，其次是厌氧菌、链球菌、变形杆菌等。

245.【参考答案 D】

【押题点】继发性腹膜炎的致病菌。

【解析】继发性腹膜炎一般都是混合感染，毒性较强。

246.【参考答案 A】

【押题点】急性腹膜炎的主要临床症状。

【解析】腹痛是最主要的临床表现，多很剧烈、难以忍受、呈持续性。

247.【参考答案 B】

【押题点】腹膜炎典型体征。

【解析】腹部压痛、腹肌紧张和反跳痛(即腹膜刺激征)是腹膜炎的典型体征。

248~249.【参考答案 A D】

【押题点】继发性腹膜炎的临床表现。继发性腹膜炎的病因。

【解析】①患者腹部手术术后，并发高热、腹膜刺激征，可诊断为继发性腹膜炎，该病白细胞增高显著。②腹部手术中腹腔污染，出现发热、寒战感染症状，伴恶心、腹胀、全腹压痛，考虑继发性腹膜炎，一般为混合感染，多为大肠埃希菌。

250.【参考答案 C】

【押题点】继发性腹膜炎的腹痛特点。

【解析】继发性腹膜炎的腹痛特点是剧烈、持续性全腹痛，原发部位显著，从原发灶开始随炎症扩散延及全腹。

251.【参考答案 E】

【押题点】内镜检查适应证及禁忌证。

【解析】炎症引起的急性腹痛除伴有消化道出血或低位肠梗阻外，一般不适合行内镜检查，其阳性率低，且有加重创伤及感染的可能。

252~253.【参考答案 D C】

【押题点】急性阑尾炎的并发症。盆腔脓肿的体征。

【解析】①急性腹膜炎治疗过程中，如阑尾穿孔后，发热、便次频、肛门坠胀感，提示盆腔脓肿。②腹部检查多无阳性发现，直肠指检可发现肛管括约肌松弛、直肠前壁有触痛且可触及触痛有搏动感的肿物，为首选检查。确诊依靠穿刺。

254.【参考答案 E】

【押题点】膈下脓肿的诊断。

【解析】胃大部切除术后若患者未严格半卧位而经常处于平卧位，腹腔内的渗出液易集聚在膈下形成膈下脓肿，表现为发热，右上腹疼痛，右侧膈肌抬高，右侧反应性胸腔积液，出现呼吸活动受限、肋膈角模糊等。

255.【参考答案 C】

【押题点】结核性腹膜炎的临床表现。

【解析】结核性腹膜炎中毒症状多见，为弥漫性腹膜炎，青壮年多见，肝脾一般无结核，而其他部位如肺、骨可能出现结核。腹壁柔韧感为腹膜受到炎症刺激或慢性炎症的表现，而不是最严重的表现。

256.【参考答案 C】

【押题点】结核性腹膜炎的临床表现和诊断。

【解析】结核性腹膜炎最有价值的检查是腹腔镜活检。适用于腹腔积液较多、诊断困难者。镜下可见腹膜、网膜、内脏表面散在灰白色结节、腹腔内条索状粘连等，组织病理检查有确诊价值。

257.【参考答案 A】

【押题点】结核性腹膜炎的治疗。

【解析】结核性腹膜炎的治疗即抗结核治疗。口诀：一副清廉：异烟肼、利福平、吡嗪酰胺、链霉素（同肺结核）。

258.【参考答案 B】

【押题点】腹股沟管的解剖。

【解析】成年人腹股沟管的长度应为 4~5 cm。

259.【参考答案 E】

【押题点】腹股沟管的解剖。

【解析】前壁为皮肤、皮下组织和腹外斜肌腱膜、腹内斜肌（外侧 1/3）；后壁为腹横筋膜、腹膜、腹股沟镰（内侧 1/3）；上壁为腹内斜肌、腹横肌弓状下缘；下壁为腹股沟韧带、腔隙韧带。

260.【参考答案 B】

【押题点】腹股沟管的深环位置。

【解析】深环位置：腹股沟韧带中点上方约 2 cm。意义：腹股沟斜疝患者还纳后，使肿物不再出现的压迫点。

261.【参考答案 B】

【押题点】腹股沟直疝的定义。

【解析】腹壁下动脉、腹直肌外侧缘、腹股沟韧带构成的三角区，直疝通过 Hesselbach 三角向外突出。

262.【参考答案 D】

【押题点】股管的解剖。

【解析】股管下口为卵圆窝，大隐静脉在此进入股静脉。

263~266.【参考答案 C A D B】

【押题点】绞窄性疝的定义。易复性疝的定义。嵌顿性疝的定义。难复性疝的定义。

【解析】①疝内容物被嵌顿过久，发生动脉性血液循环障碍，失去活力，甚至坏死，即是绞窄性。②易复性疝：疝内容物易回纳入腹腔。③嵌顿性疝：在疝囊颈小而腹压突然增高时，疝内容物可强行扩张疝囊颈而进入疝囊，因疝囊颈弹性收缩，将内容物卡住，使其不能回纳，即形成嵌顿性疝。④难复性疝：疝内容物不能回纳或不能完全回纳入腹腔，但不引起严重症状者。内容物多为大网膜。

267.【参考答案 E】

【押题点】嵌顿疝与绞窄疝的鉴别要点。

【解析】嵌顿性疝和绞窄性疝是一个病理过程的两个阶段。嵌顿不及时解除，肠壁及其系膜受压可使动脉血流减少，最后完全阻断发展成绞窄性疝。

268.【参考答案 D】

【押题点】滑动性疝的定义。

【解析】如腹股沟深环较宽大、后腹壁松弛，致盲肠、乙状结肠、膀胱下移，滑入疝囊并成为疝囊的一部分（疝囊为腹内容物），这种疝称滑动性疝。

269.【参考答案 E】

【押题点】直疝的特点。

【解析】疝块形状半球形、不经过内囊、不进入阴囊，为直疝。疝块形状为带蒂梨形、经过内囊、可进入阴囊，为斜疝。

270.【参考答案 B】

【押题点】斜疝的解剖要点及临床特点。

【解析】精索在疝囊后方、疝囊颈在腹壁下动脉的外侧，为斜疝。精索在疝囊前外方、疝囊颈在腹壁下动脉内侧，为直疝。

271.【参考答案 E】

【押题点】腹股沟斜疝与直疝的鉴别诊断。

【解析】斜疝和直疝的鉴别主要从以下方面：发病年龄、突出途径、疝块外形、回纳疝块后压住深环、精索与疝囊的关系、疝囊颈与腹壁下动脉的关系、嵌顿机会。但查体时通过回纳疝块后压住深环疝块是否再次突出是鉴别直疝与斜疝最有意义的要点。疝囊颈与腹壁下动脉的关系只有在术中才可以检查到，疝块外形、疝内容物是否进入阴囊则与疝块的大小有关系。

272.【参考答案 D】

【押题点】腹股沟疝的治疗。

【解析】腹股沟疝最有效的治疗方法是手术修补。

273.【参考答案 B】

【押题点】绞窄性疝伴肠管坏死的手术治疗。

【解析】绞窄性斜疝因肠坏死而局部有严重感染，通常采取坏死肠段切除后单纯疝囊高位结扎，避免施行修补术，因感染常使修补失败；腹壁的缺损应在以后另行择期手术。

274.【参考答案 C】

【押题点】不同腹股沟疝修补术的具体方法和其适用类型。

【解析】Ferguson 法（弗格森法）：加强腹股沟管前壁。在精索的前方将腹内斜肌下缘与联合腱缝至腹股沟韧带上。

275.【参考答案 A】

【押题点】股疝的临床特点和治疗。

【解析】股疝多见于中年妇女。腹股沟韧带下方卵圆窝处出现半球形的突起，容易嵌顿，引起急性机械性肠梗阻表现；在斜疝、直疝和股疝中，股疝最易嵌顿，直疝最不易嵌顿；股疝易嵌顿，所以确诊后及时手术，用高位结扎术+McVay 法（麦克维法）修补。

276.【参考答案 D】

【押题点】胰腺损伤（胰腺假性囊肿）。

【解析】单纯胰腺钝性伤，无或仅有少量胰液外漏，临床表现可不明显，直至形成胰腺假性囊肿。患者上腹部创伤史明确，上腹部可触及直径约 10 cm 包块，综合患者的病史、临床表现考虑胰腺假性囊肿可能性大。

277.【参考答案 E】

【押题点】上消化道穿孔的表现。

【解析】十二指肠水平部位于腹膜后，破裂后可出现腹膜后积气。

278.【参考答案 E】

【押题点】腹部外伤伴有内出血休克的处理原则。

【解析】对于已确诊或高度怀疑腹内脏器损伤者，处理原则是做好紧急手术前准备，力争早期手术。①如合并其他损伤，应权衡轻重缓急，首先处理对生命威胁最大的损伤。②防治休克是治疗的重要措施，如已发生休克，应积极采取抗休克治疗，力争在收缩压回升至 90 mmHg 以上后进行手术；对严重出血性休克应在抗休克同时，迅速手术。③对疑有内脏损伤者应禁食、输液 1 使用抗生素，禁用吗啡类药物止痛。已明确诊断者应尽早施行手术，原则上应当边抗休克边手术。

279.【参考答案 C】

【押题点】肝脾损伤的临床表现。

【解析】肝脾损伤的症状包括面色苍白、脉率加快，严重时脉搏微弱，血压不稳，甚至休克，腹痛呈持续性。脾损伤后一般腹痛和腹膜刺激征并不严重，但肝内胆管、胆囊或胰腺损伤腹膜刺激征和腹痛则较严重。体征最明显处一般即是损伤所在。

280.【参考答案 B】

【押题点】脾破裂的治疗措施。

【解析】脾破裂患者出血量大，可迅速出现休克。术前积极补充血容量，防治休克是治疗的重要措施。

281.【参考答案 E】

【押题点】腹部损伤的诊断。

【解析】腹部损伤的诊断首选腹腔穿刺。

282.【参考答案 D】

【押题点】腹部损伤的诊断。

【解析】患者 2 周前上腹部被车把撞伤，近来上腹部持续胀痛、恶心、呕吐，上腹部偏左触及不活动肿块，考虑形成胰腺假性囊肿，检查首选 B 超。

283.【参考答案 C】

【押题点】诊断性腹腔穿刺的阳性率。

【解析】腹部损伤的诊断：首选腹腔穿刺。腹腔少量出血可用腹腔灌洗。阳性率达到 90%以上。

284.【参考答案 C】

【押题点】肝破裂的典型表现。

【解析】右膈升高、肝正常轮廓消失及右下胸肋骨骨折，提示右肝破裂的可能。

285~286.【参考答案 C D】

【押题点】结肠破裂的特点。胰腺损伤的特点。

【解析】①结肠内容物液体成分少、细菌含量多，破裂后腹膜炎出现得较晚，但较严重。②胰腺位置深而隐蔽，早期损伤不易被发现。单纯钝性伤，无或仅有少量胰液外漏，临床表现不明显，但损伤合并胰漏或胰瘘时，病情则较严重。

287.【参考答案 E】

【押题点】脾破裂的临床表现和辅助检查。

【解析】患者左上腹外伤后剧痛，腹腔穿刺抽出不凝固血液，叩诊移动性浊音（+），提示有内出血，出血量大，且已出现出血性休克。首先应考虑脾破裂的可能性。肝破裂多为右上腹持续性剧痛。

288.【参考答案 D】

【押题点】腹部闭合性损伤（十二指肠损伤）。

【解析】闭合伤所致的腹膜后十二指肠破裂，早期症状体征不明显，如有下述情况应提高警惕：右上腹或腰部持续性疼痛且进行性加重，可向右肩放射，右上腹及右腰部有明显的固定压痛，血性呕吐物。直肠指诊可在骶前触及捻发感，提示空腔脏器破裂，气体达到盆腔腹膜后间隙，综上所述考虑十二指肠损伤可能性大。

289.【参考答案 E】

【押题点】腹部损伤急诊手术探查顺序。

【解析】右上腹刀刺伤后首先应该探查实质性脏器，肝脏体积大，容易受伤，所以应该先探查肝脏。

290.【参考答案 E】

【押题点】慢性萎缩性胃炎的内镜特点。

【解析】萎缩性胃炎胃镜表现：黏膜色泽变淡，可呈苍白或灰白色，可有红白相间，以白为主。外观黏膜薄而透见黏膜下血管。颗粒状或小结节不平，胃黏膜可有糜烂和出血点。

291.【参考答案 C】

【押题点】消化性溃疡并出血好发部位。

【解析】十二指肠溃疡穿孔多发生在球部前壁。而胃溃疡穿孔多见于胃小弯。十二指肠溃疡出血多位于球部后壁，胃溃疡出血多位于胃小弯。

292.【参考答案 E】

【押题点】Curling 溃疡。

【解析】患者烧伤后出现消化道出血，首先考虑 Curling 溃疡所致，是指中度、重度烧伤后继发的应激性溃疡。

293.【参考答案 A】

【押题点】胃食管反流病的辅助检查。

【解析】患者烧心症状，为反流性食管炎的典型表现，对有经典症状而内镜检查阴性的胃食管反流病患者，24 小时食管 pH 监测可分析表明食管存在过度酸、碱反流。

294.【参考答案 C】

【押题点】肝硬化肝功能失代偿期特点。

【解析】肝硬化失代偿期主要有肝功能减退和门静脉高压两类临床表现，门静脉高压可有侧支循环开放、脾大脾功能亢进、腹腔积液。患者有乙肝病史，牙龈出血、皮肤出血点(血小板减少、凝血功能异常表现)，左肋下可触及包块，边界清，质地韧，有切迹，随呼吸移动，无压痛，考虑为肿大的脾脏。

295.【参考答案 D】

【押题点】肝性脑病的发病机制。

【解析】患者肝硬化病史 5 年，近日出现烦躁、睡眠倒错(昼睡夜醒)，首先考虑出现了肝性脑病。氨代谢紊乱引起氨中毒是肝性脑病的重要发病机制，最有意义的检查为血氨。

296.【参考答案 C】

【押题点】肝性脑病的诱因。

【解析】患者乙肝病史，腹胀、移动性浊音(+)提示门静脉高压、腹腔积液，考虑乙肝肝硬化，出现嗜睡、言语混乱等意识改变，肝性脑病可能性最大。常见诱因有消化道出血、大量排钾利尿、放腹腔积液、高蛋白饮食、催眠镇静药、麻醉药、便秘、尿毒症、外科手术、感染及低血糖等。

297.【参考答案 A】

【押题点】肝外胆管结石的临床表现。

【解析】肝外胆管结石平时一般无症状或仅有上腹不适，当结石造成胆管梗阻时出现腹痛或黄疸，如继发胆管炎时，可出现典型的 Charcot 三联征：腹痛、寒战高热、黄疸的临床表现。

298.【参考答案 D】

【押题点】胆管癌的诊断。

【解析】胆管癌分为上段、中段及下段胆管癌。90%~98%患者出现黄疸，逐渐加深，大便灰白，可伴有厌食、乏力、贫血。半数患者伴皮肤瘙痒和体重减轻。少数无黄疸者主要有上腹部疼痛晚期可触及腹部肿块。中、下段病变可触及肿大的胆囊，Murphy 征可能阴性，而上段胆管癌胆囊不肿大，甚至缩小。

299.【参考答案 E】

【押题点】急性胰腺炎的并发症。

【解析】①胰腺脓肿：出血坏死型胰腺炎起病 2~3 周后，因胰腺及胰周坏死继发感染而形成脓肿，此时高热、腹痛、出现上腹肿块和中毒症状。②假性囊肿：没有高热，病后 3~4 周，急性胰腺炎时，胰腺周围的渗液被纤维组织包裹而成。

300.【参考答案 E】

【押题点】壶腹周围癌的临床表现。

【解析】患者黄疸、大便变浅、右上腹囊性包块无压痛(肿大胆囊)，可诊断胰头癌或壶腹周围癌。

301.【参考答案 A】

【押题点】肠易激综合征的诊断。

【解析】肠易激综合征多发生中青年人，女性居多；肠易激综合征诊断：腹痛(便后缓解)+焦虑+无脓血性腹泻(或便秘)+症状多不影响睡眠。

302.【参考答案 A】

【押题点】肠梗阻的病理生理。

【解析】急性机械性肠梗阻时，肠壁充血水肿、毛细血管通透性增加，液体外渗，导致体液丢失在第三间隙。呕吐可丢失大量消化液，使体液进一步减少，体内体液丢失出现休克表现。

303.【参考答案 B】

【押题点】直肠肛管周围脓肿的治疗。

【解析】肛门肿胀、剧痛，里急后重、排便困难，伴发热，肛门左侧红肿，有明显压痛，直肠指诊见直肠左侧饱满，压痛，有波动感，血常规可见白细胞升高，考虑诊断为坐骨肛管间隙脓肿，当脓肿形成有波动感时需手术切开引流。

304.【参考答案 E】

【押题点】痔的诊断。

【解析】血栓性外痔表现为肛周暗紫色卵圆形肿物，表面皮肤水肿、质硬，急性期触痛、压痛明显。

305.【参考答案 B】

【押题点】肝硬化的并发症。

【解析】患者有肝炎后肝硬化病史，腹膨隆、全腹轻压痛、移动性浊音阳性，考虑出现了自发性腹膜炎，从腹腔积液常规表现看为渗漏之间，印证了肝硬化合并自发性腹膜炎的诊断。

306.【参考答案 D】

【押题点】迟发性脾破裂。

【解析】患者青年女性，左季肋部外伤史明确(脾脏损伤不除外)，3 日后突发腹痛加剧，伴全腹有压痛、反跳痛及肌紧张，同时出现失血性休克，考虑腹腔器官外伤后出血导致低血容量性休克，结合病史考虑外伤导致延迟性脾破裂可能大。

307.【参考答案 A】

【押题点】结肠损伤的治疗。

【解析】结肠破裂除少数裂口小、腹腔污染轻，全身情况良好的患者，可以考虑一期修补或一期切除吻合外，大部分患者应先采用肠造口术或肠外置术处理，待 3~4 个周后患者情况好转时，再行关闭瘘口。

第十六章　泌尿系统

分值：执业 32 分/助理 15 分　难度：中等　建议完成时间：2 个小时　题目后缀为[助理不做]的，助理医师不用做

★1. 原发性肾小球疾病的发病机制，多数是什么原因引起的[助理不做]
A. 免疫介导性炎症所致
B. 病毒感染所致
C. 药物所致
D. 毒物所致
E. 遗传变异基因所致

★2. 关于血尿描述正确的是
A. 尿沉渣高倍镜下视野红细胞>3 个
B. 尿沉渣高倍镜下视野红细胞>5 个
C. 尿沉渣低倍镜下视野红细胞>3 个
D. 尿沉渣低倍镜下视野白细胞>5 个
E. 1000 mL 尿液含有 20 mL 血方可表现为肉眼血尿

★3. 急进性肾小球肾炎最有价值的指标是
A. 尿量增多但蛋白排泄量增加
B. 双肾增大
C. BUN、Scr 迅速升高
D. 血清抗中性粒细胞胞浆抗体阳性
E. 50%以上的肾小球囊内有大新月体形成

★4. 患者，女，20 岁。镜下血尿伴蛋白尿 3 年，辅助检查：尿 RBC 为 11~20/HP，为异形红细胞，尿蛋白定量 1.5 g/d，血肌酐 120 μmol/L，B 超示双肾大小正常。为明确诊断需要进一步采取的检查是
A. 腹部 X 线平片
B. 尿培养
C. ANCA
D. 肾盂造影
E. 肾活检

5. (2021 考点) 患者，男，20 岁，高度水肿，尿蛋白(++)，管型少许，血清清蛋白 20 g/L，血胆固醇 10 mmol/L，应用泼尼松 4 周，尿量增加，水肿消退，尿蛋白(++)，此时应用哪项措施
A. 加用清蛋白，泼尼松开始减量
B. 泼尼松开始减量
C. 泼尼松原剂量继续治疗
D. 加用 ACTH，泼尼松减量
E. 加用吲哚美辛，泼尼松减量

★6. (2021 考点) 诊断肾病综合征必须具备的条件是
A. 血清清蛋白<30 g/L
B. 水肿
C. 肾功能损害
D. 高脂血症
E. 高血压

(7~8 题共用题干)
男，20 岁。双下肢水肿 2 周。查体：血压 140/90 mmHg，双下肢轻度凹陷性水肿。尿蛋白(++++)，红细胞(++)。Scr 122 μmol/L，血清清蛋白 18 g/L。

★7. (2021 考点) 为明确诊断，不需要的检查项目是
A. 肾 CT
B. 双肾超声
C. 肾活检
D. 尿蛋白定量
E. 血脂

★8. (2021 考点) 若肾活检示：肾小球系膜轻度增生，系膜区可见免疫复合物沉积，最可能的诊断为
A. 微小病变性肾病
B. 系膜增生性肾小球肾炎
C. 膜性肾病
D. 局灶节段性肾小球硬化
E. 硬化性肾小球肾炎

9. 若为上述病理类型，首选治疗药物为
A. 霉酚酸酯
B. 氯霉素
C. 环磷酰胺
D. 糖皮质激素
E. 环孢素 A

10. 患者，女，10 岁，反复发作肉眼血尿。感染后加重，无水肿、高血压及肾功能减退，最可能的诊断是[助理不做]
A. 膀胱炎
B. IgA 肾炎
C. 慢性肾小球肾炎
D. 急性肾小球肾炎
E. 肾病综合征

11.（2021考点）患者，男，34岁。原发性肾病综合征患者，首次治疗，每日用泼尼松60 mg，5周后尿蛋白仍为(+)，此时应

A. 停用激素
B. 减少泼尼松量至40 mg/d，加用免疫抑制药
C. 改用环磷酰胺
D. 用原量继续观察
E. 将泼尼松加量至80 mg/d

★12. 下列哪项属于肾小球源性血尿

A. 肾结石
B. 肾结核
C. 肾病综合征
D. 无症状性细菌尿
E. 肾母细胞瘤

（13～14题共用题干）

女，30岁。咽痛2周后出现肉眼血尿，尿RBC满视野，有链球菌感染病史，尿蛋白定量0.9 g/d，肾功能及血压正常，ANA(-)。

★13. 最可能的诊断是

A. 急性肾小球肾炎
B. 隐匿性肾小球肾炎
C. 肾病综合征
D. 慢性肾小球肾炎
E. IgA肾病

★14. 该患者肾活检病理诊断最可能是

A. 膜性肾病
B. 毛细血管增生性肾小球肾炎
C. 微小病变肾病
D. 局灶节段坏死性肾小球肾炎
E. 新月体性肾小球肾炎

★15. 患者，男，72岁，间断发热1个月，咯血伴进行性少尿5天，查体：Bp 165/100 mmHg，双侧中下肺可闻及湿性啰音，双下肢水肿，尿常规：RBC 40～50/HP，尿蛋白(++)。血Cr 455 μmol/L，BUN 18.5 mmol/L，B超示双肾增大。ANA(-)，IgG及C3颗粒性沉积。最可能的诊断是［助理不做］

A. 急进性肾小球肾炎Ⅱ型
B. 急进性肾小球肾炎Ⅲ型
C. 急性肾小球肾炎
D. IgA肾病
E. 急进性肾小球肾炎Ⅰ型

16. 患者，男，12岁。感冒2周后出现颜面及双下肢水肿。查体：血压150/90 mmHg，颜面及双下肢轻度水肿。尿常规：尿蛋白(++)，红细胞(+)。补体C3轻度下降。诊断为急性肾小球肾炎。下列不宜使用的药物是

A. 利尿药
B. 血管紧张素转换酶抑制药
C. 血管紧张素Ⅱ受体拮抗药
D. 糖皮质激素
E. 休息及对症治疗

（17～18题共用备选答案）

A. 上皮细胞管型
B. 白细胞管型
C. 颗粒管型
D. 红细胞管型
E. 脂肪管型

★17. 对急性肾小管坏死诊断有意义的尿常规检查是

★18. 对微小病变肾病诊断有意义的尿常规检查是

★19. 患者，男，10岁，3周前曾患脓疱疮，水肿，少尿、肉眼血尿3天，Bp 150/105 mmHg，尿常规：蛋白(+)，大量红细胞，管型1～2/HP，ASO升高，血沉增快，血补体C3下降。血补体C3恢复正常的时间多为起病后

A. 10～18周
B. 8～15周
C. 6～8周
D. 2～4周
E. 3～6周

20.（2021考点）急性肾小球肾炎的主要临床表现是

A. 水肿、蛋白尿、高血压、高脂血症
B. 高血压、血尿、蛋白尿、低蛋白血症
C. 少尿、血尿、水肿、高血压
D. 少尿、水肿、蛋白尿、低钙血症
E. 多尿、水肿、血尿、低蛋白血症

21. 引起急性肾小球肾炎最常见的病原体为

A. 结核分枝杆菌
B. 金黄色葡萄球菌
C. 寄生虫
D. 柯萨奇病毒
E. β溶血性链球菌

★22. 肾病综合征常见的并发症是

A. 感染和电解质紊乱
B. 肾静脉栓塞
C. 心力衰竭
D. 肾衰竭
E. 高血压脑病

★23. 尿路感染的常见感染途径是

A. 上行感染
B. 血行感染
C. 直接感染
D. 淋巴道感染
E. 以上均不对

24. 患者，男，8岁。眼睑水肿伴少尿、血尿4天，3周前曾患猩红热。最主要的治疗是

A. 硝苯地平
B. 糖皮质激素
C. 环磷酰胺
D. 休息、限盐饮食
E. 霉酚酸酯

25. 导致尿路感染最常见的致病菌是

A. 金黄色葡萄球菌

B. 大肠埃希菌
C. 变形杆菌
D. 粪链球菌
E. 链球菌

26. 属于激素冲击治疗的适应证是
A. 系膜毛细血管性肾小球肾炎
B. 毛细血管内增生性肾小球肾炎
C. 系膜增生性肾小球肾炎
D. 局灶节段性肾小球硬化
E. 新月体肾炎

27. 需血浆置换的疾病是[助理不做]
A. 急性肾炎
B. 急性肾小管坏死
C. ANCA 相关性血管炎伴肺出血
D. 慢性肾小球肾炎
E. Ⅲ型狼疮性肾炎

28. 尿路感染诊断的最重要依据是
A. 腰痛和肾区叩痛
B. 有尿频、尿急、尿痛症状
C. 有红细胞尿
D. 有真性细菌尿
E. 有脓细胞尿

★29. (2021 考点)患者，男，40 岁。寒战、发热、腰痛伴尿频、尿急 2 天。查体：体温 38.5℃，心肺无异常。肝脾肋下未触及。两侧肋脊角有叩击痛。尿液检查：尿蛋白(-)，镜检红细胞 3~5/HP、白细胞 10~15/HP。诊断应首先考虑
A. 急性膀胱炎
B. 急性肾小球肾炎
C. 急性肾盂肾炎
D. 肾结核
E. 肾病综合征

★30. (2021 考点)尿培养的中段培养杆菌计数不低于多少才有诊断意义
A. 10^2/mL
B. 10^3/mL
C. 10^4/mL
D. 10^5/mL
E. 10^6/mL

★31. 急性肾盂肾炎的疗程通常是
A. 5 周
B. 4 周
C. 3 周
D. 2 周
E. 1 周

32. 影响尿培养结果呈假阳性是
A. 近 1 周内使用过抗生素
B. 饮水过多，尿液稀释
C. 留取标本时有消毒液混入
D. 标本未能及时接种
E. 尿液在膀胱停留时间不足 6 小时

★33. 患者，女，30 岁，产后第 3 天，出现寒战、高热、腰痛，尿白细胞 30 个/HP，尿蛋白(+)，并尿痛，下腹痛，肾区叩击痛，耻骨上压痛(+)，血常规 WBC 20×10^9/L。应该如何治疗
A. 治疗应在取尿标本送检后立即进行
B. 暂不用抗生素，待细菌培养结果、药敏结果出来后再用抗生素
C. 应先观察体温热型，查出病因后再做处理
D. 首先运用广谱抗生素
E. 抗生素治疗时少饮水

★34. 患者，女，28 岁，妊娠 20 周，因腰痛、发热、尿频、尿急、尿痛而求治。检查后诊断为大肠埃希菌所致的泌尿系感染，应首选
A. 青霉素
B. 红霉素
C. 诺氟沙星
D. 庆大霉素
E. 头孢菌素

35. 静脉肾盂造影，有诊断价值的疾病是
A. 急性肾小球肾炎
B. 慢性肾小球肾炎
C. 急性肾盂肾炎
D. 慢性肾盂肾炎
E. 肾病综合征

36. 慢性肾盂肾炎是指
A. 累及肾实质和肾盂黏膜的慢性炎症
B. 累及肾间质和肾盂黏膜的慢性炎症
C. 累及肾皮质和肾盂黏膜的慢性炎症
D. 累及肾髓质和肾盂黏膜的慢性炎症
E. 累及肾实质、间质和肾盂黏膜的慢性炎症

37. 患者，女，30 岁。尿频、尿急、尿痛 3 天，无发热及腰痛，既往无类似发作。查体：双肾区无叩击痛，血 WBC 6.0×10^9/L，尿 WBC 35~50/HP，RBC 10~15/HP，亚硝酸盐(+)，该患者抗感染治疗疗程至少应为
A. 4 周
B. 3 天
C. 5 天
D. 14 天
E. 7 天

38. 需治疗的无症状性菌尿见于
A. 妊娠妇女
B. 糖尿病
C. 长期留置导尿管
D. 绝经前非妊娠妇女
E. 绝经前女性

39. 附睾结核多继发于［助理不做］
A. 淋巴结核
B. 肺结核

C. 肾结核
D. 肠结核
E. 骨结核

40. 患者，男，50 岁。寒战、高热、尿频、尿急、尿痛、排尿困难、会阴部胀痛 2 天，查体：尿道口无分泌物和红肿。首先考虑的疾病是
A. 急性前列腺炎
B. 膀胱结石
C. 急性附睾炎
D. 急性膀胱炎
E. 急性尿道炎

41. 患者，男，40 岁。会阴部不适，双侧睾丸疼痛 2 年。社区医院按"前列腺炎"治疗效果不明显，近期症状加重，出现血精。查体：睾丸正常，左侧附睾尾部肿大，质地偏硬，左输精管增粗，呈"串珠状"改变。直肠指检：前列腺略大，有大小不等的结节，无压痛。为协助诊断，需补充的最重要的病史是［助理不做］
A. 不洁性生活史
B. 泌尿系感染史
C. 附睾炎病史
D. 睾丸炎病史
E. 结核病史

42. 肾结核最具有特征性的临床表现是
A. 腰痛
B. 慢性膀胱刺激症状
C. 脓尿
D. 发热伴盗汗
E. 消瘦

★43.（2021 考点）患者，女，32 岁。慢性膀胱刺激症状逐渐加重 3 个月。KUB+IVU 见右肾有钙化影，肾影增大，无功能。对确诊最有价值的尿液检查是
A. 尿三杯试验
B. 尿沉淀涂片
C. 尿结核分枝杆菌培养
D. 尿常规
E. 尿普通细菌培养

44.（2021 考点）一侧肾自截，对侧肾积水
A. 非手术抗结核治疗
B. 肾积水造瘘术
C. 抗结核治疗后做肾移植
D. 胃大部切除术后抗结核治疗
E. 脊柱矫形术

★45.（2021 原题）对诊断肾结核最有意义的是
A. 尿路平片
B. 肾图
C. B 超
D. 静脉尿路造影
E. 膀胱镜检

（46～48 题共用备选答案）
A. 非手术抗结核治疗
B. 双肾切除
C. 肾部分切除术
D. 肾切除术
E. 肾造口术

46.（2021 考点）一侧肾结核无功能，对侧肾正常，应做

47.（2021 考点）一侧肾结核无功能，对侧肾重度积水伴尿毒症，应先做

48.（2021 考点）肾结核伴脊柱活动性结核应行

49.（2021 考点）患者，男，40 岁。右肾结核行右肾切除抗结核治疗半年多，虽然尿痛缓解，但尿频加重，每晚 7～9 次。静脉尿路造影见左肾显影尚好，仅伴轻度肾积水及膀胱挛缩，尿常规白细胞 0～2/HP，现治疗应选择
A. 左肾造口术
B. 继续抗结核治疗
C. 左输尿管皮肤造口术
D. 膀胱扩大术
E. 膀胱造口术

50. 与活动有关的血尿和腰腹疼痛，考虑诊断为
A. 上尿路结石
B. 急性肾盂肾炎
C. 急性阑尾炎
D. 肾癌
E. 膀胱癌

★51. 腹部平片不易显影的尿结石是
A. 磷酸盐结石
B. 草酸盐结石
C. 碳酸盐结石
D. 胱氨酸结石
E. 混合结石

52. 关于输尿管结石的描述正确的是
A. 排尿时突然中断
B. 肾绞痛，腰部阵发性疼痛
C. 肋脊角叩痛
D. 肾区疼痛，有的无症状
E. 尿痛、会阴部疼痛

★53. 肾盂结石 1.2 cm，IVP 右肾功能正常，轻度积水，输尿管通畅，首选的治疗方法是
A. 中药排石
B. 消炎止痛
C. 手术取石
D. 体外冲击波碎石
E. 肾切除

★54. 肾结石行体外冲击波碎石主要禁忌证是
A. 高血压
B. 前列腺增生
C. 糖尿病
D. 结石急性发作
E. 输尿管狭窄

（55～56 题共用题干）

患者，男，20 岁，右肾疼痛，尿常规红细胞充满，白细胞 2~3 个/HP，尿路平片可见左中段输尿管高密度阴影 0.6 cm，IVU 可见左输尿管中段结石，其上输尿管轻度扩张，左肾轻度积水。

★55. 输尿管结石绞痛发作时应给予的治疗是

A. 大量饮水，促使结石排出
B. 用药物解除绞痛症状
C. 立即手术取石
D. 经皮肾镜取石
E. 体外震波碎石

56. 患者经中西药物治疗和大量饮水活动后绞痛解除，突然出现尿流中断及排尿终末痛，原因是

A. 尿道炎
B. 结石到尿道
C. 结石到膀胱
D. 结石在输尿管间壁段
E. 急性前列腺炎

57. 鹿角形结石引起泌尿道的病理生理改变，最严重的后果是

A. 肾积水
B. 尿毒症
C. 尿路上皮恶变
D. 尿路梗阻
E. 尿路感染

（58~60 题共用备选答案）

A. 桑葚状
B. 鹿角状
C. 三角形
D. 颗粒状
E. 蜡样

★58. 草酸钙结石呈
★59. 胱氨酸结石呈
★60. 尿酸结石呈

★61. 患者，男，38 岁。反复腰部胀痛 1 年余。B 超见右肾盂结石，大小 1.9 cm×1.1 cm；右肾积水，右输尿管上段结石，大小 1.0 cm×0.8 cm。尿常规：RBC 8~10/HP，WBC 16~20/HP。总肾功能正常。要了解该患者分侧肾功能首选的检查方法是

A. IVU
B. MRI
C. KUB
D. 复查 B 超
E. 逆行肾盂造影

62. 我国泌尿系肿瘤中常见的是

A. 膀胱癌
B. 肾癌
C. 肾细胞癌
D. 前列腺癌
E. 输尿管癌

63. 成人肾癌最常见的症状是

A. 腰部包块
B. 腹部包块
C. 间断无痛性血尿
D. 蛋白尿
E. 疼痛

（64~65 题共用备选答案）

A. 无痛性肉眼血尿
B. 终末血尿伴膀胱刺激症状
C. 排尿突然停止
D. 血尿+蛋白尿
E. 疼痛伴血尿

64. 泌尿系肿瘤血尿是
65. 泌尿系结石血尿是

66. 老年性膀胱结石最常见的诱因是

A. 前列腺癌
B. 前列腺增生
C. 前列腺炎
D. 前列腺息肉
E. 前列腺肥大

67. 肾癌典型的临床表现是

A. 血尿、消瘦和疼痛
B. 高血压、包块和疼痛
C. 水肿、包块和疼痛
D. 发热、肿块和疼痛
E. 血尿、肿块和疼痛

68. 肾细胞癌最常见的病理类型是

A. 集合管癌
B. 嫌色细胞癌
C. 乳头状肾细胞癌
D. 透明细胞癌
E. 未分类肾细胞癌

（69~70 题共用题干）

患者，男，45 岁。无痛性肉眼血尿 3 个月，IVP 见左肾盂内有不规则充盈缺损，膀胱镜检见左侧输尿管口喷血，应首先考虑

★69. 应考虑

A. 肾结核
B. 肾癌
C. 肾盂肾炎
D. 肾盂癌
E. 肾炎

★70. 肾盂癌手术切除范围是

A. 患肾+同侧上段输尿管
B. 患肾+同侧中段输尿管
C. 患肾+同侧下段输尿管
D. 患肾
E. 患肾+同侧全长输尿管

71. 肾母细胞瘤的临床表现主要特点是

A. 血尿
B. 蛋白尿

C. 腹部包块
D. 发热
E. 贫血

★72. 患者，女，4 岁。近 3 个月发现左侧腹部有一肿物，增长迅速，行经腹肾切除术，病理为肾母细胞瘤。术后首选的辅助治疗方法是
A. 基因治疗
B. 放射治疗
C. 肾移植
D. 化学治疗
E. 生物治疗

73.（2021 原题）膀胱肿瘤最常见的组织类型是
A. 腺癌
B. 鳞癌
C. 移行细胞癌
D. 横纹肌肉瘤
E. 透明细胞癌

★74. 膀胱肿瘤 T2a 期表明肿瘤侵及
A. 黏膜表面
B. 黏膜固有层
C. 浅肌层
D. 深肌层
E. 浆膜层

（75～76 题共用题干）
患者，男，57 岁。间歇性无痛性血尿 2 个月，有血块，B 超见膀胱内有 1.5 cm×2.0 cm×1.0 cm 新生物，有蒂。

★75. 对诊断最重要的检查是
A. 膀胱镜+活检
B. B 超
C. 尿常规
D. IVP
E. CT

★76. 目前最常用的治疗方法是
A. 膀胱灌注化疗
B. 膀胱全切术
C. 开放手术
D. 经尿道电切术
E. 全身化疗

（77～78 题共用题干）
患者，男，45 岁。排尿困难 2 个月，体检发现前列腺变硬。

★77. 为排除前列腺癌，最有价值的实验室检查是［助理不做］
A. 血癌胚抗原
B. 血酸性磷酸酶
C. 前列腺特异性抗原（PSA）
D. 血碱性磷酸酶
E. 血甲胎蛋白

★78. 确诊前列腺癌最可靠的方法是［助理不做］
A. PET
B. 放射性核素扫描
C. CT
D. 穿刺活检
E. 腹平片

79. 下列恶性肿瘤中，应用放疗疗效最好的是［助理不做］
A. 肝癌
B. 子宫内膜癌
C. 肾细胞瘤
D. 胃癌
E. 睾丸精原细胞瘤

（80～81 题共用题干）
患者，男，78 岁。腰骶部疼痛 2 个月。直肠指检：前列腺增大，有结节，质地坚硬且侵犯直肠。血清 PSA 80.6 ng/mL 前列腺穿刺活检诊断前列腺癌。放射性核素骨显像见腰椎转移病灶。

★80. 患者临床分期为［助理不做］
A. T1 期
B. T2a 期
C. T2b 期
D. T3 期
E. T4 期

81. 应选择的最佳治疗方法是［助理不做］
A. 根治性前列腺切除+内分泌治疗
B. 根治性前列腺切除术
C. 观察，对症处理
D. 双侧睾丸切除术
E. 药物去势+抗雄激素制剂

★82. 患者，男，70 岁，直肠指诊前列腺有一硬结，血清 PSA 20 ng/mL。为明确诊断应采取的检查方法是［助理不做］
A. MRI
B. 前列腺穿刺活组织
C. 经直肠 B 型超声
D. 检查 CT
E. 放射性核素扫描

★83. 前列腺癌临床分期常用的检查是［助理不做］
A. 前列腺 MRI
B. 直肠指检
C. 前列腺穿刺活检
D. 血清 PSA 检查
E. 前列腺 B 超

84. 在肾脏产生的激素是
A. 醛固酮
B. 肾素
C. 肾上腺素
D. 皮质醇
E. 去甲肾上腺素

★85. 诊断肾癌最常见的检查方法是
A. IVU

B. 肾穿刺活检
C. 逆行肾盂造影
D. KUB
E. CT(平扫+增强)

★86. 直肠指诊发现下列情况中，属于前列腺穿刺活检指征的是[助理不做]
A. 前列腺增大
B. 前列腺触痛
C. 前列腺硬结
D. 前列腺囊性变
E. 前列腺缩小

87. 患者，女，23 岁。反复右腰部胀痛不适 1 年，B 超发现右肾积水 5 cm×4 cm，上尿路未见结石，为明确病因最有价值的检查是[助理不做]
A. 逆行肾盂造影
B. 腹部 X 线平片
C. 腹部 CT
D. 静脉尿路造影
E. 放射性核素肾图

88. 属于非机械性梗阻致急性尿潴留的病因是
A. 前列腺增生
B. 尿道狭窄
C. 尿道结石
D. 膀胱癌
E. 神经源性膀胱功能障碍

(89~90 题共用题干)
患者，男，69 岁，进行性排尿困难，尿线变细，饮酒后症状加重。

89. 最可能的病因是
A. 前列腺增生
B. 神经性膀胱
C. 膀胱肿瘤
D. 尿道结石
E. 尿道狭窄

90. 要确诊病因，首选的影像学检查是
A. CT
B. MRI
C. B 超
D. KUB
E. 膀胱造影检查

(91~92 题共用题干)
患者，男，65 岁。尿频、排尿困难，尿不成线 1 年余。曾发生急性尿潴留。经检查确诊为良性前列腺增生。肺、肝、肾功能检查未见异常。

★91. (2021 考点)最佳的治疗方法是
A. 服用 5α-还原酶抑制药
B. 长期留置导尿管
C. 手术治疗
D. 抗感染治疗
E. 尿道扩张

★92. (2021 考点)若患者选择保守治疗，常用的治疗方案是
A. 间歇导尿
B. 抗感染治疗
C. 5α-受体还原酶抑制药
D. 激光疗法
E. 激素治疗

93. 老年男性患者排尿障碍的常见病因是
A. 肾癌
B. 尿道结石
C. 膀胱癌
D. 前列腺增生
E. 尿道外伤

94. 前列腺增生症，残尿量过多，使膀胱失去收缩能力，膀胱过度膨胀，尿不自主从尿道口冲出，称为
A. 充盈性尿失禁
B. 压力性尿失禁
C. 真性尿失禁
D. 急迫性尿失禁
E. 尿滴沥

95. 成人肾积水超过( )称为巨大肾积水[助理不做]
A. 100 mL
B. 500 mL
C. 200 mL
D. 400 mL
E. 1000 mL

96. 前列腺增生患者最重要的症状是
A. 尿失禁
B. 尿频、尿急、尿痛
C. 尿潴留
D. 无痛性肉眼血尿
E. 排尿困难

★97. (2021 考点)患者，男，75 岁。进行性排尿困难 6 年。夜尿 5~6 次，尿流变细、费力。经非那雄胺治疗症状改善不明显。B 超检查示前列腺 54 mm×48 mm×38 mm，残余尿 100 mL，双肾无积水。最大尿流率 7 mL/s。心、肺、肝肾功能正常。下一步首选的治疗方案是
A. 经尿道前列腺切除术
B. 改用口服雌激素
C. 耻骨上经膀胱前列腺切除术
D. 加用 α 受体阻滞药
E. 膀胱穿刺造口

98. 患者，女，25 岁，左腰部受伤后出现腰痛。查体：血压 118/90 mmHg，P 75 次/min，左肾区叩痛，腹膜刺激征(-)。尿常规检查：RBC 5~10 个/HP。该患者最可能的诊断是
A. 肾挫伤
B. 肾全层裂伤
C. 肾蒂损伤

D. 肾部分裂伤
E. 自发性肾破裂

99.（2021 原题）急性尿潴留时最常用的治疗方法是
A. 利尿
B. 观察
C. 膀胱穿刺抽尿
D. 膀胱造口
E. 导尿

★100.（2021 考点）患者，男，28 岁。1 小时前从 2 米高处坠落，右腰部受伤，局部疼痛，肉眼血尿。查体：生命体征平稳，腹软。住院 4 日后下床活动，右腰部疼痛加剧并出现腰部包块。此时 P 120 次/min，Bp 75/40 mmHg。下一步最恰当的治疗措施是
A. 输液
B. 继续观察
C. 抗休克同时准备手术
D. 抗感染
E. 输血

101. 患者，男，25 岁，会阴部骑跨伤，受伤后尿道外口滴血，会阴部和阴囊处出现肿胀、瘀斑及蝶形血肿。该患者泌尿系损伤的部位是
A. 尿道阴茎部
B. 尿道球部
C. 尿道前列腺部
D. 膀胱
E. 尿道膜部

102. 患者，男，20 岁。马车翻车时砸伤下腹部，查体：耻骨联合处有压痛，挤压试验阳性，膀胱胀满，橡皮导管插入一定深度未引出尿液，导管尖端见血迹，此时应考虑
A. 导尿管插入深度不足
B. 导尿管插入方法不对
C. 导尿管阻塞
D. 骨盆骨折并尿道断裂
E. 骨盆骨折合并膀胱损伤

103. 患者，男，24 岁，会阴部骑跨伤 4 小时。伤后会阴部疼痛，尿道口滴血，会阴部和阴囊出现轻度肿胀、瘀斑。正确的处理方法是
A. 单纯血肿清除
B. 膀胱造瘘
C. 试插导尿管引流尿液、抗感染
D. 尿道会师复位
E. 尿道断端吻合

104. 患者，男，50 岁。骨盆骨折后下腹胀痛，排尿困难。查体：下腹部膨隆，压痛明显，叩诊浊音。此时应考虑为
A. 前尿道损伤
B. 后尿道损伤
C. 肠破裂
D. 膀胱破裂
E. 输尿管损伤

105. 患者，男，1 岁。B 型超声检查发现左侧睾丸位于腹股沟管内，经内分泌治疗 10 周后睾丸仍未下降到阴囊内。下一步治疗的最佳方法是[助理不做]
A. 观察
B. 近期行左睾丸下降固定术
C. 继续内分泌治疗
D. 左睾丸切除术
E. 3 岁后行左睾丸下降固定术

106. 患者，男，10 岁。阴囊内肿块，每日起床或站立后肿块缓慢增大，平卧位缩小。透光试验阳性。最可能的诊断为
A. 交通性鞘膜积液
B. 睾丸鞘膜积液
C. 精索鞘膜积液
D. 隐睾
E. 疝气

★107. 患者，男，15 岁。右侧阴囊增大不适半年。检查肿块约 2.2 cm×1.8 cm，有囊性感，无压痛，平卧位不消失，透光试验阳性。双侧睾丸附睾可清楚触及，大小位置正常。应诊断为
A. 睾丸鞘膜积液
B. 右侧隐睾
C. 腹股沟疝
D. 精索鞘膜积液
E. 睾丸肿瘤

★108. 急性肾衰竭少尿或无尿期最危险的是
A. 酸中毒
B. 血钠、血钙降低
C. 高血钾
D. 代谢性酸中毒
E. 低钙

★109.（2021 考点）患者，男，55 岁。患有急性肾衰竭，血钾 5.6 mmol/L，下列治疗措施有原则性错误的是
A. 山梨醇 5 g，每 2 小时口服 1 次
B. 口服钠型树脂 15 g，1 日 3 次
C. 10%氯化钾 20 mL 静脉滴注
D. 25%葡萄糖溶液加胰岛素（3～5 g：1 U）400 mL，缓慢静脉滴注
E. 5%碳酸氢钠溶液 150 mL，缓慢静脉滴注

110. 急性肾衰竭少尿期的电解质变化表现正确的是
A. 低钙
B. 高钠
C. 高氯
D. 低钾
E. 低镁

★111.（2021 考点）急性肾衰竭选择血液净化疗法时，血钾（mmol/L）至少应达到
A. 5.0
B. 4.0

C. 6.0
D. 6.5
E. 7.0

112. 国外现在引起慢性肾功能不全的病因最常见的是
A. 肾小动脉硬化
B. 糖尿病肾病
C. 慢性肾盂肾炎
D. 高血压肾病
E. 慢性肾小球肾炎

113. 患者，男，70 岁。因肝硬化一次排放腹腔积液 3500 mL 而无尿，诊断应首先考虑为
A. 肾前性肾衰竭
B. 肾后性肾衰竭
C. 肾性肾衰竭
D. 急性心力衰竭
E. 急性肝衰竭

114. 急性肾衰竭少尿期结束的标志是指 24 小时尿量至少增加至
A. 100 mL
B. 200 mL
C. 300 mL
D. 400 mL
E. 500 mL

115. 急性肾衰竭少尿期最常见的酸碱失衡是
A. 呼吸性酸中毒
B. 代谢性酸中毒
C. 呼吸性碱中毒
D. 代谢性碱中毒
E. 呼吸性酸中毒合并代谢性碱中毒

116. 神经源性膀胱引起肾衰竭的原因是
A. 肾后性急性肾衰竭
B. 肾前性肾衰竭
C. 肾性肾衰竭
D. 卵巢性肾衰竭
E. 以上都不是

★117. (2021 考点)慢性肾功能不全出现肾性贫血最合适的治疗药物是
A. 必需氨基酸疗法
B. 口服碳酸钙
C. 血液透析治疗
D. 促红细胞生成素
E. 补充 1，25-$(OH)_2$-D_3

★118. 导致慢性肾衰竭患者病死的最常见原因是
A. 高钾血症
B. 钙磷代谢紊乱
C. 代谢性酸中毒
D. 心血管并发症
E. 严重贫血

119. 慢性肾衰竭进展过程中最早出现的临床表现常为
A. 贫血
B. 消化道症状
C. 代谢性酸中毒
D. 反复感染
E. 不宁腿综合征

120. 慢性肾衰竭尿毒症期是指肌酐清除率的范围是
A. <20 mL/min
B. <10 mL/min
C. 50~60 mL/min
D. 60~70 mL/min
E. 70~80 mL/min

121. 慢性肾脏病(CKD)3 期是指
A. GFR 30~59 mL/(min · 1.73 m^2)
B. GFR<10 mL/(min · 1.73 m^2)
C. GFR≥60 mL/(min · 1.73 m^2)
D. GFR<15 mL/(min · 1.73 m^2)
E. GFR 15~29 mL/(min · 1.73 m^2)

★122. 鉴别急性与慢性肾衰竭首选的检查是
A. 放射性核素肾动态显像
B. KUB
C. IVU
D. CT
E. 肾脏 B 超

123. 下列引起尿毒症的毒素中，不属于小分子毒素的是
A. 胍类　　B. 尿酸
C. 溶菌酶　　D. 尿素
E. 胺类

★124. (2021 原题)尿毒症患者高血压最主要的原因是
A. 肾素增多　　B. 水钠潴留
C. 促红素减少　　D. 血管升压素增多
E. 红细胞增多

125. 患者，男，50 岁，进行性少尿 3 天。既往体健。查体：Bp 160/90 mmHg，P 120 次/min，双下肢水肿。血 BUN 21.9 mmol/L，Scr 800 μmol/L，动脉血气分析：pH 7.31，PaO_2 70 mmHg，$PaCO_2$ 38 mmHg，BE −9.5 mmol/L。急需采取的最主要治疗措施是
A. 利尿治疗　　B. 透析治疗
C. 给予低蛋白饮食　　D. 降血压治疗
E. 纠正酸中毒

第十六章参考答案

1.【参考答案 A】

【押题点】肾小球疾病发病机制。

【解析】目前发病机制尚未完全明确。多数肾小球疾病是免疫介导性炎症疾病，一般认为免疫反应是肾小球疾病的始动机制。

2.【参考答案 A】

【押题点】尿液检查。

【解析】镜下血尿是指尿液离心后尿沉渣在显微镜下检查红细胞>3个/高倍视野。肉眼血尿：1000 mL尿液所含血量超过1 mL，尿外观变为尿色加深、尿色发红或呈洗肉水样。

3.【参考答案 E】

【押题点】急进性肾小球肾炎的诊断。

【解析】本病的病理改变特征为肾小球壁层上皮细胞增生，广泛新月体形成(>50%的肾小球有新月体形成)，又名新月体性肾炎。我国目前采用的新月体性肾炎的诊断标准为肾穿刺标本中50%以上的肾小球囊有大新月体形成。

4.【参考答案 E】

【押题点】肾小球疾病的诊断方法。

【解析】肾活检是肾脏疾病确诊的金标准。异形红细胞提示血尿为肾小球源性血尿，蛋白尿病程>3个月提示慢性病程，病理学活检是明确肾小球疾病的诊断方法。

5.【参考答案 C】

【押题点】肾病综合征治疗(糖皮质激素的应用)。

【解析】肾病综合征是以大量蛋白尿(24小时尿蛋白超过3.5 g)、血清清蛋白<30 g/L、高脂血症及水肿为特点的临床综合征，治疗首选激素治疗。疗程是8周，必要时可延长至12周，该患者仅治疗4周，应原量继续观察。

6.【参考答案 A】

【押题点】肾病综合征的诊断标准。

【解析】肾病综合征的诊断标准：①尿蛋白定量超过3.5 g/d(大量蛋白尿)；②血清清蛋白低于30 g/L；③水肿；④高脂血症。其中第①②项为诊断的必备条件。

7~8.【参考答案 A B】

【押题点】肾病综合征的诊断。肾病综合征的病理类型。

【解析】①患者以大量蛋白尿、低白蛋白血症、水肿为主要异常，考虑存在肾病综合征，穿刺活检可明确病理类型，尿蛋白定量可明确大量蛋白尿水平，肾病综合征患者可有高脂血症，双肾超声可评估肾脏形态、大小、有无静脉血栓等情况。②系膜增生性肾小球肾炎：肾小球系膜细胞和系膜基质弥漫增生，常伴有C3于肾小球系膜区或系膜区及毛细血管壁呈颗粒状沉积。

9.【参考答案 D】

【押题点】系膜增生性肾小球肾炎的治疗。

【解析】多数患者对激素和细胞毒物有良好的反应，50%以上的患者经激素治疗后可完全缓解，是系膜增生性肾小球肾炎的首选药物治疗。

10.【参考答案 B】

【押题点】IgA肾炎的临床表现。

【解析】IgA肾炎以反复发作的单纯血尿为突出表现，多见于年轻人，发病前有感染病史，无症状性肉眼血尿是其特点。

11.【参考答案 D】

【押题点】肾病综合征治疗原则。

【解析】糖皮质激素的使用原则：①开始用量要足：常用药物是泼尼松，1 mg/(kg·d)；②足量用药时间要够长：一般为8周，必要时可延长到12周；③缓慢减药；④长期维持。此患者用药才5周，激素应用时间不够长，故维持原剂量观察。

12.【参考答案 C】

【押题点】肾小球、非肾小球源性血尿病因。

【解析】血尿包括肾源性血尿和非肾源性血尿。肾小球源性血尿常见于各种肾小球肾炎，非肾小球源性血尿常见于泌尿系统感染、结核、结石、创伤及肿瘤。

13~14.【参考答案 A B】

【押题点】急性肾小球肾炎的临床表现。急性肾小球肾炎的病理诊断。

【解析】①急性肾小球肾炎是以急性肾炎综合征为主要临床表现的一组疾病，急性起病，临床上以血尿、蛋白尿、水肿、高血压为主要表现，并可伴有一过性氮质血症，发病前往往有感冒、扁桃体炎或皮肤化脓感染等前驱疾病(多为链球菌感染)。②该病肾脏体积增大，光镜下见弥漫性肾小球毛细血管内皮细胞及系膜细胞增生，可伴有炎症细胞浸润。免疫病理IgG及C3粗颗粒状沿肾小球毛细血管壁或系膜区沉积。电镜肾小球上皮细胞下有驼峰状电子致密物沉积。

15.【参考答案 A】

【押题点】急进性肾小球肾炎的病理诊断。

【解析】血尿、蛋白尿、水肿、高血压且进展迅速提示急进性肾小球肾炎。Ⅱ型免疫复合物型因循环免疫复合物在肾小球沉积或原位免疫复合物形成而致病，IgG 及 C3 颗粒样沉积于系膜区和毛细血管壁。Ⅰ型 IgG 及 C3 沿肾小球毛细血管壁呈线条样沉积。Ⅲ型肾小球内无或仅微量免疫球蛋白沉积。

16.【参考答案 D】

【押题点】急性肾小球肾炎的治疗原则。

【解析】急性肾小球肾炎治疗以休息及对症治疗为主，急性期卧床休息、限盐、利尿、降血压、预防心脑血管并发症。急性肾衰竭者应予透析，待其自然恢复。不宜应用激素及细胞毒类药物。

17~18.【参考答案 A E】

【押题点】尿液检查管型尿的分类。

【解析】①透明管型：正常人偶见、剧烈运动后、肾病时增加。②颗粒管型：提示急慢性肾小球肾炎、肾盂肾炎、移植肾发生排斥反应。③红细胞管型：急性、急进性肾小球肾炎。④白细胞管型：急性肾盂肾炎、急性间质性肾炎。⑤上皮细胞管型：急性肾小管坏死。⑥慢性肾衰管型：又称蜡样管型，常见于慢性肾衰。⑦脂肪管型：微小病变肾病。

19.【参考答案 C】

【押题点】急性肾小球肾炎实验室检查（C3 动态变化）。

【解析】患有脓疱病，ASO 升高提示近期链球菌感染，血尿、蛋白尿、水肿、高血压，这些是急性肾小球肾炎的临床表现，病初血清补体 C3 及总补体下降，于 8 周内逐渐恢复正常，对于本病有诊断意义。

20.【参考答案 C】

【押题点】急性肾小球肾炎主要临床表现。

【解析】急性肾小球肾炎是以急性肾炎综合征为临床表现的一组疾病，临床上以血尿、蛋白尿、水肿和高血压为主要表现，可伴有一过性肾功能不全。

21.【参考答案 E】

【押题点】急性肾小球肾炎病因、发病机制。

【解析】急性肾小球肾炎常因 β 溶血性链球菌“致肾炎菌株”（常见为 A 组 12 型等）感染所致，如扁桃体炎、猩红热等，感染后诱发免疫反应导致肾小球内炎症细胞浸润。

22.【参考答案 A】

【押题点】肾病综合征的并发症。

【解析】感染是肾病综合征患者最常见的并发症，与蛋白丢失营养不良、免疫功能紊乱、糖皮质激素免疫抑制等因素有关。常见感染部位是呼吸道、泌尿道、皮肤。感染也是导致肾病综合征复发和疗效不佳的主要原因。

23.【参考答案 A】

【押题点】泌尿系统感染的发病机制。

【解析】上行感染指病原菌经由尿道上行至膀胱，甚至输尿管、肾盂而引起的感染为上行感染，约占尿路感染的 95%。

24.【参考答案 D】

【押题点】肾小球肾炎的治疗原则。

【解析】肾小球肾炎为自限性疾病，主要对症、一般治疗。强调卧床休息为主。患者少尿，可限盐摄入、利尿剂减轻水肿。

25.【参考答案 B】

【押题点】泌尿系统感染的常见致病菌。

【解析】尿路感染最常见致病菌是革兰阴性杆菌，其中大肠埃希菌最为常见。此外，还常见于无症状性菌尿、非复杂性尿路感染或首次发生的尿路感染。

26.【参考答案 E】

【押题点】急性型肾小球肾炎的治疗。

【解析】甲泼尼龙冲击疗法对急进性肾炎Ⅱ型、Ⅲ型效果较好。配合激素、细胞毒药物。

27.【参考答案 C】

【押题点】急进性肾小球肾炎的治疗原则。

【解析】血浆置换主要适用于Ⅰ、Ⅲ型和肺出血-肾炎综合征。抗中性粒细胞胞浆抗体（ANCA）阳性通过血浆置换能减少抗体，从而达到病因治疗的目的。

28.【参考答案 D】

【押题点】尿路感染的诊断。

【解析】耻骨上膀胱穿刺尿细菌定性培养有细菌生长（真性细菌尿），支持尿路感染诊断。

29.【参考答案 C】

【押题点】急性肾盂肾炎的临床表现。

【解析】患者尿频、尿急，提示尿路刺激症状，尿红细胞>3 个/HP、白细胞>5 个/HP 考虑存在尿路感染，寒战发热、腰痛、肋脊角叩击痛，为急性肾盂肾炎的特点。

30.【参考答案 D】

【押题点】尿路感染的诊断依据。

【解析】尿细菌培养对诊断尿路感染有重要价值，清洁中段尿、导尿、膀胱穿刺尿细菌培养，细菌培养菌落数 $\geqslant 10^5$/mL，结合感染症状及体征，可诊断尿路感染。

31.【参考答案 D】

【押题点】急性肾盂肾炎的治疗。

【解析】急性肾盂肾炎病情较轻者，在门诊口服药物治疗，疗程为 10~14 天，90%可治愈。

32.【参考答案 D】

【押题点】尿培养结果的影响因素。

【解析】假阴性：①近 1 周内使用过抗生素；②尿液在膀胱停留时间不足；③饮水过多，尿液稀释；④留取标本时有消毒液混入；⑤感染灶排菌呈间歇性。假阳性：①尿液收集不规范，标本被污染；②尿标本在室温下存放超过 1 小时才进行接种；③检验技术错误。

33.【参考答案 A】

【押题点】急性肾盂肾炎的治疗原则。

【解析】肾盂肾炎多为大肠埃希菌感染，留取尿细菌检查标本后应立即开始治疗。抗生素应用选择对革兰阴性杆菌有效的药物。治疗期间注意休息、多饮水、勤排尿。

34.【参考答案 E】

【押题点】泌尿系感染的治疗。

【解析】喹诺酮类抗生素不能用于孕妇及 18 岁以下患者，会影响骨骼发育。患者出现发热、腰痛、尿路刺激征，考虑为肾盂肾炎，可选用半合成青霉素类、头孢菌素类药物。

35.【参考答案 D】

【押题点】慢性肾盂肾炎的诊断依据。

【解析】静脉肾盂造影是诊断慢性肾盂肾炎最好的检查方法，能清楚显示肾盂、肾盏变形、缩窄。尿路感染急性期不宜做静脉肾盂造影。

36.【参考答案 B】

【押题点】慢性肾盂肾炎的病理解剖。

【解析】慢性肾盂肾炎双侧肾脏病变常不一致，体积缩小，表面不光滑，肾盂、肾盏粘连，变形，肾乳头瘢痕形成，肾小管萎缩及肾间质淋巴-单核细胞浸润等慢性炎症表现。

37.【参考答案 B】

【押题点】急性膀胱炎的治疗。

【解析】尿频、尿急、尿痛+白细胞尿，考虑为尿路感染，无发热、无肾区叩击痛、无腰痛，应诊断为急性膀胱炎。女性非复杂性膀胱炎，SMZ-TMP 可应用 3 天，阿莫西林、头孢菌素等其他药物疗程一般为 3~7 天。

38.【参考答案 A】

【押题点】无症状菌尿的治疗原则。

【解析】有下列情况时应给予治疗：①妊娠期无症状性菌尿；②学龄前儿童；③出现有症状感染者；④肾移植、尿路梗阻及其他尿路有复杂情况者。

39.【参考答案 C】

【押题点】附睾结核的病因。

【解析】附睾结核是临床上最常见的男性生殖系统结核病，多继发于肾结核(90%)。

40.【参考答案 A】

【押题点】急性前列腺炎的临床表现。

【解析】患者中老年男性，同时出现排尿刺激症状(尿频、尿急、尿痛)和梗阻症状(排尿困难)，会阴部疼痛，全身症状寒战高热，均为急性前列腺炎的临床表现。尿道炎可由尿道排出脓性分泌物。

41.【参考答案 E】

【押题点】慢性附睾炎的鉴别诊断。

【解析】附睾质地稍硬，常于附睾尾部，输精管增粗并有串珠样结节，前列腺小而又结节，是结核性附睾炎的特点，需要了解有无结核病史。

42.【参考答案 B】

【押题点】肾结核的临床表现。

【解析】尿频、尿急、尿痛是肾结核典型症状。初期，结核杆菌脓尿刺激膀胱黏膜所致尿频，之后结核病变侵及膀胱壁可加重，伴尿急、尿痛。晚期膀胱挛缩尿频更加严重，甚至尿失禁。

43.【参考答案 C】

【押题点】肾结核的诊断。

【解析】青年女性，慢性膀胱刺激症状逐渐加重，KUB+IVU 见右肾有钙化影，肾影增大，无功能，应怀疑肾结核。尿结核分枝杆菌培养是肾结核的诊断金指标。

44.【参考答案 B】

【押题点】肾结核的治疗原则。

【解析】肾自截是指整个肾脏多个干酪空洞发生广泛钙化。肾结核和肾积水治疗的先后问题：肾结核和肾积水治疗的先后决定于肾积水和肾功能损害的程度及需要解除梗阻的迫切性。一侧肾自截，对侧肾积水不可肾切除，可行肾积水造瘘术。

45.【参考答案 D】

【押题点】肾结核的诊断。

【解析】静脉尿路造影(IVU)可以了解分侧肾功能、病变程度与范围，对肾结核治疗方案的选择必不可少。依据典型临床表现，尿内查到结核杆菌，静脉尿路造影一侧正常、另一侧无功能未显影，造影虽不能显示典型的结核性破坏病变，但也可以确诊肾结核。

46~48.【参考答案 D E A】

【押题点】肾结核的治疗原则。

【解析】①肾切除术：一侧肾广泛破坏，另一侧肾正常，应切除患肾。②一侧肾广泛破坏，另一侧肾肾衰竭或进入尿毒症期，不能手术，行肾造口。③肾结核伴脊柱结核，活动受限，需要抗结核治疗。

49.【参考答案 D】

【押题点】挛缩膀胱的手术治疗。

【解析】肾结核并发挛缩膀胱，在切除患肾及抗结核治疗 3~6 个月，待膀胱结核完全愈合后，对侧肾正常、无结核性尿道狭窄的患者，可行肠膀胱扩大术。

50.【参考答案 A】

【押题点】尿路结石的表现。

【解析】肾结石和输尿管结石为上尿路结石，主要症状是疼痛和血尿。活动后可诱发上腹部或腰部钝痛，有时可出现镜下血尿，可以是尿路结石的唯一症状。

51.【参考答案 D】

【押题点】尿结石的成分及性质。

【解析】不被平片所显影的有尿酸结石和胱氨酸结石。

52.【参考答案 B】

【押题点】泌尿系结石的临床表现。

【解析】输尿管结石表现为肾绞痛或输尿管绞痛，位于腰部或上腹部。排尿中断是膀胱结石的典型表现。肾盂内大结石及肾盏结石可无明显症状或活动后上腹部、腰部钝痛。肾结石肋脊角叩痛明显。尿道结石表现为排尿困难，尿痛，严重者会阴部剧痛。

53.【参考答案 D】

【押题点】肾结石的治疗原则。

【解析】体外冲击波碎石(ESWL)适用于肾、输尿管上段≤2.0 cm 的结石，正常肾功能。

54.【参考答案 E】

【押题点】体外冲击波碎石(ESWL)的禁忌证。

【解析】禁忌证：结石远端尿路梗阻、妊娠、出血性疾病、严重心脑血管疾病、主动脉或肾动脉瘤、尚未控制的泌尿系统感染。此外，过于肥胖、肾位置过高、骨关节严重畸形、结石定位不清时，由于技术原因也不适宜采用。

55.【参考答案 B】

【押题点】尿路结石的治疗。

【解析】一般如结石 0.6 cm，无明显尿路梗阻感染症状，可先行保守疗法。肾绞痛是泌尿外科常见急症，以解痉止痛为主，常用非甾体类镇痛药等。

56.【参考答案 C】

【押题点】膀胱结石的临床表现。

【解析】患者治疗后出现尿流中断及排尿终末痛，考虑输尿管结石脱落到膀胱所致。

57.【参考答案 C】

【押题点】尿路结石的病理生理。

【解析】肾结石常发生在肾盏，结石慢慢增大可充满肾盂及部分或全部肾盏，形成鹿角形结石，可并发感染或无任何症状，少数继发恶性变。尿路上皮恶变为最严重的后果。

58~60.【参考答案 A E D】

【押题点】尿路结石的成分及特性。

【解析】①草酸钙结石，质硬，不易碎，粗糙，不规则，呈桑葚样，棕褐色，平片易显影。②胱氨酸结石：质坚，光滑，呈蜡样，淡黄至黄棕色，平片亦不显影。③尿酸结石：质硬，光滑，多呈颗粒状，黄色或红棕色，纯尿酸结石不被平片所显影。

61.【参考答案 A】

【押题点】静脉肾盂造影(IVU)的应用。

【解析】泌尿系结石了解分侧肾功能首选 IVU，即排泄性尿路造影，是用以显示包括肾盂肾盏系统、输尿管、膀胱的重要方法，它不仅显示上述部位的形态、结石在尿路的分布关系，而且还可提供分侧肾脏的分泌功能等方面的信息。

62.【参考答案 A】

【押题点】泌尿系肿瘤流行病学情况。

【解析】我国泌尿系统、男性生殖系统肿瘤中最常见的是膀胱癌，其次是肾癌、前列腺癌。

63.【参考答案 C】

【押题点】肾细胞癌的临床表现。

【解析】间歇无痛肉眼血尿为肾细胞癌的常见症状，表面肿瘤已侵入肾盏、肾盂。结石则表现为疼痛伴血尿，泌尿系统结核表现为血尿伴慢性膀胱刺激症状。

64~65.【参考答案 A E】

【押题点】血尿的特点。

【解析】肿瘤血尿是无痛肉眼血尿，结石是疼痛伴血尿。

66.【参考答案 B】

【押题点】膀胱结石的诱因。

【解析】老年男性发生膀胱结石多为继发性膀胱结石，常见于前列腺增生、膀胱憩室、神经源性膀胱，其中以前列腺增生最多见。

67.【参考答案 E】

【押题点】肾癌的表现。

【解析】肾癌早期可无症状，常见症状为血尿，肿瘤穿入肾盏肾盂会出现间歇性无痛性肉眼血尿，肾癌临床症状多种多样，容易误诊，典型三大症状：肉眼血尿、腰痛和腹部肿块，称为肾癌的三联征。

68.【参考答案 D】

【押题点】肾细胞癌的组织类型。

【解析】肾细胞癌病理类型包括透明细胞癌、乳头状细胞癌、嫌色细胞癌等，最常见的为肾透明细胞癌，为 70%~80%。

69~70.【参考答案 D E】

【押题点】尿路上皮肿瘤(肾盂、输尿管癌)。肾盂癌手术的手术治疗。

【解析】①患者老年男性，无痛性肉眼血尿考虑为泌尿系统肿瘤。IVP 提示左肾盂内充盈缺损、膀胱镜见左侧输尿管口喷血，为肾盂癌的临床表现。②肾盂癌根治性肾、输尿管切除术标准的手术方法是切除病肾及全长输尿管，包括输尿管开口部位的膀胱壁。适用于多发、体积较大、高级别或影像学怀疑浸润性生长的肿瘤。

71.【参考答案 C】

【押题点】肾母细胞瘤的临床表现。

【解析】无症状的腹部肿块是肾母细胞瘤最常见也是最重要的临床表现，见于 90%以上的患儿。

72.【参考答案 B】

【押题点】肾母细胞瘤的治疗。

【解析】肾母细胞瘤采用手术联合化疗和放疗的综合治疗。推荐术前辅助化疗，首选放线菌素 D、长春新碱。术后放疗不晚于 10 天，减少局部复发机会。

73.【参考答案 C】

【押题点】膀胱肿瘤的病理类型。

【解析】膀胱肿瘤是泌尿系统最常见的肿瘤，其中 90%以上为尿路上皮癌(移行细胞癌)，鳞癌占 2%，腺癌占 3%。

74.【参考答案 C】

【押题点】膀胱癌 TNM 分期。

【解析】TNM 分期标准。Tx 原发肿瘤无法评估，T0 无原发肿瘤证据，Ta 非浸润性乳头状癌，Tis 原位癌，T1 肿瘤侵及上皮下结缔组织，T2 肿瘤侵及肌层(2a 浅肌层、2b 深肌层)，T3 肿瘤侵及膀胱周围组织，T4 肿瘤侵犯前列腺、精囊、子宫、阴道等。

75~76.【参考答案 A D】

【押题点】膀胱癌的诊断。膀胱肌层非浸润性癌的治疗。

【解析】①膀胱镜可镜下直接观察肿瘤的部位、大小、数目、形态，初步估计浸润程度等，并可对肿瘤和可疑病变进行活检。②体积较小或浅表的非浸润性肿瘤多采用经尿道膀胱肿瘤电切或激光切除术；体积较大、浸润较深但较局限的肿瘤可行膀胱部分切除术；肿瘤较大、多发、反复发作及分化不良、浸润较深的肿瘤应行膀胱全切术。即有蒂的膀胱肿瘤为电切，无蒂的膀胱肿瘤为全切。

77~78.【参考答案 C D】

【押题点】前列腺癌的实验室检查。

【解析】①前列腺特异性抗原 PSA 是前列腺癌重要的血清标志物，当发生前列腺癌时 PSA 常有升高，并往往与体内肿瘤负荷成正比。②确诊依靠穿刺活检。

79.【参考答案 E】

【押题点】睾丸肿瘤(精原细胞瘤的治疗)。

【解析】睾丸肿瘤以根治性睾丸切除术为主、依据组织病理类型及分期选择后续治疗。精原细胞瘤对放疗较敏感，术后可配合放射治疗，亦可配合铂类为基础的化疗。而肾癌、肝癌、子宫内膜癌、胃癌以手术治疗为主。

80.【参考答案 E】

【押题点】前列腺癌的 TNM 分期。

【解析】T1 期：前列腺增生手术标本中偶然发现的小病灶。T2 期：肿瘤局限在前列腺包膜内。T3 期：肿瘤穿破包膜或侵犯精囊。T4 期：肿瘤侵犯膀胱颈、尿道外括约肌、直肠、肛提肌和盆壁。

81.【参考答案 E】

【押题点】前列腺癌的治疗。

【解析】T3、T4 期前列腺癌以内分泌治疗为主。雄激素去除治疗通过去除体内雄激素对前列腺癌的营养作用而达到治疗的目的。包括药物去势、外科去势。抗雄激素药物可阻断体内雄激素与受体结合，也是治疗方法之一。

82.【参考答案 B】

【押题点】前列腺癌的诊断。

【解析】患者直肠指诊有硬结，PSA 大于 20 ng/mL (PSA 小于 4.0 ng/mL 为正常，>10 高危)，故考虑患者可能为前列腺癌，而前列腺癌的确诊依靠经直肠 B 超引导下前列腺系统性穿刺活检。

83.【参考答案 A】

【押题点】前列腺癌的诊断。

【解析】前列腺癌临床分期多采用 TNM 分期系统，常采用的检查方法是前列腺 MRI。前列腺 MRI 可以清楚地显示前列腺癌的浸润深度和侵及范围，对前列腺癌的临床分期具有重要意义。前列腺穿刺活检、直肠指检及血清 PSA 检查是诊断前列腺癌的主要方法，对前列腺癌临床分期的价值不大。虽然前列腺 B 超可以显示前列腺癌的大小及其侵及范围，但显示效果不及 MRI。

84.【参考答案 B】

【押题点】肾脏的内分泌功能。

【解析】肾素是由肾脏颗粒细胞自身分泌的激素，在肾脏产生。肾上腺是位于肾脏上方的内分泌器官，不属于肾脏，肾上腺分为皮质和髓质两部分，肾上腺皮质分泌肾上腺皮质激素，包括盐皮质激素、糖皮质激素和性激素。皮质醇属于糖皮质激素。醛固酮属于盐皮质激素。肾上腺髓质分泌肾上腺髓质激素，主要包括肾上腺素和去甲肾上腺素。

85.【参考答案 E】

【押题点】肾癌的诊断。

【解析】CT 是目前诊断肾癌最可靠的影像学方法。肾穿刺活检适用于各种类型的肾小球肾炎、肾小球肾病、肾病综合征及原因不明的持续性无症状蛋白尿和血尿等肾脏疾病的诊断，不是诊断肾癌最常见的检查方法。IVU (排泄性尿路造影或静脉尿路造影)注入造影剂来显示尿路形态，了解分侧肾功能，对肾癌诊断无意义。KUB(肾输尿管膀胱摄影)常用于尿路结石的检查，不用于肾癌。逆行肾盂造影用于了解输尿管和肾集合系统功能。

86.【参考答案 C】

【押题点】前列腺穿刺指征。

【解析】前列腺硬结是前列腺癌可能性最大的查体特征。前列腺增大不具有特异性，且绝大多数的前列腺增大均为良性增生。前列腺触痛多为炎症反应的主要表现。前列腺囊性变多见于前列腺囊性增生的病理改变。前列腺萎缩多见于雌激素治疗后。

87.【参考答案 D】

【押题点】肾积水的诊断。

【解析】X 线检查对肾积水的诊断有重要价值，最佳选择为静脉尿路造影，可见肾盏、肾盂扩张，肾盏杯口消失或呈囊状显影。当肾功能减退、患肾显影不清晰时，可考虑采用逆行肾盂造影。

88.【参考答案 E】

【押题点】尿潴留的病因。

【解析】引起尿路梗阻的病因很多，包括机械性和动力性的原因。前者是指尿路管腔被机械性病变梗阻，如结石、肿瘤、狭窄等；后者是指中枢或周围神经疾病致部分尿路功能障碍，影响尿液排出，如神经源性膀胱功能障碍。

89~90.【参考答案 A C】

【押题点】前列腺增生的表现。前列腺的首选诊断。

【解析】①进行性排尿困难为前列腺增生最重要的症状，如排尿迟缓、断续、尿线变细而无力，射程变短，排尿时间延长，尿后滴沥等；故考虑患者为前列腺增生。②患者为前列腺增生，影像检查选择 B 超，可显示前列腺大小、内部结构，测定膀胱的残余尿量。

91.【参考答案 C】

【押题点】良性前列腺增生的治疗。

【解析】患者老年男性，排尿困难症状明显，曾发作急性尿潴留，心肺功能未见异常，对症状明显、存在明显梗阻、有并发症者应选择手术治疗。经尿道前列腺切除术是最常用术式。

92.【参考答案 C】

【押题点】良性前列腺增生的治疗。

【解析】良性前列腺增生药物治疗常选用 α 受体阻滞药、5α 还原酶抑制药和植物类药。5α 还原酶抑制药通过在前列腺内阻止睾酮转变为有活性的双氢睾酮，进而使前列腺体积部分缩小，改善排尿症状。

93.【参考答案 D】

【押题点】良性前列腺增生的特点。

【解析】良性前列腺增生简称前列腺增生，在引起老年男性排尿障碍的原因中最为常见。

94.【参考答案 A】

【押题点】充盈性尿失禁的定义。

【解析】残余尿逐渐增多，过多残余尿可使膀胱逼尿肌功能受损，收缩力减弱。膀胱过度充盈使少量尿液自尿道口溢出，称为充盈性尿失禁。

95.【参考答案 E】

【押题点】肾积水的诊断。

【解析】成人肾积水容量超过 1000 mL 或小儿超过 24 小时尿液总量时，称为巨大肾积水。

96.【参考答案 E】

【押题点】前列腺增生的症状。

【解析】尿频是前列腺增生患者最常见的早期症状，夜间更为明显。进行性排尿困难是前列腺增生最重要的症状。尿潴留进一步加重，残余尿逐渐增多，过多残余尿可使膀胱逼尿肌功能受损，收缩力减弱。膀胱过度充盈使少量尿液自尿道口溢出，称为充盈性尿失禁。

97.【参考答案 A】

【押题点】良性前列腺增生的治疗。

【解析】患者老年男性，进行性排尿困难、前列腺增大，尿流率<10 mL/s 提示梗阻严重，考虑良性前列腺增生所致。症状严重、存在明显梗阻、药物保守治疗不理想、心肺功能耐受，可选择手术治疗，常用经尿道前列腺切除术。

98.【参考答案 A】

【押题点】肾损伤的临床表现。

【解析】肾挫伤：明确的外伤史后腰部叩击痛，可见血尿，其他尚正常，属于肾损伤中最常见、且临床症状最轻的一类，损伤局限肾实质，形成肾瘀斑或包膜下血肿，当损伤集合系统时可见少量血尿，常可自愈，大多数损伤均属于此类损伤。

99.【参考答案 E】

【押题点】急性尿潴留的治疗。

【解析】导尿是解除急性尿潴留最简便、最常用的方法。

100.【参考答案 C】

【押题点】肾损伤的治疗。

【解析】根据受伤史及典型临床表现，可初步诊断为肾损伤，应绝对卧床休息 2~4 周，此患者住院 5 日后下床活动，右腰部疼痛加剧并出现腰部包块。考虑可能再度出血或血肿破裂。患者出现休克的症状，此时最重要的治疗为抗休克的同时积极准备手术。

101.【参考答案 B】

【押题点】尿道损伤的分类及特点。

【解析】尿道骑跨伤引起会阴、阴囊部肿胀、瘀斑、蝶形血肿，伤后尿道出血，为前尿道损伤常见症状，骑跨伤时将尿道挤向耻骨联合下方，常引起尿道球部外伤。

102.【参考答案 D】

【押题点】尿道损伤的特点。

【解析】膜部尿道穿过尿生殖膈，当骨盆骨折时，附着于耻骨下支的尿生殖膈突然移位，造成剪刀样暴力，使薄弱的膜部尿道撕裂，甚至使前列腺尖端撕断。耻骨前列腺韧带撕裂致前列腺向后上方移位。体格检查：骨盆挤压及分离实验阳性；直肠指诊可触及直肠前有柔软的血肿及压痛，有时还可扪及浮动的前列腺尖端。若指套染有血迹，提示合并直肠损伤。

103.【参考答案 C】

【押题点】尿道损伤的治疗。

【解析】患者会阴部骑跨伤、疼痛、肿胀、尿道滴血，考虑为前尿道损伤，常见于尿道球部。先试插入导尿管引流尿液，了解有无尿道断裂存在并支撑尿道。可同时应用抗生素预防感染。

104.【参考答案 B】

【押题点】后尿道损伤的临床表现。

【解析】骨盆骨折是造成后尿道损伤最主要的原因。表现为下腹部疼痛、排尿困难、尿外渗及血肿，此外还合并骨盆骨折大出血，引起休克症状。

105.【参考答案 B】

【押题点】隐睾的治疗原则。

【解析】1 岁以内可自行下降。1 岁后短期应用绒毛膜促性腺激素治疗，若疗效不理想，2 岁前应采用睾丸固定术治疗。

106.【参考答案 A】

【押题点】睾丸鞘膜积液的分类及表现。

【解析】交通性鞘膜积液：站立时阴囊肿大，平卧后因积液流入腹腔，肿块缩小或消失，睾丸可扪及，此外透光试验阳性。

107.【参考答案 D】

【押题点】精索鞘膜积液的临床表现。

【解析】睾丸鞘膜积液平卧不消失，但睾丸一般摸不清；精索鞘膜积液者双侧睾丸、附睾可清楚触及。

108.【参考答案 C】

【押题点】急性肾衰的并发症。

【解析】高血钾为急性肾衰竭少尿期的主要病死原因之一。

109.【参考答案 C】

【押题点】高钾血症的治疗原则。

【解析】高钾血症治疗时，首先暂停一切补钾措施(食物、药物)。静脉注射葡萄糖酸钙拮抗钾离子心肌毒性、促进钾离子向细胞内移、排钾利尿、应用阳离子交换树脂，必要时透析。

110.【参考答案 A】

【押题点】急性肾衰竭的特点。

【解析】肾衰竭少尿期电解质紊乱表现：高钾血症、高镁血症、水中毒、低钠血症、低钙血症和高磷血症。

111.【参考答案 D】

【押题点】紧急透析指征。

【解析】内科保守治疗无效的严重代谢性酸中毒（动脉血 pH<7.2）、高钾血症（>6.5 mmol/L 或出现严重心律失常）、积极利尿治疗无效的严重肺水肿、严重尿毒症症状。

112.【参考答案 B】

【押题点】肾功能不全的病因。

【解析】在我国引起慢性肾衰竭最主要的原因是慢性肾小球肾炎，其次是糖尿病肾病和高血压肾病，在国外引起慢性肾衰竭主要是糖尿病肾病。

113.【参考答案 A】

【押题点】肾衰竭的分类。

【解析】引起急性肾衰竭的原因分为以下几类：①肾前性，由于肾血流灌注减少所致，如休克、血容量不足、大量放腹腔积液等；②肾后性，主要由泌尿系梗阻引起；③肾性，最常见肾缺血或肾毒性导致的急性肾小管坏死等原因。

114.【参考答案 D】

【押题点】急性肾功能衰竭的临床表现。

【解析】急性肾衰竭少尿期一般为7～14天，24小时尿量增加至400 mL以上，进入多尿期。

115.【参考答案 B】

【押题点】急性肾衰竭最常见的酸碱失衡。

【解析】急性肾衰竭血生化及电解质异常主要表现为血肌酐、尿素氮升高，肾小球滤过率下降，酸中毒，高钾血症为其主要病死原因之一，血磷、血镁、血钾均升高，仅血钙降低。

116.【参考答案 A】

【押题点】肾衰竭的病因。

【解析】肾后性 ARF：其特征是急性尿路梗阻。常见原因包括前列腺肥大、神经源性膀胱、腹膜后纤维化、盆腔肿瘤压迫等。

117.【参考答案 D】

【押题点】慢性肾功能不全的治疗原则。

【解析】慢性肾衰竭有不同程度的贫血，主要为肾性贫血，由于肾组织分泌促红细胞生成素减少所致，同时与缺铁、营养不良、消化道失血等有关。可予铁剂、促红细胞生成素治疗。

118.【参考答案 D】

【押题点】慢性肾衰竭的并发症。

【解析】心血管病变是慢性肾脏病患者的常见并发症和主要病死原因。

119.【参考答案 B】

【押题点】慢性肾衰竭的临床表现。

【解析】慢性肾衰竭消化系统为其最早出现的症状，如食欲不振、恶心、呕吐、口腔有尿味等。消化道出血也较常见，多是由于胃黏膜糜烂或消化性溃疡所致。

120.【参考答案 B】

【押题点】慢性肾脏病临床分期。

【解析】

分期	肌酐清除率	血肌酐
肾功能不全代偿期	80～50 mL/min	<133 μmol/L
肾功能不全失代偿期	50～20 mL/min	133～442 μmol/L
肾衰竭期	20～10 mL/min	442～707 μmol/L
尿毒症期	<10 mL/min	>707 μmol/L

121.【参考答案 A】

【押题点】慢性肾疾病的分期。

【解析】CKD 的临床分期

1期：GFR 正常或升高[≥90 mL/(min·1.73 m^2)]

2期：GFR 轻度下降[60～90 mL/(min·1.73 m^2)]

3期：GFR 中度下降[30～59 mL/(min·1.73 m^2)]

4期：GFR 重度下降[15～29 mL(min·1.73 m^2)]

5期：终末期肾脏病[<15 mL/(min·1.73 m^2)]

122.【参考答案 E】

【押题点】急性、慢性肾衰竭的鉴别。

【解析】慢性肾衰竭、急性肾损伤往往根据患者病史作出鉴别。病史欠详细时，可借助影像学检查，肾脏形态改变等，B超经济、便捷、无创，是首选的检查方式。

123.【参考答案 C】

【押题点】尿毒症症状的发生机制。

【解析】溶菌酶为大分子毒素。小分子尿毒症毒素（分子量<500D）包括以下内容：电解质和调节酸碱平衡的物质，如氢离子、钾等；微量元素，如铝、矾等；氨基酸及其类似物；氮代谢产物，如尿素、肌酐、尿酸、黄嘌呤等；胺类，如甲胺等；酚类；吲哚类。中分子（分子量500～5000D）、大分子（分子量>5000D）尿毒症毒素包括以下内容：多胺类，如甲状旁腺激素、胰高血糖素等；蛋白质类，如免疫球蛋白轻链、白介素-6、溶菌酶等；被修饰的蛋白类；脂质类。

124.【参考答案 B】

【押题点】尿毒症的并发症。

【解析】大部分慢性肾衰竭患者有不同程度的高血压，多因水钠潴留引起，其他因素包括肾素-血管紧张素增高、舒张血管因子产生不足。

125.【参考答案 B】

【押题点】急性肾衰竭的治疗原则。

【解析】患者进行性少尿、血压增高，考虑急性肾损伤。血清肌酐 800 μmol/L（>442），血尿素氮 21.9 mmol/L（>21.4），适合肾透析治疗。

第十七章　女性生殖系统

分值：执业 53 分/助理 28 分　难度：困难　建议完成时间：3 个小时　题目后缀为[助理不做]的，助理医师不用做

1. 关于子宫下段说法正确的是
   A. 由非孕时的子宫颈伸展形成
   B. 孕中期的子宫颈扩展为宫腔的一部分
   C. 临产后子宫峡部伸展可达 7~10 cm
   D. 为临产后的子宫颈
   E. 孕 16 周扩展成宫腔的一部分

2. 关于女性外生殖器的解剖，正确的是
   A. 大阴唇外侧面不含皮脂腺和汗腺
   B. 阴道前庭不包含尿道外口
   C. 阴蒂由结缔组织构成
   D. 大阴唇为两股内侧的一对纵行皮肤皱襞
   E. 大阴唇外侧面为黏膜

3. 阴部内动脉来自
   A. 腹主动脉
   B. 髂总动脉
   C. 肾动脉
   D. 髂外动脉
   E. 髂内动脉

★4. (2021 考点)输卵管由内向外可分为
   A. 间质部、峡部、壶腹部、伞部
   B. 间质部、壶腹部、峡部、伞部
   C. 壶腹部、间质部、伞部、峡部
   D. 伞部、间质部、壶腹部、峡部
   E. 伞部、间质部、峡部、壶腹部

5. 属于骨盆底中层范畴的肌肉是
   A. 球状海绵体肌
   B. 坐骨海绵体肌
   C. 会阴浅横肌
   D. 肛门外括约肌
   E. 会阴深横肌

6. 青春期发动的标志是
   A. 乳房发育
   B. 出现体格发育第二高峰
   C. 第一次月经来潮
   D. 第一性征发育
   E. 出现周期性排卵

★7. (2021 考点)关于卵巢分泌的激素中活性最强的是
   A. 类固醇激素
   B. 雌三醇
   C. 雌二醇
   D. 孕激素
   E. 雄激素

8. 黄体功能达高峰的时间是
   A. 排卵后 7~8 日
   B. 排卵后 9~10 日
   C. 月经周期第 24 日
   D. 月经周期第 7~8 日
   E. 月经周期第 18 日

★9. (2021 考点)下列关于雌激素生理作用的叙述，正确的是
   A. 使阴道上皮细胞脱落减慢
   B. 使宫颈黏液分泌减少
   C. 使子宫内膜增厚
   D. 使子宫肌层变薄
   E. 促进水钠排泄

★10. (2021 考点)关于孕激素的生理作用，正确的是
   A. 促进乳腺外的第二性征发育
   B. 使子宫内膜发生分泌期变化
   C. 使宫颈口扩张、松弛
   D. 促进水钠潴留
   E. 降低血浆低密度脂蛋白含量

11. (2021 考点)子宫内膜周期性变化中出现糖原小泡的是
   A. 增殖早期
   B. 增殖中期
   C. 分泌早期
   D. 分泌中期
   E. 分泌晚期

12. (2021 考点)卵子受精常发生的部位是
   A. 壶腹部
   B. 伞部
   C. 间质部
   D. 峡部
   E. 子宫内膜

13. 多普勒胎心听诊仪能探测到胎心音的最早孕周是
A. 12 周
B. 16 周
C. 20 周
D. 24 周
E. 28 周

★14. 下列不属于胎盘功能的是
A. 气体交换
B. 营养物质供应
C. 排出胎儿代谢产物
D. 防御功能
E. 造血功能

★15. 下列不属于胎盘合成的激素是
A. 缩宫素酶
B. 雌激素
C. 孕激素
D. 酸性磷酸酶
E. 生乳素

★16. 胎盘的结构中最靠近母体的部分是
A. 羊膜
B. 底蜕膜
C. 叶状绒毛膜
D. 羊膜与底蜕膜之间
E. 底蜕膜与叶状绒毛膜之间

17. 足月妊娠 38 周时的羊水量约为
A. 300 mL
B. 400 mL
C. 600 mL
D. 800 mL
E. 1000 mL

★18. 妊娠早期羊水的主要来源是
A. 胎儿尿液
B. 胎儿皮肤
C. 母体血清
D. 胎盘
E. 胎肺

19. (2021 考点) 孕妇心力衰竭的高发期是
A. 妊娠 28~32 周
B. 妊娠 28~34 周
C. 妊娠 32~34 周
D. 妊娠 32~36 周
E. 妊娠 28~36 周

20. (2021 考点) 妊娠后期因膈肌抬高，心脏移位的方向是
A. 左、上、前
B. 左、上、后
C. 右、上、前
D. 左、下、后
E. 右、下、后

★21. (2021 考点) 妊娠最早出现的症状是
A. 停经
B. 恶心、呕吐
C. 尿频
D. 嗜睡
E. 乳房增大

★22. (2021 考点) 妊娠早期黑加征出现的时间是
A. 1~3 周
B. 3~5 周
C. 5~7 周
D. 7~10 周
E. 6~8 周

★23. (2021 考点) 确诊早期妊娠活胎的主要方法是
A. 停经史
B. 尿妊娠试验
C. 早孕反应
D. 黑加征
E. B 型超声检查

★24. (2021 考点) 妊娠 18 周后正常胎心音为
A. 60~100 次/min
B. 80~120 次/min
C. 110~160 次/min
D. 100~120 次/min
E. 120~180 次/min

★25. (2021 考点) 在孕妇腹壁上听诊，与胎心率一致的是
A. 子宫杂音
B. 腹主动脉音
C. 脐带杂音
D. 胎心音
E. 肠蠕动音

26. 初孕妇，22 岁，末次月经 2000 年 3 月 10 日。于 2000 年 10 月 13 日就诊，检查宫底在脐上一横指，枕右前位，胎心率正常。现在应是
A. 妊娠满 30 周，宫底高度符合正常情况
B. 妊娠满 30 周，宫底高度低于正常
C. 妊娠满 31 周，宫底高度符合正常情况
D. 妊娠满 31 周，宫底高度低于正常
E. 妊娠满 31 周，宫底高度高于正常

27. 孕妇，28 岁，G2P1，末次月经记不清。产科检查：宫高 29 cm(脐与剑突之间)，胎头入盆，胎心位于脐右下方。其孕周是
A. 妊娠 20 周
B. 妊娠 24 周
C. 妊娠 29 周
D. 妊娠 32 周
E. 妊娠 40 周

28. (2021 考点) 胎产式是指
A. 胎体纵轴与母体纵轴的关系
B. 胎儿先露部的指示点与母体骨盆的关系
C. 最新入骨盆入口的胎儿部分

D. 两纵轴平行
E. 两纵轴垂直

29. (2021 考点) 临床上最常见的胎位是
A. ROT
B. LMP
C. LMA
D. ROA
E. LOA

30. 下列关于围生期(围产期)的定义正确的是
A. 胎龄 27 周～出生时
B. 胎龄 27 周～生后 1 周
C. 胎龄 28 周～生后 1 周
D. 胎龄 30 周～生后 2 周
E. 胎龄 36 周～生后 4 周

31. 患者，女，25 岁，月经周期规则，末次月经是 2010 年 6 月 3 日，推算预产期应是
A. 2011 年 3 月 12 日
B. 2011 年 3 月 15 日
C. 2011 年 3 月 20 日
D. 2011 年 3 月 3 日
E. 2011 年 3 月 10 日

32. 属于骨盆狭窄的径线是
A. 髂棘间径 24 cm
B. 髂嵴间径 26 cm
C. 骶耻外径 15 cm
D. 坐骨棘间径 10 cm
E. 坐骨结节间径 9 cm

(33～35 题共用备选答案)
A. 淀粉酶值
B. 肌酐值
C. 卵磷脂/鞘磷脂比值
D. 胆红素类物质值
E. B 超检查胎儿双顶径>8.5 cm

★33. (2021 考点) 下列反映胎肺成熟的是
★34. (2021 考点) 反映胎儿成熟的是
★35. (2021 考点) 反映胎儿肾成熟度的是
★36. (2021 考点) 下列提示胎儿缺氧的胎动计数是
A. 胎动：>6 次/2 小时
B. 胎动：<6 次/2 小时
C. 胎动：<10 次/2 小时
D. 胎动：<36 次/12 小时
E. 胎动：<30 次/12 小时

★37. (2021 考点) 在胎儿电子监护中提示胎儿缺氧的是
A. 早期减速
B. 变异减速
C. 变异缺失
D. 胎心率加速
E. 宫缩后晚期减速

38. (2021 考点) 诊断开放性神经管异常的是
A. 尿雌三醇
B. 血雌三醇
C. 羊水甲胎蛋白
D. 羊水淀粉酶值
E. 羊水胆红素物质

(39～40 题共用备选答案)
A. 两髂嵴外缘最宽的距离
B. 两髂嵴内缘最宽的距离
C. 两髂前上棘外缘的距离
D. 两髂前下棘外缘的距离
E. 第 5 腰椎棘突下至耻骨联合上缘中点的距离

39. 髂嵴间径是指
40. 髂棘间径是指

(41～42 题共用备选答案)
A. 胎儿缺氧
B. 胎儿状况良好
C. 宫缩时胎头受压
D. 宫缩时脐带受压兴奋迷走神经引起
E. 胎盘功能不良

★41. (2021 考点) 胎心率减速与宫缩无固定关系，下降迅速，恢复迅速，临床上提示
★42. (2021 考点) 宫缩时减速，宫缩后马上恢复正常(在宫缩之前)，下降幅度<50 次/min，持续时间短，恢复快，宫缩后迅速恢复正常，临床上提示
★43. (2021 考点) 可以评估胎盘功能的是
A. 尿雌三醇
B. 血雌三醇
C. 羊水甲胎蛋白
D. 羊水淀粉酶值
E. 羊水胆红素物质

44. (2021 考点) 影响分娩的因素不包括
A. 产力
B. 产道
C. 胎儿
D. 社会心理因素
E. 产妇营养状况

★45. (2021 考点) 分娩时宫缩最强最持久的是
A. 两侧子宫壁
B. 两侧宫角
C. 宫颈
D. 宫底
E. 子宫下段

★46. (2021 考点) 关于临产后初产妇宫颈变化的叙述，正确的是
A. 宫颈管先消失，宫口后扩张
B. 宫颈管与宫口后扩张同时进行
C. 宫口先扩张，宫颈管后消失
D. 前羊水囊形成使宫口不易扩张
E. 破膜后胎先露部直接压迫宫颈，影响宫口扩张

★47. (2021 考点) 子宫下段形成的时期是
A. 分娩早期

B. 妊娠早期
C. 妊娠中期
D. 分娩末期
E. 妊娠末期

★48. (2021 考点) 第二产程中娩出胎儿的重要辅助力量是
A. 腹压
B. 肛提肌收缩力
C. 子宫收缩力
D. 产力
E. 胎儿自身力

49. (2021 考点) 胎头矢状缝与骨盆入口右斜径一致的胎位是
A. 枕左后
B. 枕左前
C. 枕左横
D. 枕右前
E. 枕右横

50. (2021 考点) 枕先露的分娩机制过程中顺序正确的是
A. 衔接、下降、俯屈、仰伸、内旋转、复位及外旋转、胎肩及胎儿娩出
B. 衔接、下降、仰伸、俯屈、内旋转、复位及外旋转、胎肩及胎儿娩出
C. 衔接、俯屈、仰伸、下降、内旋转、复位及外旋转、胎肩及胎儿娩出
D. 衔接、下降、俯屈、内旋转、仰伸、复位及外旋转、胎肩及胎儿娩出
E. 衔接、下降、俯屈、内旋转、复位及外旋转、仰伸、胎肩及胎儿娩出

51. (2021 考点) 关于枕先露分娩机制的叙述，错误的是
A. 胎头颅骨最低点接近或达到坐骨棘水平，称为衔接
B. 胎头娩出后，为使胎头与胎肩恢复正常关系，胎头枕部再向左旋转 45°称为复位
C. 内旋转使胎头顺时针旋转 45°
D. 内旋转是在肛提肌收缩力的协助下
E. 枕左前位以枕额径衔接在右斜径上

52. 关于临产开始的标志说法错误的是
A. 规律宫缩
B. 宫颈扩张
C. 宫颈管消失
D. 见红
E. 胎先露部下降

★53. (2021 考点) 初产妇，24 岁，妊娠 38 周，规律宫缩 7 小时，血压 110/70 mmHg，骨盆不小，预测胎儿体重为 2800 g，枕左前位，胎心良好，肛诊宫口开大 4 cm，S=O。本例正确处置应是
A. 不需干涉产程进展
B. 人工破膜
C. 静脉缓慢注射 25%硫酸镁 16 mL
D. 静脉滴注宫缩素
E. 静脉推注地西泮 10 mg

★54. (2021 考点) 关于第一产程子宫收缩外监护中最重要的方法是
A. 将手掌放于产妇腹壁上来感觉
B. 听诊器听胎心音
C. 使用胎儿监护仪
D. 每 4 小时测血压
E. 每 2 小时鼓励排尿

★55. (2021 考点) 关于临产后的胎心监护，正确的是
A. 听胎心应在宫缩间歇期宫缩刚结束时
B. 潜伏期应每 3 小时听胎心 1 次
C. 活跃期应每 1 小时听胎心 1 次
D. 第二产程应每 30 分钟听胎心 1 次
E. 胎心每次应听半分钟

★56. (2021 考点) 初产妇的潜伏期延长是指
A. >4 小时
B. >8 小时
C. >12 小时
D. >16 小时
E. >20 小时

★57. (2021 考点) 临产后，不属于肥皂水灌肠禁忌证的是
A. 胎膜早破
B. 胎位异常
C. 胎头未衔接
D. 初产妇宫口开大 3 cm
E. 严重心脏病

★58. (2021 考点) 关于胎盘剥离征象说法正确的是
A. 宫体变软
B. 脐带外露可以回缩
C. 阴道少量流血
D. 宫底下降达脐上
E. 宫体下段收缩

59. 经阴道分娩者，为预防产后出血肌注麦角新碱应在
A. 胎盘娩出时
B. 抬头着冠时
C. 胎头娩出时
D. 胎肩娩出时
E. 胎头拨露阴唇后联合紧张时

60. 患者，女，30 岁。妊娠 40 周。临产 12 小时后在产钳助娩下分娩一 4100 g 女婴。胎儿娩出后 15 分钟胎盘人工剥离取出，检查胎盘无异常，继之发生阴道大流血。下列处理不恰当的是
A. 刮宫术
B. 配血
C. 子宫注射或静脉滴注缩宫药物
D. 迅速补液
E. 按摩子宫

★61. (2021 考点) 关于第二产程，不属于会阴切开指征的是

A. 会阴过紧
B. 分娩时会阴撕裂不能避免者
C. 母儿有病理情况急需结束分娩者
D. 头盆不称
E. 胎儿过大

62. 关于恶露的特点，说法错误的是
A. 白色恶露持续3周
B. 浆液恶露持续3天
C. 正常恶露持续4~6周
D. 血性恶露持续3~4天
E. 血性恶露含有蜕膜

63. 关于产褥期泌乳热说法错误的是
A. 产后1周出现
B. 乳房胀大
C. 持续4~16小时
D. 乳房淋巴管充盈
E. 乳房血管充盈

64. 正常产褥期通常规定
A. 4周
B. 6周
C. 8周
D. 10周
E. 1个月

65. 关于产褥期内血液系统变化错误的是
A. 产褥早期血液转为高凝状态
B. 白细胞总数于产褥早期较高
C. 血小板数减少
D. 红细胞沉降率于产后3~4周降至正常
E. 淋巴细胞稍减少，中性粒细胞增多

66. 产后2小时内易发生严重并发症，应检测的情况不包括
A. 子宫收缩
B. 生命体征
C. 阴道出血量
D. 宫底高度
E. 排气排便

67. 下列关于流产的说法正确的是
A. 妊娠不足28周、胎儿体重不足1000 g而终止称流产
B. 妊娠14周以前称为早期流产
C. 妊娠14周至30周分娩为晚期流产
D. 妊娠43周之后分娩为过期产
E. 妊娠不足20周、胎儿体重不足800 g而终止称流产

（68~69题共用备选答案）
A. 染色体异常
B. 细菌感染
C. 胚胎发育异常
D. 胎盘功能不全
E. 宫颈内口松弛

68. (2021考点)早期流产的常见病因是
69. (2021考点)晚期流产的常见病因是

70. (2021考点)不属于先兆流产特点的是
A. 有妊娠物排出
B. 腹痛
C. 阴道流血
D. 宫口未开
E. 子宫与停经周数相符

71. (2021考点)下列流产类型中最易发生DIC的是
A. 习惯性流产
B. 稽留流产
C. 不全流产
D. 完全流产
E. 难免流产

（72~74题共用题干）
患者，女，26岁，停经4个月，早孕反应消失，以阴道少量流血、下腹痛就诊，妇科检查：宫口闭，子宫如妊娠16周大。

★72. 为明确诊断，首选的检查是
A. 腹部CT
B. 血hCG测定
C. 诊断性刮宫
D. B超检查
E. 血孕酮测定

73. (2021考点)该患者最可能的诊断是
A. 习惯性流产
B. 稽留流产
C. 不全流产
D. 先兆流产
E. 难免流产

★74. 该患者正确的处理措施是
A. 休息、肌注黄体酮
B. 抑制宫缩
C. 静注缩宫素引产
D. 雌激素治疗后刮宫
E. 雄激素治疗后刮宫

75. 不属于自发性早产高危因素的是
A. 胎儿畸形
B. 羊水过多
C. 前置胎盘
D. 酗酒
E. 宫内感染

（76~78题共用题干）
患者，女，22岁，初产妇，妊娠30周，阴道少量流血伴规律腹痛4小时，宫缩30分钟6次，肛门检查：宫口开大2 cm，宫颈管消失。

76. 该患者可能的诊断是
A. 早产临产
B. 先兆早产
C. 胎盘早剥
D. 晚期流产

E. 前置胎盘

77. 该患者不恰当的处理措施是

A. 静脉滴注硫酸镁
B. 使用缩宫素引产
C. 卧床休息
D. 使用利托君
E. 口服硝苯地平

78. 为促使胎儿肺成熟处理方法是

A. 地塞米松
B. 辅酶 A
C. 三磷酸腺苷
D. 吲哚美辛
E. 利托君

79. 关于过期妊娠病因说法错误的是

A. 雌孕激素比例失调
B. 头盆不称
C. 胎儿畸形
D. 遗传因素
E. 胎膜早破

80. 患者，女，30 岁，已婚，平时月经规律，停经 40 天，右下腹剧痛 4 小时伴头晕及肛门坠胀感，查体：Bp 80/56 mmHg，面色苍白，痛苦貌，下腹部压痛及反跳痛(+)，尤以右侧为著，肌紧张不明显，移动性浊音(+)。妇科检查：宫颈举痛，宫体稍大，右附件区触及不规则包块，大小约 4 cm×3 cm×3 cm，压痛(+)，血红蛋白 100 g/L。该患者正确的处理措施是

A. 手术治疗
B. 中药活血化瘀
C. 局部注射甲氨蝶呤
D. 对症处理，严密观察
E. 肌内注射甲氨蝶呤

81. 异位妊娠最常见的病因是

A. 输卵管炎症
B. 输卵管发育不良
C. 避孕失败
D. 绝育术
E. 卵巢肿瘤

82. (2021 考点) 输卵管妊娠关于子宫的变化错误的是

A. 有停经史
B. 子宫增大、软
C. 宫内膜无蜕膜反应
D. 血 HCG 下降
E. 有时可见 A-S 反应

83. 在输卵管妊娠中后果最严重可发生失血性休克的妊娠部位是

A. 壶腹部
B. 间质部
C. 峡部
D. 伞部
E. 输卵管

84. 下列不属于输卵管早期妊娠药物治疗适应证的是

A. 输卵管妊娠未发生破裂
B. 输卵管妊娠包块直径 3.5 cm，伴胎心搏动
C. 血 HCG<2000 U/L
D. 无明显内出血
E. 无药物治疗的禁忌证

85. (2021 考点) 下列不属于异位妊娠检查体征的是

A. 高热
B. 宫举痛
C. 腹部包块
D. 腹部移动性浊音
E. 后穹隆饱满

86. 下列不属于异位妊娠手术适应证的是

A. 无明显内出血
B. 生命体征不稳定
C. 诊断不明确者
D. 期待疗法或药物治疗禁忌证者
E. 异位妊娠有进展者

(87~89 题共用题干)

患者，女，29 岁，已婚。平素月经规律，停经 60 天，左下腹剧痛 2 小时伴肛门坠胀感及头晕。查体：面色苍白，血压 80/50 mmHg，左下腹压痛、反跳痛、腹肌紧张(+)。移动性浊音(+)。妇科检查：宫颈举痛(+)，后穹隆饱满。左附件区触及不规则包块，大小约 5 cm×4 cm×3 cm，有压痛。

87. (2021 考点) 最可能的诊断是

A. 输卵管妊娠破裂
B. 卵巢黄体囊肿破裂
C. 卵巢囊肿蒂扭转
D. 流产
E. 卵巢滤泡囊肿破裂

★88. 为明确诊断，简单可靠的辅助检查是

A. 血常规
B. 后穹隆穿刺
C. 尿妊娠试验
D. 诊断性刮宫
E. B 型超声检查

89. 确诊后，正确的处理措施为

A. 立刻行根治性手术
B. 输血
C. 对症处理，严密观察
D. 肌注甲氨蝶呤
E. 纠正休克后保守手术

90. 不属于妊娠期高血压高危因素的是

A. 糖尿病
B. 双胎妊娠
C. 初产妇
D. 家族高血压
E. 前置胎盘

91. 患者，女，25 岁，妊娠 22 周，诊断为妊娠期高血压，

其病理改变为
A. 水、钠严重潴留
B. 全身小动脉痉挛
C. 慢性弥散性血管内凝血
D. 急性肾衰竭
E. 脑水肿

★92. 患者，女，24 岁。初孕妇，于妊娠 35 周出现头痛、眼花。脚踝水肿，血压 200/110 mmHg，为评估疾病严重程度首选的检查是
A. 眼底检查
B. 肝肾功能测定
C. 血液检查
D. 头颅 CT
E. 尿常规

★93. 初孕妇，26 岁。于妊娠 35 周出现头痛、眼花并伴抽搐。血压 180/100 mmHg，尿蛋白(+++)，眼底动静脉比为 1∶4，视网膜水肿。诊断为
A. 子痫
B. 先兆子痫
C. 妊娠合并原发性高血压
D. 中度妊娠高血压综合征
E. 重度子痫前期

★94. (2021 考点)下列不属于妊娠期高血压疾病终止妊娠时机的是
A. 32 孕周重度子痫前期治疗 48 小时无好转
B. 重度子痫前期孕周超过 34 周
C. 妊娠 37 周的子痫前期
D. 妊娠≥34 周患者，胎儿成熟
E. 子痫抽搐控制 2 小时后

95. 关于Ⅲ度胎盘早剥描述错误的是
A. 易导致凝血功能障碍
B. 血压下降
C. 子宫硬如板状
D. 胎盘剥离面超过胎盘面积 1/3
E. 胎位扪不清，胎心消失

96. 关于胎盘早剥的并发症错误的是
A. DIC
B. 过期妊娠
C. 羊水栓塞
D. 出血
E. 急性肾衰

(97~98 题共用备选答案)
A. 前置胎盘
B. 子宫破裂
C. 胎盘早剥
D. 先兆子宫破裂
E. 先兆早产

97. 初产妇，27 岁，孕 26 周，突然恶心、呕吐，剧烈腹痛，查体：子宫硬如板状，有压痛，最可能的诊断是

98. 李某，30 岁，孕 34 周，晨起发现床单血染，查体：子宫软，无压痛。大小与孕周相符，最可能的诊断是

99. 胎膜早破的病因不包括
A. 病原微生物上行性感染
B. 宫颈内口松弛
C. 羊膜腔压力增高
D. 维生素 K 缺乏
E. 头盆不称

100. 在胎儿窘迫中关于羊水粪污染说法不正确的是
A. 可以诊断胎儿宫内窘迫
B. 羊水污染分为 3 度
C. 二度污染为深绿色
D. 一度污染为浅绿色
E. 三度污染为稠厚棕黄色

101. 在胎儿窘迫中下列可提示胎儿酸中毒的是
A. 胎儿头皮血 pH<7.20
B. 胎儿头皮血 pH>7.20
C. 胎儿头皮血 PaO_2>35 mmHg
D. 胎儿头皮血 $PaCO_2$<50 mmHg
E. 胎儿头皮血 $PaCO_2$<30 mmHg

102. 关于巨大胎儿的说法不正确的是[助理不做]
A. 胎儿体重达到或超过 4000 g
B. 羊水过多，胎体大
C. 子宫长度>35 cm
D. 胎头双顶径>10 cm
E. 胎头跨耻征多为阴性

★103. (2021 考点)关于围产期心肌病说法错误的是
A. 发生于妊娠晚期至产后 6 个月内的扩张性心肌病
B. 遗留心脏扩大者，可以再次妊娠
C. 一部分患者可因发生心力衰竭而病死
D. 初次心力衰竭经早期治疗后，1/3~1/2 患者可以完全康复
E. 完全康复后再次妊娠可能复发

★104. (2021 考点)妊娠期合并心脏病防止心力衰竭的做法错误的是
A. 避免过劳及情绪激动
B. 保证合理的高蛋白饮食
C. 洋地黄制剂作为预防
D. 妊娠晚期发生心力衰竭，待心力衰竭控制后再行产科处理
E. 保证充分休息

★105. (2021 考点)初孕妇，22 岁，既往有风湿性心脏病病史，现妊娠 10 周，出现胸闷气短，轻微体力活动就感呼吸困难，最恰当的治疗措施应是
A. 控制心力衰竭后继续妊娠
B. 产钳助产
C. 休息吸氧
D. 控制心力衰竭后行负压吸宫术
E. 剖宫产

106. (2021 考点)孕妇于妊娠晚期患非重型急性肝炎，最恰当的处理应是[助理不做]

A. 先行人工流产术
B. 药物治疗重症肝炎
C. 保肝后继续妊娠
D. 治疗肝炎的同时行人工流产术
E. 治疗肝炎待病情好转行人工流产术

107. 关于妊娠期糖尿病诊断标准的说法错误的是
A. 空腹口服葡萄糖2小时8.5 mmol/L
B. 空腹血糖≥5.1 mmol/L
C. 妊娠前已确诊为糖尿病患者
D. 妊娠前糖代谢正常或有潜在糖耐量减退，妊娠期才出现或发现糖尿病，称为妊娠期糖尿病
E. 空腹口服葡萄糖1小时10.0 mmol/L

108. (2021考点)患者，女，25岁，已婚，患病毒性肝炎3年，孕前可以首选的抗病毒药物是[助理不做]
A. 干扰素
B. 利巴韦林
C. 阿德福韦
D. 拉米夫定
E. 硫普罗宁

109. 子宫收缩乏力最常见的原因是
A. 子宫发育不良
B. 子宫畸形
C. 头盆不称或胎位异常
D. 内分泌失调
E. 药物影响

(110~111题共用备选答案)
A. 潜伏期延长
B. 胎头下降延缓
C. 正常产程
D. 活跃期延长
E. 活跃期停滞

★110. (2021考点)初产妇，28岁，孕40周，8点开始规律宫缩，15点宫口开大4 cm，S=-3，18时宫口开大9 cm，胎头+2，此时应首先考虑的诊断是

★111. (2021考点)初产妇，30岁，孕39周，4点开始规律宫缩，10点自然破膜，宫口开大3 cm，S=-3，15点宫口开大3 cm，S=-2，此时应首先考虑的诊断是

112. 关于不协调性宫缩乏力的特点说法错误的是
A. 收缩波由上向下扩散
B. 多属原发性宫缩乏力
C. 宫缩极性倒置
D. 产妇下腹部持续疼痛
E. 胎位触不清，胎心不规律

★113. 不协调性宫缩乏力的正确处理是
A. 肌注哌替啶
B. 人工破膜
C. 肥皂水灌肠
D. 静滴缩宫素
E. 针刺三阴交

★114. 协调性宫缩乏力行人工破膜适用的情况是
A. 胎头未衔接
B. 臀先露，宫口开大2 cm
C. 枕先露，S=0，宫口开大4 cm
D. 肩先露，宫口开大5 cm
E. 足先露，宫口开大4 cm

(115~117题共用题干)
初产妇，25岁，孕40周，阵发性腹痛12小时，8~12分钟宫缩1次，持续30秒，膜未破，宫口开大4 cm。

115. 出现上述临床表现是由于
A. 子宫收缩对称性异常
B. 子宫收缩极性异常
C. 子宫收缩节律性异常
D. 子宫收缩缩复作用异常
E. 膈肌收缩力异常

★116. 此时的处理原则是
A. 静滴麦角新碱
B. 立即剖宫产
C. 静脉滴注缩宫素
D. 肌内注射哌替啶
E. 人工破膜

★117. 若进入第二产程后，胎头S+3，胎心90次/min，此时的处理为
A. 等待自然分娩
B. 立即剖宫产
C. 持续吸氧，等待宫口开全
D. 产钳助娩
E. 静注地西泮

118. 判断骨盆出口平面狭窄除测量坐骨结节间径还应测量
A. 出口后矢状径
B. 骶耻外径
C. 坐骨棘间径
D. 对角径
E. 入口前后径

★119. 初产妇孕38周，耻骨弓角度为70°，坐骨结节间径6 cm，此类型的骨盆为
A. 扁平骨盆
B. 均小骨盆
C. 漏斗骨盆
D. 畸形骨盆
E. 中骨盆狭窄

120. 腿直臀先露时，胎儿两下肢姿势是
A. 髋关节伸直，膝关节伸直
B. 髋关节伸直，膝关节屈曲
C. 髋关节屈曲，膝关节屈曲
D. 髋关节屈曲，膝关节伸直
E. 髋关节外展，膝关节屈曲

121. 臀先露妊娠期处理施行外倒转术的时间是
A. 34~35周后
B. 35~36周后

C. 36~37 周后
D. 37~38 周后
E. 38~39 周后

122. (2021 考点)嵌顿性肩先露不易发生[助理不做]
A. 宫缩乏力
B. 胎膜早破
C. 胎儿窘迫
D. 子宫破裂
E. 胎盘早剥

123. 初产妇，28 岁，妊娠 38 周，腹部检查宫底圆而硬，胎头按压有浮球感，胎心在脐上偏右，应诊断为
A. 枕先露
B. 臀先露
C. 肩先露
D. 面先露
E. 复合先露

★124. (2021 考点)胎头下降停滞是指
A. 初产妇超过 2 小时、经产妇超过 1 小时尚未分娩
B. 进入活跃期后，宫口不再扩张达 4 小时以上
C. 活跃期晚期及第二产程，胎头下降速度初产妇 <1.0 cm/h，经产妇<2.0 cm/h
D. 活跃期晚期胎头停留在原处不下降 1 小时以上
E. 第二产程达 1 小时胎头下降无进展

125. 产程中，产妇出现血尿提示
A. 子宫发育畸形
B. 胎位异常
C. 先兆子宫破裂
D. 子宫破裂
E. 软产道异常

126. 下列关于不完全性子宫破裂的特点说法错误的是
A. 症状体征不明显
B. 宫腔与腹腔不相通
C. 有胎心率异常
D. 宫腔与腹腔相通
E. 浆膜层完整

127. 下列关于完全性子宫破裂的特点说法错误的是
A. 宫腔与腹腔不相通
B. 有休克征象
C. 腹部压痛、反跳痛
D. 阴道有鲜血流出
E. 胎心消失

(128~130 题共用题干)
初产妇，25 岁，孕 38 周。剧烈腹痛 6 小时，检查血压 130/90 mmHg，脉搏 110 次/min。下腹部拒按，阴道口看见胎儿上肢，胎心音消失，导尿呈淡红色。

128. 此患者最可能的诊断是
A. 先兆子宫破裂
B. 胎膜早破
C. 完全性子宫破裂
D. 不完全性子宫破裂
E. 胎盘早剥

129. (2021 考点)下列不属于该病临床表现的是
A. 子宫病理缩复环形成
B. 下腹部压痛
C. 胎心率改变
D. 血尿
E. 休克

130. 此患者首要的处理措施是
A. 行胎头吸引术
B. 行产钳助产术
C. 行毁胎术
D. 行内倒转后臀牵引
E. 立即剖宫产

131. 剖宫产患者产后出血是指在胎儿娩出后 24 小时内阴道流血量超过
A. 1000 mL
B. 600 mL
C. 500 mL
D. 400 mL
E. 300 mL

132. 产妇娩出胎儿后，立即出现少量阴道流血，色鲜红，最可能的原因是
A. 子宫收缩乏力
B. 凝血功能障碍
C. 产妇精神紧张
D. 胎盘剥离不全
E. 软产道裂伤

133. 羊水中有形物质进入血液循环引起羊水栓塞，不包括
A. 胎儿毳毛
B. 胎尿
C. 胎脂
D. 胎粪
E. 角化上皮

初产妇，30 岁，妊娠 39 周，自然分娩，宫缩强，胎膜破裂后突然出现面色苍白，烦躁不安、呛咳，继而胸闷、呼吸困难，血压下降、休克。

134. 该患者最可能诊断为
A. 胎盘早剥
B. 子痫
C. 子宫破裂
D. 羊水栓塞
E. 先兆子痫

135. 该患者首先的处理措施是
A. 切除子宫
B. 纠正呼吸循环衰竭
C. 立即终止妊娠
D. 纠正肾衰竭
E. 纠正 DIC 及继发纤溶

136. 该患者解除肺动脉高压首选的药物是
A. 罂粟碱

B. 阿托品
C. 氨茶碱
D. 酚妥拉明
E. 肾上腺素

137. 产褥病发生的时间是
A. 分娩 24 小时以后的 7 日内
B. 分娩 24 小时以后的 8 日内
C. 分娩 24 小时以后的 9 日内
D. 分娩 24 小时以后的 10 日内
E. 分娩 24 小时以后的 11 日内

138. 晚期产后出血是指分娩
A. 6 小时后
B. 12 小时后
C. 18 小时后
D. 20 小时后
E. 24 小时后

139. 晚期产后出血的病因不包括
A. 前置胎盘
B. 胎盘胎膜残留
C. 蜕膜残留
D. 宫腔感染
E. 剖宫产术后子宫切口裂开

140. 患者，女，22 岁，产后 1 周，下腹痛伴发热，查体：体温 39℃，心率 90 次/min，脓血性恶露，血常规 15.0×10^9/L，可能的诊断是
A. 晚期产后出血
B. 急性膀胱炎
C. 产褥感染
D. 急性阴道炎
E. 急性外阴炎

141. 不在维持阴道生态平衡中起重要作用的是
A. 乳杆菌
B. 雌激素
C. 黏膜免疫系统
D. 阴道 pH
E. 大肠埃希菌

142. 关于诊断细菌性阴道病说法错误是
A. 阴道分泌物呈鱼腥味改变
B. 阴道 pH>4. 5
C. 均质、淡薄、白色阴道分泌物
D. 氨臭味试验阴性
E. 线索细胞阳性

143. 细菌性阴道病常见的病原体是
A. 大肠埃希菌
B. 金黄色葡萄球菌
C. 溶血性链球菌
D. 厌氧菌
E. 假丝酵母菌

（144～145 题共用题干）
患者，女，35 岁，阴道分泌物增多半月，查体：阴道稀薄白带有腥臭味，pH 为 6，胺臭味试验阳性。

144. 该患者首先考虑的诊断是
A. 急性盆腔炎
B. 细菌性阴道病
C. 滴虫性阴道炎
D. 宫颈炎
E. 外阴阴道假丝酵母菌病

145. （2021 考点）该患者首选的药物治疗是
A. 甲硝唑
B. 克林霉素
C. 酮康唑
D. 阿莫西林
E. 阿奇霉素

146. （2021 考点）下列疾病需要夫妻同治的是
A. 子宫肌炎
B. 细菌性阴道病
C. 滴虫性阴道炎
D. 萎缩性阴道炎
E. 外阴阴道假丝酵母菌病

（147～150 题共用题干）
患者，女，30 岁，外阴瘙痒伴疼痛、分泌物增多 1 周，妇科检查：外阴及阴道黏膜充血、水肿，白带多，呈豆腐渣样。

147. 该患者最可能的诊断是
A. 老年性阴道炎
B. 非特异性外阴炎
C. 细菌性阴道病
D. 外阴硬化性苔癣
E. 阴道假丝酵母菌病

148. 阴道假丝酵母菌病的主要传播途径是
A. 内源性
B. 垂直
C. 间接性
D. 性传播
E. 血液

149. 阴道假丝酵母菌病的确诊依据是
A. 线索细胞阳性
B. 阴道分泌物镜检找到芽孢或假菌丝
C. 阴道分泌物中找到滴虫
D. 氨臭味试验阳性
E. 阴道 pH>4. 5

150. （2021 考点）阴道假丝酵母菌病的主要治疗措施是
A. 外阴应用 0. 5%醋酸液清洗
B. 阴道内放置己烯雌酚栓
C. 阴道内放置甲硝唑栓
D. 外阴应用氢化可的松软膏
E. 阴道内放置咪康唑栓

（151～153 题共用题干）
患者，女，60 岁，白带增多为黄水状、外阴瘙痒、阴道灼热感 3 天。妇科检查：阴道黏膜皱襞消失，上皮非

薄，黏膜充血，有散在出血点。

151. 该患者首先考虑的诊断是
A. 萎缩性阴道炎
B. 非特异性外阴炎
C. 细菌性阴道病
D. 外阴硬化性苔癣
E. 假丝酵母菌阴道炎

152. 最可能的病因是
A. 阴道菌群失调
B. 滴虫感染
C. 雌激素水平低下
D. 淋球菌感染
E. 假丝酵母菌感染

153. 该患者首选的局部药物是
A. 制霉菌素
B. 雌激素
C. 红霉素
D. 孕激素
E. 甲硝唑

154. 急性宫颈炎最常见的病原菌是
A. 支原体
B. 淋病奈瑟菌
C. 乳酸杆菌
D. 大肠埃希菌
E. 金黄色葡萄球菌

155. 盆腔炎发病的诱因不包括
A. 性活跃妇女
B. 性卫生不良
C. 下生殖道感染
D. 宫腔内手术操作后感染
E. 急性膀胱炎

★156. **(2021 考点)** 对急性盆腔炎最有价值的检查是
A. 病原体检查
B. 血常规
C. 盆腔 B 超
D. 尿常规
E. C-反应蛋白

157. **(2021 考点)** 宫颈癌好发于宫颈
A. 柱状上皮与鳞状上皮交接处
B. 柱状上皮
C. 鳞状上皮
D. 扁平上皮
E. 复层上皮

158. 子宫颈癌的主要发病因素是
A. HPV
B. 单纯疱疹病毒
C. 巨细胞病毒
D. 衣原体
E. 梅毒螺旋体

（159～161 题共用题干）

患者，女，40 岁。接触性出血 3 个月。妇科检查：外阴阴道未见异常，宫颈轻度糜烂，触之易出血，宫体大小正常，宫旁明显增厚，未达盆腔。

159. 该患者首先考虑的诊断是
A. 宫颈癌
B. 子宫内膜癌
C. 子宫肌瘤
D. 卵巢肿瘤
E. 葡萄胎

★160. 为明确诊断，首选的辅助检查是
A. 阴道镜检查
B. 宫颈刮片检查
C. 宫颈活检
D. 腹部 B 超
E. 脱落细胞学检查

★161. 该患者患宫颈癌的临床分期是
A. ⅠA 期
B. ⅠB 期
C. ⅡA 期
D. ⅡB 期
E. Ⅲ期

162. 在产褥期子宫肌瘤容易发生的变性是
A. 肉瘤变
B. 囊性变
C. 红色变
D. 钙化
E. 玻璃样变

163. 子宫肌瘤最常见的临床症状是
A. 月经改变
B. 下腹部包块
C. 白带增多
D. 疼痛
E. 出血

（164～167 题共用题干）

患者，女，64 岁。绝经 15 年。既往有高血压病史 20 年，子宫肌瘤病史 3 年。不规则阴道流血 1 周就诊。查体：肥胖，一般情况好。妇科检查：子宫如妊娠 8 周大、稍软、轻压痛，宫颈轻度糜烂，B 型超声显示子宫内膜厚而不规则，阴道镜下可见宫颈间质浸润、未超出子宫。

164. 该患者最可能的诊断是
A. 子宫内膜癌
B. 卵巢肿瘤
C. 宫颈癌
D. 黏膜下肌瘤
E. 子宫内膜息肉

165. **(2021 考点)** 子宫内膜癌最常见的病理类型是
A. 鳞癌
B. 内膜样腺癌
C. 鳞腺癌

D. 透明细胞癌
E. 浆液性癌

166. 为明确子宫内膜癌诊断，最常用的方法是
A. 阴道镜检查
B. 腹腔镜检查
C. 血清肿瘤标志物测定
D. 宫颈活检
E. 分段诊刮

167. (2021考点)该患者的病理分期是
A. Ⅰ
B. Ⅱ
C. ⅢA
D. ⅢB
E. Ⅳ

★168. (2021考点)下列不属于卵巢生殖细胞肿瘤的是
A. 畸胎瘤
B. 胚胎性癌
C. 无性细胞瘤
D. 绒毛膜癌
E. 浆液性肿瘤

★169. (2021考点)患者，女，20岁，下腹部疼痛1个月，盆腔B超检查：子宫大小正常，右侧宫旁探及8 cm×6 cm×6 cm大小肿物，血AFP 1000 μg/L，最可能的诊断是
A. 畸胎瘤
B. 胚胎性癌
C. 无性细胞瘤
D. 绒毛膜癌
E. 内胚窦瘤

(170~172题共用备选答案)
A. AFP升高
B. 雌激素
C. 睾酮升高
D. CA125升高
E. HCG升高

170. 上皮样卵巢癌
171. 睾丸母细胞瘤
172. 卵巢绒癌

(173~174题共用备选答案)
A. 无性细胞瘤
B. 纤维瘤
C. 畸胎瘤
D. 浆液性细胞瘤
E. 颗粒细胞瘤

★173. 可引起腺癌的卵巢肿瘤是
★174. 最容易发生蒂扭转的肿瘤是
★175. 子宫颈癌已超出宫颈，无宫旁浸润，癌灶最大直径6 cm，其分期应为
A. ⅢB期
B. ⅢA期
C. ⅠA期
D. ⅡA2期
E. Ⅳ期

★176. 上皮性卵巢癌的治疗首选
A. 紫杉醇+顺铂
B. 顺铂+拓扑替康
C. 顺铂+阿霉素
D. 放线菌素D+紫杉醇
E. 长春新碱+放线菌素D+环磷酰胺

(177~180题共用题干)
患者，女，45岁。接触性出血1个月，妇科检查：宫颈糜烂，可见息肉状，双附件区无异常。阴道镜下活检病理示鳞状细胞癌，已超出宫颈，癌灶最大直径4.5 cm，可见宫旁浸润。

177. 该病的最常见转移途径是
A. 血行转移和淋巴转移
B. 血行转移
C. 直接蔓延
D. 淋巴转移
E. 淋巴转移和种植

★178. 为明确诊断，最可靠的辅助检查为
A. 阴道镜检查
B. 腹腔镜检查
C. 血清肿瘤标志物测定
D. 宫颈活检
E. 分段诊刮

★179. 该患者的临床分期为
A. ⅢB期
B. Ⅲ期
C. ⅠA期
D. ⅡB期
E. Ⅳ期

★180. 最佳的治疗方式是
A. 子宫全切术
B. 宫颈锥切术
C. 子宫切除术+淋巴结清扫
D. 随访观察
E. 放疗+化疗

181. 子宫内膜癌行病理组织检查，关于分段诊刮正确的做法是
A. 先搔刮宫颈管，然后搔刮宫腔
B. 先搔刮宫腔，然后搔刮宫颈
C. 搔刮宫颈管
D. 搔刮宫腔
E. 搔刮峡部

182. 完全性葡萄胎病理镜检结果说法错误的是
A. 胎儿组织缺失
B. 弥漫性滋养细胞增生
C. 绒毛水肿
D. 滋养细胞呈弥漫和显著的异型化

E. 局限性滋养细胞增生

183. 不完全性葡萄胎病理镜检结果说法错误的是
A. 胎儿组织存在
B. 绒毛水肿程度均一
C. 局限性滋养细胞增生
D. 滋养细胞呈局限和轻度的异型性
E. 间质内可见滋养细胞包涵体

（184~186 题共用题干）
患者，女，30 岁。平时月经规则。现停经 1 个月，阴道流血 5 天。妇科检查：子宫如妊娠 2 月大小、质软，未闻及胎心。血 hCG 增高明显。

184. 患者最可能的诊断是
A. 先兆流产
B. 早期妊娠
C. 异位妊娠
D. 子宫肌瘤
E. 葡萄胎

★185. 为确诊应首先进行的检查是
A. 摄腹部 X 线片
B. B 超检查
C. 血清 CA125 测定
D. 血清 AFP 测定
E. 盆腔 CT

★186.（2021 考点）适宜的治疗措施是
A. 清宫术
B. 化学药物治疗
C. 放射治疗
D. 子宫切除术
E. 预防性化疗

★187.（2021 考点）绒癌与侵蚀性葡萄胎的主要鉴别点是
A. 大小不等的水泡状组织
B. 有无绒毛
C. 紫蓝色结节
D. 质地软而脆
E. 有无出血坏死

188. 绒癌经血行播散转移部位依次是
A. 肺、阴道、盆腔、肝、脑
B. 肺、脑、盆腔、肝、阴道
C. 阴道、盆腔、肺、肝、脑
D. 盆腔、阴道、肝、脑、肺
E. 肝、脑、肺、阴道、盆腔

189.（2021 考点）患者，女，26 岁。自然流产 2 个月，阴道右侧壁有紫蓝色结节，子宫增大、软。血 HCG 异常增高。首选的治疗是
A. 化疗
B. 放疗
C. 清宫术
D. 子宫切除
E. 卵巢囊肿切除

（190~191 题共用题干）
患者，女，17 岁。月经周期紊乱半年，伴经量多少不一，经期长短不定。基础体温曲线呈单向型。血红蛋白 77 g/L。

★190. 该患者首先考虑的诊断是
A. 早期妊娠
B. 无排卵性异常子宫出血
C. 黄体功能不足
D. 子宫内膜不规则脱落
E. 不能确定诊断

★191. 该患者首选的药物治疗是
A. 雌激素
B. 孕激素
C. 雄激素
D. 黄体酮
E. 氯米芬

★192. 患者，女，50 岁。近 2 年月经周期延长，经量增多及经期延长，此次月经量多且持续 10 天。妇科检查子宫稍大稍软。有效的止血措施应选择
A. 口服大剂量孕激素
B. 口服大量安宫黄体酮
C. 口服大剂量雌激素
D. 口服甲基睾丸素
E. 行刮宫术

★193. 黄体萎缩不全增生期与分泌期同在的时间是
A. 月经前 5~6 日
B. 月经后 5~6 日
C. 月经前 3~4 日
D. 月经后 3~4 日
E. 月经后 7~10 日

194. 下列疾病属于子宫性闭经的是
A. 颅咽管瘤
B. 空蝶鞍综合征
C. 子宫内膜炎
D. 卵巢早衰
E. Asherman 综合征

195. 希恩综合征属于
A. 垂体性闭经
B. 子宫性闭经
C. 卵巢性闭经
D. 下丘脑性闭经
E. 神经性闭经

★196.（2021 考点）患者，女，25 岁，婚后 3 年未孕，月经稀发，肥胖，多毛。妇科检查：子宫未见异常，双侧卵巢稍大。基础体温单相型。最可能的诊断是
A. 卵巢早衰
B. 子宫内膜异位症
C. 生殖器结核
D. 无排卵性异常子宫出血
E. 多囊卵巢综合征

★197.（2021 考点）患者，女，40 岁，闭经 2 年，内分泌检查：血 FSH 80 U/L，可能的诊断是
A. 卵巢性闭经
B. 下丘脑性闭经
C. 子宫性闭经
D. 垂体性闭经
E. 肾上腺性闭经

198. 子宫内膜异位症较少累及的部位是
A. 直肠子宫陷凹
B. 输卵管
C. 卵巢
D. 宫骶韧带
E. 子宫后壁下段

199. 子宫内膜异位症典型的症状是
A. 经期第 1~2 日出现腹痛
B. 继发性痛经，进行性加重
C. 经期腹痛伴肛门坠胀感
D. 两侧下腹剧烈腹痛
E. 经期腹痛伴发热

(200~201 题共用题干)
患者，女，28 岁，继发性痛经 6 年加重 1 年。查体：子宫后壁可扪及触痛性结节，右侧附件可触及囊性包块，活动度差。

200. 该患者最可能的诊断为
A. 子宫内膜异位症
B. 输卵管卵巢囊肿
C. 卵巢内膜异位囊肿
D. 多囊卵巢综合征
E. 输卵管脓肿

201. 为明确诊断，最可靠的辅助检查方法是
A. 盆腔 B 超检查
B. 宫腔镜检查
C. 子宫输卵管碘油造影
D. 诊断性刮宫活组织检查
E. 腹腔镜检查

202. 子宫内膜异位症与子宫腺肌病主要鉴别点是
A. 子宫增大
B. 痛性结节
C. 继发性痛经进行性加重
D. 阴道不规则流血
E. 月经周期延长

203. (2021 考点) 患者，女，37 岁。痛经进行性加重 4 年，月经量增多 3 年。妇科检查：子宫后位、球形增大如 3 个月妊娠大小，子宫触痛阳性。可能的诊断为
A. 子宫肌瘤
B. 子宫肉瘤
C. 子宫内膜癌
D. 子宫腺肌症
E. 子宫内膜异位症

204. 导致子宫脱垂主要受损的韧带是
A. 圆韧带
B. 主韧带
C. 阔韧带
D. 宫骶韧带
E. 骨盆漏斗韧带

205. (2021 考点) 子宫脱垂患者，宫颈外口已达处女膜缘，应属于
A. Ⅰ度轻
B. Ⅰ度重
C. Ⅱ度轻
D. Ⅱ度重
E. Ⅲ度重

★206. 患者，女，35 岁。阴道脱出肿物，检查宫颈脱出阴道口外。该患者采用的治疗方式是
A. 阴道前壁修补术
B. Manchester 手术
C. 阴道纵隔形成术
D. 经阴道子宫全切及阴道前后壁修补术
E. 子宫悬吊术

207. (2021 原题) 宫内节育器的避孕机制主要是
A. 抑制排卵
B. 阻碍受精
C. 抗孕激素
D. 抗雌激素
E. 杀精毒胚

208. (2021 考点) 放置宫内节育器的禁忌证不包括
A. 妊娠
B. 生殖器官肿瘤
C. 生殖器官畸形
D. 严重的全身疾病
E. 3 个月前月经失调

★209. 关于放置宫内节育器的时间不恰当的是
A. 药物流产后立即
B. 哺乳期除外早孕
C. 剖宫产后半年
D. 人工流产后立即
E. 含孕激素 IUD 在月经第 5 日放置

210. 患者，女，已婚，30 岁，G1P1。月经周期正常，经量中等。查宫颈呈糜烂状改变，宫口松，子宫后倾、正常大，附件未见异常。患者要求避孕，最合适的避孕方法是
A. 宫内节育器
B. 安全期避孕
C. 外用避孕药
D. 阴茎套避孕
E. 口服短效避孕药

211. 避孕药含有的主要激素成分是
A. 孕激素
B. 雌激素+孕激素
C. 雌激素+雄性激素
D. 孕激素+雄性激素
E. 雌激素

212. 宫内节育器的并发症不包括
A. 节育器异位
B. 子宫穿孔
C. 节育器嵌顿
D. 带器妊娠
E. 闭经

213. 哺乳期妇女，最恰当的避孕方法是
A. 皮下埋植 Norplant Ⅱ
B. 放置宫内节育器
C. 安全期避孕法
D. 口服避孕药
E. 阴茎套

★214. 下列可以进行人工流产吸宫术的是
A. 妊娠 10 周以内
B. 急性生殖道炎症
C. 各种慢性疾病的急性期
D. 手术当天体温 2 次超过 37.5℃
E. 心功能不全

第十七章参考答案

1.【参考答案 C】

【押题点】正常分娩(子宫下段的形成)。

【解析】子宫下段为非孕时的子宫峡部伸展而成，在妊娠 12 周后逐渐伸展变长，扩展为宫腔的一部分。子宫峡部临产后伸展至 7~10 cm，成为产道的一部分，是产科手术学的重要解剖结构。

2.【参考答案 D】

【押题点】女性外生殖器的解剖。

【解析】大阴唇为两股内侧一对纵行隆起的皮肤皱襞，自阴阜向后延伸至会阴。大阴唇外侧面为皮肤，有阴毛，内含皮脂腺和汗腺。阴蒂由海绵体构成，可勃起。阴道前庭为菱形区域，由前庭球、前庭大腺、尿道外口、阴道口及处女膜组成。

3.【参考答案 E】

【押题点】女性生殖系统的血管解剖。

【解析】子宫动脉、阴道动脉、阴部内动脉均来自髂内动脉，只是分支不同。阴部内动脉为髂内动脉前干终支。

4.【参考答案 A】

【押题点】输卵管的解剖。

【解析】输卵管由内向外可分为间质部、峡部、壶腹部、伞部。

5.【参考答案 E】

【押题点】骨盆底分层及构成。

【解析】骨盆底外层肌肉：球海绵体肌、坐骨海绵体肌、会阴浅横肌、肛门外括约肌。中层肌肉：会阴深横肌、尿道括约肌。内层肌肉：肛提肌。

6.【参考答案 A】

【押题点】青春期先后阶段特点。

【解析】乳房发育是女性第二性征的最初特征，是女性青春期发动的标志。月经初潮为青春期开始的重要标志。

7.【参考答案 C】

【押题点】卵巢分泌的激素类型。

【解析】卵巢合成及分泌：均为甾体激素，也就是类固醇，主要有雌激素(雌二醇及雌酮)、孕激素和少量雄激素。雌二醇活性最强，雌三醇活性最弱，但产科意义最大。

8.【参考答案 A】

【押题点】黄体形成及退化。

【解析】排卵后 7~8 日(相当于月经周期第 22 日左右)，黄体体积和功能达高峰，直径 1~2 cm，外观黄色。

9.【参考答案 C】

【押题点】雌激素的生理作用。

【解析】雌激素的作用：①促进子宫肌细胞增生和肥大，使肌层增厚；增进血运，促使和维持子宫发育；增加子宫平滑肌对缩宫素的敏感性。②使子宫内膜腺体和间质增殖、修复。③使宫颈口松弛、扩张；宫颈黏液分泌增加，性状变稀薄，易拉成丝状。④促进输卵管肌层发育，加强输卵管平滑肌节律性收缩振幅。⑤使阴道上皮细胞增殖和角化；黏膜变厚；增加细胞内糖原含量，使阴道维持酸性环境。⑥使阴唇发育丰满，色素加深。⑦协同 FSH 促进卵泡发育。⑧通过对下丘脑和垂体的正负反馈调节，控制促性腺激素的分泌。⑨促使乳腺管增生，乳头、乳晕着色。⑩促进水钠潴留，降低胆固醇，维持和促进骨基质代谢。

10.【参考答案 B】

【押题点】孕激素的生理作用。

【解析】①降低子宫平滑肌兴奋性及其对缩宫素的敏感性，抑制子宫收缩；②使子宫内膜从增殖期转化为分泌期；③使宫颈口闭合，黏液分泌减少，性状变黏稠；④抑制输卵管平滑肌节律性收缩的振幅；⑤加快阴道上皮细胞脱落；⑥促进乳腺腺泡发育；⑦月经中期具有增强雌激素对垂体 LH 排卵峰释放的正反馈作用，在黄体期对下丘脑、垂体有负反馈作用，抑制促性腺激素分泌；⑧对下丘脑体温调节中枢有兴奋作用，可使基础体温在排卵后升高 0.3℃~0.5℃；⑨促进水钠排泄。

11.【参考答案 C】

【押题点】子宫内膜的组织学变化。

【解析】分泌期早期：月经周期第 15~19 日。此期内膜腺体更长，屈曲更明显；腺上皮细胞核下开始出现含糖原小泡，称为核下空泡，为分泌期早期的组织学特征；间质水肿，螺旋小动脉继续增生、弯曲。

12.【参考答案 A】

【押题点】受精卵的形成。

【解析】壶腹部管腔宽大且弯曲，内富含皱襞，受精常发生于此，(妇产科教材)多数在排卵后数小时内发生。晚期囊胚种植于子宫内膜的过程称为着床。

13.【参考答案 A】

【押题点】中期、晚期妊娠的诊断。

【解析】妊娠12周用多普勒胎心听诊仪能够探测到胎心音；妊娠18~20周用听诊器经孕妇腹壁能听到胎儿心音。听到胎心音能够确诊为妊娠且为活胎。

14.【参考答案 E】

【押题点】胎儿附属物的形成与功能(胎盘)。

【解析】胎盘功能包括气体交换、营养物质供应、排出胎儿代谢产物、分泌激素、防御功能及合成功能等，不包括造血功能。

15.【参考答案 D】

【押题点】胎盘的合成功能。

【解析】胎盘合成的激素有蛋白激素、甾体激素和酶。蛋白激素：HCG、胎盘生乳素、妊娠特异性β1糖蛋白、绒毛膜促甲状腺激素。甾体激素：雌激素、孕激素。酶：缩宫素酶、耐热性碱性磷酸酶等。

16.【参考答案 B】

【押题点】胎盘的结构特点。

【解析】(1)羊膜紧贴胎儿的部分，在最内层；(2)底蜕膜来自胎盘附着部位的子宫内膜，靠近母体的部分；(3)叶状绒毛膜为胎盘的主要结构，是羊膜和底蜕膜之间的部分。

17.【参考答案 E】

【押题点】羊水量的变化特点。

【解析】妊娠38周为羊水最大量，约1000 mL。此后羊水量逐渐减少，妊娠40周约800 mL。过期妊娠羊水量明显减少至300 mL以下。

18.【参考答案 C】

【押题点】羊水的来源。

【解析】羊水的来源：①妊娠早期主要来自母体血清经胎膜进入羊膜腔的透析液；②妊娠中期以后，胎儿尿液成为羊水的主要来源，使羊水的渗透压逐渐降低；③妊娠晚期胎儿肺参与羊水的生成，每日600~800 mL从肺泡分泌至羊膜腔，通过胎儿吞咽羊水使羊水量趋于平衡；④羊膜、脐带及胎儿皮肤渗出液，但量少。

19.【参考答案 C】

【押题点】妊娠、分娩期心脏血管的变化。

【解析】血容量于妊娠6~8周开始增加，至32~34周达高峰。心力衰竭最容易发生在妊娠32~34周、分娩期及产褥早期。

20.【参考答案 A】

【押题点】妊娠期循环系统的变化。

【解析】妊娠后期因膈肌升高，心脏向左、上、前方移位，心跳和心浊音界也跟着移动，可以听到Ⅰ~Ⅱ级柔和的吹风样杂音(正常现象)，心脏容量至妊娠末期约增加10%，心率于妊娠晚期休息时每分钟增加10~15次。

21.【参考答案 A】

【押题点】早期妊娠的诊断。

【解析】早期妊娠的症状体征包括停经、早孕反应、尿频、乳房变化、阴道黏膜紫蓝色等。最早出现的是停经，生育期有性生活史的健康女性，平素月经正常，一旦月经过期应考虑妊娠，过期10日以上尤应高度怀疑。

22.【参考答案 E】

【押题点】早期妊娠的诊断(黑加征)。

【解析】妊娠6~8周双合诊检查：子宫峡部极软，感觉宫颈与宫体之间似不相连，称黑加征。

23.【参考答案 E】

【押题点】早期妊娠的诊断方法。

【解析】超声检查是诊断早期妊娠快速、准确的方法，彩色多普勒超声检查观察胎儿心脏区彩色血流。妊娠6周，宫腔内见胚芽和原始心管搏动，可确诊宫内妊娠活胎。

24.【参考答案 C】

【押题点】胎心音的正常范围。

【解析】妊娠18~20周用听诊器经孕妇腹壁能听到胎儿心音，胎心音呈双音，似钟表“滴答”声，速度较快，正常时每分钟110~160次。

25.【参考答案 C】

【押题点】胎心音与其他杂音的鉴别。

【解析】子宫杂音为血液流过扩大的子宫血管时出现的吹风样低音响，腹主动脉音为咚咚样强音响，两种杂音均与孕妇脉搏数一致。脐带杂音为与胎心率一致的吹风样低音响，改变体位后可消失。若持续存在脐带杂音，应注意有无脐带缠绕的可能。

26.【参考答案 D】

【押题点】不同孕龄的子宫高度。

【解析】孕周计算应满31周，而孕28周末宫底就应该在脐上3横指，该患者孕31周宫底在脐上一横指，宫底高度低于正常。

27.【参考答案 E】

【押题点】不同孕龄的子宫高度。

【解析】妊娠32周末或40周末，宫高位于脐与剑突之间。胎头入盆提示胎儿发育已足月。

28.【参考答案 A】

【押题点】胎产式的定义。

【解析】胎体纵轴与母体纵轴的关系称为胎产式。胎儿先露部的指示点与母体骨盆的关系称胎方位。

29.【参考答案 E】

【押题点】胎位的种类。

【解析】顶先露，枕骨在骨盆左侧，朝前，则胎位为左枕前(LOA)，为最常见之胎位。

30.【参考答案 C】

【押题点】围生期的定义。

【解析】我国对围产期的定义：从妊娠满28周(即胎儿体重≥1000 g或身长≥35 cm)至产后1周，并以此计算围产期病死率。

31.【参考答案 E】

【押题点】预产期的计算方法。

【解析】推算预产期：按公历，从末次月经第1日算起，月份减3或加9，日数加7。

32.【参考答案 C】

【押题点】骨盆测量径线值。

【解析】髂棘间径 23~26 cm，髂嵴间径 25~28 cm，骶耻外径 18~20 cm，坐骨棘间径 10 cm，坐骨结节间径 8.5~9.5 cm。

33~35.【参考答案 C E B】

【押题点】胎儿成熟度的各项指标。

【解析】羊水卵磷脂/鞘磷脂(L/S)比值、磷脂酰甘油阳性提示的是胎儿的肺成熟度，B 超检查胎儿双顶径，>8.5 cm，提示胎儿成熟，羊水肌酐值反应的是胎儿的肾成熟度。

36.【参考答案 C】

【押题点】胎儿宫内状况的监测。

【解析】(9 版教材更新)妊娠 28 周以后，胎动计数<10 次/2 小时或减少 50%者提示胎儿缺氧可能。

37.【参考答案 E】

【押题点】胎心监护各种类型的意义。

【解析】晚期减速：胎心率减速在宫缩高峰后出现，是胎盘功能不良、胎儿缺氧的表现。

38.【参考答案 C】

【押题点】产前筛查。

【解析】检测羊水中甲胎蛋白值，筛查神经管缺陷，一般在妊娠 15~20 周进行。

39~40.【参考答案 A C】

【押题点】骨盆各径线的定义。

【解析】髂嵴间径：两髂嵴外缘最宽的距离，正常值为 25~28 cm，髂棘间径：两髂前上棘外缘的距离，正常值为 23~26 cm。

41~42.【参考答案 D C】

【押题点】胎心基线各种减速的临床意义。

【解析】早期减速：一般发生在第一产程后期，胎心率曲线下降与宫缩曲线上升同时开始，曲线最低点与宫缩曲线高峰相一致，宫缩后迅速恢复正常，是宫缩时胎头受压所致，不受孕妇体位或吸氧而改变。变异减速：胎心率减速与宫缩无固定关系，下降迅速，恢复迅速，是宫缩时脐带受压兴奋迷走神经引起。

43.【参考答案 A】

【押题点】胎盘功能的评估。

【解析】孕妇尿雌三醇值评估胎儿胎盘单位功能 24 小时尿>15 mg 为正常值，10~15 mg 为警戒值，<10 mg 为危险值。也可测尿雌激素/肌酐比值，>15 为正常值，10~15 为警戒值，<10 为危险值。

44.【参考答案 E】

【押题点】影响分娩的因素。

【解析】影响分娩的因素是产力、产道、胎儿及社会心理因素。若各因素均正常并能相互适应，胎儿能顺利经阴道自然娩出，为正常分娩。

45.【参考答案 D】

【押题点】子宫收缩力(极性)。

【解析】宫缩以子宫底部最强最持久，向下逐渐减弱，此为子宫收缩的极性，子宫底部收缩力的强度是子宫下段的 2 倍。

46.【参考答案 A】

【押题点】临产后宫颈变化特点。

【解析】经产妇宫颈管消失与宫口扩张同步进行，初产妇宫颈管先消失，宫口后扩张居多，前羊水囊形成使宫口容易扩张，破膜后胎先露部直接压迫宫颈，可促进宫口扩张。

47.【参考答案 E】

【押题点】正常分娩(子宫下段的形成)。

【解析】子宫下段：由非孕时长约 1 cm 的子宫峡部伸展形成。妊娠 12 周后的子宫峡部扩展成宫腔一部分，至妊娠末期被逐渐拉长形成子宫下段。

48.【参考答案 A】

【押题点】第二产程的重要辅助力量。

【解析】腹壁肌及膈肌收缩力(腹压)是第二产程时娩出胎儿的重要辅助力量。腹壁肌及膈肌收缩力使腹内压增高，促使胎儿娩出。子宫收缩力是临床后的主要产力，贯穿于整个分娩过程。

49.【参考答案 B】

【押题点】胎方位。

【解析】胎方位指胎儿先露部的指示点与母体骨盆的关系，胎头矢状缝与母体骨盆入口右斜径一致，即小囟门也就是胎儿枕部位于母体骨盆左前方或右后方，胎位就是枕左前位或枕右后位。

50.【参考答案 D】

【押题点】枕先露的分娩机制。

【解析】正确分娩机制顺序为衔接、下降、俯屈、内旋转、仰伸、复位及外旋转、胎肩及胎儿娩出。

51.【参考答案 C】

【押题点】枕先露分娩机制的特点。

【解析】内旋转：胎头围绕骨盆纵轴旋转，在肛提肌收缩力作用下，枕部向母体中线方向旋转 45°达耻骨联合后方，使其矢状缝与中骨盆及骨盆出口前后径相一致的动作称为内旋转，为逆时针。胎头于第一产程末完成内旋转动作。

52.【参考答案 D】

【押题点】临产诊断。

【解析】临产开始的标志为规律且逐渐增强的子宫收缩，持续 30 秒或以上，间歇 5~6 分钟，并伴随进行性宫颈管消失、宫口扩张和胎先露部下降。不规律宫缩、胎儿下降感、见红属于先兆临产。

53.【参考答案 A】

【押题点】第一产程的处理。

【解析】本例患者基本情况可，规律宫缩 7 小时，在正常潜伏期以内，胎儿已足月(大于 37 周)，体重正常，胎位正常，骨盆大小与胎头相称，胎头已衔接下降，患者已临产并进入宫缩活跃期，目前母儿双方均无明显异常，不应干扰产程进展。

54.【参考答案 A】

【押题点】产程观察的方法。

【解析】临床上最常用外监护。最简单也是最重要的方法，将手掌放于产妇腹壁上来感觉，宫缩时可感到宫体部隆起变硬、间歇期松弛变软。

55.【参考答案 A】

【押题点】产程中胎心监测的方法。

【解析】第一产程，用听诊器于潜伏期每隔1~2小时听胎心一次，活跃期宫缩较频时，每15~30分钟听胎心一次，每次听诊1分钟。胎心听取应在宫缩间歇时。第二产程每5~10分钟听1次胎心。

56.【参考答案 E】

【押题点】异常分娩(产程异常)。

【解析】初产妇的潜伏期一般不超过20小时，经产妇不超过14小时，超过则称为潜伏期延长。

57.【参考答案 D】

【押题点】产程中母体观察及处理。

【解析】初产妇宫口扩张<4 cm、经产妇<2 cm时，可行温肥皂水灌肠，加速产程进展。灌肠禁忌证：胎膜早破、阴道流血、胎头未衔接、胎位异常、有剖宫产史、宫缩强、估计1小时内分娩及患严重心脏病者(9版已删除)。

58.【参考答案 C】

【押题点】正常分娩第三产程(胎盘娩出期)的临床表现。

【解析】胎盘剥离征象：①宫体变硬呈球形，下段被扩张，宫体呈狭长形被推向上，宫底升高达脐上；②阴道口外露的一段脐带自行延长；③阴道少量流血；④接产者用手掌尺侧在产妇耻骨联合上方轻压子宫下段时，宫体上升而外露的脐带不再回缩。

59.【参考答案 A】

【押题点】预防产后出血麦角新碱的应用时机。

【解析】若胎盘娩出后出血较多时，可经下腹部直接在宫体肌壁内或肌注麦角新碱，并静脉滴注含缩宫素的5%葡萄糖液。

60.【参考答案 A】

【押题点】产后出血的处理。

【解析】产妇分娩巨大儿，胎盘娩出正常，继而大出血，考虑为宫缩乏力性产后出血。需迅速补液扩容防治休克、必要时配血输血，按摩子宫、应用宫缩药物可加强宫缩迅速止血。若胎盘滞留所致出血，采取刮宫术治疗。出血量较多时，可经下腹部直接在宫体肌壁内肌注麦角新碱，并静脉滴注含缩宫素的5%葡萄糖液。

61.【参考答案 D】

【押题点】接产中会阴切开指征。

【解析】会阴切开指征：会阴过紧或胎儿过大，估计分娩时会阴撕裂不能避免者，或母儿有病理情况急需结束分娩者。头盆不称是骨盆入口平面狭窄，应选择剖宫产。

62.【参考答案 B】

【押题点】产褥期临床表现(恶露)。

【解析】恶露有血腥味，但无臭味，持续4~6周，总量250~500 mL。血性恶露含大量血液，有少量胎膜及坏死蜕膜，一般持续3~4日。浆液恶露有较多的坏死蜕膜组织、宫颈黏液，少量红细胞及白细胞，且有细菌，持续10日左右。白色恶露含大量白细胞、坏死蜕膜组织、表皮细胞及细菌等，持续3周干净。

63.【参考答案 A】

【押题点】泌乳热的概念。

【解析】产后3~4日出现泌乳热，体温为37.8℃~39℃，伴乳房血管、淋巴管极度充盈，乳房胀大，持续4~16小时，体温下降。

64.【参考答案 B】

【押题点】产褥期概念。

【解析】从胎盘娩出至产妇全身各器官除乳腺外恢复至正常未孕状态所需的一段时期，称为产褥期，通常规定为6周。

65.【参考答案 C】

【押题点】产褥期母体变化(血液系统)。

【解析】产褥早期血液仍处于高凝状态，有利于胎盘剥离创面形成血栓，减少产后出血量。白细胞总数于产褥早期仍较高，一般1~2周恢复正常。血红蛋白水平于产后1周左右回升。淋巴细胞稍减少，中性粒细胞增多，血小板数增多。红细胞沉降率于产后3~4周降至正常。

66.【参考答案 E】

【押题点】产后观察内容。

【解析】产妇产后2小时内极易发生严重并发症，如产后出血、子痫、产后心力衰竭等，故应在产房严密观察生命体征、子宫收缩情况及阴道流血量，并注意宫底高度及膀胱是否充盈等。在此期间还应协助产妇首次哺乳。若产后2小时一切正常，将产妇连同新生儿送回病室，仍需勤巡视。

67.【参考答案 A】

【押题点】流产的概念。

【解析】妊娠满37周至不满42足周间分娩称为足月产；妊娠不足28周、胎儿体重不足1000 g而终止称流产；妊娠12周前终止称为早期流产，妊娠12周至不足28周终止称为晚期流产。

68~69.【参考答案 A E】

【押题点】流产的病因。

【解析】早期流产常见原因为胚胎或胎儿染色体异常；宫颈重度裂伤、宫颈内口松弛等所致宫颈机能不全，可导致胎膜早破而发生晚期流产。

70.【参考答案 A】

【押题点】先兆流产的临床表现。

【解析】先兆流产：妊娠28周前先出现少量阴道流血，无妊娠物排出，随后出现阵发性下腹痛。妇科检查：①宫口未开；②胎膜未破；③子宫大小与停经周数相符。治疗后症状消失，可继续妊娠。症状加重可发展为难免流产。

71.【参考答案 B】

【押题点】稽留流产的临床特点及处理。

【解析】稽留流产：胚胎或胎儿病死滞留宫腔内尚未排出者。早孕反应和胎动消失。宫口关闭，子宫小于孕周。宫口未开，子宫小于孕周。易发生 DIC。

72.【参考答案 D】

【押题点】流产的辅助检查。

【解析】超声检查可明确妊娠囊的位置、形态及有无心管搏动，确定妊娠部位和胚胎是否存活，以指导正确的治疗方法。

73.【参考答案 D】

【押题点】先兆流产的特点。

【解析】妊娠 28 周前有少量阴道流血，妇科检查：①宫口未开；②胎膜未破；③子宫大小与停经周数相符。

74.【参考答案 A】

【押题点】先兆流产的治疗。

【解析】先兆流产的处理：①休息，避免房事；②黄体酮肌注 20 mg 或口服孕激素制剂（适用于黄体功能不足者）；③维生素 E；④口服小剂量甲状腺片（甲状腺功能减退者）。

75.【参考答案 A】

【押题点】早产的高危因素。

【解析】自发性早产高危因素：①早产史；②妊娠间隔短于 18 个月或大于 5 年；③母胎应激反应；④感染：宫内感染、细菌性阴道病、牙周病；⑤吸烟≥10 支、酗酒；⑥孕期营养不良、高强度劳动以及宫颈功能不全、子宫畸形；⑦子宫过度膨胀（如羊水过多、多胎妊娠）；⑧胎盘因素（前置胎盘、胎盘早剥、胎盘功能减退等）；⑨免疫因素。

76.【参考答案 A】

【押题点】早产的临床表现及诊断。

【解析】早产临产的条件：①出现规律宫缩（20 分钟≥4 次，或 60 分钟≥8 次），伴有宫颈的进行改变；②宫颈扩张 1 cm 以上；③宫颈容受≥80%。

77.【参考答案 B】

【押题点】早产的治疗。

【解析】胎膜完整，在母胎情况允许时尽量保胎至 34 周，适当休息、促胎肺成熟、抑制宫缩、控制感染、适时停止早产治疗。

78.【参考答案 A】

【押题点】早产促胎肺成熟治疗。

【解析】妊娠<35 周，一周内有可能分娩的孕妇，地塞米松 6 mg 肌内注射，每 12 小时一次，共 4 次，促进胎肺成熟。

79.【参考答案 E】

【押题点】过期妊娠的病因。

【解析】过期妊娠病因：雌、孕激素比例失调、头盆不称、胎儿畸形、遗传因素。

80.【参考答案 A】

【押题点】异位妊娠的治疗。

【解析】患者停经 40 天后腹痛伴肛门坠胀感，血压下降，面色苍白，下腹部压痛及反跳痛（+），移动性浊音（+），宫颈举痛，宫体稍大，右附件区触及不规则包块，大小约 4 cm×3 cm×3 cm，压痛（+），应怀疑异位妊娠破裂出血，患者目前血压下降，有休克表现，出血严重。手术治疗适用于生命体征不稳定或有腹腔内出血征象者。

81.【参考答案 A】

【押题点】异位妊娠的病因。

【解析】①输卵管炎症，是输卵管妊娠的主要病因。②输卵管手术史：绝育术、输卵管粘连分离术及成形术。③输卵管发育不良或功能异常：输卵管过长、肌层发育差、黏膜纤毛缺乏、憩室或有副伞等。④辅助生殖技术：近年来随着辅助生育技术的应用，使输卵管妊娠的发生率增加。⑤避孕失败。⑥其他：子宫肌瘤、卵巢肿瘤、子宫内膜异位症。

82.【参考答案 C】

【押题点】输卵管妊娠时子宫的变化。

【解析】子宫的变化（1）子宫增大变软，子宫内膜出现蜕膜反应。（2）胚胎受损或病死，蜕膜自宫壁剥离而发生阴道流血，排出三角形蜕膜管型，血 hCG 下降。（3）若胚胎病死已久，子宫内膜可呈增生期改变，有时可见 A-S 反应。（4）若胚胎病死后，子宫肌层有绒毛存活，黄体退化迟缓，内膜仍可呈分泌反应。

83.【参考答案 B】

【押题点】输卵管妊娠的病理特点。

【解析】输卵管间质部妊娠少见，但管腔周围肌层较厚、血运丰富，破裂常发生于妊娠 12～16 周，一旦破裂，犹如子宫破裂，症状极严重，在短时间内出现低血容量休克症状。

84.【参考答案 B】

【押题点】异位妊娠药物治疗的适应证。

【解析】药物治疗主要适用于早期输卵管妊娠、要求保存生育能力的年轻患者。符合下列条件可采用：①无药物治疗的禁忌证；②输卵管妊娠未发生破裂；③妊娠囊直径<4 cm；④血 hCG<2000 U/L；⑤无明显内出血。妊娠囊≥4 cm 或≥3.5 cm 伴胎心搏动为主要禁忌证之一。

85.【参考答案 A】

【押题点】异位妊娠的体征特点。

【解析】异位妊娠临床表现为停经、腹痛，伴阴道流血。腹腔内出血轻者出现晕厥，重者出现失血性休克。患者可呈贫血貌，出现面色苍白、脉快而细弱、血压下降等休克表现。通常体温正常，休克时体温略低，腹腔内血液吸收时体温略升高，但不超过 38℃。下腹有明显压痛及反跳痛，尤以患侧为着。叩诊有移动性浊音。有时下腹部可触及包块，反复出血并积聚，包块可不断增大变硬。盆腔检查：子宫略大较软。输卵管妊娠流产或破裂，阴道后穹隆饱满，宫颈举痛或摇摆痛。

86.【参考答案 A】

【押题点】异位妊娠的手术适应证。

【解析】手术治疗适用于以下情况：①生命体征不稳

定或有腹腔内出血征象者；②持续性异位妊娠者；③异位妊娠有进展者（如血 hCG>3000 U/L 处于高水平、有胎心搏动、附件区大包块等）；④随诊不可靠者；⑤期待疗法或药物治疗禁忌证者。

87.【参考答案 A】

【押题点】异位妊娠的临床表现。

【解析】该患者有休克表现，根据停经史、腹痛推断可能是异位妊娠破裂，伴腹腔内出血，异位妊娠以输卵管妊娠最为多见。

88.【参考答案 B】

【押题点】异位妊娠的诊断。

【解析】经阴道后穹隆穿刺是一种简单可靠的诊断方法，适用于疑有腹腔内出血的患者。

89.【参考答案 E】

【押题点】异位妊娠的治疗。

【解析】有腹腔内出血征象为手术适应证之一，有生育需求的年轻妇女，采用保守手术治疗。

90.【参考答案 E】

【押题点】妊娠期高血压的高危因素。

【解析】妊娠高血压疾病子痫前期/子痫的高危因素。孕妇年龄≥40岁、子痫前期病史、抗磷脂抗体综合征、高血压、慢性肾炎、糖尿病或遗传性血栓形成倾向、肥胖、子痫前期家族史（母亲或姐妹）、多胎妊娠、首次怀孕、妊娠间隔时间≥10年以及早孕期收缩压≥130 mmHg 或舒张压≥80 mmHg，均与子痫前期/子痫发病风险增加密切相关。

91.【参考答案 B】

【押题点】妊娠期高血压病理生理变化。

【解析】妊娠高血压综合征基本病理生理变化是全身小血管痉挛和血管内皮损伤。全身各脏器各系统灌注减少，对母儿造成危害，甚至导致母儿病死。

92.【参考答案 A】

【押题点】评估妊娠高血压症（妊高症）病情的指标。

【解析】眼底检查（评估妊高症病情首选）：通过眼底检查可以直接观察到视网膜小动脉的痉挛程度，是子痫前期-子痫严重程度的重要参考指标。子痫前期患者可见视网膜动静脉管径比由2:3变为1:2~1:4，严重者视网膜水肿、视网膜剥离，有棉絮状渗出物及出血，出现视力模糊或突然失明。

93.【参考答案 A】

【押题点】子痫的诊断标准。

【解析】子痫：子痫前期基础上孕妇抽搐不能用其他原因解释称之为子痫。重度子痫前期：又称为先兆子痫，血压≥160/110 mmHg，血小板减少（$<100\times10^9/L$），肝功能损害（血清转氨酶水平为正常值2倍以上），严重持续性右上腹或上腹疼痛，不能用其他疾病解释，肾功能损害（血肌酐水平大于 1.1 mg/dL），肺水肿及新发生的中枢神经系统异常或视觉障碍。

94.【参考答案 E】

【押题点】妊高症终止妊娠的时机。

【解析】终止妊娠时机：①妊娠期高血压、子痫前期的患者可期待治疗至37周终止妊娠。②重度子痫前期患者：妊娠<24周经治疗病情不稳定者建议终止妊娠；妊娠24~28周根据母胎情况及当地母儿诊治能力决定是否期待治疗；妊娠28~34周，如病情不稳定，经积极治疗24~48小时病情仍加重，促胎肺成熟后终止妊娠；如病情稳定，可考虑期待治疗，并建议转至具备早产儿救治能力的医疗机构；妊娠≥34周患者应考虑终止妊娠。③子痫：一旦抽搐控制后即可考虑终止妊娠。

95.【参考答案 D】

【押题点】胎盘早剥分度及其临床表现。

【解析】Ⅲ度：胎盘剥离面超过胎盘面积1/2。临床表现较Ⅱ度重。①患者出现恶心、呕吐、面色苍白、四肢湿冷、脉搏细数、血压下降等休克症状；②休克程度多与阴道流血量不成正比；③子宫硬如板状，于宫缩间歇时不能松弛；④胎位扪不清，胎心消失；⑤伴或不伴有弥散性血管内凝血。

96.【参考答案 B】

【押题点】胎盘早剥的并发症。

【解析】①胎儿宫内病死；②DIC；③失血性休克；④急性肾衰竭；⑤羊水栓塞。

97~98.【参考答案 C A】

【押题点】胎盘早剥与前置胎盘的临床特征。

【解析】胎盘早剥典型表现为腹痛、阴道流血、子宫呈板状、压痛明显、胎心率异常、休克。前置胎盘表现，妊娠晚期或临产时，无诱因、无痛性反复阴道流血。

99.【参考答案 D】

【押题点】胎膜早破的病因。

【解析】胎膜早破常是多因素所致。常见因素：①生殖道病原微生物上行性感染引起的胎膜炎（主要原因）。②双胎妊娠或羊水过多导致的羊膜腔压力增高。③头盆不称和胎位异常导致的胎膜受力不均。④营养因素（铜、锌及维生素等缺乏）。⑤创伤及宫颈内口松弛等。

100.【参考答案 A】

【押题点】羊水胎粪污染的临床意义。

【解析】羊水胎粪污染分3度：Ⅰ度浅绿色，Ⅱ度黄绿色、浑浊，Ⅲ度呈棕黄色、稠厚。羊水中胎粪污染不是胎儿窘迫的征象，出现羊水胎粪污染时，可考虑连续电子胎心监护，如果胎心监护正常，不需要进行特殊处理，如果胎心监护异常，存在宫内缺氧情况，会引起胎粪吸入综合征，造成不良胎儿结局。

101.【参考答案 A】

【押题点】胎儿酸中毒的诊断。

【解析】酸中毒：胎儿头皮血 pH<7.20（正常值 7.25~7.35），PaO_2<10 mmHg（正常值 15~30 mmHg），$PaCO_2$>60 mmHg（正常值 35~55 mmHg），可诊断胎儿酸中毒。

102.【参考答案 E】

【押题点】巨大儿的诊断。

【解析】胎儿体重达到或超过4000 g称为巨大胎儿，腹部检查：腹部明显膨隆，子宫长度>35 cm。触诊胎体大，先露高浮。若为头先露，胎头跨耻征多为阳性。听诊时胎心位置较高。B型超声检查：常提示羊水过多，胎体大，胎头双顶径>10 cm，此时需进一步测量胎儿肩径及胸径，若肩径及胸径大于头径，则发生难产概率较高。

103.【参考答案 B】

【押题点】围产期心肌病的概念及产科处理。

【解析】围产期心肌病：指既往无心血管疾病史的孕妇，在妊娠晚期至产后6个月内的扩张性心肌病。一部分患者可因发生心力衰竭、肺梗死或心律失常而病死。初次心力衰竭经早期治疗后，1/3~1/2患者可以完全康复，再次妊娠可能复发。曾患围产期心肌病、心力衰竭且遗留心脏扩大者，应避免再次妊娠。

104.【参考答案 C】

【押题点】妊娠合并心脏病的孕期处理。

【解析】防治心力衰竭：①保证充分休息，每日至少10小时睡眠，避免过劳及情绪激动，限制体重过度增长，整个孕期以不超过12 kg为宜；②保证合理的高蛋白、富含维生素和铁剂的补充；③不主张预防性应用洋地黄，早期心力衰竭者给予作用和排泄较快的制剂，以防止药物在体内蓄积，不主张用饱和量，以备心力衰竭加重时抢救用药的需要，病情好转即停药；④妊娠晚期发生心力衰竭，原则是待心力衰竭控制后再行产科处理，应放宽剖宫产指征。

105.【参考答案 D】

【押题点】妊娠合并心脏病的产科处理。

【解析】心脏病变较重、心功能Ⅲ~Ⅳ级、既往有心力衰竭史、有肺动脉高压、右向左分流型先天性心脏病、严重心律失常、风湿热活动期、心脏病并发细菌性心内膜炎、急性心肌炎、年龄>35岁心脏病病程较长，发生心力衰竭的可能性极大，不宜妊娠。不宜妊娠的心脏病孕妇，应在妊娠12周前行治疗性人工流产。对于妊娠中期就诊者，终止妊娠的时机和方法应根据医疗条件、疾病严重程度、疾病种类及心脏并发症等综合考虑。

106.【参考答案 C】

【押题点】妊娠合并急性病毒性肝炎的产科处理。

【解析】妊娠早期患急性肝炎，轻症积极治疗、继续妊娠；妊娠中期、晚期患急性肝炎，尽量避免终止妊娠，避免手术、药物对肝脏的影响。加强母儿监护，适时终止妊娠。而重型肝炎适当治疗后应终止妊娠。

107.【参考答案 C】

【押题点】妊娠合并糖尿病的诊断标准。

【解析】妊娠前已有糖尿病的患者妊娠，称为糖尿病合并妊娠，妊娠期：①空腹血糖测定：两次或两次以上空腹血糖≥5.1 mmol/L者，可诊断为糖尿病。②葡萄糖耐量试验：空腹12小时后，口服葡萄糖75 g，其正常上限为空腹5.1 mmol/L，1小时10.0 mmol/L，2小时8.5 mmol/L。其中有2项或2项以上达到或超过正常值，可诊断为妊娠期糖尿病。

108.【参考答案 A】

【押题点】病毒性肝炎的孕前期处理。

【解析】抗病毒治疗：①孕前有抗病毒治疗指征，首选干扰素或核苷类药物治疗，停药半年后可以妊娠；②抗病毒药物用替比夫定、替诺福韦需要长时间治疗，可持续使用至妊娠期。

109.【参考答案 C】

【押题点】影响子宫收缩的因素。

【解析】头盆不称或胎位异常是最常见的原因，先露部下降受阻，不能紧贴子宫下段及宫颈，不能引起反射性子宫收缩力。

110~111.【参考答案 C C】

【押题点】产程各时期的时限。

【解析】①潜伏期延长：初产妇的潜伏期一般不超过20小时，经产妇不超过14小时；②活跃期：从宫口扩张4~6 cm开始至宫口开全称活跃期，此期宫口扩张速度应≥0.5 cm/h；③第二产程延长：初产妇超过3小时、经产妇超过2小时尚未分娩。

112.【参考答案 A】

【押题点】不协调性宫缩乏力的特点。

【解析】不协调性宫缩乏力的特点：①失去正常节律性、规律性，宫缩极性倒置，子宫收缩波由下向上扩散，波幅小、不规律、频率高、节律不协调。②产妇下腹部持续疼痛、拒按，烦躁不安，胎儿-胎盘循环障碍，出现胎儿宫内窘迫。③产科检查：下腹部有压痛，胎位触不清，胎心不规律。④宫口扩张早期缓慢或停滞，胎先露部下降延缓或停滞，潜伏期延长。

113.【参考答案 A】

【押题点】不协调性宫缩乏力的治疗。

【解析】①调节宫缩；②恢复其极性；③禁用缩宫素。给予哌替啶100 mg或吗啡10~15 mg肌内注射，醒后多能恢复为协调性宫缩。

114.【参考答案 C】

【押题点】协调性宫缩乏力的治疗。

【解析】协调性宫缩乏力第一产程人工破膜：适用于宫口扩张≥3 cm、无头盆不称、胎头已衔接而产程缓慢者。

115.【参考答案 C】

【押题点】协调性子宫收缩乏力的特点。

【解析】子宫节律性收缩是临产的重要标志。子宫收缩间歇期一般为5~6分钟，收缩30~40秒，随产程进展宫缩持续时间逐渐延长、间歇期逐渐缩短。协调性子宫收缩乏力收缩力弱、宫缩<2次/10分钟、持续时间短、间歇期长。

116.【参考答案 E】

【押题点】协调性宫缩乏力的处理(第一产程)。

【解析】产妇宫口扩张4 cm、无头盆不称、胎头已衔接，符合破膜指征。使胎头紧贴子宫下段及宫颈内口，反射性引起子宫收缩，加速产程进展。

117.【参考答案 D】

【押题点】子宫收缩乏力的处理(第二产程)。

【解析】母儿状况良好，胎头下降至≥+3水平，可等待自然分娩，该胎儿胎心减慢，应给予阴道助产分娩。

118.【参考答案 A】

【押题点】骨盆三个平面狭窄的分级。

【解析】骨盆内测量：①对角径<11.5 cm 为入口平面狭窄；②坐骨棘间径<10 cm 属中骨盆平面狭窄；③坐骨结节间径<7.5 cm，与出口后矢状径之和<15 cm，属骨盆出口平面狭窄。

119.【参考答案 C】

【押题点】骨产道异常的分类(漏斗型骨盆)。

【解析】漏斗型骨盆其特点为中骨盆及骨盆出口平面均明显狭窄，使坐骨棘间径和坐骨结节间径缩短，坐骨切迹宽度<2 横指，耻骨弓角度<90°，坐骨结节间径<8 cm，坐骨结节间径加出口后矢状径<15 cm(正常出口后矢状径为 8~9 cm)。

120.【参考答案 D】

【押题点】臀先露的分类。

【解析】单臀先露或腿直臀先露：胎儿双髋关节屈曲，双膝关节直伸，先露为臀部。在臀先露中最多见。

121.【参考答案 C】

【押题点】臀先露的妊娠期处理。

【解析】一般建议 36~37 周后、排除外倒转术禁忌证后选择适宜人群，在严密监测下实施。术前必须做好紧急剖宫产准备，在超声及电子胎心监护下进行。

122.【参考答案 E】

【押题点】肩先露对母体、胎儿的影响。

【解析】肩先露很难有效扩张子宫下段及宫口、易致宫缩乏力，前羊膜囊压力不均易导致胎膜早破、从而出现脐带脱垂和胎儿窘迫。肩先露直接阻碍产程进展，随着宫缩继续增强，形成病理缩复环，若不及时处理，将发生子宫破裂。

123.【参考答案 B】

【押题点】臀先露的腹部四部触诊。

【解析】腹部检查：宫底触到圆而硬、按压有浮球感的胎头；耻骨联合上方触到不规则、软而宽的胎臀，胎心在脐左(或右)上方听得最清楚。

124.【参考答案 E】

【押题点】第二产程异常。

【解析】第二产程达胎头先露停留在原处不下降>1 小时，称为胎头下降停滞。初产妇胎头先露下降速度<1 cm/h、经产妇<2 cm/h，称为胎头下降延缓。

125.【参考答案 C】

【押题点】先兆子宫破裂的临床表现。

【解析】血尿为先兆子宫破裂的临床表现之一，由于膀胱受压充血，出现排尿困难和血尿。先兆子宫破裂四大主要表现：子宫病理缩复环形成、下腹部压痛、胎心率异常和血尿。

126.【参考答案 D】

【押题点】不完全性子宫破裂的临床表现。

【解析】子宫肌层部分或全层破裂但浆膜层完整。①宫腔与腹腔不相通，胎儿及其附属物仍在宫腔内，多见于剖宫产切口瘢痕破裂；②缺乏先兆破裂症状，体征也不明显，仅在破裂处有压痛；③发生在子宫侧壁或阔韧带两叶之间的破裂，形成阔韧带内血肿，在宫体一侧扪及逐渐增大且有压痛的包块，多有胎心率异常。

127.【参考答案 A】

【押题点】完全性子宫破裂的临床表现。

【解析】子宫肌壁层全层破裂，宫腔与腹腔相通。产妇突感下腹一阵撕裂样剧痛，子宫收缩骤然停止腹痛缓和，后羊水、血液刺激腹膜出现全腹持续性疼痛、伴低血容量休克，全腹有压痛、反跳痛，可触及胎体、胎心胎动消失。阴道检查可有鲜血流出，开大的宫颈口缩小。

128.【参考答案 A】

【押题点】先兆子宫破裂的临床表现。

【解析】产程长、有梗阻性难产因素的产妇，子宫强直收缩、下腹剧痛、压痛明显、病理缩复环、排尿困难或血尿，无法触清胎体、胎心率异常(加快、减慢或听不清)。

129.【参考答案 E】

【押题点】先兆子宫破裂的诊断。

【解析】同前，依据典型病史、症状、体征进行诊断。

130.【参考答案 E】

【押题点】先兆子宫破裂的处理。

【解析】立即肌注哌替啶或静脉全身麻醉以抑制子宫收缩，立即行剖宫产术。

131.【参考答案 A】

【押题点】产后出血的概念。

【解析】胎儿娩出后 24 小时内失血量超过 500 mL(剖宫产术中失血量超过 1000 mL)称为产后出血，是我国产妇首位的病死原因。

132.【参考答案 E】

【押题点】产后出血(软产道裂伤)。

【解析】软产道裂伤——胎儿娩出后立即发生阴道流血、色鲜红。胎盘因素——胎儿娩出数分钟后、色暗红。子宫收缩乏力、胎盘胎膜残留——胎盘娩出后流血量多。凝血功能障碍——持续阴道流血、血液不凝。

133.【参考答案 B】

【押题点】羊水栓塞的概念。

【解析】羊水栓塞是由羊水中的有形物质(胎儿毳毛、角化上皮、胎脂、胎粪)进入母体血循环引起。

134.【参考答案 D】

【押题点】羊水栓塞的临床表现。

【解析】典型羊水栓塞表现为骤然出现的低氧血症、低血压(与失血量不符)、凝血功能障碍。

135.【参考答案 B】

【押题点】羊水栓塞的急救。

【解析】尽早实施面罩吸氧、气管插管或人工辅助呼吸，维持氧供以避免呼吸循环衰竭。

136.【参考答案 A】

【押题点】羊水栓塞的处理(血流动力学支持)。

【解析】8 版教材首选盐酸罂粟碱，扩张小动脉降低血管阻力。9 版教材推荐磷酸二酯酶-5 抑制剂、一氧化氮及内皮素受体拮抗药，也可考虑使用盐酸罂粟碱。

137.【参考答案 D】

【押题点】产褥病的概念。

【解析】产褥病是指分娩 24 小时以后的 10 日内，每日口表测量体温 4 次，间隔时间 4 小时，有 2 次体温≥38℃。

138.【参考答案 E】

【押题点】产褥期疾病(晚期产后出血)。

【解析】分娩 24 小时后，在产褥期内发生的子宫大量出血，称为晚期产后出血。以产后 1~2 周发病最常见。

139.【参考答案 A】

【押题点】晚期产后出血的病因。

【解析】①胎盘、胎膜残留，蜕膜残留。②子宫胎盘附着面感染或复旧不全、感染。③剖宫产术后子宫切口裂开。④产后子宫滋养细胞肿瘤、子宫黏膜下肌瘤。⑤前置胎盘为产后出血的病因。

140.【参考答案 C】

【押题点】产褥感染的临床表现。

【解析】发热、疼痛、异常恶露为产褥感染的三大主要症状。

141.【参考答案 E】

【押题点】阴道微生态平衡及影响因素。

【解析】雌激素使阴道鳞状上皮增厚、糖原含量增加，糖原在乳酸杆菌作用下转化为乳酸，维持阴道正常酸性环境(pH≤4.5)，抑制其他病原菌生长。黏膜免疫系统具有黏膜屏障、黏膜细胞及其细胞因子可发挥免疫调节作用。

142.【参考答案 D】

【押题点】细菌性阴道病的特点。

【解析】匀质、稀薄、白色阴道分泌物，可有臭味或鱼腥味。阴道 pH>4.5，阴道黏膜正常。胺试验阳性。线索细胞阳性，极少白细胞。

143.【参考答案 D】

【押题点】细菌性阴道病的致病菌。

【解析】细菌性阴道病为阴道内乳酸杆菌减少、加德纳菌及其他厌氧菌增加所致的内源性混合感染。治疗首选甲硝唑。

144.【参考答案 B】

【押题点】细菌性阴道病的诊断。

【解析】线索细胞阳性、均质稀薄灰白色分泌物、pH>4.5、胺试验阳性，具备 3 项以上即可诊断。

145.【参考答案 A】

【押题点】细菌性阴道病的治疗。

【解析】该病主要为厌氧菌感染，全身用药首选甲硝唑治疗。

146.【参考答案 C】

【押题点】滴虫性阴道炎的治疗。

【解析】滴虫性阴道炎主要由性行为传播，性伴侣应同时进行治疗，治愈前应避免无保护性行为。

147.【参考答案 E】

【押题点】外阴阴道假丝酵母菌病的临床表现。

【解析】主要症状为外阴阴道瘙痒、灼热痛，分泌物呈豆渣状或凝乳样。

148.【参考答案 A】

【押题点】外阴阴道假丝酵母菌病的传播途径。

【解析】该病主要为内源性传染，假丝酵母菌作为机会致病菌，寄生于阴道、口腔、肠道。

149.【参考答案 B】

【押题点】外阴阴道假丝酵母菌病的诊断。

【解析】有阴道炎症状体征的妇女，在阴道分泌物中找到假丝酵母菌的芽生孢子或假菌丝即可确诊。

150.【参考答案 E】

【押题点】外阴阴道假丝酵母菌病的治疗。

【解析】常用药物为唑类抗真菌药，有克霉唑制剂、咪康唑制剂、制霉菌素制剂等。

151.【参考答案 A】

【押题点】萎缩性阴道炎的临床表现。

【解析】常见于绝经后妇女。主要症状为外阴灼热不适、瘙痒，分泌物稀薄、淡黄色、严重感染时为脓血性。阴道皱襞消失、菲薄，黏膜充血、散在出血点。

152.【参考答案 C】

【押题点】萎缩性阴道炎的病因。

【解析】由于雌激素水平降低、局部抵抗力下降，糖原减少、pH 值升高，以需氧菌为主的其他致病菌过度繁殖从而引起炎症。

153.【参考答案 B】

【押题点】萎缩性阴道炎的治疗。

【解析】治疗原则为补充雌激素、增加阴道抵抗力，使用抗生素抑制细菌生长。可全身给药雌激素，或局部涂抹雌三醇软膏，或应用抗生素(例如：诺氟沙星制剂)。

154.【参考答案 B】

【押题点】急性宫颈炎的病因。

【解析】急性子宫颈炎多表现为宫颈管黏膜炎，常由淋病奈瑟菌和沙眼衣原体感染所致，部分由阴道内源性病原体所致。

155.【参考答案 E】

【押题点】盆腔炎的高危因素。

【解析】年龄(15~25 岁)、性活动、下生殖道感染、子宫腔内手术操作后感染、性卫生不良、邻近器官炎症直接蔓延(阑尾炎、腹膜炎)、盆腔炎性疾病再次急性发作。

156.【参考答案 A】

【押题点】急性盆腔炎的诊断。

【解析】在作出盆腔炎症的诊断后，需进一步明确病原体。并且需与急性阑尾炎、输卵管妊娠流产或破裂、卵巢囊肿蒂扭转或破裂等急腹症相鉴别。

157.【参考答案 A】

【押题点】宫颈癌的好发部位。

【解析】子宫颈原始鳞柱交界和生理性鳞柱交界之间所形成的区域称移行带区，为子宫颈癌好发部位。该部位未成熟的化生鳞状上皮代谢活跃，在 HPV 等因素作用下，易形成上皮内瘤变，继续发展形成浸润癌。

158.【参考答案 A】

【押题点】子宫颈癌的发病相关因素。

【解析】SIL 和子宫颈癌与人乳头瘤病毒（HPV）感染、多个性伴侣、吸烟、性生活过早（<16 岁）、性传播疾病、口服避孕药等因素相关。HPV 感染是最主要因素，接种 HPV 预防性疫苗可以实现子宫颈癌的一级预防。

159.【参考答案 A】

【押题点】子宫颈癌的临床表现。

【解析】接触性阴道流血为宫颈癌的常见表现。此外还可出现阴道排液、尿频、尿急、便秘等症状。

160.【参考答案 C】

【押题点】子宫颈癌的诊断。

【解析】早期病例采用子宫颈细胞学检查和 HPV 监测、阴道镜检查、子宫颈活组织检查的“三阶段”程序检查，确诊依据为组织学检查。

161.【参考答案 D】

【押题点】子宫颈癌临床分期（FIGO）。

【解析】Ⅱ期肿瘤超越子宫，但未达骨盆壁或未达阴道下 1/3。肿瘤侵犯阴道上 2/3、无明显宫旁浸润为ⅡA 期，有明显宫旁浸润未达盆壁为ⅡB 期。

162.【参考答案 C】

【押题点】子宫肌瘤（肌瘤变性）。

【解析】红色变是一个子宫肌瘤患者在妊娠期或产褥期突然出现的急腹症表现，肌瘤剖面呈暗红色，质软，腥臭味，为肌瘤的一种特殊类型坏死。

163.【参考答案 A】

【押题点】子宫肌瘤的临床表现。

【解析】月经改变是子宫肌瘤最常见的症状，多见于较大的肌壁间肌瘤和黏膜下肌瘤。与子宫内膜面积增大、影响子宫收缩力、压迫使静脉丛充血扩张等因素有关。

164.【参考答案 A】

【押题点】子宫内膜癌的临床表现。

【解析】好发老年女性，肥胖、高血压为高危因素，主要表现为绝经后阴道流血，典型子宫内膜癌的超声图像有宫腔内不均回声区。

165.【参考答案 B】

【押题点】子宫内膜癌的镜检及病理类型。

【解析】以内膜样癌最为常见，占 80%～90%。浆液性癌、黏液性癌、透明细胞癌、癌肉瘤等均少见。

166.【参考答案 E】

【押题点】子宫内膜癌的诊断。

【解析】组织学检查是子宫内膜癌的确诊依据。常用而有价值的诊断方法是诊断性刮宫，常行分段诊刮，以同时了解宫腔和宫颈的情况。

167.【参考答案 B】

【押题点】子宫内膜癌手术病理分期（FIGO）。

【解析】Ⅰ期肿瘤局限于子宫体。Ⅱ期肿瘤侵犯宫颈间质，但无宫体外蔓延。Ⅲ期肿瘤局部和（或）区域扩散（A：累及子宫浆膜和附件。B：累及阴道和宫旁。C：盆腔、腹主动脉旁淋巴结转移）。Ⅳ期肿瘤侵及膀胱和直肠黏膜，远处转移。

168.【参考答案 E】

【押题点】卵巢肿瘤的组织学分类。

【解析】①上皮性肿瘤（浆液性、黏液性、子宫内膜样等）；②生殖细胞肿瘤（畸胎瘤、无性细胞瘤、卵黄囊瘤、胚胎性癌等）；③性索-间质肿瘤（颗粒细胞-间质细胞瘤、支持细胞-间质细胞瘤）；④转移性肿瘤。

169.【参考答案 E】

【押题点】卵巢生殖细胞肿瘤（卵黄囊瘤）。

【解析】来源于胚外结构卵黄囊，又名内胚窦瘤，分泌甲胎蛋白（AFP），是诊断及病情监测的肿瘤标志物。

170～172.【参考答案 D C E】

【押题点】妇科肿瘤的肿瘤标志物。

【解析】肿瘤标志物：CA125（上皮性卵巢癌）、AFP（内胚窦瘤）、HCG（原发性卵巢绒癌）、雌激素（颗粒细胞瘤、卵泡膜细胞瘤）、睾酮（睾丸母细胞瘤）。

173～174.【参考答案 E C】

【押题点】不同卵巢肿瘤的特点。

【解析】颗粒细胞瘤能分泌雌激素，常合并子宫内膜增生过长，可发生腺癌。蒂扭转为常见的妇科急腹症常发生于皮样囊肿（成熟畸胎瘤）

175.【参考答案 D】

【押题点】子宫颈癌临床分期（FIGO）。

【解析】Ⅱ期：癌灶已超出宫颈，但未达盆壁。癌累及阴道，但未达阴道下 1/3。ⅡA：无宫旁浸润ⅡA1 癌灶最大直径≤4 cm，ⅡA2 癌灶最大直径>4 cm。ⅡB：有宫旁浸润 B 期旁浸润。

176.【参考答案 A】

【押题点】卵巢肿瘤的化疗方案。

【解析】卵巢上皮性癌对化疗较敏感，多采用以铂类药物为主的联合化疗，铂类联合紫杉醇为“金标准”一线治疗方案。

177.【参考答案 C】

【押题点】子宫颈癌的转移途径。

【解析】患者接触性出血、宫颈糜烂状、病理结果提示鳞癌，考虑诊断子宫颈癌。主要为直接蔓延和淋巴转移，最常见的方式为直接蔓延，癌组织向邻近器官及组织扩散。血行转移极少见。

178.【参考答案 D】

【押题点】子宫颈癌的诊断。

【解析】宫颈细胞学检查和 HPV 检测、阴道镜检查、子宫颈活组织检查“三阶梯”程序，确诊依据为组织学检查。

179.【参考答案 D】

【押题点】子宫颈癌临床分期（FIGO）。

【解析】肿瘤超越子宫、未达骨盆壁或未达阴道下 1/3，为Ⅱ期。有明显宫旁浸润则分为ⅡB 期。

180.【参考答案 E】

【押题点】子宫颈癌的治疗方案。

【解析】ⅡB～ⅣA 期患者和全身情况不适宜手术的患者，采用根治性放疗。

181.【参考答案 A】

【押题点】子宫内膜癌的诊断。

【解析】病理组织学检查是子宫内膜癌的确诊依据。常用方法为诊断性刮宫、分段诊刮和子宫内膜活检。其中，分段诊刮最常用，先搔刮宫颈管，然后搔刮宫腔。

182.【参考答案 E】

【押题点】完全性葡萄胎的病理特点。

【解析】①可确认的胚胎和胎儿组织缺失；②绒毛水肿；③弥漫性滋养细胞增生；④种植部位滋养细胞呈弥漫和显著的异型化。

183.【参考答案 B】

【押题点】不完全性葡萄胎的病理特点。

【解析】①有胚胎或胎儿组织存在；②绒毛大小及其水肿程度明显不一；③局限性滋养细胞增生；④绒毛呈显著的扇贝样轮廓、间质内可见滋养细胞包涵体；⑤种植部位滋养细胞呈局限和轻度的异型性。

184.【参考答案 E】

【押题点】妊娠滋养细胞疾病(葡萄胎)的表现。

【解析】完全性葡萄胎典型症状有停经后阴道流血、子宫异常增大(大于停经月份)、妊娠呕吐、HCG 异常升高等。

185.【参考答案 B】

【押题点】葡萄胎的辅助检查。

【解析】超声是最常用的辅助检查，完全性葡萄胎的典型超声图像为子宫大于相应孕周、无妊娠囊或胎心跳动，宫腔内呈"落雪征""蜂窝状"。确诊最终依据为组织学检查。

186.【参考答案 A】

【押题点】葡萄胎的治疗。

【解析】确诊葡萄胎后应及时清除宫腔内容物，一般选用吸刮术。

187.【参考答案 B】

【押题点】绒癌与侵蚀性葡萄胎的鉴别。

【解析】①侵蚀性葡萄胎镜检：子宫肌层内查见绒毛结构或退化的绒毛阴影，滋养细胞增生、分化不良。多数病例可在静脉内找到绒毛及滋养细胞，并伴有血管壁出血、坏死。②绒癌镜检：在出血的背景上有片状交替排列的高度增生的滋养细胞。肿瘤中不含间质和自身血管，无绒毛或水泡状结构。

188.【参考答案 A】

【押题点】绒癌的转移途径。

【解析】主要经血行播散。最常见的转移部位是肺(80%)，其次是阴道、盆腔、肝和脑等。

189.【参考答案 A】

【押题点】妊娠滋养细胞肿瘤的治疗。

【解析】阴道的蓝紫色结节提示为转移病灶，见于转移性滋养细胞肿瘤，HCG 水平异常是主要诊断依据。治疗原则，以化疗为主，手术和放疗为辅，实行分层和个体化治疗。

190.【参考答案 B】

【押题点】无排卵性异常子宫出血的表现。

【解析】多数不排卵女性表现为月经紊乱，即失去正常周期和出血自限性，出血间隔长短不一、量多少不一。最常用的诊断方法为基础体温测定，呈单相型(正常女性排卵后孕激素水平升高、使基础体温升高 0.3℃～0.5℃、呈双相型)。

191.【参考答案 A】

【押题点】无排卵性异常子宫出血的治疗。

【解析】青春期及生育年龄无排卵性异常子宫出血患者以止血、调整周期、促进排卵为主。孕激素作用内膜转化为分泌期，停药后内膜脱落完全，必定引起撤药性出血，适用于血红蛋白>80 g/L、生命体征平稳的患者。雌激素可促进子宫内膜生长、创面修复，适合血红蛋白低于 80 g/L 的青春期患者。

192.【参考答案 E】

【押题点】功能失调性子宫出血的治疗。

【解析】刮宫术不仅具有止血效果，而且还有很好的诊断作用。

193.【参考答案 B】

【押题点】排卵性异常子宫出血(子宫内膜不规则脱落的病理)。

【解析】黄体萎缩不全时，子宫内膜脱落不全，于月经期第 5～6 日(正常月经 3～4 日分泌期内膜完全脱落)，仍能见到呈分泌反应的子宫内膜。子宫内膜病理表现为混合型，新的增生期内膜和残留的分泌期内膜及出血坏死同时存在。

194.【参考答案 E】

【押题点】子宫性闭经的原因。

【解析】人工流产后宫颈或宫腔粘连称为 Asherman 综合征，是由于刮宫时损伤宫颈管黏膜或子宫内膜基底层、肌层，局部创面形成而致粘连，属于子宫性闭经。

195.【参考答案 A】

【押题点】垂体性闭经的原因。

【解析】腺垂体的病变或功能失调可影响促性腺激素的分泌，继而影响卵巢功能引起闭经，主要表现为继发性闭经。原因有垂体梗死或损伤、垂体肿瘤、空蝶鞍综合征等。

196.【参考答案 E】

【押题点】多囊卵巢综合征的临床表现。

【解析】特征表现为月经失调(稀发)、雄激素过量(多毛)、肥胖。基础体温单相提示排卵功能障碍。最可能的诊断是多囊卵巢综合征。

197.【参考答案 A】

【押题点】闭经的诊断。

【解析】子宫外原因的寻找：雌、孕激素序贯试验阳性时，为确定原发病在卵巢、垂体还是下丘脑，需测定血清

FSH、LH、PRL 水平。PRL>25 μg/L 时称高泌乳激素血症，应排除垂体肿瘤。若 PRL 正常，FSH>40 U/L，提示卵巢功能障碍；如 FSH、LH 值均<5 U/L，提示下丘脑-垂体轴功能障碍，病变可能在垂体或下丘脑，如希恩综合征等；若 LH/FSH≥2，则高度怀疑为多囊卵巢综合征。

198.【参考答案 B】

【押题点】子宫内膜异位症的特点。

【解析】异位子宫内膜可以侵袭全身任何部位，但绝大多数位于盆腔内，其中以卵巢、直肠子宫陷凹及宫骶韧带等部位最常见。

199.【参考答案 B】

【押题点】子宫内膜异位症的临床表现。

【解析】继发性痛经、进行性加重，不孕，月经异常。双合诊检查子宫后倾固定，子宫直肠陷凹、宫骶韧带或子宫后壁下方可扪及触痛性结节，一侧或双侧附件处触及囊实性包块。

200.【参考答案 A】

【押题点】子宫内膜异位症的临床表现。

【解析】①下腹痛和痛经：疼痛是子宫内膜异位症的主要症状，典型症状为继发性痛经，呈进行性加重。②不孕高达 40%。③性交不适，月经异常。④典型体征：子宫后位，后倾固定，子宫直肠陷凹、宫骶韧带或子宫后壁下段等部位可触及痛性结节。

201.【参考答案 E】

【押题点】子宫内膜异位症的辅助检查。

【解析】腹腔镜检查是目前诊断子宫内膜异位症的最佳方法。在腹腔镜下见到典型病灶即可确诊子宫内膜异位症，并可进行临床分期。

202.【参考答案 A】

【押题点】子宫内膜异位症的鉴别。

【解析】子宫腺肌病子宫多均匀性增大，呈球形。而子宫内膜异位症子宫不大。

203.【参考答案 D】

【押题点】子宫腺肌症的临床表现。

【解析】主要症状：经量过多、经期延长和逐渐加重的进行性痛经，疼痛位于下腹正中，常于经前 1 周开始，直至月经结束。体征：子宫呈均匀性增大或局限性隆起，质地硬，有压痛。

204.【参考答案 B】

【押题点】子宫脱垂的病因。

【解析】子宫从正常位置沿阴道下降，宫颈外口达坐骨棘水平以下，甚至子宫全部脱出至阴道口以外，称为子宫脱垂，是由于牵拉子宫的主韧带受损所导致的。

205.【参考答案 B】

【押题点】子宫脱垂的临床分度。

【解析】子宫脱垂分度。Ⅰ度轻：宫颈外口距处女膜缘小于 4 cm，尚未达到处女膜缘。Ⅰ度重：宫颈外口已达到处女膜缘，在阴道口能见到宫颈。Ⅱ度轻：宫颈已脱出阴道外口，宫体仍在阴道内。Ⅱ度重：宫颈及部分宫体已脱出阴道口外。Ⅲ度：宫颈及宫体全部脱出阴道口外。

206.【参考答案 B】

【押题点】子宫脱垂的治疗。

【解析】Manchester 手术适用于年龄较轻、希望保留子宫的Ⅱ度、Ⅲ度脱垂伴阴道前后壁脱垂者。

207.【参考答案 E】

【押题点】宫内节育器的避孕机制。

【解析】宫内节育器的避孕机制主要有杀精毒胚作用、干扰着床。此外，左炔诺孕酮宫内节育器可抑制排卵。

208.【参考答案 E】

【押题点】宫内节育器放置术的禁忌证。

【解析】①妊娠或妊娠可疑；②生殖道急性炎症；③严重的全身性疾患；④生殖器官肿瘤；⑤生殖器官畸形；⑥宫颈内口过松、重度陈旧性宫颈裂伤或子宫脱垂；⑦有铜过敏史；⑧宫腔<5.5 cm 或>9.0 cm；⑨近 3 个月内有月经失调、阴道不规则流血；⑩人工流产出血多，怀疑有妊娠组织物残留或感染可能；中期妊娠引产、分娩或剖宫产胎盘娩出后，子宫收缩不良有出血或潜在感染可能。

209.【参考答案 A】

【押题点】宫内节育器的放置时间。

【解析】①月经干净后 3~7 日无性交。②人工流产后可立即放置。③产后 42 日恶露已净，会阴切口已愈合，子宫恢复正常后放置。④含孕激素 IUD 在月经第 4~7 日放置。⑤自然流产于转经后放置，药物流产 2 次正常月经后放置。⑥哺乳期放置应先排除早孕。⑦性交后 5 日内放置为紧急避孕的方法之一。此外，8 版妇产科学有提及，剖宫产术后放置时间为半年。

210.【参考答案 E】

【押题点】不同避孕方式的特点。

【解析】避孕药生育年龄的健康妇女均可用，由其适用于宫颈糜烂，因为避孕药对宫颈糜烂有治疗作用；月经过多过频的很适用，可以改善月经。

211.【参考答案 B】

【押题点】避孕药的激素成分。

【解析】口服避孕药是女性甾体激素避孕药，激素成分是雌激素和孕激素。可抑制排卵、增加宫颈黏液黏稠度、使子宫内膜于胚胎发育不同步、干扰受精卵于输入管内运动影响着床。

212.【参考答案 E】

【押题点】宫内节育器放置术的并发症。

【解析】节育器异位、嵌顿或断裂、下移或脱落、带器妊娠。

213.【参考答案 E】

【押题点】不同避孕方式的特点。

【解析】阴茎套是哺乳期选用的最佳避孕方式。

214.【参考答案 A】

【押题点】人工流产吸宫术的适应证。

【解析】人工流产吸宫术适用于妊娠 10 周以内要求终止妊娠而无禁忌证妇女。生殖道炎症、各种疾病的急性期、全身情况不良、不能耐受手术、术前 2 次体温超过 37.5℃，均为手术禁忌。

第十八章　血液系统

分值：执业 18 分/助理 9 分　难度：中等　建议完成时间：3.5 小时　题目后缀为[助理不做]的，助理医师不用做

1. 诊断孕妇贫血的标准为血红蛋白浓度低于
A. 140 g/L
B. 130 g/L
C. 120 g/L
D. 100 g/L
E. 60 g/L

★2. 重度贫血的血红蛋白浓度是
A. <30 g/L
B. <40 g/L
C. 30~60 g/L
D. 60~90 g/L
E. 90~100 g/L

★3. 属于红细胞破坏过多的贫血是
A. 巨幼细胞性贫血
B. 骨髓病性贫血
C. 炎症性贫血
D. 珠蛋白生成障碍性贫血
E. 慢性病性贫血

★4. 不属于小细胞低色素性贫血的是
A. 缺铁性贫血
B. 慢性病贫血
C. 珠蛋白生成障碍性贫血
D. 铁粒幼细胞性贫血
E. 骨髓增生异常综合征

5. 下列不符合贫血时机体的代偿表现
A. 心率加快
B. 呼吸加深加快
C. 消化腺分泌减少
D. 2，3-二磷酸甘油酸降低
E. 尿比重降低

6. 缺铁性贫血患者因组织缺铁而发生的临床表现不包括
A. 口腔炎、舌炎
B. 匙状甲
C. 吞咽困难
D. 头晕、乏力
E. 皮肤干燥、皱缩

7. 铁的良好来源是
A. 动物肝脏
B. 鱼
C. 蛋黄
D. 大豆
E. 米饭

8. 有关铁的描述，正确的是
A. 食物中的铁以三价铁为主
B. 肠黏膜吸收的铁为三价铁
C. 转铁蛋白结合的铁为二价铁
D. 体内铁蛋白中结合的铁为二价铁
E. 血红蛋白中的铁为三价铁

9. 铁的吸收部位主要在
A. 回肠
B. 十二指肠及空肠上段
C. 胃
D. 结肠
E. 肝脏

10. 关于体内铁代谢的叙述，错误的是
A. 乳铁蛋白属于功能铁
B. 铁蛋白属于储存铁
C. 吸收部位在十二指肠及空肠上段
D. 主要通过尿液、汗液排出
E. 体内铁主要储存在肝、脾、骨髓

11. 下列不会出现缺铁性贫血的是
A. 月经过多
B. 急性失血
C. 反复鼻出血
D. 胃及十二指肠切除
E. 慢性萎缩性胃炎

12.（2021 原题）患者，女，31 岁。2 年前因胃出血行胃大部切除术，近 1 年半来头晕、乏力、面色逐渐苍白，平时月经量稍多。检查：Hb 70 g/L，RBC 3.1×10^{12}/L，WBC 5.3×10^{9}/L，网织红细胞 0.015。在进行体格检查时，不可能出现的体征是
A. 皮肤干燥，毛发干燥易脱落
B. 行走不稳，深感觉减退
C. 口腔炎，舌乳头萎缩

D. 指甲变脆、变平或匙状甲
E. 心尖部收缩期吹风样杂音

13. (2021 考点)下列哪项不是缺铁性贫血的临床表现
A. 异食癖
B. 吞咽困难
C. 口腔炎，舌乳头萎缩
D. 指甲变脆、变平或匙状甲
E. 杵状指

★14. (2021 考点)下列符合缺铁性贫血的实验室检查结果的是
A. 血清铁降低、总铁结合力降低、转铁蛋白饱和度降低
B. 血清铁降低、总铁结合力升高、转铁蛋白饱和度降低
C. 血清铁降低、总铁结合力正常、转铁蛋白饱和度降低
D. 血清铁降低、总铁结合力升高、转铁蛋白饱和度正常
E. 血清铁正常、总铁结合力升高、转铁蛋白饱和度降低

15. (2021 原题)缺铁性贫血早期最可靠的依据是
A. 血清铁减少
B. 血清铁蛋白降低
C. 血清总铁结合力增高
D. 运铁蛋白饱和度降低
E. 红细胞减少

16. 在缺铁性贫血的实验室检查中，最能说明体内储存铁缺乏的指标是
A. 血清铁减少
B. 血清铁蛋白降低
C. 血清总铁结合力增高
D. 骨髓铁染色，铁粒幼细胞减少
E. 红细胞减少

★17. (2021 考点)缺铁性贫血实验室检查不符合的是
A. 红细胞内游离原卟啉升高
B. 细胞中央淡染区扩大
C. 总铁结合力升高
D. 血清蛋白低于正常
E. 红细胞内游离原卟啉正常

18. 患者，男，55 岁。3 个月来乏力、面色苍白，体重下降 6 kg。腹部时有隐痛。实验室检查：Hb 60 g/L，RBC 3.1×10^{12}/L，WBC 8.2×10^{9}/L，PLT 310×10^{9}/L，外周血涂片见红细胞中心淡染区扩大。为寻找贫血的原因，首选的检查为
A. 骨髓检查
B. 血清铁蛋白
C. 尿常规
D. 大便潜血试验
E. 红细胞游离原卟啉

★19. 缺铁性贫血最重要的治疗是
A. 补充内因子
B. 口服硫酸亚铁
C. 口服维生素 B_{12}
D. 注射右旋糖酐铁
E. 进食含铁量高的食物

★20. 应用铁剂治疗缺铁性贫血的停药指征为
A. 血红蛋白恢复正常
B. 血清铁恢复正常
C. 骨髓铁恢复正常
D. 铁蛋白恢复正常
E. 红细胞形态恢复正常

★21. 口服铁剂治疗 1 周后出现的治疗反应是
A. 网织红细胞计数增加
B. 血红蛋白增加
C. 红细胞平均容积(MCV)升高
D. 平均红细胞血红蛋白量(MCH)升高
E. 红细胞平均血红蛋白浓度(MCHC)升高

22. (2021 原题)下列疾病中，骨髓有核红细胞出现“老浆幼核”现象的是[助理不做]
A. 巨幼红细胞性贫血
B. 急性红血病
C. 缺铁性贫血
D. 骨髓增生异常综合征
E. 再生障碍性贫血

23. 巨幼红细胞贫血患者用下列哪种药物治疗[助理不做]
A. 铁剂
B. 叶酸
C. 维生素 C
D. 维生素 K
E. 肝素

24. 巨幼细胞性贫血不会出现的临床表现是[助理不做]
A. “镜面舌”或“牛肉舌”
B. 手足对称性麻木
C. 眼睑水肿
D. 食欲缺乏明显
E. 杵状指

25. 下列有关再生障碍性贫血发病机制的检查结果，错误的是
A. 血清 IL-2 水平增高
B. 血清 TNF 水平增高
C. CD34+T 细胞增高
D. CD8+T 细胞增高
E. INF-γ 细胞增高

26. 再生障碍性贫血的主要原因是
A. 骨髓造血功能衰竭
B. 红细胞破坏过多
C. 红细胞寿命缩短
D. 造血原料缺乏
E. 失血过多

27. 引起继发性再生障碍性贫血最常见的病因是

A. 药物及化学物质
B. 物理因素
C. 病毒感染
D. 细菌感染
E. 外伤

28. 慢性再生障碍性贫血患者最常见的感染是
A. 败血症
B. 肠道感染
C. 尿路感染
D. 上呼吸道感染
E. 尿道感染

29. 支持再生障碍性贫血诊断的是
A. 骨髓中非造血细胞减少
B. 外周血淋巴细胞比例减少
C. 中性粒细胞碱性磷酸酶积分减少
D. 骨髓中巨核细胞减少
E. 外周血出现有核红细胞

30. 下列不符合重症再生障碍性贫血诊断标准的是
A. 贫血进行性加重
B. 脾大
C. 血小板$<20\times10^9/L$
D. 中性粒细胞$<0.5\times10^9/L$
E. 网织红细胞绝对值$<15\times10^9/L$

31. 关于再生障碍性贫血的诊断，不正确的是
A. 发热、出血、贫血
B. 一般无肝、脾和淋巴结肿大
C. 中性粒细胞碱性磷酸酶阳性率和积分减低
D. 骨髓可呈灶性增生，但巨核细胞减少
E. 末梢血淋巴细胞比例增高

（32~33 题共用题干）

患者，男，33 岁。乏力伴活动后心慌气促 5 个月，近来皮肤紫癜。查体：贫血貌，浅表淋巴结无肿大，胸骨无压痛，肝脾肋下缘未触及。实验室检查：血红蛋白 60 g/L，红细胞 $2.4\times10^{12}/L$，白细胞 $1.4\times10^9/L$，血小板 $9\times10^9/L$。

32. 最可能的诊断考虑
A. 缺铁性贫血
B. 巨幼细胞贫血
C. 再生障碍性贫血
D. 阵发性睡眠性血红蛋白尿
E. 败血症

33. 若行骨髓穿刺检查，最可能的检查结果
A. 巨核细胞减少
B. 非造血细胞减少
C. 骨髓增生极度活跃
D. 老核幼浆
E. 幼核老浆

34. 在再生障碍性贫血的治疗中，下列属于促进造血的药物是
A. 抗淋巴细胞球蛋白
B. 环孢素 A
C. 环磷酰胺
D. 甲泼尼龙
E. 司坦唑醇（康力龙）

35. 急性再生障碍性贫血的治疗首选
A. 骨髓移植
B. 放疗治疗
C. 应用造血生长因子
D. 免疫抑制药
E. 雄激素

36. 属于红细胞膜异常所致的溶血性贫血的是［助理不做］
A. 镰状细胞贫血
B. PNH
C. 蚕豆病
D. 海洋性贫血
E. 血红蛋白病

37. 属于红细胞周围环境异常所致的溶血性贫血的是［助理不做］
A. 遗传性球形细胞增多症
B. PNH
C. 自身免疫性溶血性贫血
D. 海洋性贫血
E. 血红蛋白病

38. 慢性溶血性贫血的三大特征：［助理不做］
A. 贫血、黄疸、脾大
B. 贫血、黄疸、发热
C. 发热、黄疸、脾大
D. 贫血、发热、出血
E. 黄疸、发热、出血

39. 下列不是急性溶血性贫血的临床表现的是［助理不做］
A. 腰背四肢酸痛
B. 血红蛋白尿
C. 黄疸
D. 高热寒战
E. 脾大

40. 下列不符合血管内溶血的特点的是［助理不做］
A. 有血红蛋白尿
B. 有血红蛋白血症
C. 有含铁血黄素尿
D. 游离胆红素明显增高
E. 无脾肿大

41. 血管外溶血红细胞破坏的主要场所为［助理不做］
A. 肝
B. 脾
C. 骨
D. 肺
E. 肾

42. **（2021 考点）**自身免疫性溶血最特异的诊断性检查是［助理不做］
A. 抗人球蛋白（Coombs）试验

B. 蔗糖溶血试验
C. 酸溶血试验
D. 热溶血试验
E. 血沉

43. 原位溶血见于[助理不做]
A. 血型不合输血
B. 巨幼细胞性贫血
C. 自身免疫性溶血性贫血
D. 失血性贫血
E. 遗传性球形细胞增多症

44. (2021考点)下列哪项检查不是反映慢性溶血性贫血时骨髓代偿增生的证据[助理不做]
A. 网织红细胞增多
B. 周围血片中出现有核红细胞
C. 周围血片中出现幼稚粒细胞
D. 骨髓的幼红细胞明显增生
E. 外周血涂片发现红细胞碎片

45. 对于溶血性贫血进行脾切除最有价值的是[助理不做]
A. 海洋性贫血
B. PNH
C. 糖皮质激素治疗无效的原发性自身免疫性溶血性贫血
D. 遗传性球形细胞增多症
E. 失血性贫血

46. 下列实验室检查结果支持阵发性睡眠性血红蛋白尿诊断的是[助理不做]
A. Ham试验阳性
B. 抗人球蛋白(Coombs)试验阳性
C. 红细胞渗透脆性增高
D. 血红蛋白电泳异常
E. 高铁血红蛋白还原试验阳性

★47. 下列属于免疫性溶血性贫血的是[助理不做]
A. 海洋性贫血
B. PNH
C. 弥散性血管内凝血
D. 遗传性球形细胞增多症
E. 新生儿溶血性贫血

★48. 诊断温抗体型溶血性贫血最重要的实验室检查是[助理不做]
A. 免疫球蛋白测定
B. Coombs试验
C. 红细胞渗透性脆性试验
D. Ham试验
E. 血沉

★49. 患者，女，25岁。面色苍白、乏力、心悸1周。实验室检查：Hb 60 g/L，WBC 9.4×10^9/L，PLT 212×10^9/L，网织红细胞0.12，Coombs试验阳性。该患者首选的治疗措施是[助理不做]
A. 输注红细胞
B. 应用环孢素A
C. 应用硫唑嘌呤
D. 脾切除
E. 应用糖皮质激素

(50~52题共用备选答案)
A. M1型
B. 急性早幼粒细胞白血病
C. 急性单核细胞白血病
D. 急性粒细胞白血病
E. 急性淋巴细胞白血病

50. (2021考点)常可导致牙龈肿胀、口腔溃疡的是
51. (2021考点)可导致弥漫性血管内凝血(DIC)的是
52. (2021考点)易导致肝、脾、淋巴结明显肿大的是

53. (2021考点)急性白血病最常见的病死原因是
A. 败血症
B. 腹腔内脏器出血
C. 颅内出血
D. DIC
E. 感染

★54. (2021原题)患者，男，26岁。2周来乏力、发热伴牙龈肿胀出血。实验室检查：Hb 65 g/L，WBC 3.0×10^9/L，分类见原幼细胞30%，PLT 35×10^9/L，骨髓检查提示原始细胞80%，POX染色部分呈弱阳性，非特异性酯酶染色阳性，可被NaF抑制。该例急性白血病最可能的FAB分型是
A. M1型
B. M2型
C. M3型
D. M4型
E. M5型

55. (2021考点)绿色瘤常见于
A. 急性单核细胞白血病
B. 急性淋巴细胞白血病
C. 慢性粒细胞白血病
D. 急性粒细胞白血病
E. 急性再生障碍性贫血

★56. 急性早幼粒细胞白血病的基因改变常常是
A. AML1/ETO
B. PML/RARA
C. CBFβ/MYHⅡ
D. MLL/ENL
E. BCR/ABL

(57~59题共用题干)
患者，男，25岁。乏力、消瘦、腹胀2个月。查体：心肺未见异常，肝肋下1 cm，脾肋下8 cm。化验：Hb 138 g/L，WBC 96×10^9/L，PLT 385×10^9/L。分子生物学检查可见BCR/ABL融合基因阳性。

57. 该患者的诊断是
A. 急性早幼粒细胞白血病
B. 急性淋巴细胞白血病
C. M1型白血病

D. 慢性粒细胞白血病
E. 急性单核细胞性白血病

58. 该患者应出现的染色体异常
A. t(9；11)
B. t(15；17)
C. t(9；22)
D. t(8；21)
E. t(8；14)

59. (2021 考点)该患者首选的治疗是
A. DA 方案
B. 全反式维 A 酸
C. 羟基脲
D. VP 方案
E. 口服伊马替尼

60. (2021 考点)患者，女，18 岁。发热伴鼻出血 5 日。查体：全身淋巴结肿大，皮肤散在出血点，肝肋下 2 cm，脾肋下 3 cm，Hb 80 g/L，WBC 12×10^9/L，PLT 40×10^9/L，骨髓增生活跃，原始细胞占 0.80，过氧化物酶染色阴性，非特异性酯酶阴性。首选的治疗方案是
A. HA
B. DA
C. VP
D. CHOP
E. MOPP

(61~62 题共用备选答案)
A. 非特异性酯酶染色阳性，可被 NaF 抑制
B. 中性粒细胞碱性磷酸酶积分增高
C. Ph 染色体阳性
D. Ph 染色体阴性
E. 骨髓细胞内可见 Auer 小体

★61. (2021 考点)慢性粒细胞性白血病可见

★62. (2021 考点)类白血病样反应可见

★63. 患者，男，26 岁，5 天来鼻及牙龈出血，皮肤瘀斑。Hb 55 g/L，WBC 10.0×10^9/L，PLT 16×10^9/L。骨髓增生极度活跃，绝大多数细胞呈清一色，胞浆内有大小不等的颗粒及成堆 Auer 小体，过氧化酶染色强阳性。该患者应首选的治疗是
A. DA 方案
B. 全反式维 A 酸
C. 羟基脲
D. VP 方案
E. 骨髓移植

★64. 染色体检查结果为 t(15；17)的白血病类型是
A. AML-M3
B. AML-M2
C. CML
D. AML-M5
E. ALL

★65. (2021 原题)患者，女，25 岁，发热伴双下肢和腹部皮肤瘀斑 5 天，查体：双下肢和腹部皮肤有多处瘀斑，双侧颈部、腋窝和腹股沟可触及淋巴结肿大，活动无压痛，最大者为 2 cm×2.5 cm，胸骨压痛(+)，腹软，肝肋下 1.5 cm，脾肋下 2 cm，化验：Hb 78 g/L，WBC 18×10^9/L，分类可见原始和幼稚细胞，PLT 25×10^9/L，网织红细胞(Ret)0.002。最可能的诊断是
A. 急性淋巴细胞白血病
B. 非霍奇金淋巴瘤
C. 急性粒细胞白血病
D. 霍奇金淋巴瘤
E. 系统性红斑狼疮

66. (2021 考点)下列临床表现中慢性粒细胞白血病最典型突出的症状是
A. 乏力、低热
B. 体重减轻
C. 胸骨中下段压痛
D. 淋巴结肿大
E. 进行性脾肿大

(67~68 题共用备选答案)
A. 急性淋巴细胞白血病
B. 急性粒单核细胞性白血病
C. 急性早幼粒细胞白血病
D. 急性单核细胞白血病
E. 红白血病

67. (2021 考点)易发生 DIC 的急性白血病类型是

68. (2021 考点)最常发生中枢神经系统的白血病是

69. 骨髓增生异常综合征患者的骨髓原始细胞中有 Auer 小体，见于[助理不做]
A. RA 型
B. RAS 型
C. CMML 型
D. RAEB 型
E. RAEB-t 型

70. (2021 考点)患者，女，40 岁。乏力疲倦 3 个月。体检：双下肢皮肤散在出血点，浅表淋巴结无肿大。血常规：Hb 80 g/L；WBC 3.0×10^9/L，白细胞分类(DC)：中性粒细胞(N)45%，淋巴细胞(L)46%，单核细胞(M)9%，PLT 39×10^9/L。骨髓穿刺检查提示：骨髓明显增生活跃，原始粒细胞 15%，未见巨核细胞(cm)。本例最可能的诊断是[助理不做]
A. 特发性血小板减少性紫癜
B. 再生障碍性贫血三系均减少
C. 阵发性睡眠性血红蛋白尿
D. 慢性失血性贫血
E. 骨髓增生异常综合征

★71. 非霍奇金淋巴瘤的病理类型中，属于低度恶性的是[助理不做]
A. 滤泡性大细胞型
B. 弥漫性大细胞型
C. 弥漫性小裂细胞型
D. 免疫母细胞型

E. 小淋巴细胞型

★72. 如果骨髓中找到 R-S 细胞，诊断的疾病是[助理不做]

A. 霍奇金淋巴瘤
B. 非霍奇金淋巴瘤
C. 急性粒细胞白血病
D. 骨髓增生异常综合征
E. 急性单核细胞白血病

★73. 下列不属于 B 细胞淋巴瘤的是[助理不做]

A. 边缘区淋巴瘤
B. 滤泡性淋巴瘤
C. 套细胞淋巴瘤
D. 间变大细胞淋巴瘤
E. Burkitt 淋巴瘤

★74. 淋巴瘤最有诊断意义的临床表现是[助理不做]

A. 肝脾肿大
B. 长期周期性发热
C. 盗汗、体重减轻
D. 无痛性淋巴结肿大
E. 局限性淋巴结肿大并粘连

★75. 患者，男，46 岁。右颈部无痛性淋巴结肿大 3 个月，伴上腹部疼痛、食欲不佳、发热、盗汗、体重减轻。行剖腹探查见胃与胰头及腹膜有粘连，周围有多个肿大的淋巴结，病理检查为非霍奇金淋巴瘤，T 细胞来源。临床分期属于[助理不做]

A. ⅡB
B. ⅢA
C. ⅢB
D. ⅣA
E. ⅣB

★76. 霍奇金淋巴瘤最早累及的淋巴结是[助理不做]

A. 颈部淋巴结
B. 腋窝淋巴结
C. 锁骨下淋巴结
D. 腹股沟淋巴结
E. 滑车淋巴结

★77. **(2021 考点)**霍奇金淋巴瘤化疗首选的方案是[助理不做]

A. ABVD 方案
B. CHOP 方案
C. MOPP 方案
D. VDP 方案
E. DA 方案

(78~80 题共用题干)

患者，男，46 岁。右颈部无痛性淋巴结肿大 3 个月，伴上腹部疼痛、食欲不佳、发热、盗汗、体重减轻。行剖腹探查见胃与胰头及腹膜有粘连，周围有多个肿大的淋巴结，病理检查为非霍奇金淋巴瘤，免疫染色 CD20+、CD22+、CD5-，有 t(8；14)。[助理不做]

★78. 临床分期属于[助理不做]

A. ⅡB
B. ⅢA
C. ⅢB
D. ⅣA
E. ⅣB

79. 最可能的血液病学诊断是[助理不做]

A. 边缘区淋巴瘤
B. 滤泡性淋巴瘤
C. 套细胞淋巴瘤
D. 间变大细胞淋巴瘤
E. Burkitt 淋巴瘤

★80. **(2021 考点)**首选的治疗方案[助理不做]

A. ABVD 方案
B. CHOP 方案
C. MOPP 方案
D. VDP 方案
E. DA 方案

★81. 霍奇金淋巴瘤出现的 Pel-Ebstein 热的热型特点是[助理不做]

A. 弛张热
B. 稽留热
C. 不规则热
D. 回归热
E. 周期性发热

(82~83 题共用题干)

患者，男，55 岁。颈部淋巴结进行性肿大 2 个月，发热 2 周。发病以来体重减轻 14 kg。查体：T 38.7℃，双侧颈部和右腋窝均有数个直径 2~5 cm 大小淋巴结，均活动。无压痛，心肺未见异常，腹平软，肝脾肋下未触及，血常规和骨髓检查均未见异常，左颈部淋巴结活检确诊为弥漫性大 B 细胞淋巴瘤。

★82. 为判断该患者淋巴瘤诊断是 A 组或 B 组，还应询问的病史是[助理不做]

A. 发热类型
B. 皮肤有无瘙痒
C. 是否有盗汗
D. 食欲情况
E. 睡眠情况

★83. 为判断淋巴瘤临床分期，首选的辅助检查是[助理不做]

A. 胸部、腹部 CT
B. 肝功能
C. 肾功能
D. 心电图
E. 血常规

★84. 关于霍奇金淋巴瘤叙述错误的是[助理不做]

A. 混合细胞型最常见
B. 淋巴细胞为主型愈后最好
C. 以无痛性颈部淋巴结肿大首发
D. 部分发病跟 EB 病毒有关

E. 结节硬化型 R-S 细胞呈多形性

(85~87 题共用题干)

患者，男，70 岁。乏力，腰痛半个月。既往体健。查体：轻度贫血貌，第 2~4 腰部压痛，实验室检查，Hb 80 g/L，WBC 5.6×10^9/L，PLT 156×10^9/L，血清总蛋白 108 g/L，清蛋白 30 g/L，血清肌酐 175 μmol/L，骨髓细胞学检查示骨髓中异常浆细胞占 0.45，腰椎 X 线片示第 2 腰椎压缩性骨折。

85. (2021 考点)为进一步明确诊断，下一步最需做的检查是[助理不做]

A. 血清 β_2 微球蛋白测定
B. 尿本周蛋白测定
C. 尿常规
D. 血清钙测定
E. 血、尿免疫球蛋白测定

86. 根据目前的临床资料及 Durieh-Salmon 临床分期标准，该患者最可能的临床分期是[助理不做]

A. Ⅲ期 B 组
B. Ⅱ期 A 组
C. Ⅰ期 B 组
D. Ⅱ期 B 组
E. Ⅲ期 A 组

87. 该患者的疾病最可能的类型是[助理不做]

A. 不分泌型
B. IgG 型
C. 轻链型
D. IgE 型
E. IgD 型

88. (2021 考点)白细胞减少症的诊断标准是指外周血白细胞总数低于

A. 0.2×10^9/L
B. 0.5×10^9/L
C. 4.0×10^9/L
D. 1.5×10^9/L
E. 3.0×10^9/L

89. (2021 原题)粒细胞缺乏症的诊断标准是指外周血中性粒细胞绝对数低于

A. 0.2×10^9/L
B. 0.5×10^9/L
C. 4.0×10^9/L
D. 1.5×10^9/L
E. 3.0×10^9/L

90. (2021 考点)能同时启动内源性和外源性凝血途径导致 DIC 的是

A. 羊水栓塞
B. 急性早幼粒细胞白血病
C. 广泛创伤
D. 大型手术
E. 严重感染

91. 凝血酶原时间(PT)正常见于

A. 纤维蛋白缺乏
B. 维生素 K 缺乏
C. 肝功能失代偿
D. 血友病
E. 口服双香豆素

92. 患者，男，15 岁，自幼有出血倾向。出血时间延长，凝血时间正常，PLT 150×10^9/L，血小板黏附率降低，部分凝血活酶时间延长，凝血酶原时间正常。父亲也有类似病史。考虑的诊断是

A. 血友病
B. 血管性血友病
C. 过敏性紫癜
D. 溶血性贫血
E. 遗传性出血性毛细血管扩张症

★93. (2021 考点)属于纤溶异常的实验室检查是

A. 血 VWF 测定
B. PF3 有效性测定
C. 血栓素 B_2 测定
D. 血 PC 测定
E. 血 D-二聚体测定

(94~96 题共用题干)

患者，女，26 岁。10 天来全身皮肤出现出血点伴牙龈出血来诊。化验 PLT 35×10^9/L，临床诊断为慢性特发性血小板减少性紫癜(ITP)。

94. 不支持 ITP 的诊断的是

A. 多数病变轻而局限
B. 皮肤黏膜出血常见
C. 月经过多常见
D. 严重内脏出血常见
E. 牙龈出血

95. 支持 ITP 诊断的实验室检查是

A. 凝血时间延长
B. 血块收缩良好
C. 抗核抗体阳性
D. 骨髓巨核细胞增多
E. 幼稚型细胞减少

96. 该患者的首选治疗

A. 糖皮质激素
B. 脾切除
C. 血小板输注
D. 长春新碱
E. 免疫球蛋白

97. Schonlein 型过敏性紫癜的临床表现中，除皮肤紫癜外，还有

A. 关节肿痛
B. 便血
C. 尿血
D. 视网膜出血
E. 虹膜炎

98. 下列关于 DIC 的治疗叙述错误的是

A. 抗血小板药适用于处于高凝状态的患者
B. 消除诱因是终止 DIC 的根本措施
C. 高凝期禁补充凝血因子
D. 高凝期可进行抗纤溶
E. 继发性纤溶亢进期者不宜用肝素

99. 慢性特发性血小板减少性紫癜最常见于
A. 幼儿　B. 儿童
C. 青年女性　D. 壮年男性
E. 老年人

100. (2021 考点) 下列诱发 DIC 最常见的病因为
A. 真菌感染　B. 脑外伤
C. 革兰阴性细菌感染　D. 心血管疾病
E. 糖尿病

101. 不能通过输血传播的病原是
A. 单纯疱疹病毒
B. EB 病毒
C. 巨细胞病毒
D. HBV
E. HIV

102. 最容易引起细菌污染反应的血液制品是
A. 浓缩红细胞　B. 清蛋白
C. 新鲜冷冻血浆　D. 冷沉淀
E. 浓缩血小板

103. (2021 原题) 引起过敏反应的主要血液成分是
A. 红细胞　B. 血浆
C. 淋巴细胞　D. 血小板
E. 纤维蛋白

★104. (2021 考点) 血小板输注禁忌证为
A. 化疗导致的血小板减少
B. 血小板功能障碍
C. 大量输注悬浮红细胞稀释血小板减少
D. 血栓性血小板减少性紫癜
E. 放疗导致的血小板减少

★105. (2021 考点) 过敏患者适宜输注下列哪种血液制品
A. 悬浮红细胞　B. 洗涤红细胞
C. 新鲜冰冻血浆　D. 血小板
E. 冷沉淀

★106. (2021 考点) 成年患者，输血 100 mL 后，突感头痛、恶心、寒战高热、呼吸困难、剧烈腰痛，血压下降，可能发生
A. 溶血反应　B. 细菌污染反应
C. 过敏反应　D. 免疫反应
E. 发热反应

★107. (2021 考点) 患者，男，36 岁。因双眼睑及四肢无力入院。入院诊断：重症肌无力。决定给予血浆置换治疗。在血浆置换过程中，患者出现面部瘙痒、潮红，胸部及四肢出现少量荨麻疹。查体：体温 37.6℃，血压 115/65 mmHg。该患者可能出现的输血反应为
A. 非溶血性发热性输血反应
B. 细菌污染反应
C. 过敏反应
D. 溶血性输血反应
E. 循环超负荷

★108. (2021 考点) 患重度海洋性贫血的患者入院治疗，既往曾多次输血。此时应考虑输注
A. 浓缩红细胞
B. 去除白细胞的红细胞
C. 全血
D. 悬浮红细胞
E. 辐照红细胞

109. 下列不必辐照的血液成分
A. 单采血小板
B. 浓缩血小板
C. 洗涤红细胞
D. 冷沉淀
E. 悬浮红细胞

110. (2021 考点) 成年患者输注 1 单位红细胞估计可提高患者的血红蛋白数量是
A. 3 g/L　B. 1 g/L
C. 10 g/L　D. 7 g/L
E. 5 g/L

★111. (2021 考点) 患者，女，35 岁。因急性粒细胞白血病入院。查体：四肢皮肤多处出血点和瘀斑。化验 PLT8×10^9/L。给予单采血小板输注。输注 4 小时后，患者出现胸闷、呼吸困难，血氧饱和度<90%。急查胸部 X 线片可见弥散性阴影。患者最可能发生的输血不良反应是
A. 循环超负荷　B. 输血相关急性肺损伤
C. 急性溶血反应　D. 急性过敏反应
E. 细菌性感染

112. 患者，男，38 岁。因胃癌行胃大部切除术，术前查 Hb 110 g/L，术中失血约 800 mL，已输入平衡盐溶液 2000 mL，术后第 1 天感胸闷、气促。查体：T 37.0℃，Bp 100/60 mmHg，实验室检查：Hb 80 g/L。最好应给患者输注
A. 悬浮红细胞　B. 浓缩血小板
C. 全血　D. 0.9%氯化钠溶液
E. 新鲜冷冻血浆

第十八章参考答案

1.【参考答案 D】

【押题点】贫血的诊断标准。

【解析】血红蛋白测定值：成年男性 Hb 低于 120 g/L、成年女性 Hb 低于 110 g/L，孕妇 Hb 低于 100 g/L 可诊断为贫血。

2.【参考答案 C】

【押题点】贫血严重程度分类。

【解析】轻度贫血 Hb 大于 90 g/L；中度贫血 Hb 60~90 g/L；重度贫血 Hb 30~60 g/L；极重度贫血 Hb 小于 30 g/L。

3.【参考答案 D】

【押题点】贫血的病因分类。

【解析】红细胞破坏过多：典型的就是溶血性贫血。珠蛋白生成障碍性贫血，原名地中海贫血，又称海洋性贫血，是一组遗传性溶血性贫血疾病，珠蛋白合成异常引起的。不仅有红细胞破坏过多，还有红细胞合成不足。

4.【参考答案 E】

【押题点】贫血的细胞学分类。

【解析】随着血细胞的发育成熟，胞体逐渐由大变小(巨核系例外)，MDS 时异常克隆的细胞在骨髓中分化、成熟障碍，处于原始/幼稚的阶段，故表现为大细胞性贫血。

5.【参考答案 D】

【押题点】贫血的临床表现。

【解析】贫血的临床表现：涉及全身各系统，包括头晕、眩晕、皮肤黏膜苍白、呼吸加快、心悸、消化不良、少尿、尿比重降低及免疫功能下降等。贫血时机体组织缺氧，红细胞合成较多的 2，3-二磷酸甘油酸，以降低血红蛋白对氧的亲和力，使氧解离曲线右移，以便组织获得更多的氧。

6.【参考答案 D】

【押题点】组织缺铁的临床表现。

【解析】缺铁性贫血的临床表现：①原发病表现；②贫血(乏力、易倦、头晕等)；③组织缺铁表现(烦躁易怒等精神行为异常；口腔炎、舌炎、吞咽困难；皮肤干燥、皱缩；匙状甲)。

7.【参考答案 A】

【押题点】铁的食物来源。

【解析】缺铁性贫血者用铁剂治疗，铁的良好来源是动物肝脏。

8.【参考答案 A】

【押题点】铁代谢途径。

【解析】食物中的铁以三价铁为主。人体吸收铁的部位是十二指肠和空肠的上段，以二价铁吸收入血，三价铁与转铁蛋白结合，后分离为二价铁参与形成血红蛋白，体内铁蛋白中结合的铁为三价铁。(速记：三价铁食入、运输；二价铁吸收、利用)

9.【参考答案 B】

【押题点】铁代谢途径。

【解析】人体吸收铁的部位是十二指肠和空肠的上段。维生素 B_{12} 的吸收位于回肠末端。

10.【参考答案 D】

【押题点】铁代谢途径。

【解析】铁主要由胆汁或经粪便排出，少量经尿液、汗液排出。

11.【参考答案 B】

【押题点】缺铁性贫血病因。

【解析】慢性失血是缺铁性贫血最常见的原因，主要见于月经过多、反复鼻出血、咯血、消化道出血、痔出血、血红蛋白尿等；另外还包括胃及十二指肠切除、慢性胃肠炎、慢性萎缩性胃炎等。

12.【参考答案 B】

【押题点】缺铁性贫血的临床表现。

【解析】缺铁性贫血的症状涉及全身各系统，包括头晕、眩晕、皮肤黏膜苍白、异食癖、口腔炎、呼吸加快、心悸、消化不良、少尿、尿比重降低及免疫功能下降等。而行走不稳、深感觉减退为神经系统受损表现。

13.【参考答案 E】

【押题点】缺铁性贫血的临床表现。

【解析】缺铁性贫血的表现包括原发病症状，贫血症状及组织缺铁表现(如精神行为异常、体力耐力下降、异食癖、口腔炎、舌乳头萎缩、毛发干枯、皮肤干燥、反甲等，其中缺铁性贫血出现咽下困难或咽下时梗阻感时称 Plummer-Vinsom 综合征)。杵状指见于支气管扩张、肺脓肿、肺癌、法洛四联症、亚急性心内膜炎、克罗恩病等，提示慢性缺氧。

14.【参考答案 B】

【押题点】缺铁性贫血的实验室检查。

【解析】血清铁就是指在血液中与转铁蛋白结合的铁，是和转铁蛋白结合形成的复合物；总铁结合力是指血清中转铁蛋白与铁结合的总量，实际反映转铁蛋白的水平，由于血清铁降低，故而转铁蛋白增多；转铁蛋白饱和度是指血清铁与转铁蛋白结合能力的比值，即血清铁除以总铁结合力的百分比。缺铁性贫血的实验室检查：血清铁降低，总铁结合力升高，转铁蛋白饱和度降低。

15.【参考答案 B】

【押题点】缺铁性贫血的诊断。

【解析】血清铁蛋白是体内储存铁指标，低于 12 μg/L 可作为缺铁的依据，为敏感指标。

16.【参考答案 B】

【押题点】储存铁的诊断。

【解析】血清铁蛋白：是体内储存铁的指标，低于 12 μg/L 可作为缺铁的依据，是诊断缺铁性贫血铁减少期的敏感指标。

17.【参考答案 E】

【押题点】缺铁性贫血的实验室检查。

【解析】缺铁性贫血的实验室检查：血清铁蛋白降低，总铁结合力升高，转铁蛋白饱和度降低。红细胞体积较小，并大小不等，中心淡染区扩大，红细胞游离原卟啉升高。

18.【参考答案 D】

【押题点】缺铁性贫血的诊断。

【解析】本例患者有贫血表现，外周血涂片见红细胞中心淡染区扩大，可考虑为缺铁性贫血。腹部隐痛，应警惕消化道肿瘤所致慢性失血，因此首选大便潜血试验。

19.【参考答案 B】

【押题点】缺铁性贫血的治疗。

【解析】缺铁性贫血治疗原则为根除病因，补足缺铁，首选口服铁剂。

20.【参考答案 D】

【押题点】治疗缺铁性贫血的时间。

【解析】口服铁剂后 5~10 天网织红细胞上升达高峰，其后开始下降，2 周后血红蛋白开始上升，一般 2 个月左右恢复正常，待血红蛋白正常后，再服药 4~6 个月，待血清铁蛋白正常后停药。

21.【参考答案 A】

【押题点】缺铁性贫血治疗有效的表现。

【解析】口服铁剂有效的表现先是外周血网织红细胞增多，高峰在口服铁剂后 5~10 天网织红细胞上升达高峰，其后开始下降。2 周后血红蛋白浓度上升，一般 2 个月左右恢复正常。

22.【参考答案 A】

【押题点】巨幼细胞性贫血骨髓象特点。

【解析】骨髓象见有核细胞增生，以红细胞系增生为主，出现巨幼样变，“老浆幼核”现象，有时可见双核以至多核巨幼红细胞，见于巨幼细胞性贫血。

23.【参考答案 B】

【押题点】巨幼细胞性贫血的治疗。

【解析】巨幼细胞性贫血是由于脱氧核糖核酸（DNA）合成障碍所引起的一种贫血，主要系体内缺乏维生素 B_{12} 或叶酸所致。

24.【参考答案 E】

【押题点】巨幼细胞性贫血临床表现。

【解析】巨幼细胞性贫血可出现非血液系统表现包括食欲缺乏明显、口炎、舌面光滑称“镜面舌”或“牛肉舌”；手足对称性麻木、深感觉障碍、共济失调、腱反射消失及锥体束征阳性等神经系统症状；眼睑水肿，下肢呈凹陷性水肿等。杵状指见于支气管扩张、肺脓肿、肺癌、法洛四联症、亚急性心内膜炎、克罗恩病等。

25.【参考答案 C】

【押题点】再生障碍性贫血的发病机制。

【解析】再障贫血的发病机制包括以下检查：CD34+T 细胞减少，CD4+/CD8+T 细胞比例倒置，CD8+T 抑制细胞、CD25+T 细胞和 γδSTCR+T 细胞比例增高，患者血清和骨髓中 γ-干扰素和 TNF 水平增高。

26.【参考答案 A】

【押题点】再障的本质。

【解析】再障是一种可能由不同病因和机制引起的骨髓造血功能衰竭症，主要表现为骨髓造血功能低下、全血细胞减少及所致的贫血、出血、感染综合征。

27.【参考答案 A】

【押题点】继发性再生障碍性贫血的病因。

【解析】继发性再生障碍性贫血的病因常见有以下几个方面：①药物，如抗癌药、氯霉素等；②化学毒物：苯和杀虫药；③放射线；④病毒感染，病毒性肝炎相关性再生障碍性贫血，主要是乙型、丙型病毒性肝炎等；⑤其他因素：如阵发性睡眠性血红蛋白尿、系统性红斑狼疮等。以药物及化学物质最为常见。

28.【参考答案 D】

【押题点】再障的临床表现（感染）。

【解析】再生障碍性贫血患者由于骨髓造血功能低下，全血减少，可表现为贫血、感染和出血。合并感染时多表现为发热，体温 39℃以上。以上呼吸道感染最常见。

29.【参考答案 D】

【押题点】再生障碍性贫血的骨髓象、血常规改变。

【解析】再生障碍性贫血骨髓象表现为三系减少（粒、红系及巨核细胞明显减少且形态大致正常），非造血细胞（如淋巴细胞、浆细胞、嗜碱性粒细胞、网状细胞）增多，骨髓小粒均空虚。

30.【参考答案 B】

【押题点】重症再障的诊断标准。

【解析】重症再生障碍性贫血（重型再障）诊断标准为贫血进行性加重，常伴严重感染和出血。血常规具有以下特点：网织红细胞绝对值$<15\times10^9/L$，中性粒细胞$<0.5\times10^9/L$和血小板$<20\times10^9/L$。一般无肝、脾大。

31.【参考答案 C】

【押题点】再障的诊断。

【解析】包括贫血、出血及感染，骨髓增生减低，红系及巨核系明显减少，淋巴细胞及非造血细胞比例明显增高等。再生障碍性贫血时中性粒细胞碱性磷酸酶阳性率和积分均增高。

32.【参考答案 C】

【押题点】再障的临床表现和诊断。

【解析】患者症状体征提示贫血及出血倾向，无肝脾淋巴结肿大，血常规提示三系减少，诊断为再生障碍性贫血。再障的诊断：包括贫血、出血及感染，无肝脾淋巴结肿大，骨髓增生减低，红系及巨核系明显减少，淋巴细胞及非造血细胞比例明显增高等。

33.【参考答案 A】

【押题点】再障的骨髓象检查。

【解析】再生障碍性贫血表现为三系减少，非造血细胞（如淋巴细胞、浆细胞、嗜碱性粒细胞、网状细胞）增多，巨核细胞均明显减少或缺如。

34.【参考答案 E】

【押题点】再障的促造血治疗。

【解析】再障的治疗包括支持治疗及针对发病机制的治疗（免疫抑制剂、促进造血及造血干细胞移植）。其中促进造血的药物有雄激素（如康力龙、丙酸睾酮等）及造血生长因子。

35.【参考答案 A】

【押题点】急性再障造血干细胞移植。

【解析】对40岁以下、无感染及其他并发症、有合适供体的急性再障患者，可首先考虑异基因造血干细胞移植。

36.【参考答案 B】

【押题点】溶血性贫血疾病的病因分类。

【解析】红细胞膜异常：阵发性睡眠性血红蛋白尿（PNH）、遗传性球形红细胞增多症、遗传性椭圆形红细胞增多症等。

37.【参考答案 C】

【押题点】溶血性贫血疾病的病因分类。

【解析】红细胞外异常所致的溶血性贫血疾病包括：①免疫性，如自身免疫性溶血性贫血，同种免疫性溶血性贫血。②血管性溶血性贫血，如DIC、瓣膜病、行军性血红蛋白尿。③生物因素，如蛇毒、疟疾。④理化因素，如大面积烧伤、亚硝酸盐中毒等。

38.【参考答案 A】

【押题点】慢性溶血性贫血的临床表现。

【解析】慢性溶血性贫血多为血管外溶血，临床表现有贫血、黄疸及脾大，感染时可使溶血加重。

39.【参考答案 E】

【押题点】急性溶血性贫血的临床表现。

【解析】急性溶血性贫血多属血管内溶血，起病急骤，表现为严重腰背及四肢酸痛、头痛、呕吐、寒战，随后出现高热、面色苍白和黄疸。严重者出现周围循环衰竭和急性肾衰竭。脾大为慢性溶血性贫血表现。

40.【参考答案 D】

【押题点】溶血性贫血发病机制（血管内溶血特征）。

【解析】多数血管内溶血起病较急，常有全身症状、血红蛋白血症和血红蛋白尿，慢性血管内溶血可以有含铁血黄素尿，无脾大。血管外溶血游离胆红素明显升高。

41.【参考答案 B】

【押题点】血管外溶血机制。

【解析】血管外溶血由脾脏等单核-巨噬细胞系统破坏红细胞，起病比较缓慢，可引起脾大、血清胆红素增高，一般无血红蛋白尿。

42.【参考答案 A】

【押题点】自身免疫性溶血的实验室检查。

【解析】直接抗人球蛋白试验（DAT）阳性是自身免疫学溶血性贫血最具诊断意义的实验室检查，属于Coombs试验，主要为抗IgG及抗补体C3型。有溶血性贫血的症状、实验室依据、DAT（阳性），冷凝集素效价在正常范围，近4个月内无输血和特殊药物应用史，即可诊断。

43.【参考答案 B】

【押题点】原位溶血性贫血病因。

【解析】原位溶血性贫血是骨髓内的幼红细胞在释入血液循环之前已在骨髓内破坏，可伴有黄疸，其本质是一种血管外溶血，如巨幼细胞性贫血、骨髓增生异常综合征。

44.【参考答案 E】

【押题点】溶血性贫血实验室检查。

【解析】提示红细胞代偿性增生的检查包括外周血网织红细胞增多，涂片中出现有核红细胞、严重溶血时可见幼稚粒细胞。骨髓涂片显示骨髓增生活跃、粒红比倒置、以中幼/晚幼红细胞为主，部分细胞内可见核碎片。

45.【参考答案 D】

【押题点】溶血性贫血行脾切除的适应证。

【解析】脾切除：遗传性球形细胞增多症对脾切除效果最好，最有价值；难治性温抗体型自身免疫性溶血性贫血及某些其他类型的遗传性溶血性贫血（如地中海贫血、丙酮酸激酶缺乏症等）也可考虑脾切除治疗。

46.【参考答案 A】

【押题点】阵发性睡眠性血红蛋白尿（PNH）的实验室检查。

【解析】阵发性睡眠性血红蛋白尿——Ham试验、蔗糖溶血试验、蛇毒因子溶血试验。自身免疫性溶血性贫血——Coombs试验。遗传性球形红细胞增多症——红细胞渗透脆性增加。镰状细胞贫血——血红蛋白电泳异常。红细胞葡萄糖-6-磷酸脱氢酶缺乏症——高铁血红蛋白还原试验。

47.【参考答案 E】

【押题点】免疫性溶血性贫血的分类。

【解析】免疫性溶血性贫血（HA）包括以下几类：①自身免疫性HA，如温抗体型及冷抗体型HA等。②同种免疫性HA，如新生儿HA。

48.【参考答案 B】

【押题点】温抗体型AIHA的实验室检查。

【解析】抗人球蛋白（Coombs）试验：直接抗人球蛋白

阳性可诊断温抗体型 AIHA；间接抗人球蛋白试验可为阳性或阴性。

49.【参考答案 E】

【押题点】温抗体型 AIHA 的治疗。

【解析】糖皮质激素是治疗温抗体型 AIHA 的首选药物，有效率达 80% 以上。若推荐用量治疗 4 周未达到预期，再考虑二线用药治疗。

50~52.【参考答案 C B E】

【押题点】急性髓系白血病各型的临床特点。

【解析】急性早幼粒细胞白血病(M3)最易引发 DIC；急性淋巴细胞白血病表现为肝、脾、淋巴结明显肿大，易侵犯中枢；急性单核细胞白血病(M5)最易浸润齿龈和皮肤。

53.【参考答案 C】

【押题点】急性白血病临床特征。

【解析】急性白血病最常见的病死原因是出血(约 62%)，多见于急性淋巴细胞白血病，其中以颅内出血最为常见。

54.【参考答案 E】

【押题点】急性单核细胞白血病(M5 型)实验室检查。

【解析】M5 型浸润常见牙龈增生，检查为髓过氧化物酶染色(-)~(+)，糖原染色阴性或阳性，弥漫性淡红色或细颗粒状，非特异性酯酶染色阳性，NaF 抑制≥50%。

55.【参考答案 D】

【押题点】白血病细胞浸润增殖的表现。

【解析】粒细胞肉瘤(绿色瘤)常见于粒细胞白血病，如 M2 型。

56.【参考答案 B】

【押题点】急性早幼粒细胞白血病(M3)染色体核型特点。

【解析】AML-M3 有 t(15；17)(q22；q12)，该易位使 15 号染色体上的 PML(早幼粒白血病基因)与 17 号染色体上 RARA(维 A 酸受体基因)形成 PML-RARA 融合基因。

57.【参考答案 D】

【押题点】慢性粒细胞白血病的诊断。

【解析】慢性粒细胞白血病最典型和突出的症状为进行性脾肿大或巨脾。Ph 染色体阳性，显带分析为 t(9；22)(q34；q11)；或者 BCR/ABL 融合基因(编码：P210)阳性。

58.【参考答案 C】

【押题点】慢性粒细胞白血病的染色体核型特点。

【解析】慢性粒细胞白血病 9 号染色体长臂上 c-abl 原癌基因易位至 22 号染色体长臂的断裂点簇集区(BCR)形成 BCR/ABL 融合基因。

59.【参考答案 E】

【押题点】慢性粒细胞白血病的治疗。

【解析】伊马替尼是目前治疗该病的首选化疗药物；羟基脲为当前慢性期获得血液学缓解有效的化疗药物；异基因造血干细胞移植是唯一可治愈 CML 的方法。

60.【参考答案 C】

【押题点】ALL 的化疗方案。

【解析】患者青年女性，发热、出血、贫血，伴肝脾肿大，POX(-)，NSE(-)，考虑急性淋巴细胞白血病。VP 方案是治疗 ALL 的基本方案。

61~62.【参考答案 C B】

【押题点】各种类型白血病的鉴别。

【解析】Auer 小体见于急性非淋巴细胞白血病；中性粒细胞碱性磷酸酶积分增高见于类白血病细胞；慢性粒细胞性白血病 90% 以上的患者白血病细胞中有 Ph 染色体；糖原(PAS)反应阳性见于急性淋巴细胞白血病；M5 型非特异性酯酶染色阳性，可被 NaF 抑制。

63.【参考答案 B】

【押题点】急性早幼粒细胞白血病的治疗。

【解析】AML-M3 特点：骨髓增生活跃，可见 Auer 小体，过氧化物酶染色为强阳性。全反式维 A 酸可诱导早幼粒细胞分化成熟，而不是杀伤，适用于急性早幼粒细胞性白血病(M3)的诱导缓解治疗。

64.【参考答案 A】

【押题点】急性早幼粒细胞白血病染色体核型特点。

【解析】AML-M3 有 t(15；17)(q22；q12)，该易位使 15 号染色体上的 PML(早幼粒白血病基因)与 17 号染色体上 RARA(维 A 酸受体基因)形成 PML-RARA 融合基因。

65.【参考答案 A】

【押题点】急性白血病的诊断。

【解析】患者青年女性，病程较短，有发热及皮肤出血表现，伴胸骨压痛，血常规见三系减少，且见到原始和幼稚细胞，可诊断为急性白血病；该患者同时伴有肝、脾、淋巴结肿大，该征象以 ALL 较多见，故首先考虑诊断急性淋巴细胞白血病。

66.【参考答案 E】

【押题点】慢性髓系白血病的临床表现。

【解析】CML 特点：①起病缓慢，部分患者早期可以没有任何症状。②乏力、低热、多汗或盗汗、体重减轻。③最突出体征为脾肿大，往往为巨脾，肝脏常有中度肿大，浅表淋巴结多不肿大。④胸骨下部压痛。⑤急变期表现同急性白血病。

67~68.【参考答案 C A】

【押题点】不同类型的急性白血病特点。

【解析】异常早幼粒细胞含有促凝物质，大量早幼粒细胞在血管中瘀滞、浸润，细胞被破坏后释放到血液中容易诱发 DIC。中枢神经系统白血病多见于急性淋巴细胞性白血病(ALL)。

69.【参考答案 E】

【押题点】骨髓增生异常综合征(MDS)的 FAB 分型特点。

【解析】MDS 的 RAEB-t 型外周血原始细胞≥5%，骨髓中原始细胞>20%而<30%或幼粒细胞出现 Auer 小体。

70.【参考答案 E】

【押题点】骨髓增生异常综合征(MDS)的诊断。

【解析】患者临床表现以贫血为主，伴出血，外周血三系血细胞均减少，骨髓增生活跃，骨髓原始细胞<20%，提示骨髓增生异常综合征可能性大。MDS 患者骨髓出现病态性造血，外周血血细胞减少，主要表现为贫血，常伴有感染或(和)出血，部分患者最后发展成为急性白血病。

71.【参考答案 E】

【押题点】非霍奇金淋巴瘤的病理分型。

【解析】淋巴瘤恶性程度主要从形态上判断，NHL 的国际工作分型(IWF)，可以概括如下：小淋小裂滤泡低(小淋巴细胞型、滤泡性小裂细胞型、滤泡性小裂细胞核大细胞混合型为低度恶性)；滤大弥漫恶性中(滤泡性大细胞型、弥漫性小裂细胞型、弥漫性小细胞和大细胞混合型、弥漫性大细胞型为中度恶性)；免母淋母小无裂(免疫母细胞型、淋巴母细胞型、小无裂细胞型为高度恶性)，高恶三型要记清。

72.【参考答案 A】

【押题点】霍奇金淋巴瘤(HL)病理特征。

【解析】R-S 细胞对霍奇金病的诊断有重要意义，是 HL 骨髓浸润的依据，活检阳性率高。

73.【参考答案 D】

【押题点】B 细胞来源的淋巴瘤。

【解析】边缘区淋巴瘤、滤泡性淋巴瘤、套细胞淋巴瘤、Burkitt 淋巴瘤都属于 B 细胞淋巴瘤，间变大细胞淋巴瘤为 T 细胞来源的淋巴瘤。

74.【参考答案 D】

【押题点】淋巴瘤的典型临床表现。

【解析】淋巴瘤的首发症状是无痛性淋巴结肿大，其他症状有全身症状：发热、盗汗、瘙痒及消瘦等。部分 HL 早期即有周期性发热，称 Pel-Ebstein 热，为 HL 特异症状之一。NHL 表现为对各器官的压迫和浸润。

75.【参考答案 E】

【押题点】非霍奇金淋巴瘤的 Ann Arbor 分期。

【解析】非霍奇金淋巴瘤的临床分期(Ⅳ期特点)：弥漫性(多灶性)单个或多个结外器官受侵犯，伴或不伴相关淋巴结肿大，或孤立性结外器官受侵犯伴远处(非区域性)淋巴结肿大。如肝脏或骨髓受累，即使局限也属Ⅳ期。该患者可见胃、胰头及腹膜有粘连，周围多个淋巴结肿大，同时患者有发热及体重减轻，分期为ⅣB 期。

76.【参考答案 A】

【押题点】霍奇金淋巴瘤淋巴结特征。

【解析】霍奇金淋巴瘤首发症状是无痛性进行性颈部或锁骨上淋巴结肿大，其次为腋下。

77.【参考答案 A】

【押题点】霍奇金淋巴瘤的治疗。

【解析】HL 化疗方案为 ABVD 首选，MOPP 次选。ABVD 方案的缓解率、5 年无病生存率优于 MOPP 方案，且对生育功能影响小。NHL 首选 CHOP 方案(环磷酰胺、阿霉素、长春新碱、泼尼松)。

78.【参考答案 E】

【押题点】非霍奇金淋巴瘤的 Ann Arbor 分期。

【解析】非霍奇金淋巴瘤的临床分期(Ⅳ期特点)：弥漫性(多灶性)单个或多个结外器官受侵犯，伴或不伴相关淋巴结肿大，或孤立性结外器官受侵犯伴远处(非区域性)淋巴结肿大。如肝脏或骨髓受累，即使局限也属Ⅳ期。该患者可见胃、胰头及腹膜有粘连，周围多个淋巴结肿大，同时患者有发热及体重减轻，分期为ⅣB 期。

79.【参考答案 E】

【押题点】Burkitt 淋巴瘤染色体特点。

【解析】免疫染色 CD20+、CD22+、CD5-，有 t(8；14)提示为 Burkitt 淋巴瘤。

80.【参考答案 B】

【押题点】侵袭性淋巴瘤(Burkitt 淋巴瘤)的治疗。

【解析】Burkitt 淋巴瘤属侵袭性淋巴瘤首选 CHOP(环磷酰胺、阿霉素、长春新碱、泼尼松)。

81.【参考答案 E】

【押题点】霍奇金淋巴瘤的热型。

【解析】HL 早期即有周期性发热，称 Pel-Ebstein 热，为 HL 特异症状。

82.【参考答案 C】

【押题点】淋巴瘤的临床分期。

【解析】淋巴瘤根据全身有无症状分成 A 组、B 组，其中 A 组表示无全身症状，B 组表示有全身症状。全身症状指的是原因不明的发热(38℃以上)、盗汗和 6 个月内不明原因的体重减轻 10%以上。

83.【参考答案 A】

【押题点】淋巴瘤的临床分期的诊断依据。

【解析】由于淋巴瘤病变可累及全身多处组织器官，在治疗前行 PET/CT 显像可一次性、快速、准确排查是否存在全身其他病灶，从而对疾病进行分期。

84.【参考答案 E】

【押题点】霍奇金淋巴瘤的特点。

【解析】霍奇金淋巴瘤(HL)：主要原发于淋巴结，特点是淋巴结进行性肿大，恶性细胞为 R-S 细胞，R-S 细胞的典型表现为巨大双核和多核细胞，分型：①富于淋巴细胞型，愈后最好。②结节硬化型，病变组织呈结节状和"腔隙型"R-S 细胞。③混合细胞型，最常见。④淋巴细胞削减型。多见于青年。首发症状是无痛性进行性颈部或锁骨上淋巴结肿大。结节硬化型 R-S 细胞呈多腔隙型。

85.【参考答案 E】

【押题点】多发性骨髓瘤的诊断。

【解析】患者骨髓中异常浆细胞>30%，且有腰骶部骨质破坏、贫血、白蛋白降低、肾功能损害等表现，考虑为多发性骨髓瘤。诊断多发性骨髓瘤的标准有以下几点：①骨髓单克隆浆细胞比例≥10%和(或)组织活检证实有浆细胞瘤；②血清和(或)尿出现单克隆 M 蛋白；③骨髓瘤引起的相关表现；④靶器官损害或出现相关异常化验指标。其中①、②必须满足。

86.【参考答案 E】

【押题点】多发性骨髓瘤的临床分期。

【解析】根据 Durie-Salmon 临床分期标准，多发性骨髓瘤分为3期。其中Ⅲ期特点：(1)血红蛋白<85 g/L。(2)血清钙>2.65 mmol/L。(3)骨骼检查中溶骨性病变大于3处。(4)血清或尿骨髓蛋白产生率高：①IgG>70 g/L；②IgA>50 g/L；③本周蛋白>12 g/24 h。每期又分为A组和B组，A组肾功能正常(血肌酐<176.8 μmol/L)；B组肾功能损害(血肌酐>176.8 μmol/L)。该患者考虑为多发性骨髓瘤，Hb 80 g/L，腰椎X线示L_2压缩性骨折，应分为Ⅲ期，患者血肌酐175 μmol/L，应分为A组。

87.【参考答案 B】

【押题点】多发性骨髓瘤M蛋白种类。

【解析】患者诊断为多发性骨髓瘤，多发性骨髓瘤按血清M蛋白成分的特点可分为IgG、IgA、IgD、IgM、IgE型、轻链型、非分泌型及双克隆或多克隆免疫球蛋白型，以IgG型最为常见。

88.【参考答案 C】

【押题点】白细胞减少症的诊断。

【解析】白细胞减少症的诊断标准是指外周血白细胞总数低于$4.0\times10^9/L$。

89.【参考答案 B】

【押题点】粒细胞缺乏症的诊断。

【解析】粒细胞缺乏症的诊断标准是指外周血的中性粒细胞绝对值低于$0.5\times10^9/L$。外周血的中性粒细胞绝对值低于$1.5\times10^9/L$是10岁以下儿童中性粒细胞减少症的标准。

90.【参考答案 E】

【押题点】DIC的病因。

【解析】感染时血管内皮受损，激活内源途径，同时白细胞可释放组织因子激活外源途径。

91.【参考答案 D】

【押题点】凝血酶原时间异常的常见病。

【解析】PT延长见于慢性肝病、阻塞性黄疸、维生素K缺乏、纤溶亢进、DIC后期、抗凝药(如双香豆素)。血友病是凝血时间(CT)延长，而PT正常。

92.【参考答案 B】

【押题点】血管性血友病的诊断。

【解析】凝血时间正常、凝血酶原时间正常可除外凝血因子异常所致出血；出血时间延长，血小板黏附率降低，应考虑血小板及血管因素所致出血，而该患者有家族遗传史，故应考虑血管性血友病。

93.【参考答案 E】

【押题点】纤溶异常的指标。

【解析】VWF和血小板3因子(PF3)，均可反映血小板的黏附与聚集功能。血栓素B2测定主要用于血栓性疾病的监测。PC可以检测抗凝系统的功能。D-二聚体是交联纤维蛋白产物之一，可反映纤溶活性。

94.【参考答案 D】

【押题点】ITP临床表现：有乏力，皮肤黏膜出血、鼻出血及牙龈出血，内脏出血少见等。

【解析】ITP属于自身免疫性血小板减少性紫癜，为最常见的一种血小板减少性紫癜。ITP一般起病隐袭，多数出血较轻，女性长期月经过多可出现失血性贫血。

95.【参考答案 D】

【押题点】ITP实验室检查。

【解析】ITP患者血小板计数减少，功能正常。骨髓象：巨核细胞数量增多，巨核细胞发育成熟障碍，幼稚型增加。

96.【参考答案 A】

【押题点】ITP的治疗。

【解析】慢性ITP一线治疗首选糖皮质激素，二线治疗为脾切除、免疫抑制药及生物制剂等。

97.【参考答案 A】

【押题点】关节型过敏性紫癜的临床特征：有关节肿胀、疼痛，反复发作，不遗留畸形等特点。

【解析】Schonlein型过敏性紫癜就是关节型过敏性紫癜，除皮肤紫癜外，尚有关节肿胀、疼痛、压痛及功能障碍等表现。多发生于膝、踝、肘、腕等大关节，呈游走性、反复性发作，经数日而愈，不遗留关节畸形。

98.【参考答案 D】

【押题点】DIC的治疗。

【解析】DIC高凝期禁抗纤溶治疗，当DIC晚期，继发性纤溶亢进成为出血的主要原因时才可使用。

99.【参考答案 C】

【押题点】ITP的流行病学特点。

【解析】慢性ITP好发于青年女性，出血较轻，可因感染加重。

100.【参考答案 C】

【押题点】DIC的病因。

【解析】DIC的原因以细菌感染最多见，尤其是革兰阴性菌。其次是恶性肿瘤、严重创伤、手术创伤、严重中毒及病理产物等。

101.【参考答案 A】

【押题点】输血传播途径的病毒种类。

【解析】单纯疱疹病毒传播途径是接触传播、母婴传播、自行接种，其他选项均可通过血液传播。

102.【参考答案 E】

【押题点】血液制品的储存。

【解析】血小板在室温下保存，容易受到细菌污染。红细胞需在(4±2)℃保存，冰冻血浆需在-25℃以下保存，全血采用的冷藏保存条件与红细胞相同，均不易引起细菌污染。

103.【参考答案 B】

【押题点】血液成分的特性。

【解析】血浆内的血浆蛋白容易引起过敏反应。

104.【参考答案 D】

【押题点】输注血小板的禁忌证。

【解析】血小板输注禁忌证是自身免疫介导的免疫性血小板减少性紫癜、血栓性血小板减少性紫癜及肝素引起的血小板减少症。

105.【参考答案 B】

【押题点】成分输血的适应证。

【解析】洗涤红细胞中血浆蛋白含量少，内含少量血浆、无功能白细胞及血小板，去除肝炎病毒和抗 A、抗 B 抗体，为过敏者首选。

106.【参考答案 A】

【押题点】输血的不良反应——溶血反应。

【解析】输血不良反应包括溶血性和不溶血性，其中急性溶血反应常见的临床表现有发热、寒战、烦躁、心率加快、低血压、呼吸困难、腰痛背痛、血红蛋白尿、少尿、输血部位疼痛或灼痛、出血倾向。

107.【参考答案 C】

【押题点】输血的不良反应——过敏反应。

【解析】过敏反应：面部潮红、血管神经性水肿、荨麻疹和全身皮疹、瘙痒；全身性过敏可累及呼吸和心血管系统。血浆中含有凝血因子、白蛋白和球蛋白等，成分最为复杂，最容易发生过敏。

108.【参考答案 B】

【押题点】成分输血适应证。

【解析】患者既往有多次输血史，人体产生异体白细胞抗体，输血首先考虑去除白细胞的红细胞。去除白细胞的红细胞适用于多次妊娠或多次输血已产生白细胞抗体引起发热反应的患者，如再障，重度海洋性贫血；需长期反复输血者。

109.【参考答案 D】

【押题点】移植物抗宿主病行辐照的血液成分。

【解析】凡是具有淋巴细胞活性的血液成分，如红细胞、血小板和粒细胞，均需要辐照。淋巴细胞已经丧失活性的血液成分，如冰冻解冻去甘油红细胞、冰冻血浆与冷沉淀，不必辐照。

110.【参考答案 E】

【押题点】输血后的疗效。

【解析】成年患者输注 1 单位红细胞一般可提高患者的血红蛋白数量是 5 g/L。

111.【参考答案 B】

【押题点】输血的不良反应。

【解析】输血相关急性肺损伤的临床表现：①急性发作；②低氧血症，PaO_2/FiO_2<300 mmHg，或室内空气环境下血氧饱和度<90%，或其他低氧血症的临床证据；③胸部 X 线片显示双肺浸润；④不存在左心房压力增高（如循环超负荷）；⑤ALI 的发生与其他风险因素不存在时间关系；⑥在输血期间或输血结束后<6 小时发生。本例患者在输血后 4 小时，出现胸闷、呼吸困难，胸部 X 线片提示双肺浸润，最可能的诊断为输血相关急性肺损伤。

112.【参考答案 D】

【押题点】补充血容量的措施。

【解析】凡一次失血<500 mL 者，机体自身可代偿，不需额外补充血容量；当失血量达总血容量的 10%～20%（500～1000 mL），输入适量晶体液、胶体液或少量血浆代用品；当失血量达总血容量的 20%（1000 mL）时，除输入晶体液或胶体液补充血容量外，还应适当输入浓缩红细胞。该患者失血 800 mL，输入适量晶体液或胶体液，晶体液代表是 0.9%氯化钠溶液，胶体液代表是低分子右旋糖酐。

第十九章 代谢、内分泌系统

分值：执业 24 分/助理 12 分 难度：中等 建议完成时间：1.5 小时 题目后缀为[助理不做]的，助理医师不用做

1. 由下丘脑视上核细胞分泌的激素是
   A. 皮质醇
   B. 泌乳素
   C. 肾上腺素
   D. 血管升压素
   E. 促甲状腺激素释放激素
2. 神经垂体储存的激素是
   A. 皮质醇
   B. 泌乳素
   C. 肾上腺素
   D. 催产素
   E. 胰岛素

(3~4 题共用备选答案)
   A. 醛固酮
   B. 泌乳素
   C. 降钙素
   D. 催产素
   E. 甲状旁腺激素

★3. 甲状腺滤泡旁细胞分泌的激素是
★4. 甲状旁腺分泌的激素是[助理不做]
5. 有功能的垂体腺瘤最常见的肿瘤是[助理不做]
   A. ACTH 瘤
   B. TSH 瘤
   C. GH 瘤
   D. PRL 瘤
   E. FSH/LH 瘤
6. 患者，女，34 岁。月经量进行性减少，现闭经半年，泌乳 3 个月，首选检查项目应是[助理不做]
   A. 孕激素试验
   B. 血 HCG 测定
   C. 血 PRL 测定
   D. 性激素测定
   E. 血常规

(7~8 题共用题干)
患者，男，40 岁。性欲降低及勃起功能障碍 1 年，伴头痛，无视野缺损和视觉障碍，无乳腺增生，无药物服用史。查体：睾丸质软。实验室检查：血清泌乳素水平 700 μg/L(正常<15 μg/L)。

7. 为进一步明确诊断应行的影像学检查是[助理不做]
   A. CT
   B. 胸片
   C. 鞍区 MRI 检查
   D. PET-CT
   E. B 超
8. 患者，经检查发现蝶鞍部有一 2.5 cm×2.0 cm×1.5 cm 大小的肿瘤，位于视神经交叉下方 5 mm，并延伸进入双侧海绵窦。最佳的处理措施为[助理不做]
   A. 开颅手术切除肿瘤
   B. 口服溴隐亭
   C. 经蝶窦手术切除肿瘤
   D. 放射治疗
   E. 定期复查垂体 MRI
9. 患者，女，35 岁。5 年前分娩后出现无乳、闭经、食欲减退、怕冷、面色苍白、毛发脱落。最可能的诊断是
   A. 腺垂体功能减退症
   B. 原发性甲状腺功能减退症
   C. 神经性厌食症
   D. 肾上腺皮质功能减退症
   E. 贫血
10. 腺垂体功能减退症出现最早、最普遍的是
   A. 甲状腺功能减退
   B. 肾上腺功能减退
   C. 头痛
   D. 性腺功能减退
   E. 视野缺损
11. 高泌乳素血症的药物治疗首选[助理不做]
   A. 赛庚啶
   B. 溴隐亭
   C. 奥曲肽
   D. 酮康唑
   E. 雌激素
12. 中枢性尿崩症患者控制多尿最适宜的药物是[助理不做]
   A. 去氨升压素

B. 卡马西平
C. 氢氯噻嗪
D. 氯磺丙脲
E. 螺内酯

13. 属于由内分泌疾病引起尿量增多原因的是[助理不做]
A. 摄水过多
B. 急性肾衰竭多尿期
C. 应用利尿药
D. 中枢性尿崩症
E. 肾结石

14. 肾性、中枢性尿崩症鉴别方法为[助理不做]
A. 禁水(禁饮)试验
B. 测定尿渗透压和血钠
C. 测定尿渗透压和比重
D. 测定血浆和尿渗透压
E. 垂体升压素试验

15. 判断多尿是否为尿崩症的试验是[助理不做]
A. 禁水(禁饮)试验
B. 测定尿渗透压和血钠
C. 测定尿渗透压和比重
D. 测定血浆和尿渗透压
E. 垂体后叶素试验

16. 生长激素分泌瘤首选的治疗是[助理不做]
A. 多巴胺激动药
B. 生长抑素类似物
C. 手术
D. 放射治疗
E. 生长激素拮抗药

★17. 甲状旁腺素(PTH)的作用[助理不做]
A. 降钙降磷
B. 升钙升磷
C. 升钙降磷
D. 降钙升磷
E. 升钙降镁

18. 甲状腺功能亢进的最常见病因是
A. 弥漫性毒性甲状腺肿
B. 多结节性甲状腺肿
C. 甲状腺自主高功能腺瘤
D. 甲状腺囊肿
E. 桥本病

19. (**2021 考点**)以下不符合甲亢高代谢症状的是
A. 易饿多食
B. 心房颤动
C. 脉压差增大
D. 低血钾性周期性软瘫
E. 便秘

(20~21 题共用备选答案)
A. FT3
B. FT4
C. TT4
D. TSH
E. TRAb

★20. Graves 病甲状腺功能亢进最早出现异常的指标是
★21. 原发性甲状腺功能减退症最早出现异常的指标是

22. 引起 Graves 病基本的原因是
A. 长期碘摄入不足
B. 长期碘摄入过多
C. 各种因素致下丘脑分泌 TRH 过多
D. 感染因素
E. 遗传易感性和自身免疫功能异常

(23~26 题共用题干)
患者，女，26 岁。发现心悸、盗汗、易怒 2 年，伴有饮食量增加、消瘦。查体：血压 110/80 mmHg，重度突眼，甲状腺弥漫性肿大，深入胸骨后上纵隔内，心率 118 次/min。测血 T3、T4 值高于参考值上限 1 倍。

23. (**2021 考点**)该患者的诊断是
A. Graves 病
B. 高功能腺瘤
C. 结节性甲状腺肿
D. 甲状腺囊肿
E. 慢性淋巴细胞性甲状腺炎

★24. (**2021 考点**)对患者应尽早手术治疗，其适应证是
A. TSH 增高
B. T3、T4 值显著升高
C. 甲状腺弥漫性肿大
D. 甲状腺位于胸骨后
E. 贫血

★25. (**2021 考点**)该患者术前最适合的药物准备是
A. 丙硫氧嘧啶
B. 碘剂
C. 抗甲状腺药+碘剂
D. 抗甲状腺药+普萘洛尔
E. 控制血压

★26. (**2021 考点**)该患者行双侧甲状腺次全切除术，术后第 2 天发生四肢抽搐。有效的处理方法应是
A. 口服镁剂
B. 10%葡萄糖酸钙静脉注射
C. 口服镇静药
D. 口服碘剂
E. 气管切开防窒息

(27~29 题共用备选答案)
A. 放射碘治疗
B. 丙硫氧嘧啶
C. 甲硫氧嘧啶
D. 普萘洛尔
E. 手术

★27. (**2021 考点**)支气管哮喘病史的原发性甲亢患者禁用
★28. (**2021 考点**)治疗甲状腺危象时首选
★29. (**2021 考点**)妊娠甲亢的治疗首选

★30.(2021 考点)不能列为甲状腺大部切除术适应证的是
A. 继发性甲亢或高功能腺瘤
B. 中度以上的原发性甲亢
C. 青少年甲亢患者
D. 有压迫症状或胸骨后甲状腺肿并发甲亢
E. 抗甲状腺药物或碘治疗复发者

(31~33 题共用备选答案)
A. FT4 正常、FT3 正常、TSH 正常
B. FT4 正常、FT3 正常、TSH 减低
C. FT4 减低、FT3 减低、TSH 减低
D. FT4 减低、FT3 减低、TSH 增高
E. FT4 减低、FT3 减低、TSH 正常

★31. 单纯性甲状腺肿的甲状腺功能表现是
★32. 亚临床甲亢的甲状腺功能表现是
★33. 甲状腺功能减退症的表现

★34.(2021 考点)患者，女，24 岁。在颈丛麻醉下施行了甲状腺腺瘤切除术，手术顺利。术后患者出现饮水呛咳症状，最可能的原因是
A. 喉返神经损伤
B. 喉上神经内支损伤
C. 喉上神经外支损伤
D. 喉头水肿
E. 气管塌陷

★35.(2021 考点)甲状腺手术后最危急的并发症是
A. 呼吸困难
B. 创口渗血
C. 手足抽搐
D. 声音嘶哑
E. 甲状腺危象

★36. 患者，女，35 岁。发现左颈部前有一无痛性肿块 1 年，约 1 cm 大小，近一个月来出现声音嘶哑。查体：甲状腺左下极质硬结节，随吞咽活动，颈部未触及肿大淋巴结。最可能的诊断是
A. 甲状腺囊肿
B. 甲状腺舌骨囊肿
C. 甲状腺癌
D. 甲状腺腺瘤
E. 结节性甲状腺肿

★37. 可分泌降钙素的甲状腺癌
A. 甲状腺囊肿
B. 乳头状癌
C. 滤泡状腺癌
D. 髓样癌
E. 未分化癌

★38. 甲状腺恶性肿瘤最常见的病理类型是
A. 乳头状癌
B. 未分化癌
C. 滤泡状癌
D. 髓样癌
E. 内分泌细胞瘤

★39. 恶性程度最高的甲状腺癌是
A. 乳头状癌
B. 滤泡癌
C. 髓样癌
D. 未分化癌
E. 导管癌

40. 皮质醇增多症最常见的病因是[助理不做]
A. 肾上腺皮质腺瘤
B. 肾上腺皮质腺癌
C. 垂体 ACTH 分泌过多
D. 异位 ACTH 综合征
E. 下丘脑 ACTH 分泌过多

41.(2021 原题)高血压伴低钾血症应首先考虑[助理不做]
A. 皮质醇增多症
B. 原发性醛固酮增多症
C. 嗜络细胞瘤
D. 肾实质性高血压
E. 肾动脉狭窄

(42~43 题共用备选答案)
A. 酚苄明
B. 氨苯蝶啶
C. 螺内酯
D. 普萘洛尔
E. 利多卡因

42. 原发性醛固酮增多症术前药物准备首选[助理不做]
43. 嗜铬细胞瘤术前药物准备首选[助理不做]

(44~45 题共用备选答案)
A. 大剂量地塞米松试验
B. 血 ACTH 测定
C. 小剂量地塞米松试验
D. 血皮质醇测定
E. 血醛固酮测定

★44. 库欣综合征的定性诊断最主要的检查是[助理不做]
★45. 有助于了解库欣综合征的病因或病变部位的检查是[助理不做]

★46. 患者，男，30 岁。发作性头晕、头痛，伴面色苍白、心悸、冷汗 9 个月，每次发作持续约 20 分钟。发作时血压为 180~220/120~140 mmHg，平素血压不高。应在血压升高时检查尿中的[助理不做]
A. 皮质醇水平
B. 蛋白水平
C. 儿茶酚胺水平
D. 钾、钠水平
E. 钙、磷水平

47. 原发慢性肾上腺皮质功能减退症的典型体征是[助理不做]
A. 皮肤紫纹
B. 轻度肥胖

C. 皮肤黏膜色素沉着
D. 皮肤多汗及低热
E. 脉率增快

48. 患者，女，28 岁。脸部变圆伴血压升高 6 个月，闭经 2 个月，无高血压病家族史。查体：Bp 160/100 mmHg，向心性肥胖，满月脸，水牛背，腹部见宽大紫纹，双下肢水肿，实验室检查：血清钠 149 mmol/L，血清钾 3.2 mmol/L。为明确诊断，首先要做的检查是［助理不做］
A. 肾素、醛固酮
B. 泌乳素
C. 尿绒毛膜促性腺激素
D. 促肾上腺皮质激素、皮质醇
E. 肾上腺素

49. 具有典型 Whipple 三联征的疾病是［助理不做］
A. 胰岛素瘤
B. 胃泌素瘤
C. 肠肽瘤
D. 高血糖瘤
E. 生长抑素瘤

（50～53 题共用备选答案）
A. 磺脲类
B. 双胍类
C. α-葡萄糖苷酶抑制药
D. 格列酮类
E. 胰岛素

★50.（2021 考点）抑制小肠黏膜对葡萄糖吸收而降血糖的是

★51.（2021 考点）增强靶细胞对胰岛素敏感性而降血糖的是

★52.（2021 考点）促进残存胰岛 β 细胞释放胰岛素而降低血糖的药物是

★53.（2021 考点）通过促进外周组织利用葡萄糖、抑制肝葡萄糖输出而降低血糖的药物是

★54. 患者，男，59 岁，2 型糖尿病 12 年。空腹血糖 5.6 mmol/L，餐后 2 小时血糖 14.6 mmol/L，糖化血红蛋白 7.06%。3 年前眼底检查可见微血管瘤和出血，近 2 个月来视力明显减退，眼底检查可见新生血管和玻璃体出血，目前糖尿病视网膜病变已进展为
A. Ⅱ期
B. Ⅲ期
C. Ⅳ期
D. Ⅴ期
E. Ⅰ期

★55.（2021 考点）治疗 DKA 最应注意的电解质紊乱是
A. 低钠血症
B. 高钠血症
C. 高氯血症
D. 低钾血症
E. 高钾血症

★56.（2021 原题）易引起低血糖的口服降糖药是
A. 磺脲类
B. 苯甲酸衍生物
C. α-葡萄糖苷酶抑制药
D. 双胍类
E. 格列脲类

（57～58 题共用备选答案）
A. 晚餐糖类物摄入过多
B. 夜间曾发生过低血糖
C. 夜间肝脏葡萄糖产生过多
D. 清晨胰岛素作用不足
E. 清晨胰岛素拮抗激素增多

★57.（2021 考点）Somogyi 效应的原因是

★58.（2021 考点）黎明现象的原因是

（59～60 题共用题干）
患者，男，45 岁，糖尿病 10 年，每日皮下注射人混合胰岛素治疗，早餐前 30 U，晚餐前 24 U，每日进餐规律，主食量 300 g。近来查空腹血糖 12.5 mmol/L，餐后血糖 7.6～9.0 mmol/L。

★59.（2021 考点）确定空腹高血糖的原因，最有意义的检查是
A. 多次测定空腹血糖
B. 多次测定餐后血糖
C. 测定糖化血红蛋白
D. 夜间血糖监测
E. 口服葡萄糖耐量试验

★60.（2021 考点）空腹高血糖最有可能的原因是
A. Somogyi 效应或黎明现象
B. 存在胰岛素抵抗
C. 未加口服降糖药物
D. 餐后血糖控制不佳
E. 晚餐糖类物摄入过多

★61.（2021 考点）较为合适的处理是
A. 调整进餐量
B. 调整胰岛素量
C. 加服磺脲类降糖药
D. 改用口服降糖药
E. 加服双胍类降糖药

62. 胰岛素瘤来源于胰腺［助理不做］
A. A 细胞
B. B 细胞
C. C 细胞
D. D 细胞
E. F 细胞

63. 有关低血糖症的论述中，正确的是［助理不做］
A. 部分 2 型糖尿病可表现为餐后低血糖
B. 胰岛素瘤较少出现空腹低血糖
C. 腺垂体功能减退症低血糖时血胰岛素增高
D. 口服 α-葡萄糖苷酶抑制药易发生低血糖
E. 低血糖症不会出现精神神经症状

64. (2021 考点) 患者，男，60 岁。因吞咽、饮水困难 2 周，现有乏力、尿少、极度口渴来诊。查体：血压正常，唇干，眼窝凹陷，烦躁不安，出现躁狂、幻觉，有时昏迷。该患者考虑为
A. 中度高渗性缺水
B. 重度等渗性缺水
C. 中度低渗性缺水
D. 重度高渗性缺水
E. 重度低渗性缺水

65. (2021 考点) 患者，女，40 岁。反复呕吐 2 天，因消化道溃疡、幽门梗阻入院，测得血钾为 3.2 mmol/L，血钠为 130 mmol/L，血氯为 70 mmol/L，最可能的情况是
A. 低钾、高钠、低氯、碱中毒
B. 低钾、低钠、低氯、酸中毒
C. 低钾、低钠、高氯、碱中毒
D. 低钾、低钠、低氯、碱中毒
E. 低钾、高钠、高氯、酸中毒

66. 患者，男，30 岁。反复剑突下疼痛 3 年，呕吐 10 天。呕吐物有隔夜宿食，该患者可能存在的主要电解质和酸碱平衡失调紊乱是
A. 低血钾，代谢性碱中毒
B. 低血钾，代谢性酸中毒
C. 低氯性酸中毒
D. 高血钾，代谢性酸中毒
E. 高血钾，代谢性碱中毒

67. 低渗性缺水的常见病因是
A. 大量出汗
B. 摄入水不足
C. 急性机械性肠梗阻
D. 大量使用利尿酸类利尿药
E. 急性化脓性腹膜炎

68. 高钾血症常见的临床表现是
A. 心动过缓
B. 心动过速
C. 肠蠕动消失
D. 四肢肌张力增强
E. 腹胀

69. (2021 考点) 等渗性缺水的临床表现为
A. 短期内体液的丧失达体重 3%时有休克
B. 休克常伴有代谢性酸中毒
C. 明显口渴
D. 化验检查见血清 Na^{+}降低
E. 化验检查见尿比重在 1.010 以下

70. 下列溶液中，适合治疗等渗性缺水的是
A. 平衡盐溶液
B. 5%葡萄糖注射液
C. 0.45%氯化钠注射液
D. 10%葡萄糖注射液
E. 3%氯化钠注射液

第十九章参考答案

1.【参考答案 D】

【押题点】腺垂体的解剖和生理。

【解析】视上核细胞主要分泌血管升压素(抗利尿激素),储存于神经垂体内。

2.【参考答案 D】

【押题点】神经垂体储藏的激素。

【解析】神经垂体是血管升压素也就是抗利尿激素和催产素贮藏和释放的场所。

3~4.【参考答案 C E】

【押题点】甲状旁腺及甲状腺的功能。

【解析】①甲状腺滤泡旁细胞分泌降钙素(CT),降低血钙和血磷;②甲状旁腺分泌甲状旁腺激素,作用是升钙降磷。

5.【参考答案 D】

【押题点】垂体腺瘤的分类及临床特点。

【解析】泌乳素腺瘤(PRL 腺瘤)是最常见的功能性垂体腺瘤,女性多见。

6.【参考答案 C】

【押题点】高泌乳素血症的临床表现、诊断。

【解析】PRL 分泌过多在女性典型的表现是闭经-泌乳综合征。

7.【参考答案 C】

【押题点】泌乳素瘤的临床表现、诊断。

【解析】青年患者,男,性欲降低及勃起功能障碍,伴头痛(垂体腺瘤的可疑表现),查体睾丸质软(可排除睾丸病变),实验室检查血清泌乳素(PRL)水平 700 μg/L(正常<15 μg/L, PRL>300 μg/L 提示泌乳素瘤),此时为查找病因首选鞍区 MRI 检查。当发现蝶鞍部、视交叉下方有一肿物后,应诊断为垂体泌乳素腺瘤。

8.【参考答案 C】

【押题点】垂体腺瘤的临床表现及检查。

【解析】该患者垂体腺瘤大小为 2.5 cm×2.0 cm×1.5 cm,属泌乳素瘤大腺瘤(肿瘤直径大于 1 cm),因此最佳的治疗措施是经蝶窦手术切除肿瘤,应及时进行治疗,以免延误最佳治疗时机。

9.【参考答案 A】

【押题点】腺垂体功能减退症的临床表现。

【解析】临床上腺垂体功能减退症以各种垂体腺瘤(包括腺瘤的手术治疗和放射治疗继发的损伤)引起的最常见,但以产后大出血引起的腺垂体坏死,即 Sheehan 综合征最典型、最严重。闭经、乳房萎缩提示 LH、FSH 缺乏,面色苍白考虑 FSH 缺乏所致,病变累及下丘脑可出现神经性厌食、体温调节障碍。

10.【参考答案 D】

【押题点】腺垂体功能减退症的临床特点。

【解析】性腺功能减退出现最早、最普遍,出现甲状腺、肾上腺皮质功能减退者提示病情较重。特征性顺序为:GH、FSH、LH 分泌不足,其次出现 TSH、ACTH 分泌不足。

11.【参考答案 B】

【押题点】高 PRL 的药物治疗。

【解析】在纠正高 PRL 分泌以多巴胺激动药物溴隐亭治疗为首选,对 PRL 瘤有特效。

12.【参考答案 A】

【押题点】中枢性尿崩症的药物治疗。

【解析】中枢性尿崩症是指精氨酸升压素严重缺乏或部分缺乏。去氨升压素(DDAVP, minirin, 弥凝):人工合成的升压素类似物,抗利尿作用强,不良反应少,为目前治疗中枢性尿崩症的首选药物。

13.【参考答案 D】

【押题点】中枢性尿崩症的病因。

【解析】中枢性尿崩症是因抗利尿激素缺乏,临床表现为排出大量低渗、低比重尿并烦渴、多饮的疾病。

14.【参考答案 E】

【押题点】尿崩症的鉴别方法。

【解析】禁水试验用于鉴别是否为尿崩症。垂体升压素试验用于鉴别中枢性尿崩症和肾性尿崩症。中枢性尿崩症患者注射升压素后,尿渗透压进一步升高,较注射前至少增加 9%以上。肾性尿崩症在禁水后尿液不能浓缩,注射升压素后仍无反应。

15.【参考答案 A】

【押题点】尿崩症的诊断方法。

【解析】正常成人禁水后尿量明显减少,尿渗透压超过 800 mOsm/(kg · H_2O)。尿崩症患者禁水后尿量仍多,尿渗透压常不超过血浆渗透压。

16.【参考答案 C】

【押题点】生长激素分泌瘤的治疗。

【解析】手术治疗目前仍是生长激素分泌瘤的首选治

疗手段，药物治疗及放射治疗是手术治疗的辅助或补充。手术的方法是经鼻-蝶窦途径。

17.【参考答案 C】

【押题点】甲状旁腺的生理。

【解析】甲状旁腺其主要靶器官为骨和肾，分泌甲状旁腺素(PTH)，作用为升钙降磷。

18.【参考答案 A】

【押题点】甲亢的原因。

【解析】甲状腺功能亢进症的病因包括弥漫性毒性甲状腺肿(Graves 病)、结节性毒性甲状腺肿和甲状腺自主高功能腺瘤。我国甲亢 80%以上是由 Graves 病引起的。

19.【参考答案 E】

【押题点】甲亢的临床表现。

【解析】甲亢高代谢：①怕热多汗、易饿多食。②精神神经症状：双手、舌和上眼睑有细颤。③心血管症状：脉压差增大。甲亢容易并发的心律失常是心房颤动。④消化系统：腹泻，病情重的有肝大、肝酶升高、黄疸。常发生低血钾性周期性软瘫。女性月经量减少、不易受孕。

20~21.【参考答案 D D】

【押题点】甲状腺功能异常的化验指标改变特点。

【解析】①不论何种原因的甲亢时，TSH 受抑制而首先出现降低；②TSH 增高先于甲状腺激素 FT4、TT4 的下降，是原发性甲状腺功能减低的最早表现。

22.【参考答案 E】

【押题点】Graves 病的病因。

【解析】引起 Graves 病的原因是遗传易感性和自身免疫功能的异常。

23.【参考答案 A】

【押题点】甲状腺功能亢进症的临床表现、诊断。

【解析】年轻女性，心悸、易怒、多汗、食欲亢进、消瘦、突眼，是 Graves 病的典型表现，辅以 FT3、FT4 升高，TSH 降低可确诊。

24.【参考答案 D】

【押题点】Graves 病的手术治疗。

【解析】手术适应证：①甲状腺肿大显著(>80 g)、压迫症状；②中、重度甲亢，长期服药无效或停药复发，或不能坚持用药者；③胸骨后甲状腺肿；④证实癌变或怀疑恶变；⑤ATD 治疗无效或过敏的妊娠患者。

25.【参考答案 C】

【押题点】Graves 病的术前用药。

【解析】抗甲状腺药物加碘剂是甲亢安全可靠的术前用药，可抑制甲状腺素合成、使甲状腺变硬、减少血流。

26.【参考答案 B】

【押题点】Graves 病的术后并发症。

【解析】手足抽搐是术中损伤了甲状旁腺导致低血钙而引起的，处理方法：补钙(静脉注射 10%葡萄糖酸钙，长期不能恢复者，口服双氢速甾醇油剂能明显提高血中钙含量，降低神经肌肉的应激性)。

27~29.【参考答案 D B B】

【押题点】甲亢的药物治疗。

【解析】①普萘洛尔可以阻断甲状腺激素对心脏的兴奋作用，阻断外周组织 T4 向 T3 的转化，主要在 ATD 治疗初期使用，可较快控制甲亢的临床症状，但普萘洛尔禁用于支气管哮喘患者。②有两种情况优先选择 PTU，妊娠 T1 期(1~3 个月)甲亢和甲状腺危象。因为 PTU 致畸的危险小于 MMI。

30.【参考答案 C】

【押题点】甲亢手术治疗禁忌证。

【解析】甲状腺大部切除术禁忌证：①合并较重心脏、肝脏、肾脏疾病，不能耐受手术；②妊娠 T1 期(1~3 个月)和 T3 期(7~9 个月)；③青少年患者、甲亢症状较轻者、老年患者或有严重器质性疾病不能耐受手术者。

31~33.【参考答案 A B D】

【押题点】甲状腺功能异常的疾病及表现。

【解析】单纯性甲状腺肿多数甲状腺功能正常。亚临床甲亢血清 TSH 水平降低到正常范围低限以下而 FT3、FT4 水平在正常范围内，没有明确的甲亢症状。甲状腺功能减退症 TT4、TT3、FT4、FT3 降低，TSH 是增高的。仅 TSH 高为原发性甲状腺功能减退症。

34.【参考答案 B】

【押题点】甲亢术后并发症。

【解析】喉上神经内支支配喉部黏膜，若喉上神经内支(感觉支)损伤，则喉部黏膜感觉消失，会厌功能受损。进食特别是饮水时，会厌不能及时封闭喉口，容易误咽发生呛咳。外支(运动支)损伤表现为音调降低。

35.【参考答案 A】

【押题点】甲状腺术后并发症。

【解析】甲状腺术后呼吸困难和窒息多发生在术后 48 小时内，是甲亢术后最严重的并发症。以呼吸困难为主要临床表现。可由出血血肿压迫、喉头水肿、气管塌陷、双侧喉返神经损伤等原因引起。

36.【参考答案 C】

【押题点】甲状腺癌临床表现。

【解析】甲状腺癌临床表现，甲状腺发现肿块，质地硬，不光滑，移动度小。晚期癌肿可以出现压迫症状：气管受压时会出现咳嗽、气促；喉返神经受累时会出现构音障碍；食管受压时会有吞咽困难或疼痛；交感神经受压引起 Horner 综合征；侵犯颈丛出现耳、枕、肩等处疼痛，局部淋巴结及远处器官转移等表现。

37.【参考答案 D】

【押题点】甲状腺癌的病理及临床特点。

【解析】髓样癌：属于神经内分泌肿瘤，来源于滤泡旁细胞(C 细胞)，分泌降钙素，降钙降磷。可兼有颈淋巴结侵犯和血行转移。恶性程度中等，预后较差。

38.【参考答案 A】

【押题点】甲状腺癌的病理分型。

【解析】乳头状癌：最常见，占成人甲状腺癌的 80%以上和儿童甲状腺癌的全部。

39.【参考答案 D】

【押题点】甲状腺癌的病理分型及特点。

【解析】未分化癌：恶性程度最高，约50%早期有颈淋巴结转移，预后很差。

40.【参考答案 C】

【押题点】皮质醇增多症的常见病因。

【解析】库欣综合征为各种病因造成肾上腺分泌过多糖皮质激素（主要是皮质醇）所致病症的总称，其中最多见者为垂体促肾上腺皮质激素（ACTH）分泌亢进所引起的临床类型，称为库欣病。

41.【参考答案 B】

【押题点】原发性醛固酮增多症的临床特点。

【解析】原发性醛固酮增多症（简称原醛症），是由于肾上腺皮质发生病变从而分泌过多的醛固酮，导致水钠潴留，血容量增多，肾素-血管紧张素系统的活性受抑制，临床表现为以高血压、低血钾为主要特征的综合征。大多数是由肾上腺醛固酮腺瘤引起，也可能是特发性醛固酮增多症。

42~43.【参考答案 C A】

【押题点】原发性醛固酮增多症和嗜铬细胞瘤的治疗。

【解析】①原发性醛固酮增多症术前降血压：螺内酯（安体舒通）。可以纠正低血钾、降低高血压。②嗜铬细胞瘤降血压只对α-受体阻滞药敏感，术前应用一般不得少于2周。

44~45.【参考答案 C A】

【押题点】库欣综合征的病因检查及定性诊断方法。

【解析】①小剂量地塞米松抑制试验时，增高的尿或血皮质醇水平不被抑制是库欣综合征的特点。②大剂量地塞米松抑制试验有助于病因及病位诊断，垂体性库欣综合征服药第二日24小时尿UFC在80%患者中被抑制到对照日50%以下，而肾上腺肿瘤及异位ACTH综合征大都不被抑制。

46.【参考答案 C】

【押题点】嗜铬细胞瘤的临床表现及检查方法。

【解析】嗜铬细胞瘤的心血管系统表现最主要的症状是高血压，其中阵发性高血压型为特征性表现，发作时血压骤升，收缩压高达200~300 mmHg。阵发性患者平时儿茶酚胺可不明显升高，发作后测定血或尿儿茶酚胺水平多高于正常。

47.【参考答案 C】

【押题点】原发性慢性肾上腺皮质功能减退症的临床表现。

【解析】原发性慢性肾上腺皮质功能减退症者，对垂体的反馈抑制作用减弱，ACTH、促脂素（LPH）和黑色细胞刺激素（MSH）分泌增多，出现皮肤、黏膜色素沉着，以暴露部位、皮肤皱褶处、瘢痕处和易摩擦部位更明显，口腔内齿龈、舌尖及颊黏膜也有色素沉着。

48.【参考答案 D】

【押题点】库欣综合征的临床表现、检查方法。

【解析】患者满月脸、水牛背、向心性肥胖、女性闭经、高血压等，考虑为库欣综合征。首先要做的检查是促肾上腺皮质激素、皮质醇水平。肾素、醛固酮、泌乳素、尿绒毛膜促性腺激素、肾上腺素与库欣综合征关系不大。

49.【参考答案 A】

【押题点】胰岛素瘤的临床表现。

【解析】胰岛素瘤的典型表现是Whipple三联征：①清晨、空腹时发作性低血糖伴有昏迷或精神神经症状；②发作时血糖低于2.8 mmol/L；③口服或静脉注射葡萄糖后，症状可立即消失。

50~53.【参考答案 C D A B】

【押题点】不同种类降糖药的作用机制。

【解析】①α-葡萄糖苷酶抑制药（波糖类）：延缓碳水化合物的吸收，用于降低餐后高血糖，适用于餐后高血糖为主要表现的患者。②噻唑烷二酮类药物：常用药物有罗格列酮、吡格列酮，主要作用于过氧化物酶增殖体活化因子受体γ（PPARγ），它是胰岛素的增敏药。使组织对胰岛素的敏感性增加，有效地改善胰岛素抵抗。适用于以胰岛素抵抗为主的2型糖尿病患者。③磺脲类药物（列格类）：它的作用是促进胰岛素分泌。其降血糖作用有赖于尚存在一定数量有功能的胰岛β细胞组织。磺脲类药物是非肥胖的2型糖尿病的第一线药物。④双胍类药物：双胍类药物的作用机制——主要通过减少肝葡萄糖的输出，增加了对葡萄糖的利用，改善糖代谢，抑制分解，尤其适用于肥胖或超重的2型糖尿病患者。肥胖或超重的2型糖尿病的第一线药物。

54.【参考答案 C】

【押题点】糖尿病视网膜病变分期及表现。

【解析】按眼底改变可分六期。Ⅰ期：微血管瘤、小出血点；Ⅱ期：出现硬性渗出；Ⅲ期：出现棉絮状软性渗出。以上3期（Ⅰ~Ⅲ期）为早期非增殖型视网膜病变。Ⅳ期：新生血管形成，玻璃体出血；Ⅴ期：纤维血管增殖、玻璃体机化；Ⅵ期：牵拉性视网膜脱离，失明。

55.【参考答案 D】

【押题点】糖尿病酮症酸中毒的病理生理。

【解析】糖尿病酮症酸中毒多有不同程度的缺钾，但由于失水和酸中毒，治疗前血钾数值不能反映真正血钾情况，因此要注意低钾血症的发生。

56.【参考答案 A】

【押题点】各类降糖药物的特点。

【解析】磺脲类药物主要作用是刺激β细胞分泌胰岛素，最常见而重要的并发症为低血糖反应，常发生于老年人、肝肾功能不全或营养不良者，药物剂量过大、体力活动过度、进食不规则或减少、饮含乙醇的饮料等为常见诱因。

57~58.【参考答案 B E】

【押题点】Somogyi效应及黎明现象定义。

【解析】①黎明现象：即夜间血糖控制良好，也无低血糖发生，仅于黎明时一段短时间出现高血糖，其机制可能是皮质醇等胰岛素对抗激素分泌增多所致；②Somogyi效应：黎明前发生过低血糖，但症状轻微或短暂而未被发现，继而发生低血糖之后反应性的高血糖。

59.【参考答案 D】

【押题点】替代胰岛素治疗方案早晨空腹血糖高的原因的鉴别。

【解析】夜间多次(0、2、4、6、8 时)测定血糖，有助于鉴别早晨高血糖的原因。

60.【参考答案 A】

【押题点】替代胰岛素治疗方案早晨空腹血糖高原因。

【解析】可能的原因：①夜间胰岛素应用不足；②黎明现象，皮质醇、生长激素等分泌增多；③Somogyi 效应，夜间低血糖后反跳性高血糖。

61.【参考答案 B】

【押题点】空腹高血糖的常见原因及处理。

【解析】依据夜间多次测血糖判断原因，调整胰岛素替代治疗方案用量可改善清晨空腹血糖增高。

62.【参考答案 B】

【押题点】胰岛素瘤的来源。

【解析】胰岛素瘤，为胰岛 β 细胞肿瘤。

63.【参考答案 A】

【押题点】低血糖症的病因及表现。

【解析】胰岛素瘤清晨、空腹时发作性低血糖伴有精神神经症状或昏迷低血糖症常呈发作性，发作时间及频度随病因不同而异。发作时的症状可分两类：①交感神经过度兴奋症状：因交感神经兴奋，释放大量肾上腺素，临床上多表现为心慌、软弱、饥饿、脉快、苍白、出冷汗、手足震颤。②神经低糖症状：因神经低糖症可引起各种脑功能障碍表现，例如，精神不集中、言语迟钝、头晕、视矇、步态不稳、幻觉、躁动、行为怪癖、严者瘫痪、昏迷、抽搐。

64.【参考答案 D】

【押题点】缺水的分类及临床表现。

【解析】患者出现极度口渴、尿少，最有可能的原因是高渗性缺水。高渗性缺水常见于水分摄入不足或丢失过多的情况，主要表现为口渴、尿少，重度缺水者还可出现躁狂、幻觉、谵妄，甚至昏迷。

65.【参考答案 D】

【押题点】水、电解质、酸碱平衡紊乱的病因、临床表现。

【解析】正常血钾浓度为 3.5～5.5 mmol/L。血清 Na 正常值是 135～145 mmol/L。血 Cl^- 正常值 95～100 mmol/L。呕吐的胃液内含有胃酸、钾钠氯离子等，丢失后出现相应离子紊乱。

66.【参考答案 A】

【押题点】酸碱平衡失调的常见疾病及临床表现。

【解析】反复剑突下疼痛 3 年，呕吐 10 天。应诊断为十二指肠球部溃疡并幽门梗阻，易并发低钾低氯性碱中毒。

67.【参考答案 D】

【押题点】低渗性缺水的病因。

【解析】低渗性缺水的常见病因：①胃肠道消化液持续性丢失，例如，反复呕吐、长期胃肠减压引流或慢性肠梗阻，以致大量钠随消化液而排出；②液体在第三间隙集聚；③长期连续应用排钠利尿药，如氯噻酮、依他尼酸(利尿酸)等时，未注意补给适量的钠盐，以致体内缺钠程度多于缺水；④高渗性或等渗性缺水治疗时补充水分过多。

68.【参考答案 A】

【押题点】高钾血症临床表现。

【解析】高钾血症临床表现有肌肉轻度震颤，手足感觉异常，肢体软弱无力，腱反射减退或消失甚至出现延缓性麻痹，还可以引起窦性心动过缓、房室传导阻滞或快速性心律失常，最危险的是心室颤动或心脏骤停。

69.【参考答案 B】

【押题点】等渗性缺水的临床表现。

【解析】等渗性缺水临床表现有恶心、厌食、乏力、少尿等，但不口渴。短期内体液丧失量达到体重的 5%，即丧失细胞外液的 25%，患者则会出现脉搏细速、肢端湿冷、血压不稳定或血压下降等。血清 Na^+、Cl^- 正常。正常尿比重 1.015～1.020，低比重尿见于低渗性缺水。休克时机体灌注不足，常伴代谢性酸中毒。

70.【参考答案 A】

【押题点】等渗性缺水治疗。

【解析】平衡盐溶液是等渗液，等渗性缺水时首选。

第二十章　精神、神经系统

分值：执业 40 分/助理 21 分　难度：困难　建议完成时间：3.5 小时　题目后缀为[助理不做]的，助理医师不用做

★1. 上运动神经元起自[助理不做]
A. 巨锥体细胞
B. 脊髓前角
C. 脊髓后角
D. 锥体束
E. 脊髓前根

★2. 使用大量镇静药可出现的体征是
A. Brudzinski 征
B. Babinski 征
C. Romberg 征
D. Kernig 征
E. Weber 综合征

★3. 中枢性瘫痪的特点不包括
A. 腱反射亢进
B. 浅反射活跃
C. 肌张力增高
D. 肌肉不萎缩
E. 病理征阳性

★4. 杰克逊癫痫病损的部位是
A. 皮质
B. 内囊
C. 脑干
D. 脊髓
E. 小脑

5. (2021 考点) 下列不符合中脑 Weber 综合征表现的是
A. 对侧面神经中枢性瘫痪
B. 舌下神经中枢性瘫痪
C. 上下肢的中枢性瘫痪
D. 同侧动眼神经麻痹
E. 对侧动眼神经麻痹

6. (2021 考点) 下运动神经元瘫痪的特点不包括
A. 腱反射减弱
B. 失神经电位
C. 肌张力降低
D. 肌肉萎缩
E. 病理征阳性

(7~8 题共用备选答案)
A. 躯干共济失调
B. 同侧肢体共济失调
C. 吟诗状言语
D. 辨距不良
E. 眼球震颤

7. 小脑蚓部受损典型表现

8. 小脑半球受损典型表现

9. 双侧四肢远端出现手套袜子样麻木，病变部位在
A. 脊髓前角
B. 脊髓后角
C. 神经丛
D. 脊髓前根
E. 周围神经

10. 下列不属于感觉障碍刺激性症状的是
A. 感觉过敏
B. 感觉倒错
C. 疼痛
D. 感觉过度
E. 感觉缺失

11. 患者，男，30 岁，外伤致双下肢瘫痪，查体：对双下肢痛温觉刺激消失，触觉和深感觉完好，考虑受损的部位是
A. 脊髓前角
B. 脊髓后角
C. 神经丛
D. 脊髓前根
E. 周围神经

★12. 视神经受损可致该眼全盲，此时关于瞳孔的变化说法正确的是
A. 直接对光反应消失，间接对光反应存在
B. 直接对光反应存在，间接对光反应消失
C. 直接、间接对光反射都消失
D. 直接对光反应存在，间接对光反应存在
E. 对侧直接、间接对光反射都消失

★13. 动眼神经支配的肌肉不包括
A. 上睑提肌
B. 上直肌

C. 内直肌
D. 下直肌
E. 外直肌

★14. 分布于舌前 2/3 味觉的神经是
A. 面神经
B. 舌咽神经
C. 迷走神经
D. 三叉神经
E. 动眼神经

(15~16 题共用题干)
患者，男，46 岁，晨起吃饭时发现右侧口角流水，昨晚有吹电风扇史。查体：右侧额纹消失、眼闭合无力、鼻唇沟消失，口角左歪。

★15. 该患者最可能的诊断是
A. 右侧面神经炎
B. 左侧面神经炎
C. 中枢性面瘫
D. 三叉神经痛
E. 吉兰-巴雷综合征

16. 面神经炎首选的药物治疗是
A. 糖皮质激素
B. 抗病毒药物
C. 物理治疗
D. 针灸
E. 抗生素

17. 患者，男，60 岁，诊断为三叉神经痛，既往患肺源性心脏病 10 余年，高血压 5 年，此患者最佳治疗措施是[助理不做]
A. 卡马西平
B. 手术
C. 射频电凝术
D. 奥卡西平
E. 苯妥英钠

18. 三叉神经痛患者对卡马西平过敏，此时最佳的治疗措施是[助理不做]
A. 奥卡西平
B. 苯妥英钠
C. 射频电凝术
D. 加巴喷丁
E. 手术治疗

19. 关于吉兰-巴雷综合征运动障碍描述错误的是
A. 是吉兰-巴雷综合征的首发症状
B. 对称性肢体无力
C. 瘫痪为弛缓性
D. 腱反射亢进
E. 病理反射阴性

20. 开放性颅脑损伤特有的临床表现是
A. 头皮裂伤伴颅骨骨折
B. 脑脊液漏
C. 颅骨骨折
D. 头皮血肿
E. 头皮裂伤

21. 下列不属于吉兰-巴雷综合征血浆交换的禁忌证是
A. 心功能不全
B. 心律失常
C. 凝血功能障碍
D. 严重感染
E. 慢性支气管炎

22. (**2021 考点**)下列符合吉兰-巴雷综合征脑脊液检查的是
A. 蛋白质含量增高，而细胞数正常
B. 蛋白质含量增高，而细胞数降低
C. 蛋白质含量降低，而细胞数正常
D. 蛋白质含量、细胞数都降低
E. 糖、氯化物升高、细胞数正常

23. 脊髓压迫症的硬膜外病变最常见的肿瘤是[助理不做]
A. 脊索瘤
B. 肉瘤
C. 血管瘤
D. 神经胶质瘤
E. 转移瘤

(24~25 题共用备选答案)
A. 杯口状
B. 地图状
C. 梭形膨大
D. 溃疡状
E. 铺路石状

24. 符合脊髓压迫症脊髓碘造影髓外硬膜内病变表现的是[助理不做]

25. 符合脊髓压迫症脊髓碘造影髓内病变表现的是[助理不做]

26. (**2021 考点**)急性脊髓炎的运动障碍表现为
A. 交叉瘫
B. 偏瘫
C. 双下肢瘫
D. 四肢远端瘫
E. 单肢瘫

(27~28 题共用题干)
患者，男，3 天前出现双下肢瘫痪，伴尿潴留，1 周前有感冒病史。脑脊液检查：糖和氯化物正常，淋巴细胞升高。

27. 该患者最可能的诊断是
A. 急性硬脊膜外脓肿
B. 脊柱结核
C. 急性脊髓炎
D. 转移性肿瘤
E. 脊髓出血

28. 急性脊髓炎的主要治疗措施是
A. 激素
B. 抗生素

C. 人血白蛋白
D. 功能锻炼
E. 维生素

29. 头皮损伤伴颅骨骨折中升压包扎易形颅内血肿的是
A. 头皮裂伤
B. 头皮撕脱伤
C. 皮下血肿
D. 帽状腱膜下血肿
E. 骨膜下血肿

★30. 确诊颅骨骨折主要靠
A. CT
B. MRI
C. CTA
D. B 超
E. 脑血管造影

31. 凹陷性骨折手术的指征不包括
A. 骨折片陷入颅腔
B. 偏瘫
C. 颅内压增高者
D. 碎骨片易致感染者
E. 陷入非功能部位小于 1 cm 者

32. 关于颅底骨折合并脑脊液漏预防感染的方法错误的是
A. 可以做腰穿
B. 不能阻塞耳道
C. 取头高位卧床休息
D. 给予抗生素
E. 避免用力咳嗽

★33. Battle 征提示
A. 前颅底骨折
B. 中颅底骨折
C. 后颅底骨折
D. 鼻骨骨折
E. 枕骨骨折

34. 能区分开放性颅脑损伤和闭合性颅脑损伤的临床表现是
A. 头皮裂伤伴颅骨骨折
B. 脑脊液漏
C. 颅骨骨折
D. 头皮血肿
E. 头皮裂伤

35. 患者，男，18 岁，骑自行车与一电动车相撞，随后出现意识障碍，呼之不应，约持续 2 分钟后清醒，对发生之事不能回忆，该患者最可能的诊断是
A. 脑震荡
B. 头皮裂伤
C. 硬膜外血肿
D. 硬膜下血肿
E. 脑干损伤

（36~37 题共用备选答案）
A. 桥静脉
B. 脑膜中动脉
C. 大脑中动脉
D. 椎动脉
E. 大脑下静脉

36. 硬脑膜外血肿最常见的出血来源是
37. 单纯型硬脑膜下血肿的出血来源是
38. （2021 考点）硬膜外血肿有中间清醒期，第二次昏迷的原因是
A. 血肿压迫
B. 脑震荡
C. 头皮血肿
D. 脑挫裂伤
E. 脑干损伤

39. （2021 考点）下列不符合慢性硬膜下血肿的诊断是
A. 好发于 40 岁以下
B. 有慢性颅内压增高症状
C. 血肿压迫所致的局灶症状
D. 精神失常
E. 视乳头水肿

40. （2021 考点）硬膜外血肿瞳孔改变的原因是
A. 滑车神经受刺激
B. 动眼神经受刺激
C. 面神经受刺激
D. 舌咽神经受刺激
E. 迷走神经受刺激

（41~42 题共用题干）
患者，男，64 岁。阵发性眩晕伴恶心 3 天，偶有跌倒，每次持续 5 分钟后可自行缓解。既往有高脂血症史。

★41. 该患者最可能的诊断是[助理不做]
A. 梅尼埃病
B. 周期性瘫痪
C. 椎基底动脉系统 TIA
D. 颈内动脉系统 TIA
E. 脑栓塞

42. 该患者最适宜的治疗是[助理不做]
A. 阿司匹林
B. 辛伐他汀片
C. 尼莫地平
D. 尿激酶
E. 胞磷胆碱

（43~44 题共用备选答案）
A. 高血压
B. 高脂血症
C. TIA
D. 动脉粥样硬化
E. 糖尿病

★43. （2021 考点）脑血栓形成最常见的病因是
★44. （2021 考点）脑血栓形成最危险的因素是
★45. （2021 考点）下列不是 Horner 征的表现是
A. 瞳孔缩小

B. 眼球内陷
C. 同侧眼睑下垂
D. 同侧面部无汗
E. 眩晕

46. 不是脑血栓形成静脉溶栓的禁忌证是
A. 有脑出血史
B. 有出血倾向
C. 近期有重大手术史
D. 1 个月内在不易压迫止血部位穿刺
E. 血小板计数低于 100×10^9/L

47. 患者，男，45 岁，突然出现言语不清伴右侧肢体无力，既往有心房颤动史，该患者最可能的诊断是
A. 脑栓塞
B. 短暂性脑缺血(TIA)
C. 脑血栓形成
D. 脑出血
E. 蛛网膜下隙出血

★48. (2021 考点)最常见的脑出血类型是
A. 基底节区出血
B. 脑桥出血
C. 小脑出血
D. 脑室出血
E. 丘脑出血

★49. (2021 原题)脑出血最常见的病因是
A. 动静脉畸形
B. 高脂血症
C. 动脉粥样硬化
D. 肥胖
E. 高血压合并动脉粥样硬化

(50~52 题共用题干)
患者，女，60 岁。干农活时突然出现头痛、眩晕伴恶心、呕吐、行走不稳前来就诊。既往有高血压 10 年，查体：Bp 180/100 mmHg，心率 78 次/min，右手指鼻不稳。

50. 该患者可能的诊断是
A. 基底节出血
B. 脑桥出血
C. 小脑出血
D. 小脑梗死
E. 脑梗死

★51. 为明确诊断应采取的措施是
A. CTA
B. 脑电图
C. 头颅 CT
D. 脑脊液检查
E. 头颅 MRI

52. 首先采取的处理措施是
A. 降血压
B. 镇静
C. 手术
D. 止血
E. 降低颅内压

53. 不属于高血压脑出血手术治疗适应证的是
A. 小脑出血<10 mL
B. 脑干受压
C. 壳核出血>40 mL
D. 出血大量破入脑室
E. 有可能形成脑疝者

54. 蛛网膜下隙出血最常见的病因是
A. 血管畸形
B. 烟雾病
C. 颅内肿瘤
D. 颅内动脉瘤
E. 血液病

(55~56 题共用备选答案)
A. 脑脊液检查
B. 头颅 CT
C. 头颅 MRI
D. DSA
E. 脑电图

★55. 蛛网膜下隙出血首选的检查是
★56. 动脉瘤的确诊首选的检查是

★57. 患者，男，50 岁。与邻居发生争吵时突然出现剧烈头痛，颈项强直，伴恶心、呕吐。查体：表情痛苦，四肢活动自如，脑膜刺激征阳性。最可能的诊断是
A. 脑血栓形成
B. 脑栓塞
C. TIA
D. 蛛网膜下隙出血
E. 高血压脑病

(58~59 题共用备选答案)
A. 人格改变
B. 运动障碍
C. 视野改变
D. 失算、失读
E. 感觉异常

★58. 额叶肿瘤致局部症状是[助理不做]
★59. 枕叶肿瘤致局部症状是[助理不做]

★60. 脑肿瘤患者的直接死因是[助理不做]
A. 脑疝形成
B. 颅内压增高
C. 瘤体破裂
D. 瘤体出血
E. 肿瘤囊性变

61. (2021 考点)颅内压增高的原因不包括
A. 颅内占位性病变
B. 脑组织体积增大
C. 颅内血容量增多
D. 颅腔容积变小
E. 颅盖密度改变

62. 不属于腰椎穿刺的禁忌证的是
A. 穿刺部位有感染
B. 容易出血
C. 后颅窝肿瘤
D. 休克
E. TIA

63. 脑疝形成的常见原因不包括[助理不做]
A. 外伤性颅内血肿
B. 脑脓肿
C. 颅内寄生虫
D. 颅内肿瘤
E. 流脑

64. 脑疝首选的抢救措施是[助理不做]
A. 快速静脉输注 20% 甘露醇
B. 腰椎穿刺大量引流脑脊液
C. 急性控制性过度换气
D. 施行人工冬眠物理降温
E. 将病员置于高压氧舱内

65. 枕骨大孔疝相比于小脑幕切迹疝，其特点是[助理不做]
A. 剧烈头痛、呕吐
B. 瞳孔的改变
C. 脑膜刺激征
D. 生命体征紊乱出现早，意识障碍出现晚
E. 肢体运动障碍

（66~67 题共用备选答案）
A. 患侧瞳孔先缩小后散大
B. 患侧瞳孔忽大忽小
C. 双侧瞳孔散大
D. 患侧瞳孔逐渐缩小
E. 双侧瞳孔大小不定

66. 颞叶钩回疝有定位意义的瞳孔变化是[助理不做]

67. 枕骨大孔疝有定位意义的瞳孔变化是[助理不做]

68. 不符合小脑幕切迹疝的临床表现是[助理不做]
A. 头痛
B. 瞳孔先缩小后散大
C. 出现上运动神经元瘫痪
D. 意识障碍进行性加重
E. 颈项强直

69. 患者，男，50 岁，诊断为帕金森病，该病病损的部位是[助理不做]
A. 大脑皮质
B. 黑质
C. 小脑
D. 内囊
E. 脑桥

70. 下列疾病属于常染色体显性遗传的是[助理不做]
A. 帕金森病
B. 癫痫
C. 周期性麻痹
D. 重症肌无力
E. 吉兰–巴雷综合征

71. 黑质纹状体系统内使左旋多巴转化为多巴胺的酶是[助理不做]
A. 多巴脱羧酶
B. 单胺氧化酶
C. 酪氨酸羟化酶
D. 胆碱酯酶
E. 儿茶酚胺

72. 帕金森病主要的生化改变是[助理不做]
A. 多巴脱羧酶增多
B. 单胺氧化酶减少
C. 酪氨酸羟化酶减少
D. 胆碱酯酶增多
E. 儿茶酚胺减少

（73~75 题共用题干）
患者，男，50 岁。运动迟缓伴手部震颤半年。查体：面具脸，四肢肌力正常，肌张力增高呈铅管样强直。头颅 CT 未见异常。

73. **（2021 考点）**该患者最可能的诊断是[助理不做]
A. 帕金森病
B. TIA
C. 脑血栓形成
D. 癫痫
E. 脊髓空洞

74. 帕金森病发病的主要原因是[助理不做]
A. 丘脑底核受损
B. 纹状体受损
C. 大脑皮质运动区受损
D. 大脑皮质–纹状体通路受损
E. 黑质–纹状体多巴胺通路受损

75. 该患者应避免使用的药物是[助理不做]
A. 多巴胺受体激动药
B. 单胺氧化酶制药
C. 金刚烷胺
D. 抗胆碱药物
E. 左旋多巴

76. 帕金森病患者用左旋多巴治疗，下列禁用的是[助理不做]
A. 闭角型青光眼
B. 高血压
C. 糖尿病
D. 慢性胃炎
E. 急性肾盂肾炎

77. 帕金森病患者常见的首发症状是[助理不做]
A. 肌强直
B. 运动减少
C. 静止性震颤
D. 姿势障碍
E. 精神障碍

78. 最常见的偏头痛类型是
A. 有先兆偏头痛
B. 无先兆偏头痛
C. 视网膜性偏头痛
D. 青光眼性偏头痛
E. 高血压性偏头痛

★79. 偏头痛预防性治疗药物不包括
A. 普萘洛尔
B. 硝苯地平
C. 苯噻啶
D. 丙戊酸钠片
E. 吲哚美辛

80. (2021 考点) 患者，女，38 岁。紧箍样头痛 3 天。无恶心、畏光、畏声。常在焦虑时发生。最可能的诊断是
A. 紧张性偏头痛
B. 血管性头痛
C. 无先兆偏头痛
D. 有先兆偏头痛
E. 颈椎病

(81~82 题共用备选答案)
A. 额叶
B. 颞叶
C. 对侧中央前回
D. 同侧中央前回
E. 中央后回

81. 杰克逊性癫痫病损的部位是
82. 精神运动性癫痫病损的部位是

83. 癫痫的主要诊断依据是
A. 脑电图
B. 临床表现、病史
C. CT
D. MRI
E. 脑血管造影

84. 鉴别癫痫发作与假性癫痫的方法是
A. 脑电图
B. 头颅 CT
C. 头颅 MRI
D. PET
E. 脑血管造影

(85~88 题共用备选答案)
A. 卡马西平
B. 丙戊酸钠
C. 乙琥胺
D. 地西泮
E. 苯妥英钠

★85. 癫痫持续状态首选的药物是
★86. 癫痫失神发作首选的药物是
★87. 癫痫全身强直-阵挛性发作首选的药物是
★88. 癫痫部分性发作首选的药物是

89. 重症肌无力首发的症状是[助理不做]
A. 上睑下垂
B. 咀嚼无力
C. 吞咽困难
D. 抬头困难
E. 表情淡漠

(90~92 题共用备选答案)
A. 抗胆碱酯酶药不足
B. 抗胆碱酯酶药过量
C. 抗胆碱酯酶突然失效
D. 停用抗胆碱药
E. 抗胆碱酯酶药过敏

90. 肌无力危象是因为[助理不做]
91. 反拗危象是因为[助理不做]
92. 胆碱能危象是因为[助理不做]

93. 关于低钾性周期性瘫痪的临床表现下列说法错误的是[助理不做]
A. 青少年多见
B. 肌无力先从下肢开始
C. 心电图可出现 U 波
D. 血钾低于 3.5 mmol/L
E. 远端更严重

94. 降低吉兰-巴雷综合征病死率的关键是
A. 呼吸肌麻痹的抢救
B. 静脉滴注免疫球蛋白
C. 血浆置换
D. 吸氧
E. 抗病毒治疗

95. 颅盖软组织分类中有一定张力、头皮损伤时一定要缝合的是
A. 皮肤层
B. 皮下组织层
C. 帽状腱膜
D. 腱膜下层
E. 骨膜下层

★96. (2021 考点) 每当电话铃响的同时就听到辱骂自己的声音，该症状是
A. 心因性幻听
B. 元素性幻听
C. 反射性幻听
D. 假性幻听
E. 功能性幻听

★97. (2021 原题) 患者，男，25 岁。有一天饮一两白酒后出现意识不清，怀疑同饮酒者欲加害于他，言语行为狂暴，将同饮者打伤，数分钟后进入酣睡，醒后完全不能回忆。幼年受过脑外伤。该患者最可能的诊断是
A. 病理性醉酒
B. 遗忘综合征
C. 妄想
D. 脑外伤所致精神障碍

E. 单纯性醉酒

98.(2021 考点)患者，男，13 岁，小学勉强毕业，现读初一。学习成绩差，不合群，且经常遭班里同学欺负，不愿去上学。精神检查发现患儿抽象思维能力、计算力、判断力均较差，言语表达词汇贫乏。IQ 60。该患儿的诊断是

A. 儿童孤独症
B. 边缘智力
C. 中度精神发育迟滞
D. 儿童厌学症
E. 轻度精神发育迟滞

★99. 患者，女，32 岁。表现紧张恐惧，坐立不安，有大祸临头之感，惶惶不可终日，说不出具体原因，属于

A. 焦虑
B. 恐惧
C. 情感暴发
D. 易激惹
E. 情感不稳

100. 抗精神病药物的抗精神病作用的主要通路是[助理不做]

A. 锥体外系系统
B. 结节-漏斗系统
C. 网状上行系统
D. 中脑-边缘系统
E. 黑质-纹状体系统

★101. 患者，女，35 岁。总担心发生与现实不符的危险，整日坐立不安。其临床表现属于

A. 幻觉
B. 抑郁症状
C. 强迫症状
D. 焦虑症状
E. 恐惧症状

102. 阿片类物质戒断综合征出现的时间一般为停药后[助理不做]

A. 3~4 小时
B. 6~12 小时
C. 1~3 天
D. 3~5 天
E. 7 天

103.(2021 考点)不属于思维内容障碍的是

A. 思维散漫
B. 被监视感
C. 被洞悉感
D. 被控制感
E. 罪恶妄想

104. 患者，男，45 岁。低热，头痛，思睡，说在墙壁上看到了妖怪，有人要害他，感觉被监视、被隔离。表现为昼轻夜重。该患者属于

A. 妄想状态
B. 关系妄想
C. 意识障碍
D. 蒙眬状态
E. 谵妄状态

105. 患者，男，69 岁。近 1 年逐渐出现失眠、记忆力下降、话少、淡漠、反应迟钝，出门后找不到家，有时出现不由自主哭笑，行走时步态不稳，大小便失禁，生活不能自理，觉得家里总丢东西。脑脊液无异常。CT 示轻度脑萎缩、脑室扩大，中线结构正常。首先要考虑的诊断是

A. 阿尔茨海默病
B. 癫痫
C. 血管性痴呆
D. 帕金森病
E. 急性焦虑发作

106. 阿尔茨海默病的早期表现主要为

A. 性格改变
B. 记忆力减退
C. 情绪急躁易怒
D. 幻觉
E. 强迫症

★107. 患者，女，30 岁。3 个月来工作较累，近 3 周来出现兴趣缺乏，易疲劳，言语少，动作迟缓，自觉脑子笨，没有以前聪明，早醒，食欲减退，腹胀，便秘，全身酸痛，有时感心悸、气急，总觉得自己患了不治之症，给家庭带来许多麻烦。该患者最可能的诊断是

A. 焦虑症
B. 神经衰弱
C. 疑病症
D. 抑郁症
E. 心身疾病

108.(2021 考点)患者，男，55 岁。有长期饮酒史，近期出现严重的记忆力障碍，遗忘、错构、虚构和定向力障碍，此为

A. Werinick 脑病
B. 科萨科夫综合征
C. 精神发育迟滞
D. 阿尔茨海默病
E. Ganser 综合征

109. 关于躯体疾病所致精神障碍临床表现的共同特点，不正确的是

A. 精神症状多有昼轻夜重的波动性
B. 可表现出急性或慢性脑病综合征
C. 精神症状一般发生在躯体疾病的恢复期
D. 病程及预后取决于原发躯体疾病的状况与治疗是否得当
E. 具有躯体疾病的临床表现和实验室阳性发现

110. 糖尿病最常见的精神症状是

A. 强迫症状
B. 幻觉妄想
C. 抑郁情绪

D. 偏执状态
E. 昏睡

111. 药物依赖是指个体对药物产生
A. 精神依赖
B. 躯体依赖
C. 耐受性增加
D. 精神和躯体依赖
E. 无依赖

112. 物质滥用中的耐受性是指
A. 机体产生的一种心理上的适应性改变
B. 反复使用精神活性物质导致的一组症状
C. 长期使用精神活性物质造成的生理改变
D. 明知有害仍持续使用精神活性物质
E. 物质使用者必须增加剂量方能达到原先的效果

★113. 关于戒酒综合征，错误的说法是
A. 与长期、大量饮酒有关
B. 症状初发于突然停酒后 48~96 小时内
C. 可有情绪障碍、思维障碍、意识障碍等表现
D. 为慢性酒中毒的表现形式之一
E. 可导致患者病死

114. 病理性焦虑和恐惧症状的主要区别在于有无
A. 运动不安
B. 失眠
C. 惊恐发作
D. 自主神经功能紊乱
E. 明确的指向对象

★115. 下列精神分裂症状中，属于阳性症状的是
A. 思维贫乏
B. 病理性象征性思维
C. 情感淡漠
D. 意志减退
E. 情感平淡

★116. 关于精神分裂症的临床特点，错误的是
A. 多数在青壮年发病
B. 自知力丧失
C. 联想障碍、妄想、幻觉是重要的早期表现
D. 偏执型是最常见类型
E. 病程多迁延，预后不佳

★117. 患者，男，17 岁，高三学生。既往学习成绩一贯优良，品德良好。据父母反映该生近半年来，可能因为学习任务太重，高考压力太大，出现学习成绩明显下降，且变得孤僻不与人交往，对父母态度冷漠又粗暴，失眠，有时自语自笑。精神检查时，该学生回答问题词语单调，对上述表现回答说压力太大、脑子变得空白、听不进老师讲课、记忆力变差，回答时面无表情。该学生最可能的诊断是
A. 焦虑症
B. 抑郁症
C. 精神分裂症
D. 神经衰弱
E. 帕金森病

（118~121 题共用题干）

患者，男，40 岁，2 年前下岗。近 6 个月来觉得邻居都在议论他，常不怀好意地盯着他，有时对着窗外大骂，自语、自笑，整天闭门不出，拨 110 电话要求保护。

★118. 该病例最可能的诊断是
A. 反应性精神病
B. 血管性痴呆
C. 偏执性精神病
D. 分裂样精神病
E. 精神分裂症

★119. 该患者不存在
A. 幻听
B. 关系妄想
C. 被害妄想
D. 情感低落
E. 行为退缩

★120. 有诊断意义的症状还包括
A. 思维奔逸
B. 意识障碍
C. 木僵
D. 自杀
E. 妄想知觉

★121. 治疗应首先选用
A. 碳酸锂
B. 三环类抗抑郁药
C. 地西泮
D. 苯二氮䓬类
E. 氯丙嗪

★122. 患者，女，21 岁。近 1 年来对家人亲友变得冷淡，不去上学，不洗澡，不主动更换衣服，对与自己有关的各种事情表现得无动于衷。最可能的诊断是
A. 人格障碍
B. 精神分裂症
C. 抑郁症
D. 恐惧症
E. 老年痴呆

★123. 青春型精神分裂症的特征是
A. 明显的精神运动紊乱和木僵交替为主
B. 阴性症状为主，注意减弱
C. 偏执性妄想
D. 精神活动的全面紊乱和瓦解
E. 多发于女性，25 岁以上

★124. 关于精神分裂症偏执型，不正确的说法是
A. 妄想结构比较松散
B. 不常伴幻觉
C. 妄想内容比较荒谬
D. 缓慢发病者多
E. 及时治疗效果好

★125. 不属于第二代抗精神病药物的是

A. 奎地平
B. 利培酮
C. 奥氮平
D. 氯氮平
E. 舒必利

★126. 传统抗精神病药物常见的不良反应是
A. 震颤
B. 直立性低血压
C. 口干、便秘
D. 粒细胞缺乏
E. 锥体外系反应

★127. 对第二代抗精神病药物的描述，正确的是
A. 能够有效地控制精神分裂症的阴性症状
B. 除能拮抗中枢神经系统多巴胺受体外，还能拮抗中枢去甲肾上腺素受体
C. 在治疗精神病的阳性症状方面不如传统的抗精神病药物
D. 多数药物锥体外系不良反应相对较多，但其他不良反应较少
E. 主要包括氯普噻吨(泰尔登)、氯氮平、利培酮

★128. 患者，男，25 岁。诊断为精神分裂症，服用氟哌啶醇 12 mg/d 治疗 2 年，其可能出现的症状是
A. 腹泻
B. 肌紧张
C. 癫痫发作
D. 迟发性运动障碍
E. 直立性低血压

★129. 患者，男，20 岁。3 年前无明显诱因渐起孤僻少语，不愿参加集体活动，甚至与父母也很少交流。偶有自语自笑。上课时注意力不集中，成绩下降。个人生活懒于料理。该患者最可能的诊断为
A. 精神分裂症青春型
B. 精神分裂症单纯型
C. 精神分裂症紧张型
D. 精神分裂症偏执型
E. 精神分裂症混合型

★130. 患者，男，35 岁。4 个月来工作较累，近 4 周出现心情不好、兴趣缺乏、易疲劳、言语少、动作迟缓，自觉脑子笨、没有以前聪明，早醒、食欲减退、腹胀、便秘、全身酸痛，有时感心慌气紧。总觉得自己患了不治之症，给家庭带来许多麻烦。你认为该患者最可能的诊断是
A. 焦虑症
B. 神经衰弱
C. 疑病症
D. 抑郁症
E. 甲状腺功能下降

(131～133 题共用题干)
患者，男，31 岁。因工作紧张，近 1 个月感觉压力重重，不能胜任工作，觉得自己一无是处，连累了父母，开煤气自杀被急送入院，入院后又趁人不备打破窗户玻璃，用碎玻璃自杀，后经抢救脱险。

★131. 最可能诊断的是
A. 应激障碍
B. 抑郁症
C. 虚无心境
D. 坏性心境障碍
E. 帕金森病

★132. 为尽快消除患者自杀念头，首选治疗是
A. 心理疏导
B. 暗示治疗
C. 新型抗抑郁药
D. 电抽搐治疗
E. 观察

★133. 该患者首选药物是
A. 碳酸锂
B. 西酞普兰
C. 丙戊酸钠
D. 阿普唑仑
E. 阿米替林

134. 患者，男，26 岁。近 1 个月来兴高采烈，话多，自觉脑子聪明，无疲倦感。其主要表现为
A. 焦虑症状
B. 不协调性精神运动兴奋
C. 协调性精神运动兴奋
D. 强迫症状
E. 思维内容障碍

135. (**2021 考点**)儿童期出现注意力不集中，离开母亲时深感不安，焦虑，担心自己大祸临头。患者属于
A. 幻觉
B. 错觉
C. 感知综合障碍
D. 妄想症
E. 分离性焦虑

(136～138 题共用题干)
患者，女，20 岁。1 个月前因工作差错被领导批评后出现心情烦躁，经常哭泣，认为自己没有能力，什么事都干不好，周围人的眼神不怀好意，看她笑话。失眠，早醒。近 1 周病情加重，觉得生不如死，在家中拒食等死。

136. 该患者最可能的诊断是
A. 广泛性焦虑障碍
B. 急性应激障碍
C. 分裂情感性精神障碍
D. 抑郁发作
E. 癫痫

137. 患者，入院治疗 1 个月后，情绪好转，在病室中经常哼哼小曲，好管闲事，喜欢指责他人，精力旺盛，睡眠减少。该患者当前最可能的情况是
A. 躁狂发作

B. 病情加重
C. 坏性人格
D. 病情复燃
E. 病情缓解

★138. 该患者不宜使用的药物是
A. 喹硫平
B. 文拉法辛
C. 卡马西平
D. 碳酸锂
E. 丙戊酸钠

139. 关于神经症，叙述正确的是
A. 多数伴有人格障碍
B. 多在强烈心理刺激下发病
C. 症状的特异性较差
D. 起病一般较急
E. 患者的社会功能不受影响

140. (2021 考点) 慢性焦虑状态即普遍性焦虑症，一般不包括的症状是
A. 震颤
B. 胸部紧压感
C. 出汗、面色苍白、心跳加快
D. 尿频、尿急
E. 气透不过来、濒死感

(141~143 题共用题干)
患者，男，40 岁，推销员。自述半小时前又突然感到气紧、胸闷、心悸、头晕、出汗，认为生命垂危，被送来急诊。近 2 个月来，这种情况发生过 2 次，每次持续约 0.5~1 小时，发病间隙期一切正常，发病与饮食无关。

★141. 最可能的诊断是
A. 癔症发作
B. 低钾血症
C. 心肌梗死
D. 惊恐发作
E. 帕金森病

★142. 最有助于鉴别诊断的项目是
A. 追问起病诱因
B. 血钾测定
C. 心电图检查
D. PET
E. 脑 CT 检查

143. 最适宜的急诊处理是
A. 输液补钾
B. 吸入氧气
C. 暗示治疗
D. 注射地西泮
E. 继续观察

144. 患者，女，19 岁，学生。近 1 年来经常脑内反复思考问题，如做数学题时，反复核对答案，明知不对，但又无法控制。最可能的诊断是
A. 神经衰弱
B. 焦虑症
C. 帕金森病早期
D. 强迫症
E. 精神分裂症

145. 患者，女，45 岁。8 年前因胆结石行胆囊切除术，术后病情痊愈。3 年前单位倒闭，患者被安排到另一单位看大门，觉得看大门很没面子，但为生活着想又不得不去上班。1 年前患者出现胆囊区皮肤触摸疼痛、胃胀不适伴阵发性心悸、胸闷、失眠、心情不好。患者四处求医，反复行腹部 B 超、胃镜、心电图、全套血液生化检查，结果均正常。服过一些药物，病情时好时坏。患者不相信任何检查结果及医生的解释，仍要继续医治。该患者的诊断是
A. 抑郁症
B. 焦虑症
C. 精神分裂
D. 胆囊切除术后综合征
E. 躯体形式障碍

146. 患者，男，40 岁。因工作压力大，多年来经常反复出现心烦、心跳过速、胸部不适、出汗，经心电图、血压、血脂、心脏多普勒检查均正常。该患者有可能为[助理不做]
A. 躯体疾病
B. 心身障碍
C. 心理症状
D. 神经衰弱
E. 帕金森病早期

★147. (2021 考点) 不是癔症转换症状的是[助理不做]
A. 癔症性遗忘
B. 癔症性失明
C. 癔症性瘫痪
D. 癔症性失音
E. 癔症性抽搐

★148. (2021 考点) 患者，男，33 岁，问他几岁，答“三十三，三月初三，三月桃花开，开花结果给猴吃”，该患者的临床症状属于[助理不做]
A. 妄想观念
B. 强迫观念
C. 思维奔逸
D. 思维插入
E. 思维散漫

149. 患者，女，23 岁。与路人争吵后四肢发抖，不能行走，急送往医院检查，未发现器质性病变。该患者首选的治疗是[助理不做]
A. 暗示治疗
B. 抗抑郁治疗
C. 对症治疗
D. 镇静催眠治疗
E. 鼓励疏泄

150. 汽车正在行驶中，一名儿童突然冲向马路对面，司机急刹车，汽车在发出刺耳的刹车声后停住，儿童在车前的半米处跑过。这时司机顿感心跳加快，头上冒汗，手足无力，这种情绪状态是[助理不做]
A. 心境
B. 激情
C. 情感
D. 应激
E. 情操

151. 患者，女，25 岁。既往无精神病史，听闻其母急性心肌梗死去世后，患者不认识家人，反复念叨：不可能，你们骗我。半年后随访该患者，家人反映患者性格有改变，出现易激惹，注意力不集中，发作性哭泣，入睡困难，反复梦见其母，不敢看其母遗像等现象。该患者最可能的诊断是［助理不做］
A. 创伤后应激障碍
B. 适应性障碍
C. 恶劣心境障碍
D. 恐惧症
E. 慢性反应性精神病

152. 患者，女，35 岁。2 个月前驾车发生重大交通事故致丈夫身亡，自己轻伤。近 1 个月频频噩梦，梦境中反复呈现车祸惨状，时常感到心悸不安，不敢看交通事故的新闻，不敢再驾车，情感麻木，郁郁寡欢。该患者的诊断是[助理不做]
A. 抑郁症
B. 焦虑症
C. 创伤后应激障碍
D. 急性应激障碍
E. 适应障碍

(153~154 共用备选答案)
A. 睡眠呼吸暂停综合征
B. 嗜睡
C. 失眠症
D. 夜惊
E. 梦魇

153. **(2021 考点)** 在非快速眼动期(NREM)睡眠的第 3~4 期突然出现惊叫、哭喊，伴有惊恐表情和动作，同时有定向力障碍，历时十多分钟。清醒后对夜间发作不能回忆。可诊断为[助理不做]

154. **(2021 考点)** 在快速眼动睡眠期(REM)出现焦虑、恐惧的梦境体验，伴有惊恐情绪，以及心跳加速、呼吸急促、出汗等自主神经症状，醒后或次晨能清晰回忆。可诊断为[助理不做]

★155. **(2021 考点)** 患者，女，18 岁。因不能自控地间断性反复的大量进食、吃到难以忍受的腹胀为止，情绪易激惹，并有担心发胖的恐惧心理。该患者诊断为[助理不做]
A. 神经性发胖
B. 精神性贪食
C. 精神性躁狂
D. 神经性贪食
E. 神经性躁狂

★156. **(2021 考点)** 患者，女，19 岁。近 3 个月至少每周 2 次因情绪波动而暴饮暴食，每次摄入常人 4~5 倍的量，无法自控。过后又担心发胖采用催吐的方法将食物全部吐出。暴食后出现内疚自责，甚至自杀观念。体重无明显下降，该患者的诊断是[助理不做]
A. 躁狂发作
B. 神经性贪食
C. 神经性呕吐
D. 神经性厌食
E. 抑郁发作

第二十章参考答案

1.【参考答案 A】

【押题点】上运动神经元的解剖。

【解析】上运动神经元起自大脑额叶中央前回运动区第五层的巨锥体细胞（Betz 细胞），其轴突形成皮质脊髓束和皮质脑干束（合称锥体束），经由放射冠后分别通过内囊后肢及膝部下行，皮质脊髓束再经大脑脚底中 3/5、脑桥的基底部、延髓的锥体，在锥体交叉处大部分锥体纤维交叉到对侧脊髓侧索，形成皮质脊髓侧束下行，终止于脊髓前角。

2.【参考答案 B】

【押题点】Babinski 征临床意义。

【解析】Babinski 征是最重要的锥体束受损害的体征，1 岁以下婴儿由于锥体束未发育成熟，本征阳性。昏迷、深睡、使用大量镇静药后，锥体束功能受抑制，本征亦呈阳性。

3.【参考答案 B】

【押题点】上运动神经元瘫痪的临床表现。

【解析】大脑皮质运动区或锥体束受损引起对侧肢体单瘫和偏瘫，称上运动神经元瘫痪或中枢性瘫痪。其主要特点：瘫痪肌肉张力增高，腱反射亢进，浅反射消失，出现病理反射，瘫痪肌肉不萎缩，肌电图显示神经传导正常，无失神经电位。

4.【参考答案 A】

【押题点】上运动神经元损伤定位诊断。

【解析】因皮质运动区呈一条长带，局限性的病变易损伤其一部分，故多表现为对侧单个肢体或面部的瘫痪，称单瘫。当病变为刺激性时，对侧相应的部位出现局限性的阵发性抽搐，抽搐可按运动区皮质代表区的排列次序进行扩散，称杰克逊（Jackson）癫痫。口角、拇指及示指常为始发部位，因这些部位的皮质代表区的范围较大及兴奋阈较低。

5.【参考答案 E】

【押题点】中脑 Weber 综合征临床表现。

【解析】脑干：一侧脑干病变既损伤同侧本平面的脑神经运动核，又可累及尚未交叉至对侧的皮质脊髓束及皮质脑干束，故引起交叉性瘫痪，即同侧本平面的脑神经周围性麻痹及对侧身体的中枢性瘫痪。如中脑 Weber 综合征时，同侧动眼神经麻痹，对侧面神经、舌下神经及上下肢的中枢性瘫痪。

6.【参考答案 E】

【押题点】下运动神经元瘫痪的临床表现。

【解析】下运动神经元径路的损害引起的肌肉瘫痪，称下运动神经元瘫痪或周围性瘫痪，其特点为瘫痪肌肉张力降低，腱反射减弱或消失，肌肉有萎缩，无病理反射，肌电图示神经传导速度异常和失神经支配电位。

7~8.【参考答案 A B】

【押题点】小脑损害临床表现。

【解析】小脑蚓部是躯干肌的代表区，而小脑半球是四肢（特别是远端部）的代表区，故蚓部局部病变与半球局部病变的临床表现有差异。小脑蚓部（中线）的病变，引起躯干性共济失调。小脑半球病变，出现同侧肢体性共济失调；也即病变小脑同侧的上下肢出现共济失调，上肢比下肢重，远端比近端重，精细动作比粗糙动作影响明显。

9.【参考答案 E】

【押题点】周围神经末梢受损定位。

【解析】瘫痪及感觉障碍的分布与每个周围神经的支配关系一致。多发性神经炎时出现对称性四肢远端肌肉瘫痪和萎缩，并伴手套-袜型感觉障碍。

10.【参考答案 E】

【押题点】感觉障碍刺激性症状表现。

【解析】感觉刺激性症状：感觉径路病变导致兴奋性增高，对刺激的感受增强或反常。①感觉过敏：轻微刺激产生明显的感受。②感觉过度：感觉阈值增高，刺激后不马上感受（潜伏期延长），感觉到刺激时伴随定位不确定的明显不适感，并持续较长时间。③感觉异常：在无刺激情况下，产生各种感觉，即自发性感觉。④感觉倒错：一种感觉刺激被感受为另一种感觉。多见于非疼痛性刺激被感受为疼痛。⑤疼痛：疼痛是指伴有明显不适的感觉，多由伤害性刺激所致。疼痛包括自发性和诱发性两类。自发性疼痛为感觉异常的一种，无伤害性刺激时，感受到各种类型的疼痛。诱发性疼痛可为感觉过敏或过度的一种，也可为感觉倒错的一种。

11.【参考答案 B】

【押题点】脊髓后角损伤定位。

【解析】脊髓后角损害时可产生节段性分布的痛觉、温度觉障碍，但深感觉和触觉存在（分离性感觉障碍）。

12.【参考答案 A】

【押题点】视神经受损临床表现。

【解析】视神经：视神经本身病变或受压引起其传导完全中断时，可使该眼全盲，瞳孔直接对光反应消失，间接对光反应存在。

13.【参考答案 E】

【押题点】脑神经的解剖、生理(动眼神经)。

【解析】动眼神经：起自中脑上丘水平的动眼神经核，其纤维向腹侧发射，经过红核，由大脑脚间窝穿出，向前经过蝶鞍两侧海绵窦之侧壁，从眶上裂进入眶内，分布于上睑提肌、上直肌、下直肌、内直肌、下斜肌。

14.【参考答案 A】

【押题点】脑神经的解剖、生理(面神经)。

【解析】面神经感觉：味觉纤维起自膝状神经节的神经元，周围支在面神经管内形成鼓索神经，参加到舌神经中，止于舌前2/3的味蕾。

15.【参考答案 A】

【押题点】脑神经病损及定位诊断。

【解析】面神经炎临床表现常有冷风吹面史，多发一侧面瘫、额纹变浅或消失、眼睑闭合无力、鼻唇沟变浅，口角向健侧偏移，此患者口角左歪，考虑右侧面神经炎。

16.【参考答案 A】

【押题点】面神经炎的治疗。

【解析】治疗原则为改善局部血液循环、减轻面神经水肿、缓解神经受压、促进神经功能恢复。药物选择：①糖皮质激素首选；②抗病毒药物阿昔洛韦；③维生素 B_1。

17.【参考答案 A】

【押题点】三叉神经痛的治疗。

【解析】三叉神经痛首选药物治疗，无效或失效时选用其他疗法。药物治疗首选卡马西平。

18.【参考答案 A】

【押题点】三叉神经痛的治疗。

【解析】三叉神经痛患者对卡马西平过敏者可试用奥卡西平。卡马西平：为三叉神经痛首选药物。奥卡西平：有效率约为80%。对血液和肝脏影响较卡马西平少。且卡马西平过敏的部分患者，对奥卡西平不过敏。

19.【参考答案 D】

【押题点】吉兰-巴雷综合征的临床表现。

【解析】吉兰-巴雷综合征运动障碍本病首发症状常为对称性肢体无力，可自远端向近端发展或相反方向发展，或远近端同时受累，瘫痪为弛缓性，腱反射减弱或消失，病理反射阴性。

20.【参考答案 B】

【押题点】开放性颅脑损伤的临床表现。

【解析】脑损伤根据是否与外界相通，分为闭合性脑损伤和开放性脑损伤。区分开放性还是闭合性在于有没有脑脊液漏。凡硬脑膜完整的脑损伤均属于闭合伤，硬脑膜破裂与外界相通属于开放性脑损伤，可见脑脊液漏。

21.【参考答案 E】

【押题点】吉兰-巴雷综合征血浆交换的禁忌证。

【解析】血浆交换：每次交换以30~50 mL/kg体重。依据病情轻重在1~2周内进行3~5次。禁忌证包括严重感染、心律失常、心功能不全和凝血功能障碍等。

22.【参考答案 A】

【押题点】吉兰-巴雷综合征脑脊液检查表现。

【解析】吉兰-巴雷典型的脑脊液改变是蛋白质含量增高，而细胞数正常，称为蛋白-细胞分离现象。蛋白质增高在起病后第3周最明显。

23.【参考答案 E】

【押题点】脊髓压迫症的常见病因。

【解析】脊髓压迫症最常见的病因是肿瘤压迫。脊髓内肿瘤以神经胶质瘤常见，髓外硬膜内常见神经鞘瘤，硬膜外以转移瘤多见。

24~25.【参考答案 A C】

【押题点】脊髓压迫症的鉴别。

【解析】脊髓碘造影，髓内病变-梭形膨大，髓外硬膜内-杯口状，硬膜外-锯齿状。

26.【参考答案 C】

【押题点】急性脊髓炎的运动障碍表现。

【解析】运动障碍的表现：因脊髓受损部位以上胸段(胸3~5)多见，因此常出现双下肢瘫痪，但少数患者病变累及颈髓，则出现四肢瘫痪。早期脊髓休克期肢体瘫痪、肌张力减低、腱反射消失、病理征阴性。恢复期肌张力、腱反射逐渐增高，出现病理反射，下肢远端开始恢复肌力，逐步上移。

27.【参考答案 C】

【押题点】急性脊髓炎的诊断。

【解析】急性起病，起病前有感冒病史，迅速出现双下肢瘫痪(运动功能障碍)、尿潴留(自主神经功能障碍)，脑脊液检查糖、氯正常，以淋巴细胞为主，均为急性脊髓炎的特点。结合MRI检查可以诊断。

28.【参考答案 A】

【押题点】急性脊髓炎的治疗。

【解析】急性脊髓炎急性期最主要的治疗是皮质类固醇激素，可采用大剂量甲泼尼龙短疗程冲击治疗。

29.【参考答案 E】

【押题点】头皮损伤的分类及特点。

【解析】骨膜下血肿一般不跨过颅缝，血肿张力较高，可有波动，对伴有颅骨骨折者不宜升压包扎，以防血液经骨折缝流入颅内，形成硬脑膜外血肿。

30.【参考答案 A】

【押题点】颅骨骨折的诊断。

【解析】颅盖部线形骨折发生率最高，常需X线平片或CT骨窗相检查，高分辨率CT可以查出细小的骨折线。

31.【参考答案 E】

【押题点】凹陷性骨折手术的指征。

【解析】目前一般认为以下情况应手术治疗：①凹陷深度>1 cm；②位于脑重要功能区；③骨折片刺入脑内；

④骨折引起瘫痪、失语等神经功能障碍或癫痫者。此外，合并脑损伤或大面积的骨折片陷入颅腔，可导致颅内压增高，有脑疝可能，应行急诊开颅去骨瓣减压术。开放性骨折的碎骨片易致感染，需全部清除。位于大静脉窦处的凹陷性骨折，如未引起神经体征或颅内压增高，即使陷入较深，也不宜手术。

32.【参考答案 A】

【押题点】颅底骨折的治疗。

【解析】颅底骨折本身无须特别治疗，着重于观察有无脑损伤及处理脑脊液漏、脑神经损伤等并发症。合并脑脊液漏时，需预防颅内感染，不可堵塞或冲洗破口，不可做腰穿，取头高位卧床休息，避免用力咳嗽、打喷嚏和擤鼻涕，同时给予抗生素。保守治疗无效考虑手术修补。

33.【参考答案 C】

【押题点】颅后窝骨折的临床表现。

【解析】颅后窝骨折常累及岩骨和枕骨基底部，在耳后乳突部可见皮下淤血，即 Battle 征。骨折位于中线者可出现舌咽神经、迷走神经、副神经和舌下神经损伤。

34.【参考答案 B】

【押题点】开放性、闭合性颅脑损伤的鉴别。

【解析】脑损伤根据是否与外界相通，分为闭合性脑损伤和开放性脑损伤。凡硬脑膜完整的脑损伤均属于闭合伤，硬脑膜破裂与外界相通属于开放性脑损伤，可见脑脊液漏。

35.【参考答案 A】

【押题点】脑震荡的临床表现。

【解析】①伤后即刻发生意识障碍，程度一般不严重，持续时间不超过 30 分钟。②有逆行性遗忘。③神经系统检查无阳性体征、脑脊液无红细胞、CT 检查无异常。④头痛、头晕、恶心、呕吐等症状。

36~37.【参考答案 B A】

【押题点】颅内血肿的形成机制。

【解析】①硬脑膜外血肿主要源于脑膜中动脉和静脉窦破裂及颅骨骨折出血，最常见的出血来源是脑膜中动脉。②硬膜下血肿出血主要是因为脑皮质血管破裂。单纯型硬脑膜下血肿是大脑表面桥静脉或静脉窦本身撕裂、范围广，不伴有脑挫裂伤。

38.【参考答案 A】

【押题点】硬膜外血肿的临床表现。

【解析】硬膜外血肿典型表现：昏迷-清醒-昏迷，“中间清醒期”两次昏迷的原因不一样，第一次是脑震荡，第二次是颅内血肿压迫造成的(小脑幕切迹疝)。

39.【参考答案 A】

【押题点】慢性硬脑膜下血肿的特点。

【解析】慢性硬膜下血肿好发于老年人，病程较长，一至数月。可大致分为三型：①颅压增高症状，缺乏定位症状；②局部病灶症状，偏瘫、失语、局限性癫痫；③智力、精神症状，头昏、耳鸣、记忆力减退、精神迟钝或异常。

40.【参考答案 B】

【押题点】硬膜外血肿的临床表现(瞳孔改变)。

【解析】小脑幕上血肿初期因动眼神经受到刺激，致使患侧瞳孔缩小，继之由于患侧动眼神经受压而患侧瞳孔散大。当颅压进一步增高，会使脑干受压，使位于其内的动眼神经核受损，则表现为双侧瞳孔散大。小脑幕下血肿较晚出现瞳孔改变。

41.【参考答案 C】

【押题点】短暂性脑缺血发作(TIA)的诊断。

【解析】短暂性脑缺血发作(TIA)是由于局部脑或视网膜缺血引起的短暂性神经功能缺损，临床症状一般不超过 1 小时。椎-基底动脉系统 TIA 最常见的表现是眩晕、平衡障碍、眼球运动异常、复视。

42.【参考答案 B】

【押题点】短暂性脑缺血发作(TIA)的治疗。

【解析】重视 TIA 的病因治疗，主要是血压、血糖和血脂的管理。对有明确病因者应尽可能针对病因治疗，如高血压患者应控制高血压。治疗糖尿病、高脂血症、心律失常等。该患者有高脂血症应降脂治疗。

43~44.【参考答案 D C】

【押题点】脑血栓形成病因和危险因素。

【解析】脑血栓形成最常见的病因是动脉粥样硬化且常伴有高血压。导致血管狭窄闭塞。最危险的因素是短暂性脑缺血发作(TIA)，发病后 2~7 天内为卒中的高风险期。

45.【参考答案 E】

【押题点】Horner 综合征临床表现。

【解析】Horner 综合征主要表现为瞳孔缩小、眼球内陷、同侧眼睑下垂和无汗。

46.【参考答案 D】

【押题点】静脉溶栓禁忌证。

【解析】静脉溶栓禁忌证：①既往有颅内出血史；②近 3 个月有重大头颅外伤史或卒中史；③可疑蛛网膜下隙出血；④已知颅内肿瘤、动静脉畸形、动脉瘤；⑤近 1 周内有在不易压迫止血部位的动脉穿刺或近期颅内、椎管内手术史；⑥血压升高：收缩压≥180 mmHg，或舒张压≥100 mmHg；⑦活动性出血；⑧急性出血倾向(血小板低于 100×10^9/L，48 小时内接受过肝素治疗，APTT 超出正常范围上限)；⑨血糖<2.7 mmol/L；⑩CT 提示多脑叶梗死。

47.【参考答案 A】

【押题点】缺血性卒中的危险因素、诊断。

【解析】该患者发病急，既往有心房颤动史，心房颤动为心源性脑栓塞最常见原因。典型脑栓塞多在活动中急骤发病，无前驱症状，局灶性神经功能缺损体征在数秒至数分钟即达到高峰。

48.【参考答案 A】

【押题点】脑出血的危险因素。

【解析】基底节区出血是脑血出最常见的类型，其中最常见的部位是壳核，其次是丘脑。豆纹动脉、旁正中动脉等深穿支动脉，自脑底部的动脉直角发出，承受较高的血流冲击，易导致血管破裂出血。

49.【参考答案 E】

【押题点】脑出血的病因。

【解析】脑出血最常见的病因是高血压合并细小动脉硬化。其他病因包括动-静脉血管畸形、脑淀粉样血管病变、血液病、抗凝或溶栓治疗等。

50.【参考答案 C】

【押题点】小脑出血的临床表现。

【解析】小脑出血多表现为突然发生的头晕、眩晕、头痛、剧烈恶心呕吐，伴意识障碍，查体可见眼震、小脑性共济失调、颈项强直等。该患者活动时起病、头痛、眩晕、行走不稳、指鼻不稳（提示共济失调），血压升高、恶心呕吐提示颅内压增高，考虑最可能是小脑出血。

51.【参考答案 C】

【押题点】脑出血的诊断。

【解析】颅脑 CT 扫描是诊断颅内出血的首选方法，可清楚显示出血部位、出血量大小、血肿形态、是否破入脑室及血肿周围有无低密度血肿带和占位效应。

52.【参考答案 E】

【押题点】小脑出血的治疗。。

【解析】脑出血可使颅内压增高，并致脑疝形成，是影响脑出血病死率及功能恢复的主要因素，积极控制脑水肿、降低颅内压是脑出血急性期治疗的重要环节。

53.【参考答案 A】

【押题点】脑出血手术适应证。

【解析】脑出血手术适应证：①基底核区中等量以上出血（壳核出血≥30 mL，丘脑出血≥15 mL）；②小脑出血≥10 mL 或直径≥3 cm，或合并明显脑积水；③重症脑室出血（脑室铸型）；④合并脑血管畸形、动脉瘤等血管病变。

54.【参考答案 D】

【押题点】蛛网膜下隙出血的病因。

【解析】自发性蛛网膜下隙出血常见的病因为颅内动脉瘤，约占 75%~80%。

55~56.【参考答案 B D】

【押题点】蛛网膜下隙出血辅助检查。

【解析】①临床疑诊蛛网膜下隙出血时，首选头颅 CT 平扫检查，早期敏感性高，可检查出 90%以上。②DSA 是临床明确有无动脉瘤诊断的“金标准”，可明确动脉瘤的大小、位置、与载瘤动脉的关系、有无血管痉挛等解剖学特点。

57.【参考答案 D】

【押题点】蛛网膜下隙出血诊断。

【解析】发病前有争吵的明显诱因，头痛、恶性呕吐提示颅内压增高、脑膜刺激征阳性，考虑为脑出血，剧烈头痛为蛛网膜下隙出血的常见症状。

58~59.【参考答案 A C】

【押题点】颅内肿瘤的定位症状。

【解析】①中央前后回：一侧肢体运动和感觉障碍。②额叶：精神障碍。③枕叶：视野障碍。④顶叶下部角回和缘上回：失算、失读、失用、命名性失语。⑤下丘脑：内分泌障碍。⑥四叠体：眼球上视障碍。⑦小脑蚓部：肌张力减退、躯干下肢肌张力减退。⑧小脑半球：同侧肢体共济失调。

60.【参考答案 A】

【押题点】脑肿瘤的直接死因。

【解析】颅内压增高症状在大多数颅内肿瘤病例中都会出现，症状的发展通常呈慢性、进行性加重过程，少数可有中间减缓期；当肿瘤囊性变和瘤体内出血时，可表现为急性颅内压增高，严重者或肿瘤晚期者常有脑疝形成。这常是导致患者病死的直接原因。

61.【参考答案 E】

【押题点】颅内压增高的原因。

【解析】①脑组织体积增加：脑水肿。②颅内占位性病变：肿瘤、血肿、脓肿、肉芽肿。③颅内血容量增加：二氧化碳蓄积、外伤致脑血管扩张、颅内静脉系统血栓形成。④脑脊液增加：脉络丛乳头状瘤、发育畸形、各种原因所致脑脊液循环受阻。⑤颅腔狭小：狭颅症。

62.【参考答案 E】

【押题点】腰穿禁忌证。

【解析】①颅内压明显升高，或已有脑疝迹象，特别是怀疑后颅窝存在占位性病变。②穿刺部位有感染灶、脊柱结核或开放性损伤。③明显出血倾向或病情危重不宜搬动。④脊髓压迫症的脊髓功能处于即将丧失的临界状态。

63.【参考答案 E】

【押题点】脑疝的病因。

【解析】①外伤所致各种颅内血肿，如硬膜外血肿、硬膜下血肿及脑内血肿。②脑脓肿。③颅内肿瘤尤其是颅后窝、中线部位及大脑半球的肿瘤。④颅内寄生虫病及各种肉芽肿性病变。⑤医源性因素。⑥大面积脑梗死。

64.【参考答案 A】

【押题点】脑疝的急救处理。

【解析】脑疝是由于急剧的颅内压增高，在作出脑疝诊断的同时应按颅内压增高的处理原则快速静脉输注高渗降颅内压药物，以缓解病情，争取时间。首选 20%甘露醇快速静脉输注。

65.【参考答案 D】

【押题点】枕骨大孔疝与小脑幕切迹疝的鉴别。

【解析】颅腔的压力超过脊髓腔内的压力时，位于枕大孔处的小脑扁桃体向下嵌入到枕骨大孔和椎管内，压迫前方的延髓呼吸中枢，造成呼吸突停，称枕骨大孔疝。枕骨大孔疝由于脑脊液循环通路被堵塞，颅内压增高，表现为剧烈头痛，频繁呕吐，颈项强直和疼痛，强迫头位。生命体征紊乱出现较早，意识障碍出现较晚，此点有别于急性小脑幕切迹疝。

66~67.【参考答案 A E】

【押题点】脑疝的临床表现。

【解析】①小脑幕切迹疝或颞叶钩回疝，初期病侧动眼神经受刺激导致瞳孔缩小、对光反射迟钝，病情进展动眼神经麻痹，病侧瞳孔逐渐散大、对光反射消失。②枕骨大孔疝又称小脑扁桃体疝，因脑干缺氧，瞳孔可忽大忽小。

68.【参考答案 E】

【押题点】小脑幕切迹疝的临床表现。

【解析】①颅内压增高出现剧烈头痛、呕吐。②意识障碍进行性加重。③瞳孔改变：病变同侧瞳孔改变，先缩小后散大。④肢体运动障碍对侧出现上神经元瘫痪。⑤生命体征紊乱。颈项强直为枕骨大孔疝的临床表现。

69.【参考答案 B】

【押题点】帕金森病的病理。

【解析】帕金森病又名震颤麻痹，是一种黑质纹状体为主的中枢变性疾病，以运动减少、肌强直、震颤和体位不稳为主要症状。

70.【参考答案 A】

【押题点】帕金森病的生化改变。

【解析】约 10% 的帕金森病患者有阳性家庭史，存在 α-突触核蛋白（α-synuckin）基因突变，呈常染色体显性遗传，其表达产物是路易小体的主要成分。

71.【参考答案 A】

【押题点】帕金森病的生化改变。

【解析】自血液摄入酪氨酸在酪氨酸羟化酶作用下，转化为多巴。在多巴脱羧酶作用下，左旋多巴脱去羧基生成多巴胺。

72.【参考答案 C】

【押题点】帕金森病的生化改变。

【解析】帕金森病主要的生化改变是酪氨酸羟化酶减少，至晚期多巴脱羧酶也减少，伴随着黑质神经元减少到 50%；黑质-纹状体系统的多巴胺含量，减少到正常的 60%~80% 可导致锥体外系功能失调。

73.【参考答案 A】

【押题点】帕金森病的临床表现、诊断。

【解析】静止性震颤、肌强直（铅管样、齿轮样）、运动迟缓（随意运动减少、面具脸）、姿势步态障碍（慌张步态），为帕金森病的常见症状，该患者考虑最可能是帕金森病。

74.【参考答案 E】

【押题点】帕金森病的生化改变。

【解析】帕金森患者的黑质多巴胺能神经元显著变性丢失，黑质-纹状体多巴胺能通路变性，纹状体多巴胺递质水平显著降低，出现相应临床症状。

75.【参考答案 E】

【押题点】帕金森病的治疗。

【解析】老年前（<65 岁）、不伴智能减退的患者，应尽量推迟应用左旋多巴，早应用会诱发异动症。目前研究提示可小剂量应用，并不明显增加异动症产生。老年（≥65 岁）患者或伴智能减退患者首选复方左旋多巴。

76.【参考答案 A】

【押题点】左旋多巴治疗帕金森病的禁忌证。

【解析】活动性消化道溃疡者慎用左旋多巴，闭角型青光眼、精神病患者禁用左旋多巴。

77.【参考答案 C】

【押题点】帕金森病的临床表现。

【解析】帕金森病典型震颤为静止性震颤，常为首发症状，多从一侧上肢远端开始，静止时出现，随意运动时减轻或停止，紧张或激动时加剧，入睡后消失。典型表现是拇指与示指搓丸样动作。

78.【参考答案 B】

【押题点】偏头痛的分型。

【解析】无先兆偏头痛是偏头痛的最常见类型。头痛性质与先兆性偏头痛相似。反复发作的一侧或双侧额颞部疼痛，呈搏动性。常伴有恶心、呕吐、畏光、畏声、出汗、全身不适。

79.【参考答案 E】

【押题点】偏头痛的预防治疗。

【解析】β 肾上腺素能受体阻滞药（普萘洛尔）；钙离子拮抗药（硝苯地平）；抗癫痫药（丙戊酸钠）；抗抑郁药；5-HT 受体拮抗药（苯噻啶），均可用于偏头痛的预防性治疗。吲哚美辛（消炎痛）用于发作期的治疗。

80.【参考答案 A】

【押题点】紧张性头痛的诊断。

【解析】患者年轻女性，焦虑时诱发无先兆症状考虑紧张性头痛。紧张性头痛多发于 20~40 岁、焦虑紧张诱发、无先兆性症状、压迫感紧箍样疼痛、5-羟色胺激动药无效，头痛不影响生活。

81~82.【参考答案 C B】

【押题点】癫痫病损的部位。。

【解析】①部分运动性发作病灶多在对侧中央前回运动区，如杰克逊癫痫。②复杂部分性发作也称精神运动性发作，病灶多在颞叶。

83.【参考答案 B】

【押题点】癫痫的诊断。

【解析】详细而又准确的病史是诊断的主要依据，当患者不能诉述发作经过时，需向目睹者仔细了解发作全过程。如果能见到符合癫痫发作规律的全过程，则更有利于确定癫痫。明确发作性症状为癫痫后，再结合辅助检查确定是哪种类型的癫痫或癫痫综合征。

84.【参考答案 A】

【押题点】假性癫痫和癫痫发作的鉴别。

【解析】假性癫痫发作时脑电图上无相应的痫性放电、抗癫痫治疗无效，这是鉴别的关键。

85~88.【参考答案 D C B A】

【押题点】癫痫的治疗。

【解析】癫痫持续状态首选地西泮，癫痫失神发作首选乙琥胺，全身强直-阵挛性发作首选丙戊酸钠，部分性发作首选卡马西平。

89.【参考答案 A】

【押题点】重症肌无力的临床表现。

【解析】重症肌无力首发的症状为一侧或双侧眼外肌无力，表现为上睑下垂、斜视和复视，重者眼球运动明显受限，但瞳孔括约肌不受累，即眼裂变小，瞳孔正常，直接对光反射正常。

90~92.【参考答案 A C B】

【押题点】重症肌无力的危象。。

【解析】急骤发生的呼吸肌无力并出现呼吸困难的危急状态，称为危象，是致死的主要原因。重症肌无力的危象在临床上有三种：①肌无力危象（疾病加重、抗胆碱酯酶药不足）；②胆碱能危象（抗胆碱酯酶药过量）；③反拗危象（抗胆碱酯酶药突然失效）。

93.【参考答案 E】

【押题点】低钾性周期性瘫痪临床表现。

【解析】低钾性周期性瘫痪多在青少年发病，肌无力常由双下肢开始，后延及双上肢、双侧对称、以近端较重，神志清楚，发作时血清钾低于 3.5 mmol/L，间歇期正常，心电图可呈典型的低钾改变，U 波出现，P-R 间期、QT 间期延长，S-T 段下降。

94.【参考答案 A】

【押题点】吉兰-巴雷综合征的死因。

【解析】吉兰-巴雷综合征主要死于呼吸衰竭、感染、低血压等并发症，降低吉兰-巴雷综合征病死率的关键是呼吸肌麻痹的抢救。

95.【参考答案 C】

【押题点】颅盖的解剖。

【解析】颅盖的软组织分为以下几层：皮肤层、皮下组织层、帽状腱膜、腱膜下层、骨膜层和骨膜下层。其中皮下组织为致密结缔组织层，富含血管、神经，由于组织致密血管吻合支多，故在切开头皮或头皮裂伤时，血管壁不易收缩及塌陷，较难自然止血。帽状腱膜系额肌与枕肌的腱膜相延续而成，有一定张力，若断裂，创口常哆开，缝合头皮时一定要缝合此层。

96.【参考答案 E】

【押题点】知觉障碍（幻听）。

【解析】功能性幻听是一种伴随现实刺激而出现的幻觉。当某种感觉器官处于功能活动状态的同时出现涉及该感官的幻觉。正常知觉与幻觉并存。患者每当电话铃响时出现幻听，幻觉伴随显示刺激出现，属功能性幻听。

97.【参考答案 A】

【押题点】病理性醉酒定义。

【解析】患者既往有脑外伤史，饮酒后出现意识不清，患者饮酒较少，符合病理性醉酒饮酒量少的特点，故本病为病理性醉酒。遗忘综合征的患者无意识障碍。

98.【参考答案 E】

【押题点】智能障碍。

【解析】患者 13 岁，抽象思维能力、计算力、判断力均较差，言语表达词汇贫乏，IQ 60 示智力低下，提示为轻度精神发育迟滞（IQ 50~69）。

99.【参考答案 A】

【押题点】情感障碍（焦虑）。

【解析】焦虑为患者毫无根据地感到担心、紧张和害怕，可用惶惶不可终日来形容。患者虽然意识到这种担心没有依据，但没有办法克服这种情绪。

100.【参考答案 D】

【押题点】脑内多巴胺系统通路。

【解析】脑内多巴胺系统有 4 条投射通路。中脑边缘通路——抗幻觉妄想等抗精神病作用。中脑皮质通路——药源性阴性症状、抑郁。黑质纹状通路——锥体外系不良反应。下丘脑至垂体的结节漏斗通路——泌乳素水平升高的不良反应有关。

101.【参考答案 D】

【押题点】情感障碍（焦虑）。

【解析】焦虑是指在缺乏相应的客观刺激的情况下出现的内心不安状态。

102.【参考答案 B】

【押题点】精神活性物质所致精神障碍（戒断反应）。

【解析】阿片类戒断综合征：症状于停药后 8~12 小时出现，表现为强烈渴求阿片类药物，流涕流泪、肌肉疼痛或抽筋、胃肠痉挛、恶心、呕吐、腹泻、瞳孔扩大、反复寒战、心动过速、睡眠不安。极期 48~72 小时，持续 7~10 天。

103.【参考答案 A】

【押题点】思维形式障碍、思维内容障碍的常见症状。

【解析】思维散漫是思维形式障碍，思维形式障碍还包括思维奔逸、思维迟缓、思维贫乏、思维破裂。

104.【参考答案 E】

【押题点】意识障碍（谵妄状态）。

【解析】谵妄状态指患者在意识清晰度降低的同时出现大量的幻觉、错觉，这些幻觉和错觉以形象鲜明的恐怖性幻视和错视为主。

105.【参考答案 A】

【押题点】阿尔茨海默病的表现。

【解析】患者老年男性，失眠、记忆力减退、性格改变、步态不稳、生活不能自理，脑 CT 提示萎缩，符合阿尔兹海默病的诊断。

106.【参考答案 B】

【押题点】阿尔茨海默病的常见精神症状。

【解析】阿尔茨海默病痴呆前阶段，轻度认知功能障碍发生前期，没有任何认知障碍的临床表现，或者仅有极轻微的记忆力减退。

107.【参考答案 D】

【押题点】抑郁症的临床表现、诊断。

【解析】抑郁症以情感低落、思维迟缓以及言语动作减少、迟缓为典型症状。抑郁症严重困扰患者的生活和工作，给家庭和社会带来沉重的负担，约 15%的抑郁症患者死于自杀。引起抑郁症的因素包括：遗传因素、体质因素、中枢神经介质的功能及代谢异常、精神因素等。

108.【参考答案 B】

【押题点】常见精神疾病综合征（遗忘综合征）。

【解析】遗忘综合征又称科萨科夫综合征，主要表现为记忆力障碍、虚构、定向障碍三大特征，患者还可能有幻觉、夜间谵妄等表现。以记忆力障碍为突出的症状，特别是近期记忆力障碍，伴虚构、错构和定向障碍。无意识障碍，智能相对完好。常见于慢性乙醇中毒、感染、脑外伤所致精神障碍及其他脑器质性精神障碍。

109.【参考答案 C】

【押题点】躯体疾病所致精神障碍的特点。

【解析】躯体疾病所致精神障碍，精神症状同疾病的严重程度成平行关系。

110.【参考答案 C】

【押题点】内分泌疾病所致精神障碍的表现。

【解析】糖尿病患者中最常见的精神障碍是抑郁和焦虑状态，两者可共存或交替出现。

111.【参考答案 D】

【押题点】精神活性物质所致障碍基本概念。

【解析】依赖是一组认知、行为和生理症状群，使用者尽管明白滥用成瘾物质会带来问题，但仍然继续使用，包括躯体依赖和心理依赖。

112.【参考答案 E】

【押题点】精神活性物质所致障碍基本概念。

【解析】耐受是指药物使用者必须增加药物剂量方能获得所需效果，或使用原有剂量不能达到使用者所需求的效果。

113.【参考答案 B】

【押题点】戒酒综合征的特点。

【解析】单纯性戒断反应于长期大量饮酒后停止或减少饮酒量数小时后出现手、舌或眼睑震颤，并有情绪不稳和自主神经功能亢进，少数患者可有短暂性幻觉或错觉。

114.【参考答案 E】

【押题点】焦虑与恐惧的鉴别要点。

【解析】病理性焦虑为患者在缺乏明显客观因素或充分根据的情况下，对其本身健康或其他问题感到忧虑不安，对日常生活中可能发生某种意外的担心。恐惧症状常有明确的指向对象，患者对某些特定的对象或处境产生强烈和不必要的恐惧情绪，并主动采取回避的方式来解除这种不安。

115.【参考答案 B】

【押题点】精神分裂症的临床表现。

【解析】显症期症状：①阳性症状（幻觉、妄想、瓦解症状群），病理性象征性思维是思维形式障碍，属于瓦解症状群。②阴性症状（意志减退、快感缺乏、情感迟钝、社交退缩、言语贫乏）。③焦虑、抑郁症状。④激越症状。⑤定向、记忆和智能。⑥缺乏自知力。

116.【参考答案 C】

【押题点】精神分裂症的临床表现。

【解析】早期主要的表现：①情绪改变。②认知改变。③对自身和外界的感知改变。④行为改变。⑤躯体改变。联想障碍、妄想、幻觉是显症期表现。

117.【参考答案 C】

【押题点】精神分裂症单纯型的表现。

【解析】精神分裂症单纯型多为青少年起病，病情进展缓慢、持续。以阴性症状为主，表现为逐渐加重的孤僻离群，被动退缩，生活懒散，对工作学习的兴趣日益减少，缺乏进取心，本能欲望不足。情感日益淡漠，冷淡亲友，对情绪刺激缺乏相应的反应。

118.【参考答案 E】

【押题点】精神分裂症的诊断。

【解析】患者存在关系妄想、被害妄想、幻听、不能正常工作生活，病程 6 个月，符合精神分裂症的诊断。

119.【参考答案 D】

【押题点】精神分裂症的临床表现。

【解析】情感低落表现为忧愁、苦闷、唉声叹气，有时感前途灰暗，严重时可因悲观绝望而出现自杀企图及行为，常见于抑郁发作。该患者无情感低落表现。

120.【参考答案 E】

【押题点】精神分裂症的临床表现。

【解析】妄想知觉是对正常知觉赋予妄想性解释，属于原发性妄想，多见于精神分裂症。

121.【参考答案 E】

【押题点】精神分裂症的治疗。

【解析】精神分裂阳性症状可选用奥氮平、氨磺必利、利培酮，适当治疗反应不佳者，可选用氯丙嗪。

122.【参考答案 B】

【押题点】单纯型精神分裂症的表现。

【解析】精神分裂症单纯型多为青少年起病，病情进展缓慢，持续。以阴性症状为主，表现为逐渐加重的孤僻离群，被动退缩，生活懒散，对工作学习的兴趣日益减少，缺乏进取心，本能欲望不足。情感日益淡漠，冷淡亲友，对情绪刺激缺乏相应的反应。

123.【参考答案 D】

【押题点】青春型精神分裂症的特点。

【解析】精神分裂症青春型常为青年期起病，起病常为急性或亚急性，以思维、情感和行为的不协调或解体为主要临床表现。

124.【参考答案 B】

【押题点】偏执型精神分裂症的特点。

【解析】精神分裂症偏执型临床表现以相对稳定的妄想为主，往往伴有幻觉（特别是幻听）。多中年起病，缓慢发展，初起多疑，敏感逐渐发展成妄想，以关系、被害妄想最多见。

125.【参考答案 E】

【押题点】抗精神病药的分类。

【解析】舒必利属于第一代抗精神病药物，对于精神分裂伴有抑郁症者有效。

126.【参考答案 E】

【押题点】抗精神病药的不良反应。

【解析】传统抗精神病药物治疗最常见的神经系统不良反应为锥体外系反应。

127.【参考答案 A】

【押题点】第二代抗精神病药的特点。

【解析】第二代抗精神病药物除能够拮抗中枢神经系统多巴胺 D2 受体外，还同时具有拮抗中枢 5-羟色胺 2（5-HT2）受体的作用。因此既能够有效地改善精神分裂症的阳性症状，又能够有效地改善精神分裂症的阴性症状。

128.【参考答案 D】

【押题点】抗精神病药的不良反应。

【解析】迟发性运动障碍是以不自主的、有节律的刻板式运动为特征。常见于长期应用抗精神病药的患者。

129.【参考答案 B】

【押题点】精神分裂症的分型及表现。

【解析】精神分裂症单纯型以思维贫乏、情感淡漠、意志缺乏、社会性退缩等阴性症状为主要临床相。起病隐袭，缓慢发展，病程至少2年，并逐渐趋向精神衰退。一般无幻觉妄想等阳性症状。

130.【参考答案 D】

【押题点】抑郁症的特点及诊断。

【解析】患者情绪低落、兴趣减退、精力下降，脑子反应慢，伴有早醒、食欲减退等生物学症状，符合抑郁症的诊断。

131.【参考答案 B】

【押题点】抑郁症的临床表现、诊断。

【解析】患者自我评价低、自责自罪、不能胜任工作，反复出现自杀行为，可考虑诊断为抑郁症。

132.【参考答案 D】

【押题点】抑郁症的治疗。

【解析】改良电抽搐治疗可有效地缓解重性抑郁障碍患者的症状，对伴有自杀观念的患者有较好的疗效，可在短时间内快速的控制自杀意念。

133.【参考答案 B】

【押题点】抑郁症的药物治疗。

【解析】抑郁症的首选药物为 SSRI 类抗抑郁药，如西酞普兰等，阿米替林为三环类抗抑郁药，不良反应多，不作为首选。

134.【参考答案 C】

【押题点】动作行为障碍。

【解析】协调性精神运动性兴奋时，患者动作和行为的增加与思维、情感活动协调一致，并且和环境协调一致。患者的动作和行为是有目的的，可理解的。多见于情感性精神障碍躁狂发作。

135.【参考答案 E】

【押题点】分离性焦虑的表现。

【解析】分离性焦虑的儿童大多数发生在学龄期儿童。当与所依恋的亲人(尤其是母亲)分离时，深感不安，出现过分焦虑情绪。许多患儿甚至常常无根据地担忧或害怕亲人可能会离开自己，发生危险或意外，或遭到伤害。担心自己会大祸临头，或被拐骗等，因此不愿意离开亲人。

136.【参考答案 D】

【押题点】双相障碍(抑郁发作)。

【解析】患者主要表现为心情低落、哭泣，自我评价低，认为自己没有能力，什么事都干不好，失眠，早醒，伴有精神病性症状。近一周出现病死念头，提示最可能的诊断为抑郁发作。

137.【参考答案 A】

【押题点】双相障碍(躁狂)。

【解析】经治疗后出现情绪高涨，活动增多，好管闲事，精力旺盛，睡眠减少，考虑躁狂发作可能性大。

138.【参考答案 B】

【押题点】双相情感障碍的治疗。

【解析】文拉法辛为 SNRI 类抗抑郁药，患者目前为双相躁狂发作，不适宜应用。

139.【参考答案 C】

【押题点】神经症的特点。

【解析】神经症旧称神经症，是一组主要表现为焦虑、恐惧、强迫、疑病症状或神经衰弱症状的精神障碍，特征是症状的特异性较差。

140.【参考答案 E】

【押题点】广泛性焦虑的表现。

【解析】气透不过来、濒死感是急性焦虑发作的表现，又称为惊恐发作。

141.【参考答案 D】

【押题点】惊恐障碍(惊恐发作)。

【解析】患者在无特殊的恐惧性处境时，突然感到一种突如其来的紧张、害怕、恐惧感，伴濒死感、失控感，常常有自主神经功能紊乱症状，出汗、胸闷、呼吸困难等。起病急骤，终止迅速，发作期间意识清晰。

142.【参考答案 C】

【押题点】惊恐发作的诊断及鉴别。

【解析】惊恐发作的诊断需要除外躯体器质性疾病，以胸闷、胸痛、呼吸不畅、恐惧为症状的患者，首先需要进行心电图和心肌酶检查，以排除心血管事件。

143.【参考答案 D】

【押题点】惊恐发作的治疗。

【解析】BZDs 药物治疗惊恐发作起效快，可选用劳拉西泮、阿普唑仑等，注意长期应用会导致依赖。

144.【参考答案 D】

【押题点】强迫症的特征。

【解析】强迫症的基本特征是患者表现为来源于自我的强迫观念和强迫行为，虽然多数患者认为这些观念和行为是没有必要或异常的，是违反自己意愿的，强迫与反强迫的强烈冲突使患者感到焦虑和痛苦，但无法摆脱。

145.【参考答案 E】

【押题点】躯体形式障碍表现。

【解析】躯体形式障碍是一种持续担心或相信各种躯体症状的优势观念为特征的神经症。患者因这些躯体症状而反复就医，虽经各种医学检查和医师的解释，均不能使其打消疑虑。

146.【参考答案 D】

【押题点】神经衰弱的表现。

【解析】神经衰弱是以与精神的易兴奋相联系的精神易疲劳、心情紧张、烦恼、易激惹、肌紧张性疼痛及睡眠障碍等为主要表现的一种神经症。

147.【参考答案 A】

【押题点】癔症分离障碍和转换障碍的定义。

【解析】癔症是指一种以分离症状和(或)转换症状为主要表现的精神障碍。分离症状主要表现为部分或全部丧失对自我身份的识别和对过去记忆部分或全部的丧失;转换症状则主要表现为将遭遇到无法解决的问题或冲突时所产生的不快情绪无意识地转换为各种躯体症状。

148.【参考答案 C】

【押题点】思维奔逸的定义。

【解析】思维奔逸又称观念飘忽,是一种兴奋性的思维联想障碍,指联想速度加快、数量增多、内容丰富生动。患者表现健谈,说话滔滔不绝、口若悬河、出口成章,自述脑子反应快,特别灵活,好像机器加了"润滑油",思维敏捷,概念一个接一个不断涌现出来,说话增多,语速加快,说话的主题极易随环境改变(随境转移),也可有音韵联想(音联)、字意联想(意联)。

149.【参考答案 A】

【押题点】癔症的治疗方法。

【解析】此病例为癔症发作,表现为转换障碍,患者将遭遇到无法解决的问题或冲突时所产生的不快情绪无意识地转换为各种躯体症状。对于躯体障碍最常用的心理治疗是暗示治疗。

150.【参考答案 D】

【押题点】应激反应的定义。

【解析】所谓应激是机体在各种内、外环境因素及社会、心理因素刺激时所出现的全身性非特异性适应反应,又称为应激反应,最直接表现即精神紧张。

151.【参考答案 A】

【押题点】创伤后应激障碍的表现。

【解析】创伤性应激障碍是由于受到异乎寻常的威胁性、灾难性心理创伤,导致延迟出现和长期持续的精神障碍。一般在创伤事件后数天至半年内发病。主要表现为创伤性体验反复出现、持续性回避、持续性的警觉性增高。

152.【参考答案 C】

【押题点】创伤后应激障碍的诊断。

【解析】患者由于受到灾难性的心理创伤,导致延迟出现和长期持续的精神障碍,表现为创伤性体验反复出现(梦境中反复呈现车祸惨状)、持续性的回避(不敢看交通事故的新闻,不敢再驾车,情感麻木,郁郁寡欢)、持续性的警觉性增高(时常感到心悸不安)。此患者诊断为创伤后应激障碍。

153~154.【参考答案 D E】

【押题点】夜惊与梦魇的鉴别。

【解析】①夜惊发生在非快速动眼期、清醒后无记忆;②梦魇发生在快速动眼期、清醒后有记忆。

155.【参考答案 D】

【押题点】神经性贪食定义。

【解析】神经性贪食是指具有反复发作的不可抗拒的摄食欲望,以及多食或暴食行为,进食后又因担心发胖而采用各种方法如自我诱发呕吐、滥用泻药等以减轻体重,使得体重变化并不一定明显的一种疾病。常伴有抑郁情绪。

156.【参考答案 B】

【押题点】神经性贪食诊断。

【解析】神经性贪食为反复发作性的不可抗拒的摄食欲望,及多食或暴食行为,进食后又因担心发胖而采用各种方法减轻体重的一种进食障碍。

第二十一章　运动系统

分值：执业 22 分/助理 10 分　难度：中等　建议完成时间：1.5 小时　题目后缀为［助理不做］的助理不用做

1. 应力性骨折易发生于
   A. 胫骨上 1/3
   B. 腓骨下 1/3
   C. 桡骨下 1/3
   D. 尺骨上 1/3
   E. 第 1、2 跖骨
2. 下列哪种既属于完全性骨折，又属于稳定性骨折
   A. 裂缝骨折
   B. 粉碎性骨折
   C. 螺旋形骨折
   D. 青枝骨折
   E. 嵌插骨折
3. 怀疑有骨折时首选的检查是
   A. X 线片
   B. 螺旋 CT
   C. B 超
   D. MRI
   E. PET-CT

★4. 属于骨折早期并发症的是
   A. 创伤性关节炎
   B. 缺血性骨坏死
   C. 关节僵硬
   D. 脂肪栓塞
   E. 坠积性肺炎
5. 骨板形成塑形期需要
   A. 1 周左右
   B. 2~3 周
   C. 4~8 周
   D. 8~12 周
   E. 1~2 年
6. 下列哪项不是导致骨折延迟愈合或不愈合的因素
   A. 反复手法复位
   B. 切开复位时骨膜剥离过多
   C. 牵引力过大
   D. 没有达到解剖学复位
   E. 骨折固定不牢固
7. 下列不是骨折功能复位标准的是
   A. 侧方成角移位完全矫正
   B. 儿童下肢骨干骨折缩短 2 cm 以内
   C. 长骨干横形骨折，骨折端对位至少达 1/2
   D. 干骺端骨折至少应对位 3/4
   E. 骨折部分的分离移位必须完全矫正

★8. 爪形手是由于骨折后产生的
   A. 创伤性关节炎
   B. 缺血性骨坏死
   C. 关节僵硬
   D. 缺血性肌挛缩
   E. 急性骨萎缩
9. 成人的无移位锁骨骨折的治疗是
   A. 三角巾悬吊患肢
   B. 小夹板固定
   C. 牵引固定
   D. 横 8 字绷带固定
   E. 切开复位内固定
10. 患者，男，35 岁。不慎跌倒摔伤左肩，以右手托左肘部来诊。头向左倾，查体见左肩下沉，左上肢功能障碍。胸骨柄至左肩峰连线中点隆起，并有压痛，其可能的诊断是
    A. 肱骨外科颈骨折
    B. 锁骨骨折
    C. 肩关节脱位
    D. 肩胛骨骨折
    E. 锁骨脱位
11. 肱骨外科颈无移位型骨折三角巾悬吊的时间为
    A. 1 周左右
    B. 2~3 周
    C. 3~4 周
    D. 4~5 周
    E. 5~8 周
12. 肱骨近端骨折易损伤的是
    A. 臂丛神经
    B. 锁骨下血管
    C. 桡神经
    D. 肱动脉

E. 颈丛神经

13. 符合屈曲型肱骨髁上骨折特点的描述是

A. 肘后三角正常

B. 骨折线由前上斜向后下

C. 骨折线由前下斜向后上

D. 常伴有正中神经损伤

E. 患肘向前突出呈后伸直

(14~16 题共用备选答案)

A. 爪型手

B. 垂腕

C. 银叉畸形

D. 猿手

E. 骨筋膜室综合征

14. 伸直型肱骨髁上骨折易导致

15. (2021 考点)肱骨中下 1/3 骨折易导致

16. Colles 骨折易导致

17. 股骨颈内收骨折是指 Pauwels 角

A. <30°

B. >30°

C. <50°

D. >50°

E. >60

(18~19 题共用题干)

患者，女，70 岁。不慎摔倒，左髋部着地，当即左髋剧痛，不能站立，急诊来院。检查见左下肢缩短，外旋畸形。

18. 其最可能的诊断是

A. 左髋关节前脱位

B. 左髋关节后脱位

C. 左髋关节中心脱位

D. 左股骨颈骨折

E. 骨盆骨折

★19. (2021 考点)经 X 线片检查见左股骨颈头下型骨折，测 Pauwels 角为 60°，其最佳治疗方法是

A. 切开复位内固定

B. 人工关节置换术

C. 给予间截骨术

D. 观察

E. 持续皮牵引 6~8 周

20. 患者，男，70 岁。不慎摔倒，左髋部着地，当即左髋剧痛。体检：左下肢短缩 2 cm，极度外旋畸形，达 90°。提示

A. 左髋关节前脱位

B. 左髋关节后脱位

C. 左股骨转子间骨折

D. 左股骨颈骨折

E. 骨盆骨折

21. 对于 3 岁以下儿童股骨干骨折的治疗，正确的叙述是

A. 可以接受骨折断端有 3 cm 以内的缩短

B. 常采用切开复位内固定治疗

C. 常采用垂直悬吊皮肤牵引

D. 可以接受轻度的旋转移位

E. 应与成人骨折的治疗原则一致

(22~25 题共用备选答案)

A. 血管损伤

B. 神经损伤

C. 骨折延迟愈合

D. 骨筋膜室综合征

E. 急性骨萎缩

22. (2021 考点)胫骨上 1/3 骨折易导致

23. (2021 考点)胫骨中 1/3 骨折易导致

24. (2021 考点)胫骨中下 1/3 骨折易导致

25. (2021 考点)腓骨颈的骨折易导致

26. 胫骨中下 1/3 交界处易骨折，其主要原因是

A. 此处骨质疏松

B. 血液丰富

C. 位于皮下软组织少

D. 易受直接或间接暴力

E. 骨的形态转变移行处

27. 胫骨平台骨折，最容易引起的并发症是

A. 骨萎缩

B. 缺血性骨坏死

C. 骨化性肌炎

D. 骨折不愈合

E. 创伤性关节炎

(28~31 题共用题干)

患者，男，矿工，井下作业时发生塌方砸伤背部，腰剧痛，双下肢无力不能行走，立即就诊。检查：胸腰段后凸畸形并压痛，双下肢不全瘫，感觉异常平面位于双侧腹股沟水平。

28. (2021 考点)对该患者的正确搬运方法是

A. 平托或滚动法

B. 单人搂抱法

C. 双人搂抱法

D. 侧卧搬运法

E. 背驼法

29. 送至急诊室，骨科首先做的影像学检查是

A. MRI

B. CT

C. ECT

D. 脊髓造影

E. X 线片

30. 为明确有无脊髓损伤，应首选的辅助检查是

A. MRI

B. CT

C. ECT

D. 脊髓造影

E. X 线片

★31. 若伤后 3 小时，患者双下肢运动感觉逐渐恢复，最可能的诊断是

A. 脊髓水肿
B. 脊髓出血
C. 脊髓震荡
D. 脊髓挫伤
E. 脊髓受压

32. 若检查示胸椎压缩性骨折超过 1 周，并有骨块入椎管，应采取的治疗方法是
A. 牵引
B. 卧硬板床
C. 尽早手术
D. 过伸复位
E. 观察

33. (2021 考点)骨盆骨折最危险的并发症是
A. 腹膜后血肿
B. 后尿道损伤
C. 直肠损伤
D. 坐骨神经损伤
E. 膀胱损伤

34. (2021 原题)患者，男，40 岁。工地高空坠落受伤，出现血压下降、腹胀、腹痛。查体见髂骨挤压试验和分离试验阳性、双下肢不等长、会阴部瘀斑。首先考虑的诊断是
A. 股骨颈骨折
B. 股骨干骨折
C. 髋关节脱位
D. 耻骨骨折
E. 坐骨神经受损

35. 患者，男，25 岁，车祸致伤。查体见髂骨挤压分离试验阳性，下腹压痛，腹肌紧张。对腹腔脏器损伤诊断最有价值的检查方法
A. 腹部 B 超
B. 腹部 X 线片
C. 腹部 CT
D. 腹部 MRI
E. 腹腔穿刺

(36~37 题共用题干)
患者，男，34 岁。由于侧身倒地时左掌支撑，左肩部肿胀，疼痛剧烈。检查：左肩轻度外展，弹性固定，方肩畸形，Dugas 征(搭肩试验)阳性，X 线片检查未见骨折。

36. 最有可能的临床诊断是
A. 肱骨外科颈骨折
B. 臂丛损伤
C. 锁骨骨折
D. 肩关节挫伤
E. 肩关节脱位

37. 该患者首选的治疗方法是
A. 外展支具固定
B. 肩部绷带固定
C. 三角巾悬吊固定
D. 切开复位
E. 麻醉下 Hippocrates 法复位

(38~39 题共用题干)
患儿，男，5 岁。母亲为之穿衣牵拉右手臂后突然哭闹，出现肘部疼痛，不愿用手取物，桡骨近端压痛。X 线片检查未见骨折。

38. 其诊断应首先考虑
A. 右腕关节脱位
B. 右肩关节脱位
C. 右肘关节脱位
D. 肩关节脱位
E. 右桡骨头半脱位

39. (2021 考点)该患儿治疗时复位手法正确的是
A. 屈肘 90°，前臂旋前、旋后
B. 将患肢抬起，使肘关节置于半屈曲位，沿前臂方向做持续牵引
C. 屈肘约 50°位，前臂中位站立，沿前臂纵轴牵引
D. Hippocrates 法复位
E. Allis 法复位

(40~41 题共用备选答案)
A. 前脱位
B. 后脱位
C. 中心型脱位
D. 合并髋臼骨折的脱位
E. 合并股骨头骨折的脱位

40. (2021 考点)髋关节脱位最常见的类型是
41. (2021 考点)肩关节脱位最常见的类型是

42. 下列哪项试验不是用于膝关节韧带损伤的检查[助理不做]
A. 侧方应力试验
B. 抽屉试验
C. 轴移实验
D. 研磨试验
E. Lachman 试验

43. 保存断肢最好的方法是
A. 浸泡于新洁尔灭溶液中
B. 浸泡于抗生素溶液中
C. 浸泡于 0.9%氯化钠溶液中
D. 包装于口袋内干燥冷藏
E. 放于清水中

44. 患者，男，25 岁，切纸工人，不慎将右手拇指切断，因工地距离医院较远，为争取再植成功，再植时限不超过
A. 2~3 小时
B. 4~5 小时
C. 6~8 小时
D. 12~24 小时
E. 24~48 小时

45. 网球肘主要体征为
A. 杜加(Dugas)征阳性

B. 伸肌腱牵拉试验(Mills 征)阳性
C. "4"字试验阳性
D. 直腿抬高试验(Lasegue)阳性
E. 压头试验阳性

46. 关于手部狭窄性腱鞘炎叙述错误的是
A. 早期为晨起患指僵硬、疼痛
B. 典型表现为弹响指和弹响拇
C. 示指、拇指多见
D. 腱鞘内局部药物封闭疗效可
E. 可在远侧掌横纹处扪及黄豆大小的痛性结节

47. 患者，男，44 岁。颈肩痛 2 个月，向左上肢放射。左上肢肌力下降，手指动作不灵活，无走路不稳、头痛、视力下降及眩晕、猝倒症状。检查发现颈肩部压痛，神经牵拉试验及压头试验阳性，最可能的诊断是
A. 交感神经型颈椎病
B. 脊髓型颈椎病
C. 椎动脉型颈椎病
D. 神经根型颈椎病
E. 混合型颈椎病

(48~49 题共用题干)
患者，女，45 岁。四肢无力，站立不稳，进行性加重 3 个月，无外伤史。查体：双下肢肌张力高、腱反射亢进。Hoffmann 征(+)，Babinski 征(+)。

48. 其诊断为
A. 脊髓型颈椎病
B. 神经根型颈椎病
C. 椎动脉型颈椎病
D. 交感神经型颈椎病
E. 混合型颈椎病

49. 应首先选择的治疗方法是
A. 理疗
B. 手术治疗
C. 颏枕带牵引
D. 推拿按摩
E. 药物治疗

(50~54 题共用题干)
患者，男，40 岁。反复发作腰痛伴右下肢放射痛，与劳累有关，咳嗽、用力排便时可加重疼痛。查体：右直腿抬高试验 40° 阳性，加强试验阳性。X 线片示：L4~L5 椎间隙变窄。

★50. (2021 考点) 其最可能的诊断为
A. 急性腰扭伤
B. 腰 3 横突综合征
C. 腰椎管狭窄症
D. 腰椎间盘突出症
E. 骨关节结核

★51. (2021 考点) 其右下肢麻木的区域可能为
A. 小腿外侧或足内侧
B. 大腿前侧
C. 小腿前内侧
D. 小腿后侧及足底
E. 大腿内侧

★52. 对诊断有定位、定性意义的检查方法是
A. X 线片
B. CT
C. ECT
D. 肌电图
E. 脑脊液检查

★53. 如果病史 3 年，并逐年加重，已出现大小便障碍。其治疗方法是
A. 物理治疗
B. 按摩
C. 牵引
D. 化学治疗
E. 手术

★54. (2021 考点) 下列哪项不符合 L5 受累的临床表现
A. 趾背伸无力
B. 腱反射无改变
C. L4-L5 棘突旁有压痛
D. 小腿前外侧和足内侧感觉异常
E. 外踝附近及足侧感觉异常

55. 骨关节炎最常累及的关节是
A. 腕关节，踝关节，远端指间关节
B. 膝关节，肩关节，近端指间关节
C. 腕关节，肘关节，近端指间关节
D. 膝关节，髋关节，远端指间关节
E. 脊柱关节、肘关节

56. 治疗骨关节炎的首选药物是
A. 对乙酰氨基酚
B. 非甾体抗炎药
C. 糖皮质激素
D. 氨基葡萄糖
E. 透明质酸钠

57. 骨关节炎的骨擦音常见于
A. 腕关节
B. 膝关节
C. 踝关节
D. 肘关节
E. 肩关节

58. 急性血源性骨髓炎最常见的致病菌的是
A. 金黄色葡萄球菌
B. 乙型溶血性链球菌
C. 大肠杆菌
D. 嗜血属流感杆菌
E. 结核杆菌

59. 急性血源性骨髓炎的好发部位是
A. 肱骨、髂骨
B. 尺桡骨
C. 胫骨、股骨
D. 胫腓骨

E. 肋骨

60. 急性血源性骨髓炎经抗生素治疗 1 周后，全身及局部症状消失，下一步治疗是
A. 开窗减压
B. 软组织切开减压
C. 石膏托固定 2 个月
D. 抗生素连续使用 3~6 周
E. 皮肤牵引

61. 慢性骨髓炎最有意义的诊断依据是
A. 皮肤有窦道并见死骨排出
B. 局部肿痛及患肢功能障碍
C. 寒战、局热等感染中毒症状
D. 白细胞总数及中性粒细胞增高
E. X 线未见骨质破坏和骨膜反应

（62~64 题共用题干）
患儿，女，9 岁。左膝肿痛，急骤加重，活动剧痛，伴有高热。检查：左膝关节明显红、肿、热及压痛。X 线片示关节间隙增宽。

62. 其诊断首先应考虑为[助理不做]
A. 膝关节结核 B. 风湿性关节炎
C. 类风湿关节炎 D. 化脓性关节炎
E. 骨髓瘤

63. (2021 考点) 为早期确诊，最有价值的方法是[助理不做]
A. X 线片
B. CT
C. MRI
D. 关节液检查
E. 血常规

64. 本例最佳的治疗方案是[助理不做]
A. 全身使用抗生素
B. 合理有效的抗生素加石膏固定
C. 足量有效抗生素加支持疗法
D. 足量有效抗生素加关节切开引流
E. 足量有效抗生素加关节穿刺抽液并注入抗生素

65. 脊柱结核发生率最高的部位是
A. 腰椎 B. 颈椎
C. 胸椎 D. 骶椎
E. 尾椎

（66~68 题共用题干）
患者，女，42 岁。出现进行性背痛、下肢无力、低热 1 个月。查体：腰部叩痛阳性，拾物试验阳性。腰椎 X 线片示 L3~L4 腰椎间隙狭窄，可见椎旁软组织阴影。

66. 首先应考虑的诊断是
A. 骨髓炎 B. 腰椎结核
C. 骨巨细胞瘤 D. 转移性骨肿瘤
E. 类风湿关节炎

67. (2021 考点) 对确诊最有价值的检查是
A. X 线片 B. CT
C. MRI D. 活检
E. 血常规

68. 目前最适宜的治疗方法是
A. 药物治疗 B. 休息牵引
C. 康复理疗 D. 手术治疗
E. 石膏固定

69. 下列关于髋关节结核的叙述，错误的是
A. 儿童多见
B. 后期可出现寒性脓肿
C. 可出现膝关节处疼痛
D. 进行性关节间隙变窄为早期 X 线片征象
E. 直腿抬高试验阳性

（70~72 题共用备选答案）
A. 骨囊肿 B. 骨巨细胞瘤
C. 骨软骨瘤 D. 骨肉瘤
E. 尤文肉瘤

★70. X 线片显示日光放射状骨膜反应的疾病是

71. (2021 考点) X 线片显示干骺端圆形边界清楚的透亮区，骨皮质变薄，无骨膜反应的疾病是

★72. X 线片呈葱皮现象的疾病是

（73~74 题共用题干）
患者，女，38 岁。右膝内侧逐渐隆起伴隐痛半年。X 线片示：右胫骨干骺端有一破坏区，边缘呈膨胀性改变，中央有肥皂泡样阴影。

73. 该患者的诊断首先考虑[助理不做]
A. 骨软骨瘤 B. 骨巨细胞瘤
C. 骨肉瘤 D. 骨转移性癌
E. 骨折

74. 最佳治疗方案为[助理不做]
A. 化疗 B. 放疗
C. 手术治疗 D. 化疗+手术
E. 放疗+手术

75. 关于骨软骨瘤临床表现的叙述，正确的是
A. 其为骨生长方向的异常
B. 肿物与周围界限不清
C. X 线片检查可见骨膜反应
D. 肿胀明显，皮肤有静脉怒张
E. 生长较快，伴明显疼痛

第二十一章参考答案

1.【参考答案 B】

【押题点】骨折的成因及分类。

【解析】长期、反复、轻微的直接或间接暴力可集中在骨骼的某一点上发生骨折，如远距离行军易导致第2、3跖骨和腓骨中下1/3处骨折，称为疲劳骨折，也可称为应力性骨折。

2.【参考答案 E】

【押题点】骨折的成因和分类。

【解析】完全骨折：骨的完整性或连续性完全中断。按其骨折线方向和形态可分为横形骨折、斜形骨折、螺旋形骨折、粉碎性骨折(碎裂成三块以上)、嵌插性骨折(骨折片相互嵌插，多见于股骨颈骨折)、压缩性骨折(多见于脊椎骨的椎体部分)、凹陷性骨折和骨骺分离。稳定性骨折：复位后经适当外固定不易发生再移位者，如青枝骨折、裂缝骨折、嵌插性骨折、横形骨折、压缩性骨折。

3.【参考答案 A】

【押题点】骨折的影像学检查。

【解析】骨折常规且首选进行X线片检查，有助于了解骨折的类型和骨折端移位情况，对治疗有指导意义。

4.【参考答案 D】

【押题点】骨折的早期并发症。

【解析】骨折的早期并发症包括休克、脂肪栓塞综合征、重要内脏损伤、重要周围组织损伤(血管、周围神经、脊髓)、骨筋膜室综合征。

5.【参考答案 E】

【押题点】骨折愈合的分期。

【解析】骨板形成塑形期：一般需1~2年。根据Wolf定律，骨的机械强度取决于骨的结构，在应力轴线上成骨细胞相对活跃，有更多新骨生成形成坚强的板层骨，而在应力轴线以外，破骨细胞相对活跃，使多余的骨痂逐渐被吸收而清除。

6.【参考答案 D】

【押题点】影响骨折愈合的因素。

【解析】(1)全身因素：包括年龄和健康情况。(2)局部因素：①骨折部的血液供应不好，这是影响骨折愈合的重要因素；②骨折的类型：螺旋形和斜形骨折，骨折断面接触面大，愈合较快。横形骨折断面接触面小，愈合较慢。多发性骨折或骨多段骨折，愈合较慢。③软组织损伤程度；④软组织嵌入；⑤感染。(3)不当的治疗方法：①反复多次的手法复位；②切开复位时，软组织和骨膜剥离过多影响骨折段血供；③开放性骨折清创时，过多地摘除碎骨片；④行持续骨牵引治疗时，牵引力量过重，可造成骨折端分离；⑤骨折固定不牢固；⑥过早或不恰当的功能锻炼。

7.【参考答案 C】

【押题点】骨折功能复位的标准。

【解析】功能复位的标准：①旋转、分离移位必须完全矫正。②成人下肢骨折缩短移位不超过1 cm；儿童无骨骺损伤者下肢短缩不超过2 cm。③向前或向后轻微成角移位，与关节活动方向一致，日后可在骨痂改造塑形期自行矫正；向侧方成角与关节活动方向垂直，日后不能自行矫正，必须完全复位；上肢肱骨干稍有畸形对功能影响不大，前臂双骨折要求对位对线均好，否则影响旋转功能。④长骨干横骨折，对位应至少达1/3，干骺端骨折侧方移位经复位后，至少应对位达3/4。

8.【参考答案 D】

【押题点】缺血性肌痉挛的典型表现。

【解析】缺血性肌挛缩：是骨折的最严重的并发症之一，是骨筋膜室综合征处理不当的严重后果。典型的畸形是爪形手或爪形足。

9.【参考答案 A】

【押题点】锁骨骨折的治疗。

【解析】儿童的青枝骨折和成人的无移位骨折可不行特殊治疗。仅用三角巾悬吊患肢3~6周即可开始活动。

10.【参考答案 B】

【押题点】锁骨骨折的临床表现。

【解析】锁骨骨折后局部有肿胀与瘀斑、疼痛，肩关节活动使疼痛加重。患者常用健侧手托住肘部，同时头部向患侧倾斜。

11.【参考答案 C】

【押题点】肱骨近端骨折的治疗。

【解析】对于无移位的肱骨近端骨折(大结节骨折、肱骨外科颈骨折)，不需进行手法复位，用三角巾悬吊上肢3~4周，复查X线片示有骨愈合迹象后，即可开始进行功能锻炼。

12.【参考答案 A】

【押题点】肱骨近端骨折的并发症。

【解析】肱骨外科颈是肱骨大结节、小结节移行为肱骨干的交界部位，是松质骨和密质骨的交接处，易发生骨折，邻近的臂丛神经、腋血管可发生合并损伤。

13.【参考答案 B】

【押题点】屈曲型肱骨髁上骨折的特点。

【解析】屈曲型肱骨髁上骨折：跌倒时，肘关节处于屈曲位。骨折移位：近折端向后下移位，远折端向前移位，骨折线呈由前上斜向后下的斜形骨折（后下前上）。

14~16.【参考答案 E B C】

【押题点】上肢骨折的特点及并发症。

【解析】①伸直型肱骨髁上骨折由于近折端向前下移位，极易压迫肱动脉或刺破肱动脉。可以导致前臂骨筋膜室综合征，若不及时处理可发生缺血性肌挛缩。②肱骨干中下1/3段后侧有桡神经沟，肱骨干骨折后容易损伤桡神经，可出现垂腕，各手指掌指关节不能背伸，拇指不能伸，前臂旋后障碍，手背桡侧皮肤感觉减退或消失。③伸直型骨折（Colles 骨折）：多为腕关节处于背伸位、手掌着地、前臂旋前时受伤。X 线片可见骨折远端向桡、背侧移位，近端向掌侧移位。因远折端向背侧移位，侧面看呈“银叉”畸形。

17.【参考答案 D】

【押题点】股骨颈骨折的临床表现。

【解析】Pauwels 角为股骨颈骨折时远端骨折线与两侧髂嵴连线的夹角。(1)内收骨折 Pauwels 角>50°，骨折面接触较少，属于不稳定性骨折；(2)外展骨折 Pauwels 角<30°，骨折面接触多，属于稳定性骨折。

18.【参考答案 D】

【押题点】股骨颈骨折的临床表现.。

【解析】股骨颈骨折的临床表现：①好发中老年人，摔倒髋部疼痛，不能行走；②患肢出现外旋畸形，一般为45°~60°；③患肢短缩，Bryant 三角底边缩短，大转子超过 Nelaton 线之上。

19.【参考答案 B】

【押题点】股骨颈骨折的外科治疗。

【解析】65 岁以上的老年人的股骨颈头下型骨折，血液循环破坏严重不易愈合、坏死发生率高，多采用人工关节置换术治疗。

20.【参考答案 C】

【押题点】股骨转子间骨折的临床表现。

【解析】外伤后转子区疼痛、肿胀、瘀斑、下肢不能活动，转子间压痛、外旋畸形明显可达90°，轴向叩击痛，下肢短缩，是股骨转子间骨折的主要临床表现。

21.【参考答案 C】

【押题点】儿童股骨干骨折的治疗原则。

【解析】儿童股骨干骨折多采用手法复位，小夹板固定，皮肤牵引治疗，成角畸形及 2 cm 以内的重叠是可以接受的。3 岁以下的儿童用垂直悬吊皮肤牵引。

22~25.【参考答案 A D C B】

【押题点】下肢骨折的并发症。

【解析】①胫骨上段骨折可能伤及胫后动脉。②小腿的肌筋膜与胫骨、腓骨和胫腓骨间膜一起构成四个筋膜室，胫骨中 1/3 骨折最易引起的并发症是骨筋膜室综合征。③胫骨发生骨折容易延迟愈合或不易愈合，尤其是胫骨中下 1/3 骨折，原因是血供不好。④腓骨颈有移位的骨折可引起腓总神经损伤，导致小腿前外侧伸肌麻痹，出现踝背伸、外翻功能障碍，呈足内翻下垂畸形。

26.【参考答案 E】

【押题点】胫骨的解剖特点。

【解析】胫骨中下 1/3 移行交界处，因为骨骼的形态转变，横切面由三棱形变成四方形，是应力集中部位，是骨折的好发部位。

27.【参考答案 E】

【押题点】胫骨平台骨折的并发症。

【解析】创伤性关节炎：关节内骨折未准确复位，愈后造成关节不光整，长期磨损引起疼痛、肿胀。胫骨平台骨折后常见。

28.【参考答案 A】

【押题点】脊柱损伤的急救搬运方式。

【解析】脊柱损伤采用担架、木板或门板运送。先使患者双下肢伸直，担架放在患者一侧，搬运人员用手将患者平托至担架上，即平拖法；或采用滚动法，使患者保持平直状态，成一整体滚动至担架上，即滚动法。

29.【参考答案 E】

【押题点】脊柱损伤的诊断及影像学检查。

【解析】首选 X 线片检查，拍摄压痛区域的正、侧位片，确定骨折及有无椎弓峡部骨折。

30.【参考答案 A】

【押题点】脊髓损伤的诊断及影像学检查。

【解析】MRI 对软组织显像理想，怀疑有脊髓、神经损伤或椎间盘与韧带损伤时应行脊柱相应部位的 MRI 检查。

31.【参考答案 C】

【押题点】脊髓损伤的临床表现。

【解析】脊髓震荡：脊髓遭受强烈震荡后，可有暂时性功能抑制，发生传导障碍。脊髓神经细胞结构正常，无形态学改变。伤后立即发生弛缓性瘫痪，损伤平面以下的感觉、运动、反射及括约肌功能丧失。经过数小时至数天感觉和运动开始恢复不留任何神经系统后遗症。

32.【参考答案 C】

【押题点】脊髓损伤的治疗原则及手术指征。

【解析】①骨折脱位有关节突交锁；②脊柱骨折复位不满意，或有脊柱不稳定因素存在者；③影像学显示有碎骨片突入椎管内压迫脊髓者；④截瘫平面不断上升，提示椎管内有活动性出血者。

33.【参考答案 A】

【押题点】骨盆骨折的并发症。

【解析】骨盆各骨为松质骨、邻近部位动静脉丛供血丰富，骨折可引起广泛出血，巨大血肿可沿腹膜后疏松结缔组织间隙蔓延，形成腹膜后血肿。

34.【参考答案 D】

【押题点】骨盆骨折的临床表现。

【解析】骨盆骨折多有强大暴力外伤史，如车祸、高空坠落、工业意外等。可有骨盆分离试验、挤压试验阳性、肢体长度不对称、会阴部瘀斑(耻骨骨折和坐骨骨折所特有)等。

35.【参考答案 E】

【押题点】骨盆骨折的特点及诊断。

【解析】骨盆分离和挤压实验阳性、会阴部瘀斑说明是骨盆骨折。疑合并腹腔脏器损伤时可诊断性腹腔穿刺,抽出不凝血液可考虑有内脏损伤。

36.【参考答案 E】

【押题点】肩关节脱位的临床表现、诊断。

【解析】Dugas(杜加)征阳性:肩关节脱位时,将患侧肘紧贴胸壁时,手掌搭不到健侧肩部;或手掌搭在健侧肩部时,肘部无法贴近胸壁,称为Dugas征阳性。

37.【参考答案 E】

【押题点】肩关节脱位的治疗。

【解析】肩关节前脱位应首选手法复位加外固定,复位方法一般采用局部浸润麻醉下Hippocrates法(足蹬法)复位,可感到有弹跳及听到响声,提示复位成功,再行Dugas征检查,应由阳性转为阴性。外固定方法:三角巾悬吊上肢,肘关节屈曲90°,腋窝处垫棉垫固定3周,合并大结节骨折者应延长1~2周。固定期间需活动腕部与手指,解除固定后,鼓励患者主动锻炼肩关节向各个方向活动。

38.【参考答案 E】

【押题点】桡骨头半脱位的特点及临床表现。

【解析】桡骨头半脱位多见于5岁以下的儿童,有牵拉史。通常为腕、手被向上牵拉旋转,肘关节囊内负压增加,使薄弱的环状韧带或部分关节囊嵌入肱骨小头与桡骨头之间,取消牵拉力以后,桡骨头不能回到正常解剖位置,而是向桡侧移位,形成桡骨头半脱位。小儿肘部疼痛活动受限,前臂处于半屈位及旋前位。检查肘部外侧有压痛,X线片常不能发现桡骨头脱位。

39.【参考答案 A】

【押题点】桡骨头半脱位的治疗原则。

【解析】手法复位,不必任何麻醉。术者一手握住小儿腕部,另一手托住肘部,以拇指压在桡骨头部位,肘关节屈曲至90°。开始进行轻柔的前臂旋后、旋前活动,来回数次,听到轻微的弹响声,肘关节旋转、屈伸活动正常即提示复位成功,复位后不必固定。

40~41.【参考答案 B A】

【押题点】关节脱位与损伤的临床表现。

【解析】①髋关节脱位以后脱位最为常见,为85%~90%,髋关节囊后下部薄弱区脱出。②肩关节脱位常见前脱位,因为肩关节囊下壁相对薄弱,常有下方滑出受肌肉牵拉移向前下方。

42.【参考答案 D】

【押题点】膝关节韧带损伤的检查。

【解析】膝关节韧带损伤的检查包括以下几项:侧方应力试验;抽屉试验;轴移实验;Lachman试验。研磨试验用于检查半月板损伤。

43.【参考答案 D】

【押题点】保存断肢(指)的方法。

【解析】采用干燥冷藏法,将断肢用无菌敷料或清洁布类包好放入塑料袋中,再放入有盖的容器中,外周加冰块保存,再同患者一起迅速送至医院,但不能让断肢(指)与冰块直接接触,以防冻伤,也不能用任何液体浸泡断肢。

44.【参考答案 D】

【押题点】断肢再植的治疗。

【解析】再植时限原则上是越早越好,应分秒必争。一般以6~8小时为限(断肢),上臂和大腿离断,时限宜严格控制。断指再植可延长至12~24小时。

45.【参考答案 B】

【押题点】肱骨外上髁炎(网球肘)的典型表现。

【解析】肱骨外上髁炎(网球肘)表现为伸肌腱牵拉试验(Mills征):伸肘,握拳,屈腕,然后前臂旋前,此时肘外侧出现疼痛为阳性。

46.【参考答案 C】

【押题点】手部狭窄性腱鞘炎的特点及典型表现。

【解析】手部狭窄性腱鞘炎表现:病程缓慢,早期仅为晨僵、疼痛。典型表现为弹响指和弹响拇:手指关节逐渐出现弹响伴明显疼痛。体检时可在远侧掌横纹处触及痛性结节,屈伸患指发出弹响;中指、环指最多见,示指、拇指次之。治疗上,予以局部制动和局部封闭醋酸泼尼松龙有很好疗效。

47.【参考答案 D】

【押题点】颈椎病的分类及各型的特点。

【解析】神经根型颈椎病临床上开始多为颈肩痛,短期内加重,并向上肢放射。放射痛范围根据受压神经根不同而表现在相应皮节。皮肤可有麻木、过敏等感觉异常。同时可有上肢肌力下降、手指动作不灵活。脊髓型颈椎病以四肢乏力,行走、持物不稳为最先出现的症状。椎动脉型颈椎病的临床表现:①眩晕;②头痛;③视觉障碍;④猝倒。

48.【参考答案 A】

【押题点】脊髓型颈椎病的典型表现。

【解析】脊髓型颈椎病:脊髓受累,四肢乏力,行走、持物不稳、脚踩棉花感,病理征阳性。

49.【参考答案 B】

【押题点】颈椎病的治疗原则。

【解析】症状进行性加重者适合手术治疗。

50.【参考答案 D】

【押题点】腰椎间盘突出症的特点。

【解析】腰椎间盘突出症好发于20~50岁男性,好发部位:多见于L4~L5,其次为L5~S1或L3~L4。腰痛伴有坐骨神经痛是主要症状,也是最先出现的症状;为由下腰部向臀部、大腿后侧、小腿外侧直至足部的放射痛;腰椎侧突具有辅助诊断价值;几乎全部患者有不同程度的腰部活动受限;大多数患者在病变间隙的棘突间有压痛;大多数患者有肌力下降。直腿抬高试验阳性。

51.【参考答案 A】

【押题点】腰椎间盘突出症神经系统表现。

【解析】腰椎间盘突出症神经系统表现：L4～L5(压迫腰5神经根)最易好发，表现为小腿前外侧和足内侧感觉减退，腱反射无改变；足背伸无力。

52.【参考答案 B】

【押题点】腰椎间盘突出症的诊断及影像学检查。

【解析】CT检查用于确诊腰椎间盘突出，如是要看有没有神经损伤用MRI。

53.【参考答案 E】

【押题点】腰椎间盘突出症的治疗原则。

【解析】经严格非手术治疗无效或马尾神经受压者可考虑行髓核摘除术。

54.【参考答案 E】

【押题点】腰椎间盘突出症神经系统表现。

【解析】L5神经根受累者，小腿前外侧和足内侧的痛、触觉减退；S1神经根受压时，外踝附近及足侧痛、触觉减退。神经系统表现L4～L5(压迫L5神经根)：趾背伸无力；腱反射无改变；足的背伸无力。L5～S1(压迫S1神经根)：足跖屈无力；踝反射减弱；足趾直屈无力。

55.【参考答案 D】

【押题点】骨关节炎的临床表现。

【解析】骨关节炎易累及负重关节，好发于膝关节、髋关节、腰椎、颈椎、手远端指间关节、第一腕掌关节、第一跖趾关节等部位。

56.【参考答案 B】

【押题点】骨关节炎的治疗。

【解析】骨关节炎以非药物治疗为主，非药物治疗无效时根据关节疼痛情况选择药物治疗，常用NSAIDs类抗炎药物。对乙酰氨基酚疗效有限，不良反应多，已不作为骨关节炎止痛的首选药。

57.【参考答案 B】

【押题点】骨关节炎的特点。

【解析】由于关节软骨破坏、关节面不平，关节活动时出现骨擦音，多见于膝关节。

58.【参考答案 A】

【押题点】急性血源性骨髓炎常见致病菌。

【解析】急性血源性骨髓炎的最常见致病菌是金黄色葡萄球菌。由于小儿骨骺板抗感染力较强，脓液不易进入关节腔。

59.【参考答案 C】

【押题点】急性血源性骨髓炎的特点。

【解析】儿童及青少年多见，好发于胫骨上段和股骨下段的骨骺板附近，此处血管弯曲、血流丰富而缓慢，细菌容易沉积。

60.【参考答案 D】

【押题点】急性血源性骨髓炎的治疗原则。

【解析】急性化脓性骨髓炎在出现X线片改变后，全身及局部症状消失提示骨髓炎已被控制，有被吸收的可能，不要再用创伤性治疗，应继续连续应用抗生素3～6周。

61.【参考答案 A】

【押题点】慢性骨髓炎典型临床表现。

【解析】慢性骨髓炎典型特点：经久不愈的溃疡、窦道形成，窦道内排出死骨。

62.【参考答案 D】

【押题点】化脓性关节炎的临床表现。

【解析】化脓性关节炎表现为关节局部红、肿、热、痛明显；多见于儿童，好发与髋关节、膝关节；起病急骤，有寒战高热等症状，一般有外伤史；病变关节迅速出现疼痛与功能障碍。

63.【参考答案 D】

【押题点】化脓性关节炎的诊断。

【解析】X线片表现出现较迟，不能作为诊断依据。穿刺和关节液检查对早期诊断很有价值。

64.【参考答案 E】

【押题点】化脓性关节炎的治疗原则。

【解析】治疗为切开引流+足量抗生素。关节切开引流适用于较深的大关节，如髋关节；关节腔持续性灌洗适用于表浅的大关节，如膝关节。在足量有效抗生素的同时，加关节穿刺抽液并注入抗生素。

65.【参考答案 A】

【押题点】脊柱结核的好发部位。

【解析】脊柱结核是骨结核中发病率最高的，在脊柱结核中以腰椎的发病率最高，因为腰椎的活动度最大。

66.【参考答案 B】

【押题点】脊柱结核的临床表现。

【解析】脊柱结核的临床表现：①起病缓慢、低热、盗汗。②疼痛是最先出现的症状。③病变部位有压痛及叩痛。④活动受限和畸形：腰椎病变可有拾物试验阳性(腰僵直)，可伴有脊柱畸形。⑤寒性脓肿是少数患者就医的最早体征。⑥拾物试验阳性：患者从地上拾物时，不能弯腰，需挺腰屈膝屈髋下蹲才能取物，称拾物试验阳性。

67.【参考答案 D】

【押题点】脊柱结核的诊断。

【解析】MRI检查对脊柱结核的早期诊断具有较高价值，临床和影像学难以确定的选择病理活检确诊。组织学检查的诊断价值最高。需注意的是，穿刺或手术切口，应从健康组织进入防止窦道形成。

68.【参考答案 A】

【押题点】脊柱结核的治疗原则。

【解析】大多数腰椎结核可药物治疗，抗结核治疗为主。手术适应证主要有以下几种：①诊断不明确需行组织学检查；②结核病灶压迫脊髓出现神经损伤需行减压；③脓肿和窦道形成；④需要矫形的晚期结核引起的脊柱畸形。

69.【参考答案 E】

【押题点】髋关节结核的特点及临床表现。

【解析】髋关节结核为全身结核中的第三位。儿童多见，单侧性的居多，早期髋关节结核以单纯性滑膜结核多见。临床表现为“4”字试验阳性；髋关节过伸试验阳性；托马斯征：用于检查有无屈曲畸形。可出现膝关节处疼痛。X 线片可以看到髋关节间隙变细变窄，边缘性骨破坏。直腿抬高试验阳性为腰椎间盘突出的典型体征。

70~72.【参考答案 D A E】

【押题点】骨肿瘤的典型 X 线片表现。

【解析】①骨肉瘤的 X 线片可见 Codman 三角、日光射线征、骨膜反应。②骨囊肿 X 线片的典型特征：干骺端圆形或椭圆形界限清楚的溶骨性病灶，骨皮质有不同程度的膨胀变薄，单房或多房性。③尤文肉瘤的 X 线片呈葱皮现象。

73.【参考答案 B】

【押题点】骨巨细胞瘤的特点及临床表现。

【解析】骨巨细胞瘤为交界性肿瘤，好发年龄为 20~40 岁，主要症状为疼痛和肿胀；典型 X 线片表现为呈肥皂泡样改变。

74.【参考答案 C】

【押题点】骨巨细胞瘤的治疗原则。

【解析】骨巨细胞瘤以手术治疗为主，采用刮除灭活植骨术。

75.【参考答案 A】

【押题点】骨软骨瘤的特点及临床表现。

【解析】骨软骨瘤属于良性，没有特异性临床表现，生长缓慢的骨性突起；特点：外生骨疣；骨性突出物；发生于青少年，主要长在长骨干骺端。是骨生长方向的异常；不是结构代谢异常；X 线片表现：在干骺端可见从皮质突向软组织的骨性突起，窄小或宽广的蒂与骨相连；接线清楚。一般无须治疗，只有压迫周围血管神经或有关节功能障碍及恶变者应手术治疗。

第二十二章　风湿免疫性疾病

分值：执业 6 分/助理 5 分　难度：中等　建议完成时间：3.5 小时　题目后缀为[助理不做]的，助理医师不用做

1. 下列不属于弥漫性结缔组织病的是
   A. 系统性红斑狼疮
   B. 类风湿关节炎
   C. 硬皮病
   D. Reiter 综合征
   E. 干燥综合征
2. 患者，女，28 岁，习惯性流产 4 年，2 年前间断面部红斑伴低热。实验室检查：血小板减少、抗核抗体(+)，抗心磷脂抗体(+)。右下肢肿胀伴疼痛，有色素沉着。考虑合并的疾病是
   A. 妊娠期高血压病
   B. 干燥综合征
   C. 弥散性血管内凝血
   D. 抗磷脂综合征
   E. 血管闭塞性脉管炎
3. 患者，女，27 岁，发热 1 个月，因多关节疼痛 2 个月就诊，近 1 周出现双手指间关节及掌指关节肿胀，晨僵 30 分钟。血白细胞 $3.2\times10^9/L$，血小板 $83\times10^9/L$。化验：尿蛋白(+++)；血沉 48 mm/h；血抗核抗体阳性；补体 C3 轻度下降。最可能的诊断是
   A. 类风湿关节炎
   B. 骨关节炎
   C. 系统性红斑狼疮
   D. 原发性干燥综合征
   E. 系统性血管炎

（4～6 题共用备选答案）
   A. 硫唑嘌呤
   B. 泼尼松
   C. 羟氯喹
   D. 环磷酰胺
   E. 柳氮磺吡啶
4. **(2021 考点)** 系统性红斑狼疮合并狼疮肾炎的治疗是
5. **(2021 考点)** 系统性红斑狼疮治疗的基础用药是
6. **(2021 考点)** 系统性红斑狼疮治疗的主要用药是

（7～10 题共用备选答案）
   A. 抗 Sm 抗体
   B. 抗 RNP 抗体
   C. 抗 dsDNA 抗体
   D. 抗 SSA 抗体
   E. 抗 ANA 抗体
7. 系统性红斑狼疮发生雷诺现象相关的是
8. 诊断系统性红斑狼疮最有价值的自身抗体是
9. 与 SLE 疾病活动性、肾损害有关的检测指标是
10. 系统性红斑狼疮光过敏相关的自身抗体是
11. 系统性红斑狼疮的心血管损害中最多见的是
   A. 心肌炎
   B. 心内膜炎
   C. 心包炎
   D. 心功能不全
   E. 心瓣膜病
12. 下列哪项不符合 SLE 的血液系统改变
   A. 白细胞减少
   B. 血红蛋白下降
   C. 自身免疫性溶血性贫血
   D. 正常细胞性贫血
   E. 类白血病样改变

（13～16 题共用题干）
患者，女，30 岁。反复双手近端指间关节、双膝关节疼痛伴晨僵 3 年，肘部伸侧可触及皮下结节，质硬、无触痛。影像学检查：多关节炎、心包炎。实验室检查：血 RF 1∶40(+)，ESR 100 mm/h。

13. **(2021 考点)** 最有可能的诊断是
   A. 风湿性关节炎　B. 类风湿关节炎
   C. 系统性红斑狼疮　D. 骨性关节炎
   E. 关节结核
14. 该病最有助于确定诊断的辅助检查是
   A. 血常规
   B. 血沉
   C. C 反应蛋白
   D. 抗环状瓜氨酸
   E. 抗链球菌溶血素“O”试验
15. 该患者基本病变的基本特征是
   A. 血管炎　B. 软骨炎
   C. 滑膜炎　D. 附着点炎

E. 韧带炎

16. 确诊后，控制和缓解疾病进展首选

A. 泼尼松　　B. 阿司匹林
C. 青霉胺　　D. 雷公藤
E. 甲氨蝶呤

17. (2021 考点)类风湿关节炎不常累及的关节是

A. 腕关节　　B. 远端指间关节
C. 肘关节　　D. 近端指间关节
E. 掌指关节

18. (2021 考点)患者，男，40 岁。左手远端指间关节痛 3 年，既往银屑病史 10 年。近来骶髂关节疼痛。最可能的诊断

A. 痛风　　B. 类风湿关节炎
C. 银屑病关节炎　　D. 化脓性关节炎
E. 强直性脊柱炎

19. (2021 考点)患者，女，51 岁，手关节痛伴晨僵 3 年。查体：双手近端和远端指间关节压痛，无软组织肿胀，远端指间关节变形，可见多个 Heberden 结节。化验：ESR 22 mm/1 h，类风湿因子 22 U/L(正常)，抗 CCP 抗体阴性。X 线片示远端指间关节半脱位。最可能的诊断是

A. 强直性脊柱炎　　B. 骨关节炎
C. 类风湿关节炎　　D. 风湿性关节炎
E. 银屑病关节炎

20. 用于类风湿关节炎治疗的改变病情抗风湿药联合治疗方案是

A. 甲氨蝶呤+柳氮磺吡啶
B. 双氯芬酸钠+来氟米特
C. 甲氨蝶呤+硫酸氨基葡萄糖
D. 对乙酰氨基酚+硫酸氨基葡萄糖
E. 双氯芬酸钠+泼尼松

21. 下列关于类风湿因子(RF)与类风湿关节炎(RA)的描述，不正确的是

A. 高滴度 RF 阳性对诊断 RA 有意义
B. RF 高滴度是 RA 预后不良的指标之一
C. RF 阳性可见于 RA 以外的其他疾病
D. 部分 RA 患者的血清 RF 阴性
E. RF 阳性是诊断 RA 的必备条件

(22~23 题共用题干)

男，27 岁，腰背部疼痛 10 年，清晨为重，活动后可缓解。近来疼痛症状加重，活动受限。查体：腰椎前屈、后伸受限，Schober 试验阳性，双侧“4”字试验阳性。

22. (2021 考点)最有可能的诊断是

A. 类风湿关节炎　　B. 痛风
C. 风湿性多肌炎　　D. 化脓性关节炎
E. 强直性脊柱炎

23. (2021 考点)对该病诊断最有价值的检查是

A. 类风湿因子　　B. 骶髂关节 X 线片
C. 抗 CCP 抗体　　D. 右膝关节 X 片
E. HLA-B27

24. X 线上呈现脊柱竹节样改变的疾病是

A. 强直性脊柱炎　　B. 骨关节炎
C. 类风湿关节炎　　D. 反应性关节炎
E. 系统性红斑狼疮

25. (2021 考点)对强直性脊柱炎临床表现叙述错误的是

A. 疼痛的特点为静息痛、休息痛
B. 伴发对称性关节炎
C. 随着病情进展可见腰椎前凸消失
D. 随病情进展腰椎活动度降低
E. 病情活动期可有韧带/肌腱与骨附着点压痛

26. 患者，男，30 岁，近 30 天来右膝关节、足跟部疼痛。既往有夜间腰背痛病史。查体：右膝关节肿胀压痛、浮髌试验为阳性，骶髂关节压痛、“4”字试验阳性，足跟部肿胀压痛明显。化验结果提示 RF、抗 CCP 抗体(-)，HLA-B27(+)。骶髂关节 X 线片显示双侧髂骨边缘虫蚀样破坏。治疗宜选择

A. 碳酸氢钠+苯溴马龙
B. 柳氮磺吡啶+关节内注射倍他米松
C. 氨基葡萄糖+双醋瑞因
D. 青霉胺+甲氨蝶呤
E. 青霉素+阿奇霉素

27. 痛风患者合并的泌尿系结石，最可能的是

A. 草酸钙结石　　B. 磷酸盐结石
C. 碳酸盐结石　　D. 尿酸结石
E. 黄嘌呤结石

28. 急性痛风性关节炎的主要临床特点不包括

A. 秋水仙碱治疗可迅速缓解关节炎症状
B. 常伴高尿酸血症
C. 单侧第一掌指关节肿痛最为常见
D. 在偏振光显微镜下，关节液内发现呈双折光的针形尿酸结晶
E. 多在午夜或清晨突然起病

29. 下列物质含量异常作为痛风诊断指标的是

A. 嘧啶　　B. 嘌呤
C. β-氨基丁酸　　D. 尿酸
E. β-丙氨酸

第二十二章参考答案

1.【参考答案 D】

【押题点】风湿性疾病的分类。

【解析】风湿性疾病中弥漫性结缔组织病包括类风湿关节炎、系统性红斑狼疮、原发性干燥综合征、多肌炎/皮肌炎、系统性硬化病、系统性血管炎等。Reiter 综合征属于风湿性疾病中的脊柱关节炎。

2.【参考答案 D】

【押题点】抗磷脂综合征的临床表现。

【解析】抗磷脂综合征(APS)可以出现在 SLE 的活动期，其临床表现为动脉和(或)静脉栓塞形成，习惯性自发性流产，血小板减少，实验室检查抗磷脂抗体阳性。根据患者临床表现和实验室检查结果诊断为 APS。

3.【参考答案 C】

【押题点】系统性红斑狼疮的临床表现。

【解析】系统性红斑狼疮是自身免疫性疾病，表现为多器官受累，如骨关节炎、肾脏、血液系统等，且血抗核抗体阳性，补体 C3 下降，故考虑最可能为 SLE。

4~6.【参考答案 D C B】

【押题点】系统性红斑狼疮的治疗。

【解析】目前认为羟氯喹应作为 SLE 的背景和基础治疗，可在诱导缓解和维持治疗中长期应用；合并有狼疮性肾炎，必须在糖皮质激素的基础上加用免疫抑制药，常用环磷酰胺。糖皮质激素是治疗 SLE 的主要药物，故系统性红斑狼疮治疗的主要用药是泼尼松。

7~10.【参考答案 B A C D】

【押题点】抗核抗体谱的临床意义。

【解析】抗 RNP 抗体与系统性红斑狼疮的雷诺现象和肌炎相关。抗 Sm 抗体是 SLE 的标记性抗体，特异性 99%。抗双链 DNA 抗体是诊断 SLE 的重要抗体，与 SLE 的活动性密切相关。与系统性红斑狼疮患者发生光过敏相关的自身抗体是抗 SSA 抗体。

11.【参考答案 C】

【押题点】系统性红斑狼疮的心血管表现。

【解析】系统性红斑狼疮的心血管损害中，最多见的是心包炎，可为纤维蛋白性心包炎或渗出性心包炎。

12.【参考答案 E】

【押题点】系统性红斑狼疮的血液系统表现。

【解析】活动性系统性红斑狼疮中血红蛋白下降、白血病和/或血小板减少常见，10% 为溶血性贫血。类白血病反应常并发严重感染、恶性肿瘤等，相应原发病的临床表现、NAP 强阳性、血小板血红蛋白大多正常。

13.【参考答案 B】

【押题点】类风湿关节炎的临床表现。

【解析】关节痛伴晨僵，且有皮下结节(提示类风湿结节)，同时类风湿因子阳性，首先考虑为类风湿性关节炎。

14.【参考答案 D】

【押题点】类风湿性关节炎的自身抗体检测。

【解析】抗 CCP 抗体(抗环状瓜氨酸)及 X 线片有助于诊断类风湿关节炎。抗 CCP 抗体敏感性和特异性均很高，可在疾病早期出现，与预后相关。

15.【参考答案 C】

【押题点】类风湿关节炎的病理改变。

【解析】类风湿关节炎的基本病理变化是关节滑膜的慢性炎症。急性期滑膜炎表现为渗出和细胞浸润。

16.【参考答案 E】

【押题点】类风湿关节炎的治疗。

【解析】类风湿性关节炎确诊后应早期使用 DMARDs 药物延缓和控制疾病进展，首选甲氨蝶呤。但不具备明显镇痛、抗炎作用，缓解关节炎症状常需联合 NSAIDs，可选用阿司匹林。

17.【参考答案 B】

【押题点】类风湿关节炎的关节痛与压痛。

【解析】类风湿关节炎关节痛往往是最早的症状，最常出现的部位为腕、掌指、近端指间关节，其次是足趾、膝、踝、肘、肩等关节。多呈对称性、持续性，但时轻时重，疼痛的关节往往伴有压痛，受累关节的皮肤可出现褐色色素沉着。

18.【参考答案 C】

【押题点】脊柱关节炎(银屑病关节炎)。

【解析】银屑病关节炎多有皮肤银屑病史，手指受累以远端指间关节最常见，分布多不对称，常伴该关节的附着点炎，可同时有骶髂关节炎，血清 RF 阴性。

19.【参考答案 B】

【押题点】骨关节炎的临床表现、诊断。

【解析】骨关节炎常发生在 50 岁以上的人群，受累关节骨性膨大，常有 Heberden 结节，绝大多数患者血沉正常、RF 阴性。

20.【参考答案 A】

【押题点】类风湿关节炎的治疗。

【解析】传统的改变病情抗风湿药起效慢，一般首选甲氨蝶呤，并将它作为联合治疗的基本药物，其他包括来氟米特、柳氮磺吡啶、硫酸羟氯喹、环孢素、环磷酰胺。

21.【参考答案 E】

【押题点】类风湿因子的临床意义。

【解析】RF 并非 RA 的特异性抗体，它见于约 70%RA 患者血清，部分 RA 患者的血清 RF 阴性，RF 阳性可见于 RA 以外的其他疾病如干燥综合征、系统性红斑狼疮等。

22.【参考答案 E】

【押题点】强直性脊柱炎的临床表现。

【解析】强直性脊柱炎多发于 20~30 岁青年，腰背痛、活动后减轻，查体：腰椎活动受限、Schober 试验阳性、“4”字试验阳性，提示骶髂关节病变，考虑最可能的诊断是强直性脊柱炎。

23.【参考答案 B】

【押题点】强直性脊柱炎的诊断。

【解析】强直性脊柱炎的诊断包括临床标准和放射学标准。放射学检查发现骶髂关节炎是诊断的关键，临床常规拍摄骨盆骶髂关节正侧位片。

24.【参考答案 A】

【押题点】强直性脊柱炎的影像学特征。

【解析】强直性脊柱炎椎旁韧带骨化，以黄韧带、棘间韧带和椎间纤维环的骨化最常见(晚期呈竹节样脊柱)。

25.【参考答案 B】

【押题点】强直性脊柱炎的临床特征。

【解析】强直性脊柱炎外周关节受累以非对称性的下肢大关节为主，极少累及手指关节，骶髂关节和脊柱常有典型的影像学改变。可有家族史，RF 阴性，90%以上患者 HLA-B27 阳性。

26.【参考答案 B】

【押题点】强直性脊柱炎的治疗。

【解析】患者腰背、膝关节、足跟疼痛，活动受限，HLA-B27(+)，结合骶髂关节 X 线片检查，考虑强直性脊柱炎。非甾体抗炎药(NSAIDs)和抗 TNF 拮抗药是治疗 AS 患者的一线用药。对外周关节受累患者，需使用一种 DMARDs 药物规律治疗，优选柳氮磺吡啶。对急性眼葡萄膜炎、肌肉关节的炎症可考虑局部直接注射糖皮质激素。

27.【参考答案 D】

【押题点】痛风的临床表现(尿酸性肾石病)。

【解析】痛风是嘌呤代谢紊乱和(或)尿酸排泄障碍所致的一组异质性疾病，其临床特征为血清尿酸升高。最易合并泌尿系尿酸结石。

28.【参考答案 C】

【押题点】痛风急性关节炎期的临床表现。

【解析】痛风急性关节炎期常有以下特点：①多在午夜或清晨突然起病，关节剧痛；数小时内受累关节出现红、肿、热、痛和功能障碍；②单侧第 1 跖趾关节最常见；③发作呈自限性，多于 2 周内自行缓解；④可伴高尿酸血症，但部分急性发作时血尿酸水平正常；⑤关节液或痛风石中发现尿酸盐结晶；⑥秋水仙碱可迅速缓解症状；⑦可伴有发热等。

29.【参考答案 D】

【押题点】痛风的诊断。

【解析】痛风是嘌呤代谢异常致使尿酸合成增加而导致的代谢性疾病，最常用的诊断指标是检测血尿酸水平。

第二十三章 儿科疾病

分值：执业 49 分/助理 28 分 难度：中等 建议完成时间：3 个小时 题目后缀为[助理不做]的，助理医师不用做

★1. 下列关于我国围生期(围产期)描述正确的是
A. 胎龄满 27 周至出生后 7 天
B. 胎龄满 27 周至出生后 15 天
C. 胎龄满 28 周至出生后 7 天
D. 胎龄满 28 周至出生后 15 天
E. 胎龄满 29 周至出生后 15 天

★2. 关于小儿年龄分期，错误的是
A. 婴儿期是指自出生后到满 1 周岁
B. 胎儿期是指从受精卵开始至胎儿出生为止
C. 学龄前期是指 3 周岁后到 6~7 岁入小学前
D. 新生儿期是指胎儿出生脐带结扎到满 28 天
E. 幼儿期是指自出生 28 天后到满 3 周岁前

★3. 个体自我意识迅速发展时期
A. 胎儿期
B. 婴儿期
C. 幼儿期
D. 学龄期
E. 青春期

★4. 小儿生理性免疫功能低下的时期最主要是
A. 围生期
B. 婴儿期
C. 青春期
D. 学龄前期
E. 学龄期

★5. 下列关于小儿年龄分期特点，错误的是
A. 婴儿期是小儿生长发育第一次高峰
B. 幼儿期是最容易发生意外的时期
C. 学龄前期智力发育非常快
D. 学龄期发病率逐渐减低
E. 青春期体格发育变慢、形成第二性征

6. (2021 考点)不符合小儿生长发育一般规律的是
A. 由上到下
B. 由近到远
C. 由细到粗
D. 由低级到高级
E. 由简单到复杂

7. 正常小儿前囟闭合的时间应是
A. 6 个月~12 个月
B. 12 个月~18 个月
C. 1.5 岁~2 岁
D. 2 岁~2.5 岁
E. 2.5 岁~3 岁

8. 正常小儿后囟闭合的时间一般于生后
A. 3~5 周
B. 6~8 周
C. 9~11 周
D. 12~14 周
E. 15~18 周

★9. (2021 考点)5 岁儿童的头围约是
A. 36 cm
B. 40 cm
C. 46 cm
D. 50 cm
E. 56 cm

★10. (2021 考点)3 个月龄婴儿的头围约是
A. 36 cm
B. 40 cm
C. 46 cm
D. 50 cm
E. 56 cm

★11. (2021 考点)1 周岁小儿的胸围约为
A. 34 cm
B. 38 cm
C. 42 cm
D. 46 cm
E. 50 cm

(12~13 题共用题干)
一小儿身高 85 cm，头围 48 cm，乳牙 20 枚，能跳，能表达自己的意愿。

★12. (2021 考点)此小儿的年龄最可能是
A. 6 个月
B. 1 岁
C. 2 岁
D. 3 岁

E. 4 岁

★13. (2021 考点) 按公式计算此小儿的体重约是

A. 16 kg

B. 14 kg

C. 12 kg

D. 10 kg

E. 8 kg

14. (2021 考点) 小儿语言发育三个阶段的顺序是

A. 发音，理解，表达

B. 理解，表达，发音

C. 表达，理解，发音

D. 听觉，发音，理解

E. 模仿，表达，理解

★15. (2021 考点) 2 岁小儿身高

A. 65 cm

B. 75 cm

C. 89 cm

D. 95 cm

E. 100 cm

★16. (2021 考点) 一健康儿童，体检结果：身高是 110 cm，体重 20 kg，该儿童的年龄可能是

A. 6 岁

B. 7 岁

C. 8 岁

D. 9 岁

E. 10 岁

17. (2021 考点) 下列关于小儿运动发育顺序叙述错误的是

A. 2 个月，直立及俯卧位时能抬头

B. 6~7 个月，能独坐片刻，两手支撑腋下

C. 12 个月，能独自站立

D. 1 岁半至 2 岁，会爬台阶

E. 2 岁时会独足跳

18. (2021 考点) 小儿几岁时能念短歌谣

A. 3 个月

B. 6 个月

C. 1 岁

D. 2 岁

E. 3 岁

19. 小儿脊柱出现胸椎后凸的时间是

A. 出生后 3 个月

B. 出生后 6 个月

C. 出生后 9 个月

D. 出生后 10 个月

E. 1 岁

20. 小儿，体重 12 kg，身长 89 cm，能独走。为判断骨骼发育年龄，最有临床意义的 X 线片部位是

A. 膝部

B. 左手指

C. 胫骨

D. 踝部

E. 左手腕

★21. (2021 考点) 一健康儿童体检结果：身高 115 cm，体重 20 kg，尚未开始换牙，腕部骨化中心数为 7 个。按照小儿生长发育的一般规律，其最可能的年龄是

A. 5 岁

B. 4 岁

C. 6 岁

D. 7 岁

E. 8 岁

★22. 患儿，女，出生时应接种的疫苗有

A. 卡介苗、乙肝疫苗

B. 脊髓灰质炎三价混合疫苗、百白破混合制剂

C. 卡介苗、脊髓灰质炎三价混合疫苗

D. 乙肝疫苗、脊髓灰质炎三价混合疫苗

E. 乙肝疫苗、百白破混合制剂

★23. 属于婴儿期计划免疫，且接种时间正确的是

A. 脊髓灰质炎疫苗 2 个月以上

B. 卡介苗 2~3 个月

C. 麻疹疫苗 4~5 个月

D. 牛痘 6~8 个月

E. 乙型脑炎疫苗 9~10 个月

★24. 小儿乙肝疫苗的接种时间为

A. 1、2、3 个月

B. 0、2、3 个月

C. 0、2、6 个月

D. 0、1、2 个月

E. 0、1、6 个月

★25. 初种麻疹减活疫苗的时间为

A. 生后 2 个月

B. 生后 4 个月

C. 生后 6 个月

D. 生后 8 个月

E. 生后 10 个月

★26. 脊髓灰质炎疫苗接种的年龄是

A. 1、2、3 个月

B. 2、3、4 个月

C. 0、2、6 个月

D. 0、1、2 个月

E. 0、1、6 个月

★27. 婴儿百白破的基础免疫时间为产后

A. 3、4、5 个月

B. 4、5、6 个月

C. 5、6、7 个月

D. 2、3、4 个月

E. 1、2、3 个月

28. (2021 考点) 男孩，1 岁。其基础代谢所需热量占总热量的比例为

A. 30% 以下

B. 30%~40%

C. 50%~60%
D. 70%~80%
E. 80%以上

29. (2021 考点) 不属于婴儿总热量分配的是
A. 基础代谢
B. 食物热力作用
C. 生长发育
D. 学习思考
E. 排泄丢失

30. (2021 原题) 能量的需要，为小儿特有的所需是
A. 基础代谢
B. 活动
C. 食物的特殊动力作用
D. 排泄损失能量
E. 生长发育

31. 婴幼儿按供热能计算，三种产能营养素蛋白质、脂肪和糖类之间正确的比例是
A. 蛋白质占 20%，脂肪占 30%，糖类占 50%
B. 蛋白质占 25%，脂肪占 30%，糖类占 45%
C. 蛋白质占 20%，脂肪占 35%，糖类占 45%
D. 蛋白质占 25%，脂肪占 35%，糖类占 40%
E. 蛋白质占 15%，脂肪占 35%，糖类占 50%

★32. 母乳喂养优于牛乳描述中不正确的是
A. 白蛋白多而酪蛋白少
B. 含不饱和脂肪酸较多
C. 维生素 K 和维生素 D 较多
D. 含乳糖量多，可促进肠道乳酸杆菌生长
E. 钙、磷比例为 2:1

33. 牛奶制品中，不宜作为婴儿主食的是
A. 全脂奶粉
B. 蒸发乳
C. 酸奶
D. 麦乳精
E. 配方奶粉

★34. (2021 考点) 婴儿 4~6 个月时添加的辅食是
A. 鱼泥
B. 肉末
C. 豆腐
D. 果泥
E. 鱼肉

★35. 下列关于人初乳的描述，正确的是
A. 糖含量最高
B. 脂肪含量最少而蛋白质含量最多
C. 蛋白质含量最低
D. 脂肪含量最高
E. 蛋白质、糖及脂肪含量均最低

36. 新生儿生理性黄疸的原因不包括
A. 肝功能不成熟
B. 肠道内正常菌群尚未建立
C. 红细胞内酶发育不成熟
D. 红细胞数量多
E. 红细胞的寿命短

★37. (2021 考点) 患儿，第一胎足月顺产，生后 3 天。生后 12 小时发现皮肤黄染，持续未消退。吃奶好。体格检查：体温正常，一般情况好，皮肤巩膜中度黄染，肝肋下 2 cm。子血型 B，母亲血型 O。血清胆红素 257 μmol/L(15 mg/dL)。该患儿最可能的诊断是
A. 新生儿败血症
B. 新生儿肝炎
C. 新生儿 ABO 溶血病
D. 新生儿 Rh 溶血病
E. 新生儿胆道闭锁

38. 足月顺产女婴，生后 48 小时，血清总胆红素 14 mg/dL，结合胆红素 2 mg/dL。最适宜的治疗方案是[助理不做]
A. 光照治疗
B. 换血疗法
C. 抗生素疗法
D. 肌内注射苯巴比妥钠
E. 应用利尿药

(39~40 题共用备选答案)
A. 大肠杆菌
B. 金黄色葡萄球菌
C. 链球菌
D. 肠球菌
E. 铜绿假单胞菌

39. 新生儿败血症早发型的致病菌是
40. 新生儿败血症晚发型的致病菌是

(41~42 题共用备选答案)
A. 唐氏综合征(21-三体综合征)
B. 苯丙酮尿症
C. 先天性甲状腺功能减低症
D. 缺钙
E. 软骨发育不良

41. 患儿，女，3 岁，智能落后，表情呆滞，眼距宽，眼裂小，鼻梁低，舌伸出口外，流涎，皮肤细嫩，肌张力低，通贯手。最可能的诊断是
42. 患儿，男，2 岁，身长 78 cm。智能落后，表情呆滞，鼻梁低，舌宽大并常伸出口外，皮肤苍黄、粗糙，四肢粗短，腱反射减弱。最可能的诊断是

★43. 患儿，男，5 岁。眼距宽，眼裂小，鼻梁低平，舌常伸出口外，流涎多，有通贯掌，合并先天性心脏病。为明确诊断，需要进行的辅助检查为
A. 腹部 B 型超声检查
B. 血生化检测
C. 脑电图
D. 染色体检测
E. 听力测定

★44. 唐氏综合征患儿染色体核型中标准型为
A. 47，XXX

B. 47，XX，+21
C. 45，XX，-14，-21，+t(14q21q)
D. 46，XX，-14，+t(14q21q)
E. 46，XX，-21，+t(21q21q)

★45. D/G 易位型 21-三体综合征最常见的核型是
A. 46，XY(或 XX)，-21，+t(21q21q)
B. 46，XY(或 XX)，-14，+t(14q21q)
C. 46，XY(成 XX)，-13，+t(13q21q)
D. 46，XY(或 XX)，-15，+t(15q21q)
E. 46，XY(或 XX)，-22，+t(21q22q)

★46. 21-三体综合征按染色体核型分析，最常见的是
A. 标准型
B. D/D 易位型
C. G/G 易位型
D. D/G 易位型
E. 嵌合体型

★47. 患儿，女，4 岁。因智力低下就诊，查染色体核型为 46，XX，-21，+t(21q21q)。查其母亲核型为 45，XX，-21，21，+t(21q21q)。患儿母亲咨询：若再次生育，其下一代发生本病的风险为
A. 60%
B. 70%
C. 80%
D. 90%
E. 100%

48.（2021 考点）关于苯丙酮尿症的遗传形式正确的是
A. 常染色体显性遗传
B. 常染色体隐性遗传
C. X 连锁显性遗传
D. X 连锁隐性遗传
E. X 连锁不完全显性遗传

49.（2021 考点）苯丙酮尿症患儿缺乏苯丙氨酸羟化酶的部位是
A. 肝细胞
B. 脑细胞
C. 肾组织
D. 甲状腺
E. 血细胞

（50~52 题共用题干）

患儿，男，2 岁。出生时正常，母乳喂养，5 个月后智能发育渐落后，头发变黄，肤色变白，多动，有肌痉挛，尿有鼠尿臭味。

50. 临床上考虑该患儿的诊断是
A. 先天性甲状腺功能减低症
B. 21-三体综合征
C. 维生素 D 缺乏性手足搐搦症
D. 苯丙酮尿症
E. 癫痫

★51. 为协助诊断，应选择的辅助检查是
A. 染色体核型分析
B. 血钙、磷测定
C. 血 T3、T4、TSH 测定
D. 尿三氯化铁试验
E. 脑电图检查

52. 该患儿的主要的治疗是
A. 低酮饮食
B. 维生素 D
C. 补充钙剂
D. 苯巴比妥(鲁米那)
E. 低苯丙氨酸饮食

（53~54 题共用备选答案）
A. 尿三氯化铁试验
B. 苯丙氨酸耐量试验
C. 血清苯丙氨酸浓度测定
D. Guthrie 细菌抑制试验
E. 尿硝普钠试验

★53. 用于苯丙酮尿症新生儿筛查的是

★54. 疑为苯丙酮尿症的儿童初筛应做

★55. 患儿，男，2 岁。因间断抽搐半年就诊，患儿出生时正常，生后半年智能渐落后，皮肤色泽变浅，头发变黄，常有呕吐。为明确诊断，应进行的检查是
A. 染色体核型分析
B. 血 TSH、T4
C. 尿有机酸分析
D. 血钙
E. 脑电图

56. 关于小儿特异性体液免疫的叙述，正确的是
A. 免疫球蛋白均不能通过胎盘
B. 足月新生儿 B 细胞量低于成人
C. IgM 类抗体在胎儿期即可产生
D. IgG 类抗体应答需在出生 1 年后才出现
E. B 细胞免疫的发育较 T 细胞免疫早

★57.（2021 考点）麻疹早期最有意义的临床诊断依据是
A. 有感冒接触史
B. 发热、流涕、咳嗽
C. 耳后淋巴结肿大
D. 手、足出现红色斑丘疹
E. Koplik 斑

★58.（2021 考点）符合麻疹典型出疹顺序的是
A. 先耳后，延及额面部，而后躯干、四肢
B. 先耳后、四肢，后躯干、手掌、脚心
C. 先额部、面部，后躯干、四肢
D. 先躯干，后四肢，最后头面部
E. 先前胸，后背部，延及四肢、手心、脚

★59.（2021 考点）麻疹出疹一般在发热后
A. 1~3 天
B. 3~4 天
C. 4~7 天
D. 7~10 天
E. 10~14 天

★60. (2021 考点) 风疹与麻疹的主要区别是
A. 全身症状轻
B. 皮疹 1 日内出齐
C. 皮疹为全身性分布
D. 呈充血性斑丘疹
E. 外周血白细胞减少

★61. (2021 考点) 符合风疹典型临床特点的是
A. 高热
B. 热退后全身出疹
C. 出疹后脱皮
D. 颈后、枕后、耳后淋巴结肿痛
E. 潜伏期 5~7 天

★62. (2021 考点) 不符合幼儿急疹特点的是
A. 高热 3~5 天
B. 高热时可有惊厥
C. 可有耳后淋巴结肿大
D. 出疹期热度更高
E. 红色斑丘疹颈及躯干多见

(63~64 题共用题干)
患儿，1 岁。发热 3 天，体温 39℃~40℃，家长一直服用中药治疗，今日热退，发现患儿出现皮疹，遂就诊。查体：一般情况好，咽部充血，耳后淋巴结肿大，红色斑丘疹以颈、躯干多见。未见其他异常。

★63. (2021 考点) 该患儿最可能的诊断是
A. 麻疹
B. 风疹
C. 水痘
D. 猩红热
E. 幼儿急疹

64. 致病的病原体为
A. 水痘病毒
B. 柯萨奇病毒
C. 人疱疹病毒 6 型
D. 腺病毒
E. 麻疹病毒

★65. (2021 考点) 水痘皮疹出现在发热后
A. 发热时出疹
B. 热退疹出
C. 发热后 1 天
D. 发热后 2 天
E. 发热后 3~4 天

★66. (2021 考点) 关于水痘皮疹的特点，不正确的是
A. 皮疹最初形态为斑丘疹
B. 丘疹、疱疹、结痂可同时存在
C. 皮疹呈向心性分布
D. 黏膜处也可见皮疹
E. 皮疹不伴瘙痒

★67. (2021 原题) 患儿，女，4 岁。高热 1 天，第 2 天发现皮疹就诊。患儿全身皮肤弥漫性充血发红，可见密集均匀的红色细小丘疹，面部潮红，唇周苍白，咽扁桃体充血水肿，舌乳头红肿突起。临床上最可能的诊断是
A. 风疹
B. 麻疹
C. 水痘
D. 猩红热
E. 幼儿急疹

★68. (2021 考点) 猩红热发热后出现皮疹的时间为
A. 12 小时之内
B. 24 小时~48 小时
C. 48 小时~72 小时
D. 72 小时~96 小时
E. 大于 72 小时

★69. (2021 考点) 猩红热皮疹特点不正确的是
A. 皮疹粗糙，砂纸样
B. 常在 24 小时内遍及全身
C. 在腋窝、腹股沟等皮肤皱褶处皮疹稀疏
D. 疹间皮肤亦呈红色
E. 常有散在糠屑样脱皮

(70~71 题共用备选答案)
A. 猩红热
B. 水痘
C. 麻疹
D. 幼儿急疹
E. 风疹

★70. (2021 考点) 皮疹为全身皮肤弥漫性发红，广泛性密集均匀的是

★71. (2021 考点) 皮疹为皮肤上同时存在斑疹、丘疹、水疱疹和结痂疹的是

72. 有关活动性原发型肺结核的治疗错误的是
A. 宜采用分阶段治疗方案
B. 强化治疗采用 INH+RFP+PZA
C. 巩固维持治疗采用 INH+PZA
D. RFP 疗程 6~12 个月
E. INH 疗程 12~18 个月

73. 最早出现 PPD 阳性反应的时间是在小儿受结核感染的
A. 4~6 天
B. 4~8 周后
C. 1~2 周
D. 2~4 周
E. 48~72 小时

74. 患儿，男，4 岁，低热、干咳，皮肤结节性红斑，疱疹性结膜炎，多发性一过性关节炎，颈部淋巴结肿大。考虑最可能的疾病为
A. 风湿热
B. 川崎病
C. 类风湿关节炎
D. 原发性肺结核
E. 传染性单核细胞增多症

75. 患儿，10 个月，未接种过卡介苗，结核菌素试验阳性

表示
A. 近 2 周感染结核杆菌
B. 受过结核感染，不一定有活动结核
C. 体内有活动结核
D. 体内已有免疫功能，不会再感染结核
E. 对结核无免疫功能，需立即接种卡介苗

76. 不属于结核菌素试验假阴性反应的是
A. 部分危重结核病患者
B. 结核变态反应前期(初次感染后 4~8 周内)
C. 急性传染病
D. 原发或继发免疫缺陷病
E. 应用肾上腺皮质激素治疗时

77. 患儿，女，6 岁，主因“低热、盗汗伴干咳 1 个月”就诊。入院查体：T38℃、消瘦、面色苍白、两肺呼吸音清。中性粒细胞稍高，血培养(-)。OT 试验(++)，胸部 X 线片：肺门淋巴结肿大。该患儿最可能的诊断是
A. 败血症
B. 大叶性肺炎
C. 原发型肺结核
D. 急性风湿热
E. 营养不良性贫血

78. 患儿，男，1 岁。低热、盗汗 1 个月，轻咳 10 天。胸部 X 线片呈双极影，诊断为原发综合征。下列选项中不符合活动性肺结核的是
A. 有发热及其他结核中毒症状
B. 结核菌素试验硬结直径≥15 mm
C. 胃液找到抗酸杆菌
D. 血沉增快，而无其他原因解释
E. 胸部 X 线片示渗出性改变

79. 结核性脑膜炎最常侵犯的颅神经是
A. 听神经
B. 面神经
C. 视神经
D. 展神经
E. 动眼神经

80. 结核性脑膜炎早期症状的特点不包括
A. 头痛、呕吐、表情淡漠
B. 好哭、嗜睡
C. 低热、盗汗、食欲减退
D. 便秘、性情改变
E. 反复惊厥

(81~83 题共用题干)

患儿，男，4 岁。因反复低热、咳嗽和盗汗 15 天就诊。查体：T 37.5℃，右眼球结膜充血，内眦部有一疱疹，咽部充血，右颈部可触及黄豆大小淋巴结，无明显压痛，心、肺无异常，肝肋下 1.5 cm。血 WBC 5.6×10^9/L，L 0.70。

81. 最可能的诊断是
A. 咳嗽变异性哮喘
B. 结核感染
C. 肺炎
D. 支原体感染
E. 急性上呼吸道感染

82. 若胸部 X 线片示肺门有直径 3 cm 的圆形致密阴影，其肺部病灶的病理改变就是
A. 渗出、水肿、坏死
B. 充血、水肿、渗出
C. 渗出、增殖、坏死
D. 充血、水肿、坏死
E. 充血、水肿、增殖

83. 宜采取的治疗措施是
A. 应用大环内酯类抗生素
B. 糖皮质激素治疗
C. 抗结核治疗
D. 抗病毒治疗
E. 支气管镜取异物

84. 关于先天性肥厚性幽门狭窄的叙述，不正确的是[助理不做]
A. 呕吐是主要症状，最初仅是吐奶，接着是喷射性呕吐
B. 症状一般出现在出生后 2~4 周
C. 在喂奶后可见到膨胀胃的蠕动波，波形出现于右肋下缘到脐的左上方消失
D. 摸到幽门肿块，对本病具有诊断意义
E. 体重起初不增，继而迅速下降。日渐消瘦，出现营养不良和失水

85. **(2021 原题)** 男孩，1 岁。生后 48 小时内无胎便，之后即有顽固性便秘和腹胀。最常见的临床疾病是[助理不做]
A. 先天性肠闭锁
B. 功能性便秘
C. 继发性巨结肠
D. 特发性巨结肠
E. 先天性巨结肠

★86. **(2021 考点)** 小儿腹泻易导致的酸碱平衡紊乱为
A. 代谢性酸中毒
B. 代谢性碱中毒
C. 呼吸性碱中毒
D. 呼吸性碱中毒合并代谢性碱中毒
E. 呼吸性酸中毒合并代谢性酸中毒

(87~88 题共用备选答案)
A. 细菌性痢疾
B. 轮状病毒性肠炎
C. 致病性大肠杆菌肠炎
D. 生理性腹泻
E. 金黄色葡萄球菌肠炎

★87. **(2021 考点)** 发生于长期使用广谱抗生素的腹泻为

★88. **(2021 考点)** 多发生在秋季、冬季的腹泻为

★89. **(2021 考点)** 患儿，男，10 个月。发热伴腹泻 2 天就诊。入院查体：T 39℃，精神可，咽红，无明显脱水体

征，大便呈蛋花汤样，脂肪球（+）。考虑该患儿腹泻最可能的致病菌是

A. 细菌性痢疾
B. 生理性腹泻
C. 病毒性肠炎
D. 致病性大肠埃希菌肠炎
E. 进食过量或喂养不当

★90.（2021 考点）有关轮状病毒肠炎的特点不正确的是

A. 夏季多见
B. 大便呈蛋花汤样
C. 常伴有发热
D. 常出现脱水
E. 多见于 6~24 个月婴幼儿

（91~93 题共用题干）

患儿，男，10 个月。发热伴呕吐、腹泻 1 天入院。患儿体温 38℃，腹泻 12 次/天，水样便。1 天前误饮不洁水。查体：皮肤弹性差，精神萎靡，眼眶及前囟凹陷，体重下降 8%，中毒症状明显。实验室检查：外周血白细胞总数稍增加，淋巴细胞明显增多，大便镜检无特殊发现。

91.（2021 考点）该患儿最可能的诊断是

A. 生理性腹泻
B. 细菌性痢疾
C. 肠结核
D. 病毒性肠炎
E. 肠伤寒

★92.（2021 考点）该患儿的补液方案为

A. 90~120 mL/kg，2∶3∶1 液
B. 120~150 mL/kg，2∶3∶1 液
C. 120~150 mL/kg，2∶1 液
D. 150~180 mL/kg，2∶3∶1 液
E. 150~180 mL/kg，2∶1 液

★93.（2021 考点）若脱水纠正后，中毒症状仍无好转，下一步适宜的处理是

A. 继续补液
B. 使用抗生素
C. 观察 2 日
D. 使用糖皮质激素
E. 甘露醇注射

（94~96 题共用题干）

患儿，女，9 个月，8 kg。发热伴腹泻 3 天，腹泻量多，10 次/天，水样便。尿量明显少。精神萎靡，皮肤弹性差，眼凹陷，唇樱红，四肢凉，诊断为婴儿腹泻，血钠 132 mmol/L。

94.（2021 考点）该患儿水、电解质紊乱的类型是

A. 中度脱水
B. 重度脱水伴酸中毒
C. 重度脱水伴碱中毒
D. 中度脱水伴酸中毒
E. 中度脱水伴碱中毒

★95.（2021 考点）第 1 天补液应选择

A. 维持液
B. 2∶3∶1 液
C. 2∶1 液
D. 1.4%碳酸氢钠
E. 10%葡萄糖液

★96.（2021 考点）第 1 天补液总量和张力应为

A. 1040 mL，2/3 张
B. 1040 mL，1/2 张
C. 1400 mL，2/3 张
D. 1400 mL，1/2 张
E. 1400 mL，2/3 张

97. 婴幼儿易患呼吸道感染性疾病，其主要原因是

A. 腹式呼吸
B. 呼吸表浅
C. 呼吸频率快
D. 呼吸道黏膜缺少 SIgA
E. 鼻腔短小、黏膜血管丰富

★98. 疱疹性咽峡炎的最常见的病原体是

A. 单纯疱疹病毒
B. 腺病毒
C. 柯萨奇病毒
D. 呼吸道合胞病毒
E. 副流感病毒

★99. 咽结膜热的病原体为

A. 柯萨奇病毒
B. 呼吸道合胞病毒
C. 腺病毒 3、7 型
D. 疱疹病毒
E. EB 病毒

（100~101 题共用备选答案）

A. 阵发性咳嗽
B. 喘息反复发作
C. 犬声样咳嗽
D. 喘憋明显
E. 清晨发作性咳嗽，痰少

★100. 婴幼儿咳嗽变异性哮喘的表现是

★101. 婴幼儿支气管哮喘的表现是

★102.（2021 考点）婴幼儿哮喘慢性持续期治疗首选

A. 局部糖皮质激素
B. 细胞膜稳定药
C. 茶碱类药物
D. 肾上腺素能受体激动药
E. 全身糖皮质激素

103. 婴儿，女，6 个月。因“发热咳嗽 3 天、气促 1 天”入院。查体：T 38.6℃，呼吸急促，口周发青，咽充血，双肺可闻及中小水泡音，心、腹（-）。血常规：白细胞 10×10^9/L，N 0.65，L 0.35。该患儿最可能的诊断是

A. 支气管炎
B. 支气管肺炎

C. 毛细支气管炎
D. 支气管哮喘
E. 原发性肺结核

(104~106 题共用题干)
患儿，男，10 岁。发热 10 天，体温 38℃~39℃，刺激性咳嗽明显，感胸痛。查体：双肺散在干啰音。胸部 X 线片：左肺下野淡薄片状阴影。

104. 最可能的病原体是
A. 腺病毒
B. 肺炎链球菌
C. 肺炎支原体
D. 金黄色葡萄球菌
E. 呼吸道合胞病毒

★105. 为明确诊断，首先应进行
A. 血培养
B. 痰液病毒分离
C. 冷凝集试验
D. 结核菌素试验
E. 血肥达反应

106. (**2021 考点**)治疗首选的药物为
A. 青霉素
B. 头孢素
C. 链霉素
D. 红霉素
E. 阿昔洛韦

107. 3 岁小儿的收缩压为
A. 100 mmHg
B. 95 mmHg
C. 90 mmHg
D. 86 mmHg
E. 80 mmHg

108. 属于左向右分流型的先天性心脏病是
A. 动脉导管未闭
B. 大血管错位
C. 肺动脉狭窄
D. 右位心
E. 法洛四联症

109. 患儿，1 岁，考虑存在先天性心脏病。血流动力学改变示左心房、右心房、肺循环、右心室血量增多，而左心室、体循环血量减少。则该小儿先天性心脏病的类型为
A. 房间隔缺损
B. 室间隔缺损
C. 动脉导管未闭
D. 肺动脉狭窄
E. 法洛四联症

110. Roger 病指的是
A. 小型房间隔缺损
B. 大型房间隔缺损
C. 小型室间隔缺损
D. 大型室间隔缺损
E. 肺动脉狭窄

111. 患儿，男，3 岁，考虑存在先天性心脏病。查体：胸骨左缘第 3~4 肋间可闻及收缩期杂音，肺动脉第二心音亢进。胸部 X 线片示：左右心室扩大。该患儿先天性心脏病的类型为
A. 房间隔缺损
B. 室间隔缺损
C. 动脉导管未闭
D. 肺动脉狭窄
E. 法洛四联症

(112~114 题共用题干)
患儿，3 岁，自幼呼吸较急促，常患呼吸道感染。近 1 年多，哭甚时出现青紫。查体：心前区隆起，胸骨左缘第 3~4 肋间可闻及Ⅳ级收缩期杂音。X 线片检查示：左右心室及左心房增大，肺血管影增多，肺动脉段凸出。

112. 此患儿最可能的诊断是
A. 房间隔缺损
B. 室间隔缺损
C. 动脉导管未闭
D. 肺动脉狭窄
E. 法洛四联症

113. 此患儿如出现了永久性青紫，则说明
A. 静脉系统淤血
B. 动脉系统淤血
C. 合并了肺水肿
D. 合并了心力衰竭
E. 形成艾森门格综合征

114. 此患儿手术治疗，必须做的辅助检查是
A. 心功能检查
B. 超声心动图
C. 磁共振成像
D. 心导管检查
E. 心电图

115. (**2021 考点**)患儿，男，1 岁，自幼体弱，多次患肺炎。胸片示：肺纹理增强，左心房、左心室增大，肺动脉段突出，主动脉弓增大。考虑该患儿存在
A. 房间隔缺损
B. 室间隔缺损
C. 动脉导管未闭
D. 法洛四联症
E. 艾森门格综合征

(116~117 题共用题干)
患儿，5 岁，体格发育落后就诊。患儿自幼唇、甲床青紫、活动后气促。查体：胸骨左缘第 2~3 肋间可闻及收缩期杂音，经超声心动图证实为先天性心脏病，法洛四联症。

116. 此患儿先天性心脏病存在的畸形为
A. 主动脉狭窄，房间隔缺损，主动脉骑跨，左心室

肥厚

B. 主动脉狭窄，室间隔缺损，肺动脉骑跨，右心室肥厚

C. 肺动脉狭窄，室间隔缺损，主动脉骑跨，右心室肥厚

D. 肺动脉狭窄，房间隔缺损，主动脉骑跨，左心室肥厚

E. 肺动脉狭窄，房间隔缺损，肺动脉骑跨，右心室肥厚

117. 此患儿突然发生昏厥、抽搐，考虑并发的疾病是

A. 支气管肺炎

B. 充血性心力衰竭

C. 低钙惊厥

D. 脑血栓、脑脓肿

E. 癫痫

118. (2021 考点) 法洛四联症最早出现的症状是

A. 蹲踞

B. 晕厥

C. 呼吸困难

D. 青紫

E. 活动耐力下降

(119～120 题共用题干)

患儿，女，3 岁。生后 3 个月出现发绀，哭闹时加重，时有抽搐史。查体：生长发育差，发绀明显，心前区可闻及Ⅲ级收缩期喷射音。胸部 X 线片提示肺门血管影少，右心室增大，心腰凹陷，呈靴形心。

119. (2021 原题) 此患儿的临床诊断为

A. 法洛四联症

B. 肺动脉狭窄

C. 动脉导管未闭

D. 室间隔缺损

E. 房间隔缺损

120. 右心室肥大时，心尖搏动位置为

A. 向左下移位

B. 向右移位

C. 向右上移位

D. 向左上移位

E. 向左移位

(121～122 题共用备选答案)

A. 房间隔缺损

B. 室间隔缺损

C. 动脉导管未闭

D. 法洛四联症

E. 复杂先心病

★121. (2021 考点) 胸骨左缘第 2、3 肋间可闻及 2～3 级柔和的收缩期吹风样杂音为

★122. (2021 考点) 胸骨左缘第 2 肋间可闻及粗糙响亮的连续性机械样杂音为

123. 正常儿童新鲜尿沉渣镜检时，红细胞数应为

A. <5/HP

B. <4/HP

C. <3/HP

D. <2/HP

E. <1/HP

(124～126 题共用题干)

患儿，男，6 岁。水肿、尿色红 2 天入院，半个月前患过扁桃体炎。查体：颜面眼睑水肿，心肺听诊无异常，尿常规有红细胞(+++)、尿蛋白(+)。

★124. 首先考虑该患儿的诊断是

A. 急性泌尿系统感染

B. 单纯性肾病

C. 肾炎性肾病

D. 急进性肾炎

E. 急性肾小球肾炎

125. 若患儿在病程中出现血压升高、精神萎靡、水肿加重、尿量减少、氮质血症、血钾增高和代谢性酸中毒，首先应考虑并发

A. 高血压脑病

B. 急性心功能不全

C. 急性肾功能不全

D. 急性肝功能不全

E. 急性肺炎

126. 经治疗上述情况仍加重，应采取的措施是

A. 使用降血压药物

B. 使用强心剂

C. 补充电解质

D. 加强抗生素的应用

E. 血液透析

★127. 患儿，5 岁，眼和下肢水肿 3 天，尿量少，血压 110/90 mmHg，尿常规：尿蛋白(+++)，红细胞(++)，ASO 600 IU/mL。该患儿最可能的诊断是

A. 急性肾小球肾炎

B. 泌尿系感染

C. 慢性肾小球肾炎

D. 肾炎性肾病

E. 单纯性肾病

128. 小儿肾病综合征最常见的表现是

A. 少尿

B. 水肿

C. 精神萎靡

D. 面色苍白

E. 肉眼血尿

(129～130 题共用题干)

患儿，3 岁。眼睑及双下肢明显水肿、少尿 1 周。查体：精神状态良好，眼睑水肿，双下肢呈凹陷性水肿，血压 90/60 mmHg，心肺正常。尿常规：蛋白(+++)，红细胞 0～3/HP，血浆总蛋白 45 g/L，血清清蛋白 22 g/L，抗“O”正常，C3 补体正常，胆固醇 11.2 mmol/L。

129. 该患儿诊断为

A. 急性肾炎

B. 单纯性肾病
C. 肾炎性肾病
D. 急进性肾炎
E. 病毒性肾炎

★130. 该患儿的病理类型最可能为
A. 微小病变型
B. 系膜增生型
C. 局灶性阶段性肾小球硬化
D. 膜性肾病
E. 膜增生性肾炎

131. 下列关于骨髓的叙述，正确的是
A. 骨髓仅位于长骨的骨髓腔内
B. 在胎儿和幼儿骨内是红骨髓
C. 在成年人骨内是黄骨髓
D. 成为黄骨髓后不能再转变为红骨髓
E. 变为黄骨髓后仍具有造血功能

132. (2021 原题) 婴儿生理性贫血的时间是出生后
A. 2~3 周
B. 2~3 个月
C. 5~6 个月
D. 8~10 个月
E. 10~12 个月

133. 小儿末梢血中性粒细胞和淋巴细胞的比例大致相等的时间是
A. 4~6 周和 4~6 岁
B. 4~6 天和 4~6 岁
C. 1~3 周和 1~3 岁
D. 1~3 天和 1~3 岁
E. 7~9 天和 7~9 岁

(134~135 题共用备选答案)
A. Hb >120 g/L
B. Hb 90~120 g/L
C. Hb 60~90 g/L
D. Hb 30~60 g/L
E. Hb <30 g/L

★134. (2021 考点) 7 岁儿童中度贫血的诊断指标是
★135. (2021 考点) 7 岁儿童极重度贫血的诊断指标是

(136~139 题共用题干)
患儿，10 个月，母乳加米糕喂养，未添加其他辅食。近 2 个月来患儿面色苍白、食欲减退、肝脾轻度大。Hb 80 g/L，RBC 3.4×10^{12}/L，WBC 6.2×10^{9}/L。

136. 此小儿可能的疾病是
A. 营养性缺铁性贫血
B. 营养性巨幼红细胞贫血
C. 再生障碍性贫血
D. 生理性贫血
E. 混合性贫血

137. 为明确诊断需进行的检查是
A. 血红蛋白量测定
B. 血清铁蛋白测定
C. 血清叶酸量测定
D. 外周血涂片
E. 骨髓检查

138. 该患儿的治疗措施是
A. 铁剂+维生素 C
B. 铁剂+抗生素
C. 维生素 B_{12}+叶酸
D. 叶酸+维生素 C
E. 输全血

139. 患儿治疗有效的早期指标是
A. 红细胞数上升
B. 血红蛋白量上升
C. 网织红细胞上升
D. 红细胞中心浅染消失
E. 红细胞变大

(140~142 题共用题干)
患儿，女，1 岁，母乳喂养。近 1 个月来面色渐苍白，间断腹泻，原可站立，现坐不稳，手足常颤抖。体检：面色苍黄、略水肿，表情呆滞。血红蛋白 80 g/L，红细胞 2.4×10^{12}/L，白细胞 5.0×10^{9}/L。

140. 该患儿可诊断为
A. 甲状腺功能减低症
B. 营养性缺铁性贫血
C. 维生素 D 缺乏性佝偻病
D. 病毒性脑膜炎
E. 营养性巨幼红细胞性贫血

141. 为明确诊断，需进一步进行的检查是
A. 脑电图检查
B. 外周血涂片
C. 血清铁检查
D. 血清维生素 B_{12} 和叶酸测定
E. 血清钙、磷、碱性磷酸酶测定

142. 该患儿有效的治疗措施是
A. 铁硫酸亚铁加维生素 C
B. 肌注维生素 D_3
C. 肌注维生素 B_{12}
D. 肌注维生素 B_6
E. 维生素 C 口服

143. 患儿，男，6 个月，因面色苍白 2 个月就诊。患儿仅吃母乳，近半个月面色苍白，活动减少。血常规：MCH 27pg，MCV 65fl，PLT 156×10^{9}/L，患儿的诊断应考虑是
A. 巨幼细胞性贫血
B. 缺铁性贫血
C. 营养性混合性贫血
D. 再生障碍性贫血
E. 急性白血病

144. 患儿，女，1 岁半。虚胖，面色蜡黄数月，肝脾大，肢体和头部不规则震颤，甚至抽搐，肌张力增强，治疗该患儿主要的药物是

A. 维生素 C
B. 维生素 B_{12}
C. 铁剂
D. 铁剂加叶酸
E. 泼尼松

145. 1 岁正常婴儿可能出现的体征是
A. Kernig 征阳性
B. Babinski 征阳性
C. 共济失调
D. 分离性感觉障碍
E. 屈颈试验阳性

146. 有关新生儿化脓性脑膜炎的临床表现，不正确的是
A. 苦笑面容
B. 黄疸
C. 吐奶
D. 拒食、少动
E. 面色青灰、发绀

147. 导致新生儿化脓性脑膜炎的病原菌是
A. 溶血性链球菌
B. 大肠杆菌
C. 流感嗜血杆菌
D. 肺炎链球菌
E. 脑膜炎双球菌

（148～150 题共用题干）

患儿，女，3 个月，高热，频繁呕吐 3 天，嗜睡，查体：双眼凝视，前囟膨隆，反应差，脐部见少量脓性分泌物，心肺正常，脑膜刺激征(+)。

★148. (2021 考点) 该患儿的最可能的诊断
A. 颅内出血
B. 新生儿缺氧缺血性脑病
C. 化脓性脑膜炎
D. 脑发育不全
E. 低钙惊厥

149. 错误的处理措施是
A. 抗生素治疗 10～14 天
B. 早期、足量、足疗程
C. 严密观察生命体征
D. 必要时可以应用肾上腺皮质激素
E. 腰穿降颅压

★150. (2021 考点) 该患儿最易出现的并发症是
A. 脑积水
B. 智力低下
C. 硬脑膜下积液
D. 低钙抽搐
E. 脑萎缩

★151. (2021 考点) 患儿，1 岁，已诊断为“流感嗜血杆菌脑膜炎”，曾用青霉素加氯霉素治疗 1 周，病情好转，体温正常，近 3 天来又出现发热、抽搐。查体：前囟紧张。脑脊液检查示：外观清亮，白细胞 12×10^6/L，蛋白 0.45 g/L，氯化物 110 mmol/L，糖 8 mmol/L。应首先考虑的诊断是
A. 脑膜炎复发
B. 硬脑膜下积液
C. 脑膜炎后遗症
D. 脑积水
E. 脑脓肿

★152. 符合病毒性脑炎脑脊液特点的是［助理不做］
A. 白细胞数<10×10^6/L，糖量正常，氯化物正常，蛋白量降低
B. 白细胞数<10×10^6/L，糖量正常，氯化物降低，蛋白量增多
C. 白细胞数（50～200）$\times10^6$/L，糖量减少，氯化物下降，蛋白量增多
D. 白细胞数（50～200）$\times10^6$/L，糖量正常，氯化物正常，蛋白量增多
E. 白细胞数>1000×10^6/L，糖量减少，氯化物稍降低，蛋白量降低

★153. 女婴，10 个月，发热伴间断呕吐 1 周就诊。体检：精神可，较兴奋，方颅，前囟门稍饱满。脑脊液检查：外观呈毛玻璃样，细胞数 500×10^6/L，中性粒细胞 0.70，蛋白 0.45 g/L，氯化物 110 mmol/L，糖 2.5 mmol/L。此患儿最可能的临床诊断是［助理不做］
A. 病毒性脑膜炎
B. 结核性脑膜炎
C. 化脓性脑膜炎
D. 流行性脑膜炎球菌性脑膜炎
E. 感染中毒性脑病

154. 患者，女，13 岁。因发热伴头痛、烦躁 2 天，于 1 月 28 日入院。查体：T 39℃，Bp 130/80 mmHg，精神差，神志清楚，全身散在瘀点、瘀斑，颈抵抗阳性，Kernig 征及 Babinski 征均阳性。实验室检查：腰穿脑脊液压力 240 mmH_2O，外观混浊，WBC 1200×10^6/L，蛋白质 1.5 g/L，糖 2.5 mmol/L，氯化物 100 mmol/L。本病蛛网膜切片的病例改变不包括
A. 血管扩张充血
B. 可见大量中性粒细胞
C. 可见大量淋巴细胞和单核细胞
D. 明显水肿
E. 可见纤维素

（155～156 题共用题干）

患儿，女，7 岁。身高 90 cm，仅能数 1～20 个数。查体：面容特殊，眼距宽，鼻梁平，舌厚肥大，皮肤粗糙，毛发枯干，表情呆板，腹隆，四肢短小，骨龄摄片仅有 4 枚骨化核。

155. 为确诊，应进行的检查是
A. 智能测定
B. 血清 T3、T4、TSH 测定
C. 血清生长激素测定
D. 尿三氯化铁试验
E. 尿甲苯胺蓝试验

156. 患儿诊断明确后，正确的治疗措施是
   A. 低苯丙氨酸饮食
   B. 口服脑活素、吡拉西坦
   C. 口服生长激素
   D. 口服甲状腺素
   E. 低铜饮食

157. (2021 考点) 在新生儿期进行筛查的遗传代谢内分泌疾病是
   A. 21-三体综合征、苯丙酮尿症
   B. 先天性甲状腺功能减退症、苯丙酮尿症
   C. 先天性甲状腺功能减退症、半乳糖血症
   D. 先天性甲状腺功能减退症、21-三体综合征
   E. 21-三体综合征、半乳糖血症

158. 先天性甲状腺功能减退症的典型实验室检查结果是
   A. T4↑、TSH 正常
   B. T4↓、TSH 正常
   C. T4↓、TSH↑
   D. T4↑、TSH↑
   E. T4↑、TSH↓

159. 一婴儿诊断为散发性甲状腺功能减退症，不正确的治疗是[助理不做]
   A. 需供给充足的蛋白
   B. 明确诊断后立即治疗
   C. 应终身服用甲状腺素片
   D. 需加用碘剂治疗
   E. 供给各种维生素和矿物质

第二十三章参考答案

1.【参考答案 C】

【押题点】新生儿的分类方法(围生期的定义)。

【解析】围生期定义是孕满7个月(孕28周)到出生后7天这段时间，这段时间小儿的发病率和病死率是最高的。围生期病死率可以衡量一个国家的卫生水平。

2.【参考答案 E】

【押题点】小儿年龄分期。

【解析】婴儿期是指出生后到满一周岁之前。胎儿期是指从受精卵开始至胎儿出生为止。学龄前期是指3周岁后到6~7岁入小学前。新生儿期是指胎儿娩出脐带结扎到满28天。幼儿期是指自1周岁后到满3周岁前。

3.【参考答案 C】

【押题点】幼儿期的儿童特点。

【解析】1周岁后到满3周岁之前称为幼儿期，是个体自我意识发展的开始时期。

4.【参考答案 B】

【押题点】年龄分期和各期特点(婴儿期)。

【解析】婴儿期是小儿生长发育第一个高峰期，婴儿5~6个月后经胎盘从母体获得的IgG逐渐消失，自身的免疫功能尚未发育成熟。

5.【参考答案 E】

【押题点】年龄分期和各期特点(青春期)。

【解析】青春期是体格发育的第二个高峰，同时生殖系统的发育也加速并渐趋成熟。

6.【参考答案 C】

【押题点】小儿生长发育规律。

【解析】小儿生长发育一般规律：由上到下，由近到远，由粗到细，由低级到高级，由简单到复杂。

7.【参考答案 C】

【押题点】小儿骨骼发育(颅骨)。

【解析】正常小儿前囟呈菱形，出生时为1~2 cm，以后随颅骨生长而增大，6个月龄左右逐渐骨化而变小，最迟于2岁闭合。

8.【参考答案 B】

【押题点】小儿骨骼发育(颅骨)。

【解析】后囟呈三角形，出生时后囟很小或已闭合，最迟为6~8周龄闭合。

9.【参考答案 D】

【押题点】体格生长规律(头围的增长)。

【解析】小儿出生时头围约为33~34 cm，第1年前3个月头围的增长(6 cm)约等于后9个月头围的增长值(6 cm)，即1岁时头围约46 cm，2岁时头围约48 cm，2~15岁头围仅增加6~7 cm。(记忆)3个月时40 cm，1岁时46 cm，2岁时48 cm，5岁时约50 cm。

10.【参考答案 B】

【押题点】体格生长规律(头围的增长)。

【解析】小儿出生时头围约为33~34 cm，第1年前3个月头围的增长(6 cm)约等于后9个月头围的增长值(6 cm)，即1岁时头围约46 cm，故3个月龄婴儿头围是40 cm。

11.【参考答案 D】

【押题点】体格生长规律(胸围的增长)。

【解析】出生时胸围为32 cm，1岁至青春期前期胸围应大于头围，约为(头围+年龄-1)cm，1周岁时头围与胸围大致相同，是46 cm。

12.【参考答案 C】

【押题点】小儿体格生长规律。

【解析】乳牙2~2.5岁出齐，2岁小儿身长2×7+75=89 cm，头围48 cm，能跳，能表达自己的意愿，所以本题答案是2岁(大家要记住一些常用的数据)。

13.【参考答案 C】

【押题点】体格生长规律(体重的增长)。

【解析】根据公式：体重=年龄×2+8=12 kg。

14.【参考答案 A】

【押题点】语言发育规律。

【解析】小儿语言发育三阶段的顺序：发音、理解、表达。

15.【参考答案 C】

【押题点】小儿生长发育规律(身材的增长)。

【解析】2~6岁身高计算：7×年龄+75。本题2×7+75=89 cm。

16.【参考答案 A】

【押题点】小儿生长发育规律。

【解析】2~6岁身高计算：75+7×年龄，7~10岁身高计算：80+6×年龄。1~6岁体重计算：年龄×2+8。7~12岁体重计算：(年龄×7-5)/2。根据以上两公式可得出答案最接近6岁。

17.【参考答案E】

【押题点】小儿运动发育规律。

【解析】小儿2个月时能抬头、3个月时抬头较稳。6个月能双手向前撑住独坐，8个月会爬，12月能独走，18个月能爬台阶，2岁能够双脚跳。30个月能够单足跳。

18.【参考答案E】

【押题点】语言发育规律。

【解析】3岁时几乎能指认许多物品名，并说有2~3个字组成的短句。所以念歌谣应该是3岁时。

19.【参考答案B】

【押题点】脊柱发育规律。

【解析】出生时脊柱无弯曲，仅轻微后凸。3个月小儿抬头时出现颈椎生理弯曲(第一个生理弯曲)，6个月小儿能坐时出现胸椎生理弯曲(第二个生理弯曲)，1岁小儿站立行走时出现腰椎生理弯曲(第三个生理弯曲)。

20.【参考答案E】

【押题点】骨骼发育年龄的判断。

【解析】判断长骨的生长，婴儿早期应摄膝部X线片，年长儿摄左手及腕部X线片，以了解腕骨、掌骨、指骨的发育，本题根据体重，小儿年龄为2岁。

21.【参考答案C】

【押题点】体格生长规律。

【解析】根据儿童的生长发育特点，可知：1~6岁儿童的体重=年龄×2+8。2~6岁儿童的身高=年龄×7+75。1~9岁儿童腕部骨化中心的数目大约为其年龄加1。6~12岁乳牙逐个被恒牙替换。推断患者最可能的年龄为6岁。

22.【参考答案A】

【押题点】儿童计划免疫时间。

【解析】刚出生需要接种卡介疫苗、乙肝疫苗(第1次)。

23.【参考答案A】

【押题点】儿童计划免疫时间。

【解析】脊髓灰质炎疫苗接种的时间：生后2个月龄以上；卡介苗于出生后接种；麻疹疫苗于8个月龄接种；牛痘不在计划免疫内；乙型脑炎减毒活疫苗应分别在8个月龄、2岁时接种。

24.【参考答案E】

【押题点】乙肝疫苗的计划免疫。

【解析】小儿乙肝疫苗的接种时间为刚出生、1个月龄、6个月龄。

25.【参考答案D】

【押题点】麻疹疫苗的计划免疫。

【解析】出生后8个月时才要接种麻疹减毒活疫苗。

26.【参考答案B】

【押题点】脊髓灰质炎疫苗的计划免疫。

【解析】脊髓灰质炎灭活疫苗初种的时间为第2个月，脊髓灰质炎减毒活疫苗接种的时间为第3个月、第4个月。

27.【参考答案A】

【押题点】百白破疫苗的计划免疫。

【解析】百白破疫苗接种的时间是出生后第3个月、第4个月、第5个月。

28.【参考答案C】

【押题点】儿童能量代谢。

【解析】基础代谢所需热量占总热量的比例1岁内占50%，约50 kcal/(kg·d)此后逐步减少。

29.【参考答案D】

【押题点】儿童能量代谢组成。

【解析】婴儿总热量分配包括基础代谢所需、食物热力作用、活动所需、排泄丢失、生长发育所需。

30.【参考答案E】

【押题点】儿童能量代谢组成特点。

【解析】生长所需组织生长合成消耗能量为儿童特有，生长所需能量与儿童生长的速度呈正比，随年龄增长逐渐减少。

31.【参考答案E】

【押题点】儿童能量代谢宏量营养素。

【解析】三种产能营养素蛋白质占8%~15%。6个月以下儿童脂肪占45%~50%，6个月~2岁为35%~40%。2岁以上儿童膳食中，糖类占55%~65%，E答案最接近。

32.【参考答案C】

【押题点】母乳喂养的优点。

【解析】蛋白质总量虽较少，但其中白蛋白多而酪蛋白少，故在胃内形成凝块小，易被消化吸收。含不饱和脂肪酸的脂肪较多，牛乳里饱和脂肪酸多；乳糖量多，利于脑发育，可促进肠道乳酸杆菌生长；牛乳里甲型乳糖多，易生成大肠杆菌；矿物质含量虽与牛乳相同，但其吸收率却高于牛乳5倍，人乳里维生素K和维生素D较少。钙、磷比例适当(2:1)。

33.【参考答案D】

【押题点】人工喂养。

【解析】母亲因各种原因不能喂哺<6个月婴儿时，可选用牛乳、羊乳，或其他兽乳，称为人工喂养。甜炼乳、麦乳精由于含糖量太高不宜作为婴儿主食。

34.【参考答案D】

【押题点】转乳期食物的引入。

【解析】4~6个月时，添加泥状食物：菜泥、水果泥、含铁配方米粉。7~9个月，末状食物：稀饭、肉末、菜末、蛋、鱼泥、豆腐、水果。10~12个月，碎食物：软饭、碎菜、鱼肉、豆制品。

35.【参考答案B】

【押题点】人初乳特点。

【解析】初乳一般指产后4~5天内的乳汁，质略稠而带黄色，含脂肪较少而蛋白质较多，微量元素锌、白细胞、SIgA等免疫物质及生长因子、牛磺酸等都比较多，对新生儿生长发育和抗感染十分重要。

36.【参考答案C】

【押题点】新生儿生理性黄疸的原因。

【解析】①胆红素生成相对较多：a.红细胞数量多；b.红细胞寿命较短；c.旁路胆红素来源较多。②转运胆红素能力差。③肝功能发育差。④胆红素肠肝循环增加。

37.【参考答案 C】

【押题点】ABO 溶血病的诊断。

【解析】ABO 溶血病者多在第 2~3 天出现黄疸，黄疸均迅速加重，于 3~4 天达高峰值，子血型 B，母血型 O，血清胆红素 257 μmol/L(15 mg/dL)均支持诊断。新生儿胆道闭锁多在出生后 2 周始显黄疸并进行性加重。Rh 溶血多不发生在第一胎。小儿肝脏不大，一般状况好，不考虑 A、B 选项。

38.【参考答案 A】

【押题点】新生儿黄疸的治疗。

【解析】光照治疗是目前应用最多且安全有效的措施。通过光照使皮肤 2 mm 深度的胆红素氧化为无毒水溶性产物从胆汁及尿中排出。足月儿胆红素 > 205 μmol/L(12 mg/dL)，早产儿>171 μmol/L(10 mg/dL)时均可进行光照治疗。

39~40.【参考答案 A B】

【押题点】新生儿败血症早发型的致病菌。

【解析】新生儿败血症根据发病时间与感染途径分为以下几种：①早发型：生后 7 天内起病，感染发生在出生前或出生时母亲垂直传播，病原菌以大肠杆菌等革兰阴性杆菌为主，常呈暴发性，多器官受累，病死率高。②晚发型：生后 7 天后起病，感染发生在出生时或出生后水平传播，病原菌以金黄色葡萄球菌、机会致病菌为主。细菌入侵途径广泛，可从脐部、皮肤黏膜、呼吸道、消化道侵入，也可通过医源性途径，如医务人员的手、吸痰器、各种导管、暖箱感染新生儿。

41~42.【参考答案 A C】

【押题点】21-三体综合征、先天性甲状腺功能减低症的诊断。

【解析】①21-三体综合征患儿的主要特征为智能低下、生长发育迟缓、特殊面容(眼距宽、眼裂小、眼外眦上斜、鼻根低平、外耳小、硬腭窄小、舌常伸出口外、流涎多)、通贯掌，可伴有多种畸形。②先天性甲状腺功能减低症典型特殊面容和体态：颈短，头大，皮肤粗糙，面色苍黄，毛发稀少、干燥、无光泽，面部黏液水肿，眼睑水肿，眼距宽，鼻梁低平，唇厚，舌大而宽厚、常伸出口外，腹部膨隆，常有脐疝，患儿身材矮小，躯干长而四肢短小，上部量/下部量大于 1.5。

43.【参考答案 D】

【押题点】21-三体综合征的实验室检查。

【解析】患儿有特殊面容，通贯掌合并先天性心脏病，考虑 21-三体综合征，确诊需要染色体检测。

44.【参考答案 B】

【押题点】21-三体综合征标准型核型。

【解析】21-三体综合征属常染色体畸变，是染色体病中最常见的一种。按染色体核型分析可分为三型：标准型、易位型和嵌合体型。标准型最多见，核型为 47，XX(或 XY)，+21。D/G 易位最常见的核型为 46，XX(或 XY)，-14，+t(14q21q)。易位核型，例如：46，XY，der(14；21)(q10；q10)，+21。嵌合体型：46，XY(或 XX)/47，XY(或 XX)，+21。

45.【参考答案 B】

【押题点】D/G 易位的核型。

【解析】21-三体综合征属常染色体畸变，是染色体病中最常见的一种。按染色体核型分析可分为三型：标准型、易位型(D/G 易位、G/G 易位)和嵌合体型。标准型最多见，核型为 47，XX(或 XY)+21。D/G 易位最常见的核型为 46，XX(或 XY)，-14，+t(14q21q)。G/G 易位核型为 46，XX(或 XY)，-21，+t(21q21q)；或 46，XX(或 XY)，-22，+t(21q22q)。

46.【参考答案 A】

【押题点】21-三体综合征核型分类。

【解析】21-三体综合征属常染色体畸变，是染色体病中最常见的一种。按染色体核型分析可分为三型：标准型、易位型(D/G 易位、G/G 另位)和嵌合体型。标准型最多见，核型为 47，XX(或 XY)+21。

47.【参考答案 E】

【押题点】21-三体综合征的遗传咨询。

【解析】D/G 易位核型为 46，XX(或 XY)，-21，+t(21q21q)或 46，XX(或 XY)，-22，+t(21q22q)。母亲为罗伯逊易位携带者，其下一代 100%为本病。

48.【参考答案 B】

【押题点】苯丙酮尿症(PKU)的遗传形式。

【解析】苯丙酮尿症(PKU)是苯丙氨酸代谢途径中肝内苯丙氨酸羟化酶缺乏所致的氨基酸代谢病，患儿尿液中排出大量苯丙酮酸，是氨基酸代谢障碍中较常见的一种，属常染色体隐性遗传病。

49.【参考答案 A】

【押题点】苯丙酮尿症病因。

【解析】苯丙酮尿症是苯丙氨酸代谢途径中肝内苯丙氨酸羟化酶缺乏所致的氨基酸代谢病。

50.【参考答案 D】

【押题点】苯丙酮尿症的临床表现。

【解析】患儿出生时都正常，通常在 3~6 个月时出现症状，1 岁时症状明显。神经系统以智能发育落后为主，出生数月后因黑色素合成不足，毛发、皮肤和虹膜色泽变浅。尿液和汗液有鼠尿臭味，由苯乙酸所致。

51.【参考答案 D】

【押题点】苯丙酮尿症的辅助检查。

【解析】尿三氯化铁试验和 2，4-二硝基苯肼试验是检测尿中苯丙酮酸的化学呈色法，一般用于对较大患儿和儿童的初筛。

52.【参考答案 E】

【押题点】苯丙酮尿症的治疗。

【解析】苯丙酮尿症的治疗主要是低苯丙氨酸饮食，饮食控制至少需持续到青春期以后。

53~54.【参考答案 D A】

【押题点】苯丙酮尿症的辅助检查。

【解析】新生儿筛查——足跟外周血 Guthrie 细菌生长

抑制试验。较大患儿、儿童初筛——尿三氯化铁试验、2,4-二硝基苯肼试验。鉴别BH4——尿蝶呤图谱分析。诊断——血清苯丙氨酸浓度、苯丙氨酸耐量试验。

55.【参考答案C】

【押题点】苯丙酮尿症的辅助检查。

【解析】患儿考虑为苯丙酮尿症，血浆游离氨基酸分析和尿液有机酸分析不仅为本病提供生化诊断依据，而且同时可鉴别其他可能的氨基酸、有机酸代谢缺陷。

56.【参考答案C】

【押题点】小儿免疫系统发育特点。

【解析】IgM不能通过胎盘，如出生时血清IgM>0.3 g/L，表明胎儿在宫内已受过非己抗原的刺激，需要进一步检测特异性抗体才能明确是否存在宫内感染。IgG是唯一能够通过胎盘的免疫球蛋白。足月新生儿B细胞量高于成人。B细胞免疫的发育较T细胞免疫晚。

57.【参考答案E】

【押题点】早期麻疹特异性体征。

【解析】麻疹黏膜斑(Koplik斑)：为早期诊断的重要依据。一般在出疹前1~2天出现。开始时见于上下磨牙相对的颊黏膜上，直径为0.5~1 mm灰白色小点，常在1~2天内迅速增多，于出疹后逐渐消失。

58.【参考答案A】

【押题点】出疹规律(麻疹)。

【解析】麻疹多在发热3~4天后出现皮疹。皮疹先见于耳后、发际，渐及额部、面部、颈部，然后自上而下延至躯干和四肢，最后达手掌和足底。

59.【参考答案B】

【押题点】麻疹出疹时间。

【解析】多在发热3~4天后出现皮疹，此时全身中毒重，体温骤然升高。

60.【参考答案A】

【押题点】风疹与麻疹的鉴别诊断。

【解析】风疹病原为风疹病毒，可经飞沫或胎盘传播。其临床特征为全身症状轻，持续3日的斑丘疹，枕后、耳后和颈后淋巴结肿大及压痛。

61.【参考答案D】

【押题点】风疹的临床表现。

【解析】风疹典型的临床特征为全身症状轻，持续3日的斑丘疹，枕后、耳后和颈后淋巴结肿大及压痛。前驱期短，发热1~2天出疹，一天内出齐，疹退时体温恢复正常，无脱皮。

62.【参考答案D】

【押题点】幼儿急疹的特点。

【解析】幼儿急疹又称婴儿玫瑰疹，病原为人类疱疹病毒6型，临床特征为持续高热3~5天，高热时可有惊厥，伴有耳后淋巴结肿大。热退疹出。红色斑丘疹以颈、躯干多见。

63.【参考答案E】

【押题点】幼儿急疹的特征表现。

【解析】高热3~5天，热退疹出，一般情况好，耳后疹部淋巴结肿大，头面颈及躯干红色细小斑丘疹，为幼儿急疹的特点。

64.【参考答案C】

【押题点】幼儿急疹病原体。

【解析】幼儿急疹又称婴儿玫瑰疹，病原为人疱疹病毒6型。

65.【参考答案C】

【押题点】水痘的出疹规律。

【解析】水痘由水痘-带状疱疹病毒原发感染，潜伏期一般为14天左右。出疹前1天可有低热、厌食，有时可见猩红热样皮疹。

66.【参考答案E】

【押题点】水痘的皮疹特点。

【解析】皮疹呈向心性，开始为头、面部、躯干和腰部，继而扩展到四肢，有明显痒感。皮疹演变快，在皮肤上同时存在斑疹、丘疹、水疱疹和结痂疹(四种皮疹分批出现，高峰时"四世同堂")。黏膜皮疹可出现在口腔、结膜、生殖器等处。

67.【参考答案D】

【押题点】猩红热的临床表现。

【解析】猩红热是由A组β溶血性链球菌引起的急性出疹性传染病。临床以发热、咽炎、草莓舌、全身鲜红皮疹、口周苍白圈、帕氏线、疹退后脱屑为特征。题干所述与本病特点相符，考虑本病诊断。

68.【参考答案B】

【押题点】猩红热出疹规律。

【解析】猩红热皮疹于发热1~2天出现，出疹时高热，其顺序先为颈部、腋下和腹股沟处，24小时内遍及全身。

69.【参考答案C】

【押题点】猩红热皮疹特点。

【解析】全身皮肤弥漫性充血发红，其间广泛存在密集而均匀的红色细小丘疹，呈鸡皮样，触之砂纸感。面部潮红无皮疹，口唇周围发白，形成口周苍白圈。皮肤皱褶处如腋窝、肘窝及腹股沟等处，皮疹密集，其间有出血点，形成明显的横纹线，称为帕氏线。疹退1周后开始出现面部躯干糠屑样脱皮。

70~71.【参考答案A B】

【押题点】皮疹特点(猩红热、水痘)。

【解析】①猩红热皮疹，全身皮肤弥漫性充血发红，其间广泛存在密集而均匀的红色细小丘疹，呈鸡皮样，触之砂纸感。口周苍白圈。②水痘皮疹演变快，在皮肤上同时存在斑疹、丘疹、水疱疹和结痂疹。

72.【参考答案C】

【押题点】肺结核的治疗。

【解析】活动性原发型肺结核宜分阶段治疗，在强化治疗阶段宜用3~4种杀菌药，即INH、RFP、PZA(吡嗪酰胺)或SM(链霉素)，2~3个月后以INH、RFP或EMB巩固维持治疗。常用方案为2HRZ/4HR。PZA不用于巩固治疗。

73.【参考答案 B】

【押题点】结核菌素试验。

【解析】小儿受结核感染 4~8 周后，做结核菌素试验呈阳性反应，结核迟发型变态反应前期(初次感染后 4~8 周内)可为阴性反应。

74.【参考答案 D】

【押题点】原发性肺结核的临床表现。

【解析】原发性肺结核是小儿肺结核的主要类型，为结核杆菌初次侵入肺部后发生的原发感染。部分高敏状态小儿可出现眼疱疹性结膜炎，皮肤结节性红斑和(或)多发性一过性关节炎。周围淋巴结有不同程度的肿大。

75.【参考答案 C】

【押题点】结核菌素试验的临床意义。

【解析】PPD 阳性反应见于：①曾接种过卡介苗；②年长儿无明显临床症状，仅呈一般阳性反应，表示曾感染过结核杆菌；③婴幼儿，尤其是未接种卡介苗者，阳性反应多表示体内有新的结核病灶，年龄愈小，活动性结核可能性愈大；④强阳性反应者，表示体内有活动性结核病；⑤由阴性转为阳性反应，或反应强度从原来小于 10 mm 增至大于 10 mm，且增加的幅度大于 6 mm 时，表示新近有结核感染。

76.【参考答案 B】

【押题点】结核菌素试验的临床意义。

【解析】注意阴性反应与假阴性反应的区别。假阴性反应是指机体免疫功能低下或受抑制所致，如部分危重结核病，急性传染病如麻疹、风疹、水痘、百日咳等，体质极度衰弱者如重度营养不良、重度脱水、重度水肿等，应用肾上腺皮质激素或其他免疫抑制剂治疗时或原发或继发免疫缺陷病等。而阴性反应见于：①未感染过结核；②结核迟发型变态反应前期(初次感染后 4~8 周内)；③假阴性反应；④技术误差或所用结核菌素已失效。

77.【参考答案 C】

【押题点】原发性肺结核的临床表现。

【解析】诊断应结合病史、临床表现及其他有关检查进行综合分析。本患儿有低热、盗汗，且消瘦、面色苍白。OT 试验(+++)，中性粒细胞稍高，血培养(-)，胸部 X 线片示肺门淋巴结肿大，考虑诊断原发型肺结核。

78.【参考答案 C】

【押题点】活动性肺结核的诊断。

【解析】本题考察重点为活动性肺结核指标。结核杆菌为抗酸杆菌，但抗酸杆菌不一定就是结核杆菌。故胃液找到抗酸杆菌并非活动性肺结核的指标。

79.【参考答案 B】

【押题点】结核性脑膜炎的临床表现。

【解析】结核性脑膜炎可引起脑神经损害，常见面神经、舌下神经、眼神经、展神经障碍的临床症状。最常侵犯的颅神经为第 7 对脑神经——面神经。

80.【参考答案 E】

【押题点】结核性脑膜炎的早期临床表现。

【解析】结核性脑膜炎早期症状表现为小儿性格改变，如少言、懒动、易倦、喜哭、易怒等。临床症状可有发热、食欲缺乏、盗汗、消瘦、呕吐、便秘，反复惊厥、昏迷属于结核性脑膜炎晚期临床表现。

81.【参考答案 B】

【押题点】原发性肺结核的主要表现。

【解析】患儿有低热、咳嗽、盗汗、淋巴结肿大，血常规以淋巴细胞为主，考虑存在结核感染。

82.【参考答案 C】

【押题点】原发性肺结核的病理表现。

【解析】原发性肺结核病灶多位于右侧，肺上叶底部和下叶的上部，近胸膜处。基本病变为渗出、增殖、坏死。

83.【参考答案 C】

【押题点】肺结核的治疗。

【解析】患儿考虑结核感染，早期抗结核治疗甚为重要。

84.【参考答案 C】

【押题点】先天性肥厚性幽门狭窄的腹部体征。

【解析】先天性肥厚性幽门狭窄的胃蠕动波从左季肋下向右上腹部移动，到幽门即消失。

85.【参考答案 E】

【押题点】先天性巨结肠的诊断。

【解析】凡新生儿生后胎粪排出延迟或不排胎粪，伴有腹胀、呕吐应考虑先天性巨结肠。

86.【参考答案 A】

【押题点】小儿腹泻最易出现的酸碱平衡紊乱类型。

【解析】腹泻丢失肠道内大量碱性物质，进食少，肠吸收不良，摄入热量不足，体内脂肪的分解代谢增加，酮体生成增多，乳酸堆积，易出现代谢性酸中毒。

87~88.【参考答案 E B】

【押题点】小儿腹泻的病因。

【解析】①长期应用广谱抗生素可使肠道菌群失调，使肠道内耐药的金葡菌、铜绿假单胞菌(绿脓杆菌)、变形杆菌、某些梭状芽胞杆菌和白色念珠菌等大量繁殖引起肠炎。②轮状病毒是秋季、冬季婴幼儿腹泻最常见的病原体，曾被称为“秋季腹泻”。

89.【参考答案 C】

【押题点】轮状病毒肠炎的临床表现。

【解析】大便常规仅见脂肪球，细菌性感染依据不足；患儿体温高，可除外进食过量、喂养不当和生理性腹泻，故选择 C 病毒性肠炎。大便呈蛋花汤样、脂肪球(+)为秋季腹泻的特征之一，最常见的病原体是轮状病毒。

90.【参考答案 A】

【押题点】轮状病毒肠炎的特点。

【解析】轮状病毒肠炎好发于秋季、冬季，曾被称为“秋季腹泻”。多见于 6~24 个月的婴幼儿，起病急，常伴有发热和上呼吸道感染症状，一般无明显感染中毒症状。大便黄色水样或蛋花汤样，可带少量黏液，可见脂肪滴，无腥臭味。大便镜检偶有少量白细胞。常出现脱水。

91.【参考答案 D】

【押题点】病毒性肠炎的诊断。

【解析】发热、腹泻、不洁饮水史，水样便，查外周血见淋巴细胞明显增多、便常规镜检无特殊发现，支持病毒性肠炎诊断。细菌性痢疾为黏液脓血便。

92.【参考答案 B】

【押题点】腹泻病的液体疗法。

【解析】该患儿皮肤弹性差，精神萎靡，眼眶及前囟凹陷，体重下降 8%，为中度等渗脱水，按 120～150 mL/kg 补液。脱水性质不明时，按等渗性脱水处理、选择 1/2 张液体。

93.【参考答案 B】

【押题点】腹泻的治疗。

【解析】水样泻如伴有明显中毒症状而不能用脱水解释者，尤其是对重症患儿、新生儿、小婴儿和衰弱患儿应选用抗生素治疗。

94.【参考答案 D】

【押题点】小儿腹泻的诊断。

【解析】脱水程度的判断：①轻度脱水，失水量为体重的 3%～5%(30～50 mL/kg)，精神稍差，口唇黏膜稍干，哭时有泪，皮肤弹性正常，尿量稍减少。②中度脱水，失水量为体重的 5%～10%(50～100 mL/kg)，精神萎靡或烦躁不安，口唇黏膜干燥，眼窝和前囟明显凹陷，哭时泪少，皮肤弹性较差，尿量明显减少，四肢稍凉。③重度脱水，失水量为体重的 10%以上(100～120 mL/kg)，精神极度萎靡，表情淡漠，口唇黏膜极度干燥，眼窝和前囟深凹，哭时无泪，皮肤弹性极差，尿量极少或无尿，休克症状。根据患儿精神萎靡、皮肤弹性差、眼凹陷症状，结合唇樱红考虑中度脱水伴酸中毒。

95.【参考答案 B】

【押题点】等渗性脱水选择 2:3:1 液。

【解析】根据患儿精神萎靡、皮肤弹性差、眼凹陷症状，结合唇樱红考虑中度脱水伴酸中毒。溶液中电解质溶液与非电解质溶液的比例应根据脱水性质(等渗、低渗、高渗)分别选用，一般等渗性脱水用 1/2 张含钠液，低渗性脱水用 2/3 张含钠液，高渗性脱水用 1/3 张含钠液。患儿血钠 132 mmol/L，属等渗性脱水，故选择 2:3:1 液。

96.【参考答案 D】

【押题点】液体疗法。

【解析】患儿血钠 132 mmol/L，属等渗性脱水，液体选择 1/2 张。生理需要量(<10 kg)为 100 mL/(kg·d)，累积损失量为 50～100 mL/kg，加上继续丢失量，为 1200～1600 mL。

97.【参考答案 D】

【押题点】小儿呼吸系统生理特点、免疫特点。

【解析】新生儿免疫系统功能不完善，分泌型 IgA 缺乏，使新生儿易患感染性疾病，尤其是呼吸道及消化道感染。

98.【参考答案 C】

【押题点】疱疹性咽峡炎的病原体。

【解析】疱疹性咽峡炎的病原体为柯萨奇 A 组病毒，好发于夏秋季。急起高热、咽痛、流涎、畏食、呕吐等。查体可见咽部充血，咽腭弓、悬雍垂、软腭等处有 2～4 mm 大小的疱疹，周围有红晕，疱疹破溃后形成小溃疡，病程 1 周左右。

99.【参考答案 C】

【押题点】咽结膜热病原体为腺病毒 3、7 型。

【解析】咽结膜热病原体为腺病毒 3、7 型，常发生于春夏季，是一种以发热、咽炎、结膜炎为特征的急性传染病。多呈高热、咽痛、眼部刺痛、咽部充血、一侧或两侧滤泡性眼结膜炎，可伴球结膜出血，颈部、耳后淋巴结肿大，有时有胃肠道症状。病程 1～2 周。

100～101.【参考答案 E B】

【押题点】小儿哮喘的临床表现。

【解析】①咳嗽变异性哮喘表现为持续咳嗽>1 个月，常在夜间和(或)清晨发作，运动、遇冷空气或嗅到特殊气味后加重，痰少，临床上无感染征象。②婴幼儿支气管哮喘表现为反复发作的喘息、气促、胸闷和咳嗽，多与接触过敏原、冷空气、物理或化学性刺激、病毒性呼吸道感染、运动等有关。

102.【参考答案 A】

【押题点】哮喘的治疗。

【解析】局部应用糖皮质激素是婴幼儿哮喘最基本的治疗方法，是哮喘长期控制的首选药物，也是目前最有效的抗炎药物。

103.【参考答案 B】

【押题点】支气管肺炎的临床表现。

【解析】支气管肺炎以 2 岁以下的婴幼儿多见，起病多数较急，发病前数日多先有上呼吸道感染，主要临床表现为发热，咳嗽，气促，肺部固定性的中、细湿啰音，以白细胞为主，结合题干，本病可能性大。

104.【参考答案 C】

【押题点】支气管肺炎的临床表现。

【解析】患儿为年长儿，发热时间长，临床以刺激性咳嗽为突出表现，应考虑支原体肺炎。病原体为肺炎支原体。

105.【参考答案 C】

【押题点】支气管肺炎的病原学检查。

【解析】冷凝集试验为支原体肺炎的过筛试验。

106.【参考答案 D】

【押题点】支原体感染治疗。

【解析】支原体感染治疗上首选大环内酯类抗生素，如红霉素、罗红霉素及阿奇霉素，用药 2～3 周。

107.【参考答案 D】

【押题点】儿科疾病诊治(血压测量)。

【解析】血压推算公式：收缩压=(年龄×2)+80 mmHg。舒张压=收缩压的 2/3。

108.【参考答案 A】

【押题点】先天性心脏病的分类。

【解析】左向右分流型先天型心脏病包括室间隔缺损、房间隔缺损、动脉导管未闭。右向左分流型：法洛四联症、大动脉换位、三尖瓣闭锁。无分流型：肺动脉狭窄、主动脉瓣狭窄。

109.【参考答案 A】

【押题点】房间隔缺损的病理生理。

【解析】首先肺循环血量增多提示存在左向右分流、左心室血量少，分流应未导致左心室血量增加，故考虑分流存在于心房水平。房间隔缺损的血流动力学改变为左心房、右心房、肺循环、右心室血量增多，而左心室、体循环血量减少。

110.【参考答案 C】

【押题点】室间隔缺损的病理生理。

【解析】Roger 病是指小型室间隔缺损：缺损直径 <5 mm 或缺损面积 $<0.5\ cm^2/m^2$ 体表面积。

111.【参考答案 B】

【押题点】室间隔缺损的临床表现。

【解析】室间隔缺损是最常见的先天性心脏病。由于左心室压力高于右心室，故血液自左心室向右心室分流，右心室扩大，右心压力增高，左心室代偿性增大。体检：心前区隆起，心界增大，心尖搏动弥散，胸骨左缘第 3、4 肋间可闻及 3~4 级粗糙的全收缩期杂音，传导广泛，杂音最响部位可触及震颤。可有肺动脉第二心音亢进。

112.【参考答案 B】

【押题点】室间隔缺损的典型表现。

【解析】哭甚时出现青紫，说明存在潜伏性青紫，为先天性心脏病左向右分流型。左右心室及左心房增大提示左向右分流增加左右心室负担。室间隔缺损杂音为胸骨左缘第 3~4 肋间可闻及收缩期杂音，肺动脉第二心音亢进。

113.【参考答案 E】

【押题点】室间隔缺损的病理生理。

【解析】室间隔缺损很大且伴有明显肺动脉高压时，右心室压力显著升高，此时左向右分流减少，甚至出现右向左分流，而出现青紫。形成永久性肺动脉高压时，患儿呈现持续青紫，即称艾森门格综合征。

114.【参考答案 B】

【押题点】先天性心脏病的辅助检查. 。

【解析】超声心动图为无创检查。通过多普勒彩色血流显像可见分流的部位、方向，可估测分流量大小及缺损的位置，评估分流速度、计算跨隔压差和右心室收缩压，估测肺动脉压。

115.【参考答案 C】

【押题点】动脉导管未闭的病理生理。

【解析】胸部 X 线片提示：左心房、左心室大，主动脉影增宽均符合动脉导管未闭的血流动力学变化，即肺动脉除接受右心血外，还接受主动脉分流来的血，故循环血量增加，致左心房、左心室血量增大，进而出现左心房、左心室增大。

116.【参考答案 C】

【押题点】法洛四联症的组成。

【解析】法洛四联症由以下 4 种畸形组成：①右心室流出道狭窄(肺动脉狭窄)；②室间隔缺损；③主动脉骑跨；④右心室肥大(属继发性病变)。

117.【参考答案 D】

【押题点】法洛四联症的并发症。

【解析】从本病解剖基础来看，右心室回流的血液可以不经肺过滤直接进入体循环，若患儿右心系统有栓子脱落，可以直接进入体循环，造成栓塞。

118.【参考答案 D】

【押题点】法洛四联症的临床表现。

【解析】青紫是法洛四联症最早出现的而且是主要的临床表现，其轻重和出现早晚与肺动脉狭窄程度有关。

119.【参考答案 A】

【押题点】法洛四联症的诊断。

【解析】患儿青紫出现早、心前区Ⅱ-Ⅲ级收缩期喷射音、肺门血管影少、右心室增大，为典型的法洛四联症表现；X 线改变为：上级隔增宽，心尖圆钝上翘，肺动脉段凹陷，构成“靴形”心影，肺门血管影减少，肺野清晰。

120.【参考答案 E】

【押题点】法洛四联症的病理解剖。

【解析】法洛四联症四大畸形之一为右心室肥大，肥大的右心室使心尖向左移位。

121~122.【参考答案 A C】

【押题点】先天性心脏病的特征性杂音。

【解析】①房间隔缺损——胸骨左缘第 2、3 肋间有 2~3 级柔和收缩期吹风样杂音。②室间隔缺损——胸骨左缘第 3、4 肋间Ⅲ~Ⅳ级粗糙全收缩期杂音。③动脉导管未闭——胸骨左缘第 2 肋间粗糙响亮的连续性机械样杂音。④法洛四联症——胸骨左缘 2~4 肋间Ⅱ~Ⅲ级粗糙喷射样收缩期杂音。

123.【参考答案 C】

【押题点】小儿尿细胞与管型特点。

【解析】正常儿童新鲜尿液离心后沉渣显微镜下检查，红细胞<3/HP、白细胞<5/HP、偶见透明管型为正常。

124.【参考答案 E】

【押题点】急性肾小球肾炎的诊断。

【解析】患儿有前驱感染病史，临床表现为水肿、血尿、蛋白尿，最可能的诊断是急性肾小球肾炎。

125.【参考答案 C】

【押题点】急性肾小球肾炎的严重表现。

【解析】氮质血症、电解质紊乱和代谢性酸中毒是急性肾功能不全的典型表现。常发生于疾病初期，一般持续 3~5 天。

126.【参考答案 E】

【押题点】急性肾功能不全的治疗措施。

【解析】保守治疗无效时，血液透析是急性肾功能不全的主要治疗措施。

127.【参考答案 A】

【押题点】急性肾小球肾炎的诊断。

【解析】患儿以水肿、少尿、血尿、蛋白尿、高血压为主要临床表现，ASO 增高，符合急性肾小球肾炎的临床特点。

128.【参考答案 B】

【押题点】小儿肾病综合征的临床表现。

【解析】肾病综合征是以“三高一低”（大量蛋白尿、低白蛋白血症、高胆固醇血症、不同程度的水肿）为基本临床特征的综合征。其中，不同程度凹陷性水肿为其临床特征，且最常见，也常最早出现。大量蛋白尿及低蛋白血症是诊断肾病综合征的必备条件。

129.【参考答案 B】

【押题点】单纯型肾病的临床表现。

【解析】单纯型肾病：仅具有典型的“三高一低（蛋白尿、高胆固醇、水肿、低蛋白血症）”临床表现者，补体一般正常。肾炎性肾病补体可持续降低。

130.【参考答案 A】

【押题点】单纯性肾病的病理改变。

【解析】儿童肾病综合征最主要的病理变化是微小病变型。

131.【参考答案 B】

【押题点】小儿造血特点。

【解析】小儿出生后主要是骨髓造血。骨髓位于长骨的骨髓腔内及所有松质骨的骨小梁之间。婴儿期所有骨髓均为红骨髓，全部参与造血。年长儿和成人期红骨髓仅限于肋骨、胸骨、脊椎、骨盆、颅骨、锁骨和肩胛骨。黄髓仍有潜在的造血功能，当造血需要增加时，它可转变为红髓而恢复造血功能。

132.【参考答案 B】

【押题点】不同年龄儿童的血象特点。

【解析】小儿生后 2～3 个月时红细胞数降至 3.0×10^{12}/L 左右，血红蛋白量降至 100 g/L 左右，出现轻度贫血，称为“生理性贫血”。“生理性贫血”呈自限性，3 个月以后，红细胞数和血红蛋白量又缓慢增加，至 12 岁时达成人水平。

133.【参考答案 B】

【押题点】小儿白细胞数与分类。

【解析】小儿出生时以中性粒细胞为主，随着白细胞总数的下降，中性粒细胞比例也相应下降，生后 4～6 天时两者比例约相等，至 1～2 岁时淋巴细胞所占比例高于中性粒细胞，之后中性粒细胞比例逐渐上升，至 4～6 岁时两者再次相等，7 岁后白细胞分类与成人相似（双五交叉、5 天 5 岁）。

134～135.【参考答案 C E】

【押题点】贫血的程度分类。

【解析】5～11 岁儿童 Hb 低限为 115 g/L。根据外周血血红蛋白含量分为 4 度：Hb 从正常值下限至 90 g/L 属轻度，60～90 g/L 为中度，30～60 g/L 为重度，<30 g/L 为极重度。

136.【参考答案 A】

【押题点】营养性缺铁性贫血的诊断。

【解析】母乳+米糕均是缺铁的食物，血常规提示血红蛋白降低比红细胞减少明显（6～59 个月低限为 110 g/L），考虑营养性缺铁性贫血。

137.【参考答案 B】

【押题点】缺铁性贫血的辅助检查。

【解析】血清铁蛋白值可较灵敏地反映体内贮铁情况，在缺铁的铁减少期即已降低，有助于确立诊断。此外，血清铁、总铁结合力和转铁蛋白饱和度，这三项检查能反映血浆中铁含量，通常在缺铁性贫血期才出现异常。

138.【参考答案 A】

【押题点】缺铁性贫血的治疗。

【解析】缺铁性贫血的治疗主要原则为去除病因及补充铁剂，铁剂选用二价铁盐制剂，同时口服维生素 C 能促进铁的吸收。

139.【参考答案 C】

【押题点】缺铁性贫血的疗效判断。

【解析】网织红细胞数于用药 2～3 天后开始升高，5～7 天达高峰，2～3 周后下降至正常。治疗 1～2 周后，血红蛋白逐渐增加，通常治疗 3～4 周达到正常。

140.【参考答案 E】

【押题点】营养性巨幼红细胞性贫血的临床表现。

【解析】单纯母乳喂养未添加辅食，可致维生素 B_{12} 和叶酸缺乏。患儿贫血貌、略水肿，伴手足颤抖，查血红蛋白 80 g/L、红细胞数的减少比血红蛋白量的减少更为明显，符合营养性巨幼红细胞性贫血。

141.【参考答案 D】

【押题点】营养性巨幼红细胞性贫血的辅助检查。

【解析】营养性巨幼细胞贫血应选用血清维生素 B_{12}、血清叶酸检测进一步协助诊断。正常血清维生素 B_{12} 为 200～800 ng/L，<100 ng/L 为缺乏。血清叶酸正常值为 5～6 μg/L，<3 μg/L 为缺乏。

142.【参考答案 C】

【押题点】营养性巨幼红细胞性贫血的治疗。

【解析】营养性巨幼红细胞性贫血用维生素 B_{12} 和（或）叶酸治疗有效。应以维生素 B_{12} 为主，有精神症状者单用叶酸可能加重症状。

143.【参考答案 B】

【押题点】营养性缺铁性贫血的诊断。

【解析】纯母乳喂养未添加辅食（常见缺铁性贫血、巨幼细胞性贫血诱因），面色苍白、活动减少，血常规符合小细胞低色素性改变，考虑最可能是缺铁性贫血。

144.【参考答案 B】

【押题点】营养性巨幼红细胞性贫血的治疗。

【解析】营养性巨幼细胞性贫血的典型表现是面色蜡黄，疲乏无力，表情呆滞，对外反应迟钝，肢体、头、舌甚至全身震颤；当伴有精神神经症状时需要服用维生素 B_{12}。

145.【参考答案 B】

【押题点】小儿神经系统神经反射。

【解析】出生后3~4个月前的婴儿肌张力较高，Kernig征（凯尔尼格征）可呈阳性，18个月以下小儿Babinski征（巴宾斯基征）阳性亦可为生理现象，该反射不对称或18个月后出现阳性时，提示椎体束损害。

146.【参考答案A】

【押题点】新生儿化脓性脑膜炎的临床表现。

【解析】苦笑面容为破伤风的表现。新生儿化脓性脑膜炎的临床表现常缺乏典型症状和体征：①面色青灰、拒食、少动、吐奶、发甜、黄疸、呼吸不规则等非特异性症状与败血症相似；②体温可高、可低或不发热，甚至体温不升；③由于其前囟尚未闭合，颅缝可以裂开，而使颅内压增高表现不明显或颅内压增高症状出现晚，幼婴不会诉头痛，可能仅有吐奶、尖叫或颅缝分离；④惊厥可不典型，如仅见面部、肢体局灶或多灶性抽动，局部或全身性肌阵挛，或呈现眨眼、呼吸不规则、屏气等各种不显性发作；⑤脑膜刺激征不明显或少有脑膜刺激征，与婴儿肌肉不发达、肌力弱和反应低下有关。

147.【参考答案B】

【押题点】新生儿急性细菌性脑膜炎的病原菌。

【解析】又称化脓性脑膜炎。①早期新生儿：大肠埃希菌（早产儿常见）、B族链球菌（足月儿常见）。②<3个月婴儿：革兰阴性杆菌（大肠埃希菌、铜绿）、金黄色葡萄球菌。③3个月~3岁：流感嗜血杆菌、肺炎链球菌、脑膜炎双球菌。④学龄前及学龄期：脑膜炎双球菌、肺炎链球菌、流感嗜血杆菌。

148.【参考答案C】

【押题点】化脓性脑膜炎的诊断。

【解析】新生儿脐部可见化脓灶，以感染症状（发热）+颅内高压（前囟膨隆、呕吐）+脑膜刺激征为主要表现，引起抽搐，可诊断为化脓性脑膜炎。

149.【参考答案E】

【押题点】化脓性脑膜炎的治疗。

【解析】对于化脓性脑膜炎合并严重颅内压增高的患儿，在未有效降低颅内压之前不宜腰穿，否则容易诱发脑疝危及婴儿生命。

150.【参考答案C】

【押题点】化脓性脑膜炎的常见并发症。

【解析】化脓性脑膜炎最易出现的并发症是硬脑膜下积液（30%~60%），1岁以下婴儿好发。

151.【参考答案B】

【押题点】化脓性脑膜炎的常见并发症。

【解析】凡经化脓性脑膜炎有效治疗48~72小时后脑脊液有好转，但体温不退或体温下降后再升高；或一般症状好转后又出现意识障碍、惊厥、前囟隆起或颅压增高等症状，应首先怀疑硬脑膜下积液。该患儿治疗后病情好转，又出现发热、抽搐、颅压增高，应考虑此病。

152.【参考答案D】

【押题点】病毒性脑膜炎的脑脊液特点。

【解析】病毒性脑炎脑脊液较清亮或微混，白细胞正常或稍增高，但小于300×10^6/L。分类早期以中性粒细胞增多为主，但以后即以淋巴细胞为主，糖含量正常、氯化物正常、蛋白量增多，细菌学检查阴性。

153.【参考答案B】

【押题点】结核性脑膜炎的脑脊液特点。

【解析】患儿发热、呕吐、前囟饱满，提示颅压增高、颅内感染。典型结核性脑膜炎脑脊液外观呈毛玻璃样，白细胞数多<500×10^6/L，分类以淋巴细胞为主，糖和氯化物同时降低，蛋白增高达1~3 g/L。脑脊液静置24小时可有薄膜形成，薄膜涂片抗酸染色可找到结核菌，结核菌培养阳性可帮助确立诊断。

154.【参考答案C】

【押题点】化脓性脑膜炎的病理改变。

【解析】患者发热、头痛、颈强直（+）、病理征（+），考虑颅内感染。外观混浊、白细胞及蛋白升高、糖及氯化物降低，提示化脓性脑膜炎。病理改变为广泛性血管充血、大量中性粒细胞浸润和纤维蛋白渗出，伴有弥漫性血管源性和细胞毒性脑水肿。

155.【参考答案B】

【押题点】先天性甲状腺功能减退症的实验室检查。

【解析】眼距宽、鼻梁低平、身材矮小、四肢短小等特殊面容体态，表情呆板、智能发育低下，为先天性甲状腺功能减退症的表现。任何临床有可疑症状的小儿都应检测血清T4和TSH浓度，T4降低、TSH明显升高时即可确诊。

156.【参考答案D】

【押题点】先天性甲状腺功能减退症的治疗。

【解析】不论何种原因造成的甲状腺功能减低症，都需要甲状腺素制剂终身治疗，以维持正常生理功能，不能中断。

157.【参考答案B】

【押题点】新生儿遗传代谢疾病筛查。

【解析】我国颁布的母婴保健法规定在新生儿期进行筛查的遗传代谢内分泌疾病是先天性甲状腺功能减退和苯丙酮尿症。

158.【参考答案C】

【押题点】先天性甲状腺功能减退症的实验室检查。

【解析】血清T4和TSH浓度测定为诊断先天性甲低的重要检查项目，T4降低、TSH明显升高时即可确诊。

159.【参考答案D】

【押题点】散发性甲状腺功能减退症的治疗。

【解析】先天性甲低最主要的病因是甲状腺不发育、发育不全或异位，此时甲状腺部分或完全丧失其分泌功能，加用碘剂治疗无效。明确甲低后应立即采用甲状腺素替代疗法治疗，终身服用甲状腺素制剂，以维持正常生理功能。

第二十四章 传染病、性传播疾病

分值：执业20分/助理9分 难度：中等 建议完成时间：3.5小时 题目后缀为[助理不做]的，助理医师不用做

1. 下列关于传染病说法错误的是
   A. 传染病由病原微生物感染人体后引起
   B. 病原微生物包括朊毒体、病毒、立克次体、细菌、真菌和螺旋体等
   C. 传染病还包括寄生虫病
   D. 传染病在一定条件下可造成流行
   E. 传染病均属感染性疾病，故感染性疾病一定是传染病

2. 病原体致病能力不包括
   A. 机体免疫功能
   B. 侵袭力
   C. 毒力
   D. 数量
   E. 变异性

★3. 关于感染过程中潜伏性感染特点的叙述不正确的是
   A. 不引起显性感染
   B. 一旦免疫功能下降可引起显性感染
   C. 病原体侵入人体后，寄生在机体某些部位
   D. 每种感染性疾病均有潜伏性感染
   E. 病原体一般不排出体外

★4. 按甲类传染病管理的乙类传染病是
   A. 麻疹
   B. 疟疾
   C. 流行性出血热
   D. 肺炭疽
   E. 肺结核

（5~7题共用备选答案）
   A. 呼吸道传播
   B. 消化道传播
   C. 接触传染
   D. 蚊虫叮咬传播
   E. 母婴传播

5. 霍乱的传播途径是
6. 流行性乙型脑炎的传播途径是
7. 艾滋病的传播途径是

（8~9题共用备选答案）
   A. 30分钟
   B. 1小时
   C. 2小时
   D. 6小时
   E. 24小时

★8. 甲类传染病城镇上报的时间是
★9. 乙类传染病农村上报的时间是

10. 传染病确诊的主要依据是
   A. 病原学及免疫学检查
   B. 血常规
   C. 生化检查
   D. 脑脊液常规
   E. 活体组织检查

（11~13题共用备选答案）
   A. IgM
   B. IgA
   C. IgE
   D. IgG
   E. IgD

11. 传染病免疫学检查中提示近期感染的指标是
12. 传染病免疫学检查中出现晚且持续时间长的是
13. 传染病免疫学检查中提示蠕虫感染的是

（14~15题共用备选答案）
   A. 血液传播
   B. 消化道传播
   C. 生活接触
   D. 呼吸道传播
   E. 虫媒传播

★14. 甲型肝炎的主要传播途径是
★15. 乙型肝炎的主要传播途径是

16. 属于DNA病毒的肝炎病毒是
   A. HAV
   B. HBV
   C. HCV
   D. HDV
   E. HEV

（17~18题共用题干）
患者，男，16岁，既往健康。3天前无明确诱因出现发

热、恶心、食欲缺乏伴尿黄，明显乏力。有不洁饮食史，查体：体温 38.5℃，巩膜黄染，肝肋下 2 cm。实验室检查：ALT 1200 U/L，TBIL 70 μmol/L。

★17.（2021 考点）该患者最可能的诊断是

A. 急性胃炎
B. 急性胆囊炎
C. 伤寒
D. 急性病毒性肝炎
E. 肾综合征出血热

★18.（2021 考点）为明确诊断首选的检查是

A. 血常规
B. 血培养
C. 肝炎病毒标志物检测
D. 肥达反应
E. 凝血酶原时间测定

★19.（2021 考点）患者，男，35 岁，既往健康。3 天前无明确诱因出现发热、恶心、食欲不振伴尿黄，明显乏力。实验室检查：ALT 1100 u/L，TBIL 80 μmol/L。该患者诊断应考虑为

A. 淤胆型肝炎
B. 急性无黄疸型肝炎
C. 急性重型肝炎
D. 亚急性重型肝炎
E. 急性黄疸型肝炎

20.（2021 考点）患者，女，30 岁产下一男婴，其母为 HBV 病毒携带者，该男婴为预防 HBV 病毒感染首选采取的措施是

A. 注射抗生素
B. 注射丙种球蛋白
C. 注射乙肝疫苗
D. 注射 HBIG
E. 注射干扰素

★21. 下列不是慢性肝炎的抗病毒治疗的适应证的是

A. HBV、HCV 在活动性复制中
B. 肝炎处于活动期
C. 肝活检示慢性肝炎
D. 肝炎肝硬化患者
E. 合并肝性脑病

★22.（2021 考点）下列不符合急性重型肝炎的诊断标准的是

A. 无出血倾向
B. 既往无同型病原的肝炎病史
C. 胆红素每日上升≥17.1 μmol/L
D. PTA 降低至 40%以下
E. 肝浊音界缩小

（23～25 题共用题干）

患者，男，46 岁。因食欲差、恶心 5 天来诊，8 年前体检发现 HbsAg 阳性，HbeAg 阳性，有长期大量饮酒史。查体：神志清楚，面色晦暗，巩膜及皮肤黄染，肝肋下 2 cm，脾肋下 3 cm，腹腔积液（+），实验室检查：ALT 1200 U/L，TBIL 200 μmol/L，PTA<40%。

★23.（2021 考点）该患者首选考虑的诊断是

A. 病毒性肝炎、慢性、重型
B. 病毒性肝炎、亚急性、重型
C. 病毒性肝炎、慢性、重度
D. 肝炎后肝硬化
E. 病毒性肝炎、慢性、中度

★24. 为明确肝炎病毒类型首选的检查是

A. 血清清蛋白
B. 血培养
C. 肝炎病毒标志物检测
D. 血常规
E. 凝血酶原时间测定

★25. 该患者最重要的治疗药物是

A. 核苷（酸）类药物
B. 胸腺肽
C. 丹参
D. 甘草酸制剂
E. 干扰素

26. 引起肾综合征出血热的病毒是

A. 汉坦病毒
B. DNA
C. RNA
D. 腺病毒
E. Lassa 病毒

★27.（2021 考点）流行性出血热实验室检查最特异的表现是

A. 异型淋巴细胞
B. 血常规
C. 肥达反应
D. 血培养
E. 抗 O 试验

28.（2021 考点）患者，男，30 岁，因发热 2 周于 7 月 30 日来医院就诊，体温 39.5℃，病初皮肤出现颜面、颈、胸部皮肤潮红，患者可能的诊断是

A. 肾综合征出血热
B. 流行性乙型脑炎
C. 麻疹
D. 风疹
E. 肾病综合征

29.（2021 考点）不属于肾综合征出血热的临床分期是

A. 发热期
B. 低血压休克期
C. 少尿期
D. 多尿期
E. 肾衰竭期

（30～31 题共用备选答案）

A. 猪
B. 蚊子
C. 人虱

D. 恙螨
E. 鼠

30. 流行性乙型脑炎的传播媒介是
31. 流行性乙型脑炎的传染源是
32. 流行性乙型脑炎极期的临床表现不包括
A. 呼吸衰竭
B. 惊厥或抽搐
C. 持续高热
D. 意识障碍
E. 肾衰竭

(33~35 题共用题干)
患者，男，10 岁。发热、头痛、呕吐 3 天，嗜睡半天，于 7 月 10 日入院。既往体健。查体：T 38.6℃，P 112 次/min，R 20 次/min，Bp 130/75 mmHg。神志不清，皮肤未见出血点，心肺未见异常，腹软，压痛及反跳痛(-)，肝、脾肋下未触及，颈抵抗(+)，双侧 Babinski 征(+)。实验室检查：血 WBC 12.4×10^9/L，中性粒细胞 0.70，淋巴细胞 0.30。腰穿脑脊液检查：压力 200 mmH_2O，WBC 170×10^6/L，蛋白 0.9 g/L，糖 4.2 mmol/L，氯化物 117 mmol/L。

33. (2021 原题)该患者最可能的诊断是
A. 疟疾
B. 钩端螺旋体病
C. 流行性乙型脑炎
D. 流行性脑脊髓膜炎
E. 中毒型细菌性痢疾

★34. (2021 原题)为明确诊断应进行的检查是
A. 钩端螺旋体显凝试验
B. 血涂片找疟原虫
C. 血培养
D. 脑脊液常规及培养
E. 血清特异性 IgM 抗体

35. 该病的主要病死原因是
A. 呼吸衰竭
B. 惊厥或抽搐
C. 持续高热
D. 意识障碍
E. 肾衰竭

★36. 钩端螺旋体病临床表现最重的钩体群是[助理不做]
A. 七日群
B. 秋季群
C. 犬群
D. 黄疸出血群
E. 波摩那群

37. (2021 考点)钩端螺旋体病的主要传播途径是[助理不做]
A. 鼠
B. 猪
C. 蚊子
D. 血液
E. 携带钩体动物的尿液

(38~40 题共用题干)
患者，男，40 岁，渔民。发热 3 天，于 10 月 20 日入院。伴寒战，全身酸痛，明显头痛。既往体健。查体：T 39.8℃，P 96 次/min，R 20 次/min。Bp 130/80 mmHg，结膜充血，巩膜轻度黄染，咽红，腹股沟淋巴结轻度肿大，有压痛，质软，心肺未见异常，腹软，压痛及反跳痛(-)，肝肋下触及边缘，有触痛，脾肋下未触及，腓肠肌压痛明显，双侧 Babinski(-)，实验室检查：血 WBC 11.4×10^9/L，中性粒细胞 0.90，淋巴细胞 0.30。ALT 310 U/L，TBIL 100 μmol/L。

★38. 该患者最可能的诊断是[助理不做]
A. 败血症
B. 伤寒
C. 钩端螺旋体病
D. 病毒性肝炎急性黄疸型
E. 肾综合征出血热

39. 引起本病的病原体是[助理不做]
A. 汉坦病毒
B. 伤寒杆菌
C. 肝炎病毒
D. 钩端螺旋体
E. 痢疾杆菌

40. 该病的首选治疗药物是[助理不做]
A. 青霉素 G
B. 庆大霉素
C. 头孢曲松
D. 左氧氟沙星
E. 磺胺

(41~42 题共用备选答案)
A. 单纯型
B. 肺出血型
C. 黄疸出血型
D. 肾衰竭型
E. 脑膜脑炎型

★41. 钩端螺旋体病临床分型中最多见的是[助理不做]
★42. 钩端螺旋体病临床分型中易引起病死的是[助理不做]

★43. 下列不属于钩端螺旋体病后发症的是[助理不做]
A. 后发热
B. 反应性脑膜炎
C. 眼后发症
D. 闭塞性脑动脉炎
E. 鼻后发症

★44. 伤寒好发部位是在[助理不做]
A. 回肠末端
B. 升结肠
C. 乙状结肠
D. 肝、脾
E. 心、脑

★45. 伤寒最常见的并发症是［助理不做］
A. 中毒性脑病
B. 肠穿孔
C. 急性胆囊炎
D. 肠出血
E. 腹泻

★46. (2021 考点) 一伤寒患者热退 2 周后临床症状再度出现考虑［助理不做］
A. 再燃
B. 复发
C. 重复感染
D. 混合感染
E. 再感染

(47~48 题共用备选答案)
A. 链霉素
B. 青霉素
C. 氧氟沙星
D. 头孢曲松
E. 氨苄西林

47. (2021 考点) 成人伤寒首选的药物是［助理不做］
48. (2021 考点) 孕妇伤寒首选的药物是［助理不做］

★49. (2021 考点) 为确诊一伤寒患者首选的实验室检查是［助理不做］
A. 血常规
B. 血培养
C. 肥达反应
D. 尿液培养
E. 血生化

★50. (2021 考点) 下列传染病中可引起血细胞减少的是［助理不做］
A. 流行性出血热
B. 钩端螺旋体病
C. 伤寒
D. 细菌性痢疾
E. 霍乱

★51. (2021 考点) 在伤寒中关于肥达反应说法不正确的是［助理不做］
A. "O"抗体凝集价在≥1∶80，"H"抗体在≥1∶160 有诊断意义
B. 仅"H"抗体升高而"O"抗体不增高者，提示既往有伤寒或有伤寒菌苗接种史
C. 疾病过程中抗体效价逐渐上升呈 4 倍以上者更有诊断价值
D. 只有"O"抗体凝集价上升，而"H"抗体不升高，可能为疾病早期
E. "H"抗体凝集价在≥1∶80，"O"抗体在≥1∶160 有诊断意义

★52. 下列不属于伤寒极期临床表现的是［助理不做］
A. 食欲不振、腹泻
B. 持续发热
C. 相对缓脉
D. 玫瑰疹
E. 体温下降

53. 我国最常见的痢疾杆菌为
A. A 群志贺菌
B. B 群福氏菌
C. C 群鲍氏菌
D. D 群宋内菌
E. D 群鲍氏菌+D 群宋内菌

54. 细菌毒力最强、可产生内外毒素的痢疾杆菌是
A. A 群志贺菌
B. B 群福氏菌
C. C 群鲍氏菌
D. D 群宋内菌
E. E 群志贺菌

55. 不属于中毒性细菌性痢疾临床表现的是
A. 好发于 2~7 岁儿童
B. 起病时肠道症状不明显
C. 均有脑膜刺激征
D. 起病急骤，突发高热
E. 全身中毒症状严重

(56~58 题共用题干)
患者，女，20 岁。发热，腹痛、腹泻伴里急后重 3 天。有不洁饮食史。查体：T 39.0℃，Bp 120/70 mmHg，腹软，脐周压痛(+)，反跳痛(-)。实验室检查：血 WBC 15×10^9/L，N 0.80，L 0.15。粪便镜检 WBC 满视野，RBC 30 个/HP。

56. 该患者最可能的诊断是
A. 霍乱
B. 急性阑尾炎
C. 急性阿米巴痢疾
D. 急性肠炎
E. 急性细菌性痢疾

57. 该患者此病最可能的临床类型是
A. 普通型
B. 轻型
C. 中毒型
D. 混合型
E. 休克型

58. 该患者首选的药物治疗是
A. 链霉素
B. 头孢菌素
C. 青霉素
D. 左氧氟沙星
E. 红霉素

59. 下列关于霍乱弧菌说法错误的是［助理不做］
A. 致病力主要是鞭毛和菌毛
B. 外毒素为主要致病因素
C. 霍乱弧菌对日光照射敏感
D. 革兰染色阳性

E. 煮沸立即病死

★60. (2021 考点) 霍乱流行期间快速检测的方法是[助理不做]

A. 动力试验和制动试验
B. 增菌培养
C. 粪便培养
D. 核酸检测
E. 粪便常规

61. 霍乱的传播途径不包括[助理不做]

A. 呼吸道传播
B. 蚊虫叮咬
C. 水
D. 食物
E. 生活接触

★62. (2021 考点) 霍乱的确诊依据是[助理不做]

A. 动力试验和制动试验
B. 增菌培养
C. 粪便培养
D. 核酸检测
E. 粪便常规

63. 脑膜炎双球菌有不同的菌群，我国流行的菌群是

A. A 群
B. B 群
C. C 群
D. D 群
E. E 群

64. 流行性脑脊髓膜炎的主要传播途径是

A. 消化道传播
B. 呼吸道传播
C. 输血传播
D. 密切接触传播
E. 蚊虫叮咬传播

65. 流脑与其他类型的脑炎鉴别诊断最有意义的体征是

A. 巴氏征阳性
B. 克氏征阳性
C. 颈抵抗
D. 剧烈头痛
E. 皮肤瘀点瘀斑

(66~68 题共用题干)

患者，女，13 岁。发热、头痛、呕吐、烦躁 5 天，于 3 月 10 日入院。查体：T 39.5℃，Bp 110/70 mmHg，神志清，精神差，全身皮肤散在瘀点、瘀斑，颈抵抗(+)，Kernig 征(+)，Babinski 征(+)。实验室检查：血 WBC 22 × 10^9/L，N 0.90。脑脊液检查：压力 230 mmH_2O，外观浑浊，WBC 1400×10^6/L，蛋白升高，糖、氯化物降低。

66. 该病最可能的诊断是

A. 钩端螺旋体病
B. 中毒型细菌性痢疾
C. 流行性乙型脑炎
D. 结核性脑膜炎
E. 流行性脑脊髓膜炎

67. 该病的确诊依据是

A. 流行季节
B. 临床表现
C. 脑膜刺激征阳性
D. 脑脊液检查
E. 血培养

68. 该患者首选最有效的药物是

A. 青霉素 G
B. 头孢菌素
C. 氯霉素
D. 环丙沙星
E. 红霉素

69. 疟原虫分类中不包括

A. 间日疟
B. 三日疟
C. 恶性疟
D. 卵形疟
E. 红外期疟原虫

(70~72 题共用备选答案)

A. 吡喹酮
B. 氯喹
C. 乙胺嘧啶
D. 伯氨喹
E. 奎宁

★70. (2021 考点) 控制疟疾发作的首选药物是

★71. (2021 考点) 能抗疟疾复发和传播的药物是

★72. (2021 考点) 能杀灭红细胞内疟原虫裂殖体的药物是

(73~74 题共用备选答案)

A. 中华按蚊
B. 人
C. 鼠
D. 猪
E. 虱

73. 疟疾传播的中间宿主是

74. 疟疾传播的终末宿主是

(75~76 题共用题干)

患者，男，40 岁。间断发热 1 个月，伴寒战、大汗，于 8 月 10 日就诊。发病前半月曾去泰国旅游，有蚊虫叮咬史。查体：T 40.0℃，P 110 次/min，心肺未见异常，肝脾肋下未触及。实验室检查：血 WBC 7.5×10^9/L，L 0.30。

75. 该患者最可能的诊断是

A. 流行性乙型脑炎
B. 流行性感冒
C. 钩端螺旋体病
D. 败血症
E. 疟疾

★76. 该患者确诊的依据是
A. 血培养
B. 血常规
C. 红细胞沉降率
D. 血涂片找疟原虫
E. 特异性抗体检测

★77. 为提高疟疾检出率，血涂片找疟原虫采血应在
A. 寒战、高热初期
B. 寒战、高热末期
C. 寒战、高热中期
D. 出汗期
E. 间歇期

78. 血吸虫虫卵引起病变主要发生的部位是
A. 肝、脾
B. 门静脉
C. 肺、肠
D. 结肠、肝脏
E. 肠系膜静脉

79. (2021 考点) 下列传染病可引起人畜共患病的是
A. 日本血吸虫病
B. 疟疾
C. 细菌性痢疾
D. 梅毒螺旋体
E. 淋球菌

80. 下列传染病可引起巨脾的是[助理不做]
A. 囊尾蚴病
B. 细菌性痢疾
C. 疟疾
D. 流脑
E. 日本血吸虫病

(81~82 题共用备选答案)
A. 脑皮质型
B. 脑室型
C. 软脑膜型
D. 混合型
E. 小脑型

81. 脑囊尾蚴病最常见的类型是[助理不做]
82. 脑囊尾蚴病可引起脑疝的类型是[助理不做]

83. 下列传染病可引起自体感染的是[助理不做]
A. 日本血吸虫病
B. 囊尾蚴病
C. 疟疾
D. 细菌性痢疾
E. 流脑

84. (2021 考点) HIV 的传播途径不包括
A. 输血制品
B. 日常接触
C. 母婴传播
D. 不洁注射
E. 性接触传播

★85. 获得性免疫缺陷综合征主要侵犯和破坏的细胞是
A. CD4+T 淋巴细胞
B. CD8+T 淋巴细胞
C. CD4+B 淋巴细胞
D. NK 细胞
E. B 淋巴细胞

86. (2021 考点) 艾滋病患者最常见的病死原因是
A. 癫痫
B. 食管溃疡
C. 卡氏肺孢子虫肺炎
D. 弓形虫脑炎
E. 恶性淋巴瘤

★87. 下列关于 HIV 病原学说法错误的是
A. 为单链 RNA 病毒
B. 由核心和包膜两部分组成
C. 脂包膜包括糖蛋白 gp120(外膜蛋白)和 gp41(透膜蛋白)
D. 核心包括两条正链 RNA、反转录酶、DNA 多聚酶和结构蛋白等
E. 为单链 DNA 病毒

88. 卡氏肺孢子虫肺炎首选的药物治疗是
A. 复方新诺明
B. 干扰素
C. 替诺福韦酯
D. 青霉素
E. 拉米夫定

89. (2021 考点) 淋病的病原体是
A. 沙眼衣原体
B. 人乳头瘤病毒
C. 疱疹病毒
D. 淋病奈瑟菌
E. 巨细胞病毒

90. 位居我国首位的性传播疾病是
A. 淋病
B. 梅毒
C. 生殖器疱疹
D. 尖锐湿疣
E. 生殖道沙眼衣原体感染

91. 孕妇淋病首选的治疗药物是
A. 青霉素
B. 头孢曲松
C. 克林霉素
D. 氧氟沙星
E. 红霉素

92. 三期梅毒皮肤黏膜损害表现为
A. 硬下疳
B. 梅毒疹
C. 树胶肿
D. 瘀点瘀斑
E. 皮下出血

93. 易导致心脏病的是梅毒
   A. 一期
   B. 二期
   C. 三期
   D. 四期
   E. 五期
94. 孕妇患沙眼衣原体感染首选的药物是[助理不做]
   A. 青霉素
   B. 头孢曲松
   C. 左氧氟沙星
   D. 阿奇霉素
   E. 红霉素
95. 关于孕妇感染沙眼衣原体的临床表现描述错误的是[助理不做]
   A. 新近活动性感染
   B. 原有衣原体感染因妊娠诱发活跃
   C. 多症状严重
   D. 以宫颈管炎、子宫内膜炎居多
   E. 严重者可有输卵管炎及盆腔炎性疾病

(96~97 题共用备选答案)
   A. 猫头鹰细胞
   B. 挖空细胞
   C. CD4+T 淋巴细胞
   D. 巨细胞
   E. B 淋病细胞
96. (2021 考点) 诊断巨细胞病毒感染的特异性细胞是[助理不做]
97. (2021 考点) 诊断尖锐湿疣的特异性细胞是[助理不做]

第二十四章参考答案

1.【参考答案 E】

【押题点】传染病的特点。

【解析】传染病是由各种病原微生物感染人体，引起的有传染性的疾病。病原微生物包括朊毒体、病毒、立克次体、细菌、真菌和螺旋体等。感染人体后产生的有传染性、在一定条件下可造成流行性疾病。传染病还包括寄生虫病，系由于原虫及蠕虫感染人体引起的疾病，大多亦有传染性。虽传染病均属感染性疾病，但感染性疾病不一定有传染性，故不一定是传染病。

2.【参考答案 A】

【押题点】感染过程中病原体作用。

【解析】病原体侵入人体后能否引起疾病，取决于病原体的致病力和机体的免疫功能两个因素。致病力包括以下几个方面：①侵袭力。②毒力。③数量。④变异性。

3.【参考答案 D】

【押题点】感染过程的表现。

【解析】潜伏性感染是指病原体感染人体后，寄生在机体某些部位，由于机体免疫功能足以将病原体局限化而不引起显性感染，但又不足以将病原体清除时，病原体便可长期潜伏起来，待机体免疫功能下降时，才引起显性感染。常见的潜伏性感染有单纯疱疹、带状疱疹、疟疾、结核等。潜伏性感染期间，病原体一般不排出体外，这是与病原携带状态的不同之处。

4.【参考答案 D】

【押题点】传染病的预防。

【解析】乙类传染病中，传染性非典型肺炎、炭疽中的肺炭疽、脊髓灰质炎采取甲类传染病的报告、控制措施。

5~7.【参考答案 B D E】

【押题点】传染病的流行过程及影响因素。

【解析】传播途径是指病原体由传染源排出后，到达另一个易感者所经过的途径，常见的传播途径有以下几种。①经空气、飞沫或尘埃等从呼吸道传播：如传染性非典型肺炎和流行性感冒等疾病的传播。②经水、食物等从消化道传播：如霍乱、细菌性痢疾等疾病的传播。③与传染源直接接触而受感染的接触传播：如炭疽、钩端螺旋体病等疾病的传播。④通过节肢动物叮咬吸血(媒介昆虫)传播：如流行性乙型脑炎、疟疾等疾病的传播。⑤血液、体液传播：如性传播、输血注射或母婴垂直传播，如慢性乙型肝炎、艾滋病等疾病的传播。

8~9.【参考答案 C E】

【押题点】传染病的预防。

【解析】甲类为强制管理的烈性传染病，要求发现后 2 小时内通过传染病疫情监测信息系统上报。乙类为严格管理的传染病，要求诊断后 24 小时内通过传染病疫情监测信息系统上报。乙类传染病中的传染性非典型肺炎、炭疽中的肺炭疽、脊髓灰质炎按甲类传染病管理。

10.【参考答案 A】

【押题点】传染病诊断的主要方法。

【解析】病原学及免疫学检查：这是传染病确诊的重要依据，主要包括以下几种：①直接检查；②病原体分离；③免疫学检查；④分子生物学检测。

11~13.【参考答案 A D C】

【押题点】感染过程中免疫应答的作用。

【解析】①在感染过程中 IgM 出现最早，持续时间短，是近期感染的标志，可用于早期诊断；②IgG 则出现晚且持续时间长，故多用于回顾性诊断或流行病学调查；③IgA 主要是呼吸道和消化道黏膜上的局部抗体；④IgE 主要作用于原虫和蠕虫感染诊断。

14~15.【参考答案 B A】

【押题点】病毒性肝炎的流行病学。

【解析】①甲型、戊型肝炎以粪-口传播为主；②乙型肝炎主要通过血液和血制品传播、接触(日常生活密切接触和性接触)传播和母婴传播；③丙型肝炎亦主要经血液和血制品传播；④丁型肝炎传播与乙型肝炎相似。

16.【参考答案 B】

【押题点】病毒性肝炎的病原学。

【解析】乙型肝炎病毒(HBV)是 DNA 病毒，HBV 颗粒又叫 Dane 颗粒，里面分包膜和核心两部分，包膜即表面抗原(HBsAg)，核心部分有核心抗原(HBcAg)(在血液里查不到)、e 抗原(HBeAg)、HBV-DNA 及 DNA 多聚酶。

17.【参考答案 D】

【押题点】病毒性肝炎的诊断。

【解析】该患者青年男性，无肝炎病史，有不洁饮食史，出现发热、恶心、食欲减退、尿黄、肝功能损害等肝炎症状，考虑急性肝炎。

18.【参考答案 C】

【押题点】病毒性肝炎的诊断。

【解析】分类型首选肝炎病毒标志物检测。

19.【参考答案 E】

【押题点】病毒性肝炎的诊断。

【解析】患者乏力、食欲不振且尿黄，ALT增高，且血清胆红素大于17.1 μmol/L，可诊断为急性黄疸型肝炎，否则为急性无黄疸型肝炎。

20.【参考答案 D】

【押题点】病毒性肝炎的预防。

【解析】对各种原因已暴露于HBV的易感者，包括HBsAg阳性母亲所分娩的新生儿，可用高效价乙型肝炎免疫球蛋白(HBIG)，使用剂量为新生儿100 IU，成人500 IU，一次肌内注射，免疫力可维持3周。

21.【参考答案 E】

【押题点】病毒性肝炎的治疗。

【解析】慢性乙型、丙型、丁型肝炎、肝炎肝硬化及急性丙型肝炎需要抗病毒治疗，其适应证为以下几点：①HBV、HCV在活动性复制中；②肝炎处于活动期；③肝活检示慢性肝炎；④肝炎肝硬化患者。

22.【参考答案 A】

【押题点】病毒性肝炎的诊断。

【解析】急性重型肝炎：①既往无同型病原的肝炎病史；②起病14日内迅速出现精神、神经症状，昏迷Ⅱ度以上而能排除其他原因；③有肝浊音界缩小和皮肤、黏膜或穿刺部位出血点和瘀斑等体征和出血倾向；④黄疸迅速加深，胆红素每日上升≥17.1 μmol/L(1 mg/dL)；⑤PTA降低至40%以下。

23.【参考答案 A】

【押题点】病毒性肝炎的诊断、分型。

【解析】病程超过半年或发病日期不明确而有慢性肝炎症状、体征、实验室检查改变者诊断为慢性肝炎。重型肝炎主要有肝衰竭综合征表现。在慢性肝炎或肝硬化基础上出现的重型肝炎为慢性肝衰竭。凝血酶原活动度≤40%是诊断重型肝炎或肝衰竭的重要依据。

24.【参考答案 C】

【押题点】病毒性肝炎的实验室检查。

【解析】分类型首选肝炎病毒标志物检测。

25.【参考答案 A】

【押题点】病毒性肝炎的治疗。

【解析】患者考虑为慢性乙型病毒性肝炎，最重要的是抗病毒治疗，包括干扰素、核酸类似物等。患者出现腹腔积液、脾大等肝硬化失代偿期的表现，不适合选择干扰素。因此选用核酸类似物。

26.【参考答案 A】

【押题点】肾综合征出血热的病原学。

【解析】肾综合征出血热是由汉坦病毒引起的一种自然疫源性疾病，汉坦病毒属于布尼亚病毒科的布尼亚病毒属，为RNA病毒。

27.【参考答案 A】

【押题点】肾综合征出血热的诊断。

【解析】实验室检查血中出现异型淋巴细胞，为肾综合征出血热的特异表现。

28.【参考答案 A】

【押题点】肾综合征出血热的临床表现。

【解析】起病急，有“三大主症”和五期经过者可临床诊断。病初的发热、中毒症状、“三痛症”、“三红症”、酒醉貌、皮肤黏膜出血及热退后症状加重和肾脏损害等表现，均有助于本病的早期诊断。

29.【参考答案 E】

【押题点】肾综合征出血热的临床分期。

【解析】典型的临床特征有发热、出血和肾脏损害三大主症，分为发热期、低血压休克期、少尿期、多尿期和恢复期五期。

30~31.【参考答案 B A】

【押题点】流行性乙型脑炎的流行病学。

【解析】受感染的动物如猪是本病的主要传染源，人作为传染源的意义不大。本病主要通过蚊虫叮咬而传播。

32.【参考答案 E】

【押题点】流行性乙型脑炎的临床表现。

【解析】极期：本期除全身中毒症状加重外，突出表现为脑炎的症状，高热、抽搐和呼吸衰竭是乙型脑炎极期的三大严重症状。高热：体温常达39℃~40℃，可持续7~10日，重者可达3周以上。意识障碍：为常见症状。惊厥或抽搐：为乙型脑炎严重的症状之一。呼吸衰竭：是本病最严重的表现和主要的病死原因。

33.【参考答案 C】

【押题点】流行性乙型脑炎的临床表现。

【解析】夏秋多发、儿童多见，起病急、高热、头痛、呕吐、意识障碍等，病理反射及脑膜刺激征阳性，脑脊液压力增高、白细胞显著增加，蛋白质升高，糖、氯正常，考虑流行性乙型脑炎可能性最大。

34.【参考答案 E】

【押题点】流行性乙型脑炎的血清学检查。

【解析】特异性IgM抗体在发病后3~4天即可出现，脑脊液中第2天即可检测到，2周时达高峰，可作为早期诊断指标。

35.【参考答案 A】

【押题点】流行性乙型脑炎的临床表现。

【解析】呼吸衰竭是本病最严重的表现和主要的病死原因。

36.【参考答案 D】

【押题点】钩端螺旋体病的临床表现。

【解析】常见的流行群是黄疸出血群、波摩那群、犬群、七日热群、流感伤寒群、秋季群、澳洲群、致热群及爪哇群等。其中波摩那群分布最广，是引起雨水型、洪水型的主要菌群；黄疸出血群毒力最强，是稻田型的主要菌群，引起的临床表现最重。

37.【参考答案 E】

【押题点】钩端螺旋体的流行病学。

【解析】传播途径是携带钩体的动物的尿液，污染水、土壤及植物，人接触这些污染物，钩体通过皮肤、黏膜进入人体。接触疫水是主要的传播方式，此外，本病也可通过消化道、呼吸道、母婴传播。

38.【参考答案 C】

【押题点】钩端螺旋体的临床表现。

【解析】患者渔民急性发热起病，查体以结膜充血、巩膜轻度黄染、咽红、腓肠肌压痛、浅表淋巴肿大等为特征，提示钩端螺旋体病可能性大。

39.【参考答案 D】

【押题点】钩端螺旋体的病原学。

【解析】钩端螺旋体病(简称钩体病)是由致病性钩端螺旋体(简称钩体)引起的急性动物源性传染病。

40.【参考答案 A】

【押题点】钩端螺旋体的治疗。

【解析】治疗首选青霉素 G。易出现赫氏反应，即青霉素破坏细胞壁，产生炎症介质，引起器官损伤。

41~42.【参考答案 A B】

【押题点】钩端螺旋体的临床分型。

【解析】单纯型(感染中毒型，流感伤寒型)：临床上最多见，为早期临床表现的继续，无明显脏器损害。病程一般为 5~10 天。肺出血型：出现不同程度的肺出血，轻者痰中带血或咯血，严重者可大量咯血甚至口鼻涌血，可有烦躁、气促发绀、呼吸心跳加快，迅即窒息病死，是本病常见的病死原因。

43.【参考答案 E】

【押题点】钩端螺旋体的临床表现。

【解析】后期(恢复期或后发症期)少数患者可在热退之后一段时间，由于迟发性变态反应再出现症状、体征，称后发症。具体有以下几种：(1)后发热；(2)反应性脑膜炎；(3)眼后发症；(4)闭塞性脑动脉炎。

44.【参考答案 A】

【押题点】伤寒的好发部位。

【解析】伤寒好发于回肠下段(末段)，以回肠下段集合淋巴结与孤立淋巴滤泡的病变最具特征性。

45.【参考答案 D】

【押题点】伤寒的并发症。

【解析】伤寒的主要并发症是穿孔和出血，其中最严重的是肠穿孔，肠出血较常见。

46.【参考答案 B】

【押题点】复发的定义。

【解析】①再燃：缓解期体温尚未降至正常，又重新升高，持续 5~7 天后退热。②复发：退热后 1~3 周临床症状再度出现。

47~48.【参考答案 C D】

【押题点】伤寒的治疗。

【解析】喹诺酮类首选，可用氧氟沙星成人每次 200 mg，每日 3 次口服；或环丙沙星成人每次 200 mg，每日 2 次静脉滴注。一般用药 3~5 天退热，疗程 10~14 天。孕妇和儿童禁用，首选三代头孢。

49.【参考答案 B】

【押题点】伤寒的诊断。

【解析】血培养是确诊伤寒最常用的诊断依据。

50.【参考答案 C】

【押题点】伤寒的辅助检查。

【解析】伤寒引起脾功能亢进，血常规检查：白细胞数一般为$(3\sim5)\times10^9$/L，中性粒细胞减少，嗜酸性粒细胞明显减少或消失。

51.【参考答案 E】

【押题点】肥达反应。

【解析】肥达反应：①“O”抗体凝集价在≥1∶80，“H”抗体在≥1∶160 有诊断意义；②疾病过程中抗体效价逐渐上升呈 4 倍以上者更有诊断价值；③若只有“O”抗体凝集价上升，而“H”抗体不升高，可能为疾病早期；④仅“H”抗体升高而“O”抗体不增高者，提示从前患过伤寒或有伤寒菌苗接种史。

52.【参考答案 E】

【押题点】伤寒极期表现。

【解析】伤寒极期表现：(1)持续发热(稽留热)。(2)消化道症状。(3)心血管系统：相对缓脉(体温很高，但脉搏却相对较慢)和重脉。(4)神经系统症状：表现为精神恍惚、表情淡漠、呆滞、反应迟钝、耳鸣、听力减退。重者可出现谵妄、昏迷和脑膜刺激征，但随病情好转而恢复。(5)肝脾大。(6)玫瑰疹：一般在患者胸腹背部出现淡红色小斑丘疹，一说玫瑰疹就是伤寒。

53.【参考答案 B】

【押题点】细菌性痢疾的病原学。

【解析】痢疾杆菌分为四群：A 群(志贺菌群)、B 群(福氏菌群)、C 群(鲍氏菌群)和 D 群(宋内菌群)。目前发达国家以 D 群为主，我国以 B 群为主，近年来 D 群有增多趋势，但局部地区仍有流行。

54.【参考答案 A】

【押题点】细菌性痢疾的病原学。

【解析】各群痢疾杆菌均可产生内毒素，是致病的主要因素；A 群还可产生外毒素(包括细胞毒素、肠毒素和神经毒素)，临床症状较重。

55.【参考答案 C】

【押题点】中毒型细菌性痢疾的临床表现。

【解析】中毒型细菌性痢疾多见于 3~7 岁儿童。起病急，畏寒、高热，全身中毒症状严重，迅速发生呼吸循环衰竭，局部肠道症状轻微或缺如。分以下 3 型。①休克型(周围循环衰竭型)：较常见，主要表现为感染性休克，面色苍白、四肢厥冷，皮肤花斑、发绀，心率加快，血压下降，神志障碍，心肾功能不全及多脏器衰竭。②脑型(呼吸衰竭型)：剧烈头痛、烦躁、惊厥、抽搐、昏迷，以及瞳孔不等大等脑水肿甚至脑疝表现，可出现呼吸衰竭，危及生命。③混合型：兼有上两型的表现，病情最凶险，病死率可高达 90%以上。

56.【参考答案 E】

【押题点】细菌性痢疾的临床表现、诊断。

【解析】不洁饮食史后出现腹痛腹泻、里急后重，发热、白细胞升高，粪便检查有红、白细胞考虑诊断为急性细菌性痢疾。

57.【参考答案 A】

【押题点】细菌性痢疾的临床表现。

【解析】普通型(典型)：临床上最常见，表现为急性起病，畏寒发热，体温可达 39℃左右，全身肌肉酸痛、食欲缺乏等，继而腹痛、腹泻，可伴呕吐。腹痛位于脐周或左下腹，多呈阵发性，伴里急后重；腹泻初为稀便或水样便，以后转为黏液脓血便，大便每日 10 余次至数十次。左下腹可有压痛，肠鸣音亢进。

58.【参考答案 D】

【押题点】普通型细菌性痢疾的治疗。

【解析】首选的是喹诺酮类，孕妇和婴儿及肾功能不全的禁用，可选择三代头孢。

59.【参考答案 D】

【押题点】霍乱的病原学。

【解析】霍乱弧菌属弧菌科中的弧菌属，革兰染色阴性，呈短小弓形的杆菌，显微镜下可见呈鱼群样排列，细菌的一端有鞭毛因而运动活泼。霍乱弧菌能产生内毒素、外毒素(即霍乱肠毒素，是主要致病因素)及血凝素等。霍乱弧菌对日光、热、干燥、酸及一般常用消毒剂均敏感，煮沸立即病死，55℃ 1 分钟即可病死。霍乱弧菌在未经处理的粪便中可存活数日，在海水及深水井中可存活 2 周左右，在正常胃酸中可生存 5 分钟，碱性环境有利于弧菌生长。

60.【参考答案 A】

【押题点】霍乱流行期间的诊断。

【解析】动力试验和制动试验：采集患者新鲜粪便或呕吐物悬滴直接镜检，可见呈穿梭状快速运动的细菌为动力试验阳性。可以作为霍乱流行期间的快速检测方法。

61.【参考答案 A】

【押题点】霍乱的流行病学。

【解析】霍乱传播途径为消化道传染病，可经污染的水源及食物、日常生活接触及苍蝇的媒介引起传播，水源与食物被污染常引起流行，甚至暴发流行。

62.【参考答案 C】

【押题点】霍乱的确诊依据。

【解析】霍乱确诊的依据为粪便培养。

63.【参考答案 A】

【押题点】流脑的病原学。

【解析】流脑流行多数由 A、B、C 群引起。我国流行菌群以 A 群为主，但 B 群感染有逐年上升趋势。

64.【参考答案 B】

【押题点】流脑的流行病学。

【解析】病原菌主要借咳嗽、打喷嚏、说话等由飞沫直接从空气传播，进入呼吸道引起感染；对于婴幼儿，也可通过怀抱、喂乳、接吻、密切接触等途径传播。

65.【参考答案 E】

【押题点】流脑的临床表现。

【解析】流脑特征性表现是皮肤瘀点或瘀斑。70%以上的患者可以出现，初呈鲜红色，迅速增多、扩大，常见于四肢、软腭、眼结膜及臀等部位。

66.【参考答案 E】

【押题点】流行性脑脊髓膜炎的诊断。

【解析】发热、头痛、呕吐、脑膜刺激征阳性提示颅内感染，全身散在瘀斑为流行性脑脊髓膜炎的特殊临床表现，结合血常规、脑脊液检查考虑该病可能性最大。

67.【参考答案 D】

【押题点】流行性脑脊髓膜炎的实验室检查。

【解析】脑脊液检查是确诊的重要方法。病初或休克型的患者，脑脊液多无改变，应 12~24 小时后复查。典型的脑膜炎期，脑脊液压力增高、外观混浊米汤样、白细胞增高至 1000×10^6/L 以上、多核细胞为主、蛋白含量升高，糖、氯降低。瘀斑组织液、血、脑脊液培养是确诊的重要方法。

68.【参考答案 A】

【押题点】流脑的治疗。

【解析】青霉素对脑膜炎球菌是一种高度敏感的药物，可通过加大剂量增加其在脑脊液中的治疗浓度。

69.【参考答案 E】

【押题点】疟疾的病原学种类。

【解析】寄生于人类的疟原虫有 4 种，即间日疟原虫、三日疟原虫、恶性疟原虫和卵形疟原虫。

70~72.【参考答案 B D B】

【押题点】针对不同疟疾时期的治疗药物。

【解析】(1)用于控制疟疾发作：氯喹。能杀灭红细胞内的疟原虫。(2)用于防止传播和复发：伯氨喹。能杀灭肝内的疟原虫。(3)能杀灭所有红细胞内外期疟原虫：乙胺嘧啶。用于预防。

73~74.【参考答案 B A】

【押题点】疟疾的流行病学。

【解析】疟疾传播两个宿主：终末宿主是蚊子(中华按蚊)，中间宿主是人。(人作为中间宿主的疾病就是疟疾。)

75.【参考答案 E】

【押题点】疟疾的临床表现。

【解析】根据患者男性表现为寒战、高热，有外出旅游史及蚊虫叮咬史，可考虑诊断为疟疾。

76.【参考答案 D】

【押题点】疟疾的确诊依据。

【解析】实验室检查：①血白细胞正常或减少，贫血；②血涂片找到疟原虫是确诊疟疾的主要依据；③高度疑似疟疾，但多次血涂片检查阴性者，可做骨髓穿刺涂片检查。

77.【参考答案 A】

【押题点】疟疾的实验室检查。

【解析】血涂片查找疟原虫，在寒战高热初期采血能检出，较常发现环状体。

78.【参考答案 D】

【押题点】血吸虫病的临床表现。

【解析】虫卵常沉积于宿主肠壁黏膜下层，可顺门静脉血流至肝内分支，病变以肝与结肠最显著。

79.【参考答案 A】

【押题点】人畜共患病的概念。

【解析】日本血吸虫病(简称血吸虫病)属于人畜共患疾病，是由日本血吸虫寄生在门静脉系统内引起的寄生虫病。

80.【参考答案 E】

【押题点】血吸虫病的临床表现。

【解析】巨脾型：在慢性患者中最常见，脾下缘达脐平线以下或向内侧肿大超越中线，质地坚硬，常可扪及明显的脾切迹，发生消化道大出血时脾可缩小。因同时伴有脾功能亢进，可有白细胞降低、血小板减少、贫血及出血倾向。其他传染病不会引起巨脾。

81~82.【参考答案 A B】

【押题点】脑囊尾蚴病的分型。

【解析】(1)皮质型：最常见，以反复发作的各种类型的癫痫为特征，可为唯一首发症状。亦可表现为失神、幻视、幻嗅、精神运动性兴奋或局限性抽搐、感觉异常等。(2)脑室型：较常见，以急性起病或进行性加重的颅内压增高为特征。有明显头痛、头晕、恶心、呕吐等，严重者可突发脑疝。第四脑室内囊尾蚴病可出现活瓣综合征，当患者转头等体位改变时颅压突然升高，头痛、呕吐、眩晕明显加重，甚至发生脑疝，导致呼吸循环衰竭。

83.【参考答案 B】

【押题点】囊尾蚴病的流行病学。

【解析】猪带绦虫患者是唯一的传染源，也是自体感染的传染源。自体感染分为两种方式，自身粪便污染手或食物使虫卵再经口食入，称为自体体外感染；肠道内虫卵由于逆蠕动反流入胃或十二指肠，卵壳被消化，六钩蚴破壳而出，产生自体体内感染，这种感染方式一般感染较重，囊尾蚴常遍布全身。

84.【参考答案 B】

【押题点】HIV 的流行病学。

【解析】人类免疫缺陷病毒(HIV)目前公认的传播途径主要是性接触传播、血液接触(不洁注射、输血制品等)和母婴传播，以及接受 HIV 感染者的器官移植。

85.【参考答案 A】

【押题点】HIV 的病原学。

【解析】艾滋病即获得性免疫缺陷综合征，是由人免疫缺陷病毒引起的性传播疾病。人免疫缺陷病毒主要破坏 CD4+T 淋巴细胞，导致机体细胞免疫功能受损乃至缺陷，引起各种机会性感染及肿瘤，最后导致病死。

86.【参考答案 C】

【押题点】艾滋病的病死原因。

【解析】卡氏肺孢子菌肺炎(PCP)占 70%~80%，为艾滋病患者最常见的机会感染及主要的病死原因(占机会性感染病死病例的 1/2)，表现为发热、干咳、渐进性呼吸困难和发绀，X 线片变化较迟(间质性肺炎)，支气管灌洗液查病原可快速诊断；此外也可出现结核感染、鸟型分枝杆菌感染、巨细胞病毒性肺炎及卡波西肉瘤的肺部浸润等。

87.【参考答案 E】

【押题点】艾滋病的病原学。

【解析】人类免疫缺陷病毒(HIV)为单链 RNA 病毒，属于反转录病毒科中的慢病毒属。病毒呈椭圆形，直径为 90~140 nm 不等，由核心和包膜两部分组成，最外层为类脂包膜，其中有糖蛋白 gp120(外膜蛋白)和 gp41(透膜蛋白)，核心包括两条正链 RNA、反转录酶、DNA 多聚酶和结构蛋白等，结构蛋白包括 P24(核心蛋白)和 P18(基质蛋白)。

88.【参考答案 A】

【押题点】卡氏肺孢子虫肺炎的治疗。

【解析】卡氏肺孢子虫肺炎是艾滋病最常见的机会感染和最主要的病死原因；首选的药物治疗是复方新诺明(磺胺甲恶唑、甲氧苄啶的复方制剂)。

89.【参考答案 D】

【押题点】淋病的病原体。

【解析】淋病是由淋病奈瑟菌(简称淋菌)引起的以泌尿生殖系统化脓性感染为主要表现的性传播疾病。

90.【参考答案 A】

【押题点】淋病的流行病学。

【解析】淋病是由淋病奈瑟菌(简称淋菌)引起的以泌尿生殖系统化脓性感染为主要表现的性传播疾病。淋菌为革兰阴性双球菌，呈肾形，成双排列，离开人体不易生存，一般消毒药物易将其杀灭。淋菌对柱状上皮及移行上皮有亲和力，常隐匿于女性泌尿生殖道引起感染。近年，其发病率居我国性传播疾病(STD)首位。

91.【参考答案 B】

【押题点】孕妇淋病的首选治疗。

【解析】孕期首选头孢曲松钠 125 mg，单次肌注，或头孢克肟 400 mg，单次口服；播散性淋病用头孢曲松 1 g，1 次/日，肌内注射或静脉注射，症状改善后用头孢克肟 400 mg，2 次/日，口服连用 7 日。禁用喹诺酮类及四环素类药物。

92.【参考答案 C】

【押题点】梅毒的分期与临床表现。

【解析】一期梅毒主要表现为硬下疳。二期梅毒主要表现为皮肤梅毒疹。三期梅毒主要表现为永久性皮肤黏膜损害，并可侵犯多种组织器官危及生命。基本损害为慢性肉芽肿。

93.【参考答案 C】

【押题点】梅毒的分期与临床表现。

【解析】三期梅毒可有皮肤黏膜损害、树胶肿、骨梅毒、眼梅毒、心血管梅毒和神经梅毒等。

94.【参考答案 D】

【押题点】沙眼衣原体感染的治疗。

【解析】妊娠期感染首选阿奇霉素，1.0 g 顿服；或阿莫西林 500 mg，每日 3 次，口服 7 日。孕妇不推荐使用红霉素。

95.【参考答案 C】

【押题点】沙眼衣原体感染的临床表现。

【解析】孕妇沙眼衣原体感染分两种形式：①新近活动性感染；②原有衣原体感染因妊娠诱发活跃。孕妇感染沙眼衣原体多无症状或症状轻微，症状以宫颈管炎、子宫内膜炎居多，严重者可有输卵管炎及盆腔炎性疾病。

96~97.【参考答案 A B】

【押题点】巨细胞病毒感染、尖锐湿疣的特异性诊断。

【解析】孕妇宫颈脱落细胞或尿液涂片行 Giemsa 染色后，在光镜下检测脱落细胞核内嗜酸性和嗜碱性颗粒，这种特异细胞称为猫头鹰细胞，具有诊断价值。尖锐湿疣是由人乳头瘤病毒感染（HPV），宫颈癌的病毒也是人乳头瘤病毒。诊断特异性的细胞：挖空细胞。

第二十五章　其他

分值：执业 21 分/助理 13 分　难度：中等　建议完成时间：3.5 小时　题目后缀为[助理不做]的，助理医师不用做

1. 下列属于限期手术的是
   A. 乳腺癌根治术
   B. 溃疡病的胃大部切除术
   C. 甲状腺大部切除术
   D. 外伤性肠破裂
   E. 良性肿瘤的手术

★2. (2021 考点)背部手术术后应几天拆线
   A. 4~5 天
   B. 6~7 天
   C. 7~9 天
   D. 10~12 天
   E. 大于 14 天

★3. (2021 考点)患者，女，52 岁。胃溃疡行胃大部切除术后 1 周，发现切口红肿硬结，可见脓性分泌物，切口愈合类型应记为
   A. Ⅱ/乙
   B. Ⅱ/丙
   C. Ⅲ/甲
   D. Ⅲ/乙
   E. Ⅲ/丙

★4. (2021 考点)患者，男，65 岁，诊断胃癌，既往吸烟 20 年，20 支/日，监测血压 160/100 mmHg，中度贫血，血清清蛋白 25 g/L，术前准备不是必要的项目是
   A. 纠正贫血
   B. 戒烟
   C. 补充蛋白质
   D. 血压降至正常
   E. 血生化检测

★5. (2021 考点)头颅手术无休克昏迷的患者应采用的体位是
   A. 平卧位
   B. 高半坐位
   C. 15℃~30°头高脚低位
   D. 低半坐位
   E. 下肢抬高 15℃~20°、头躯干抬高 20℃~30°

★6. (2021 考点)胆总管探查，常规 T 管引流术后拔除 T 管的时间为
   A. 术后 7 天
   B. 术后 10 天
   C. 术后 12 天
   D. 术后 14 天
   E. 术后 21 天

★7. 手术后最常见的并发症为
   A. 发热
   B. 呕吐
   C. 疼痛
   D. 腹胀
   E. 呃逆

★8. 术后 24 小时内发热最常见于
   A. 感染
   B. 低血压
   C. 肺不张
   D. 输血反应
   E. 非感染性发热

9. 手术前不需要预防性使用抗生素的是
   A. 化脓性阑尾炎手术
   B. 乳腺癌根治术
   C. 手外伤清创缝合术
   D. 甲状腺次全切除术
   E. 肾移植术

★10. (2021 考点)成人术前需要应用降血压药的血压是
   A. >140/80 mmHg
   B. >140/90 mmHg
   C. >150/100 mmHg
   D. >160/100 mmHg
   E. >170/110 mmHg

★11. (2021 考点)心脏病患者手术耐受力最差的类型是
   A. 房室传导阻滞
   B. 心房颤动
   C. 非发绀型先天性心脏病
   D. 急性心肌炎
   E. 冠状动脉粥样硬化型心脏病

★12. 术后预防下肢深静脉、血栓形成，下列做法错误的是

A. 预防性使用低分子量肝素
B. 间断气袋升压下肢
C. 尽早多饮温开水
D. 卧床休息
E. 口服华法林

13. 创伤后人体代谢变化
A. 蛋白分解增加、糖异生增加、脂肪分解增加
B. 蛋白分解增加、糖异生增加、脂肪分解减少
C. 蛋白分解增加、糖异生减少、脂肪分解减少
D. 蛋白分解减少、糖异生增加、脂肪分解增加
E. 蛋白分解减少、糖异生减少、脂肪分解减少

14. 肠内营养并发症由于输注太快引起的是
A. 感染
B. 肠炎
C. 误吸
D. 腹胀、腹泻
E. 糖代谢异常

15. 肠内营养最严重的并发症是
A. 吸入性肺炎
B. 胆汁淤积
C. 胆石形成
D. 肠源性感染
E. 肝损害

16. 患者，男，78 岁，经胃管肠内营养时，判断存在胃潴留，其发生的标准是每次输营养液 30 分钟后，回抽量应至少大于
A. 50 mL
B. 100 mL
C. 150 mL
D. 200 mL
E. 250 mL

（17~18 题共用题干）
患者，女，48 岁，突然出现畏寒、发热、头痛症状，下肢烧灼样疼痛。查体左下肢有片状皮肤红疹、微隆起、色鲜红、中间稍淡、境界较清楚。下肢皮肤粗厚，肢体肿胀。

17. 首先考虑为何种疾病
A. 毛囊炎
B. 丹毒
C. 疖
D. 痈
E. 急性蜂窝织炎

18. 其侵犯部位
A. 网状淋巴管
B. 面部
C. 海绵窦
D. 阑尾
E. 肌肉

（19~22 题共用备选答案）
A. 变形杆菌
B. 拟杆菌
C. 溶血性链球菌
D. 乙型溶血性链球菌
E. 金黄色葡萄球菌

★19. 痈的致病菌是
20. 脓液稠，有粪臭味的是
21. 脓液恶臭，普通细菌培养阴性的是
22. 丹毒的致病菌是

（23~24 题共用题干）
患者 10 天前于家中自然生产，自行应用剪刀剪短脐带，进行包扎。现新生儿出现不能进食、角弓反张，有声音时出现抽搐。

★23.（2021 考点）首先考虑为何种疾病
A. 肺炎
B. 破伤风
C. 黄疸
D. 化脓性脑膜炎
E. 狂犬病

★24.（2021 考点）最可能感染的致病菌为
A. 破伤风杆菌
B. 狂犬病毒
C. β-溶血性链球菌
D. 肺炎链球菌
E. 金黄色葡萄球菌

25. 下列属于特异性感染的是
A. 背部痈
B. 疖病
C. 急性淋巴结炎
D. 急性乳腺炎
E. 淋巴结结核

★26.（2021 考点）患者，男，34 岁。5 日前施工时右下肢被石板砸伤，已清创缝合，患者突然出现右下肢胀裂感剧痛，伤口周围皮肤变黑，伤口裂开，肌肉呈熟肉样，可触及捻发音，渗出物恶臭，可诊断为
A. 芽孢菌性蜂窝织炎
B. 厌氧性链球菌感染
C. 梭状芽孢杆菌感染
D. 变形杆菌感染
E. 大肠埃希菌感染

★27.（2021 考点）患者，男，45 岁，左下肢外伤 4 天，今晨突然出现烦躁不安，自述患肢疼痛剧烈，呈胀裂样，查体：T 38.5℃，P 125 次/min，Bp 140/80 mmHg，左下肢皮肤呈大理石样，可见有分泌物渗出，有恶臭，下列做法错误的是
A. 急症清创
B. 应用抗生素
C. 高压氧治疗
D. 清创后升压包扎
E. 全身支持疗法

★28. 危险三角区的疖发生在

A. 背部
B. 胸部
C. 臀部
D. 颈部
E. 面部

★29. 患者，女，30 岁，上唇可看到一个肿胀、疼痛的结节，中央部有灰黄色小脓栓形成，错误的处置是
A. 休息
B. 外敷鱼石脂软膏
C. 挤出脓栓
D. 口服抗生素
E. 热敷

30. 患者，女，28 岁，右脚踇趾红肿 5 天，疼痛剧烈，伴有跳痛，下列治疗措施不正确的是
A. 局部热敷、理疗
B. 抬高患肢，给以止痛药
C. 应用抗生素
D. 必须在局部出现波动感时方可切开引流
E. 疼痛剧烈，趾腹张力显著增高时，马上切开减压

31. 脓毒血症的患者，抽血的最佳时间是
A. 发热最高峰时
B. 寒战发热后
C. 每日晨起时
D. 寒战发热前
E. 寒战发热时

32. 全身感染时，可导致低体温、低白细胞、低血压的致病菌是
A. 肺炎链球菌
B. 金黄色葡萄球菌
C. 大肠埃希菌
D. 溶血性链球菌
E. 真菌

33. 感染转化为局限性化脓的主要原因是
A. 致病菌占优势
B. 病灶局部组织血循环障碍
C. 病灶仍有大量病菌
D. 抗生素使用剂量不足
E. 人体抵抗力占优势

★34. (2021 考点) 受伤后作哪项处理可预防破伤风
A. 继续观察，暂不处理
B. 注射破伤风类毒素 0.5 mL
C. 注射 TAT 1000 IU
D. 注射 TAT 2000 IU
E. 注射 TAT 4000 IU

35. 下列哪种疾病不需应用抗生素
A. 疖
B. 丹毒
C. 开放性骨折
D. 痔疮手术前
E. 气性坏疽

★36. (2021 考点) 患者，女，41 岁，右脚被铁钉划伤，现患者出现阵发性肌肉强烈痉挛，通常最先受影响的肌群是
A. 面部表情肌
B. 咀嚼肌
C. 胸部肌群
D. 背部肌群
E. 四肢肌

★37. 患者，男，24 岁。8 天前出现上唇部红肿，可见脓头，自行挤压排脓液，后出现发热，畏寒，查体：T 38.9℃，P 20 次/min，寒战，头痛剧烈，神志不清，其最可能的并发症是
A. 颌下淋巴结炎
B. 眼眶内感染
C. 化脓性上颌窦炎
D. 面部蜂窝织炎
E. 海绵状静脉窦炎

★38. (2021 考点) 患者，男，12 岁。右手被锈铁钉刺伤 8 天，四肢抽搐 1 天。发作时颈部强直，牙关紧闭，口唇青紫。该患者最严重的并发症是
A. 窒息
B. 心力衰竭
C. 咀嚼无力
D. 肺部感染
E. 尿潴留

39. (2021 考点) 疏松组织的弥漫性化脓性炎症属于
A. 肉芽肿
B. 丹毒
C. 毛囊炎
D. 蜂窝织炎
E. 纤维素性炎

★40. 患者，男，65 岁。发热伴寒战、心悸 7 天，体温最高 39℃，右大腿肿痛，病情渐重，右大腿中段红肿，范围约 8 cm，压痛明显，有波动感。血常规：WBC 20×10^9/L，Hb 100 g/L，多次血培养(－)。最恰当的处理是
A. 应用抗生素
B. 适当输注新鲜血
C. 应用糖皮质激素
D. 营养支持
E. 切开引流

(41～42 题共用题干)
患者，男，28 岁。右大腿枪伤 3 小时。查体：Bp 72/43 mmHg，见右大腿中下段穿透性伤口，已经包扎，无明显渗液，足背动脉搏动弱。

41. (2021 考点) 该患者的首要处理措施是[助理不做]
A. 再次检查伤口，彻底清创
B. 维持呼吸循环稳定
C. 充分暴露伤口，清除失活组织
D. 建立静脉通道，补充血容量

E. 伤口引流

★42.(2021考点)若对该患者行清创术，以下措施不正确的是[助理不做]

A. 抗感染治疗

B. 延期缝合

C. 立即止血

D. 一期缝合伤口

E. 保持伤口通畅引流

43. 不属于开放伤的是

A. 擦伤

B. 火器伤

C. 刺伤

D. 挫伤

E. 骨折刺破皮肤

★44.(2021原题)患者，男，20岁，被手榴弹炸伤右侧大腿5小时入院。查体：一般情况好，生命体征平稳，伤口面积约5 cm×3 cm，深达深筋膜表面，无活动性出血，检查无弹片残留，正确的处理是[助理不做]

A. 彻底清创后，缝合伤口

B. 彻底清创，切开深筋膜减压

C. 清洗伤口，升压包扎

D. 彻底清创后，放置引流、缝合伤口

E. 彻底清创后，开放伤口引流

★45.(2021考点)浅Ⅱ度烧伤创面特征是

A. 局部红肿

B. 局部水疱

C. 红白相间

D. 可见网状栓塞血管

E. 焦黄无水泡

★46.(2021考点)患者，男，18岁。右小腿和右大腿被开水烫伤，有水疱伴剧痛。创面基底部肿胀发红。该患者烧伤面积和深度的诊断为

A. 5%浅Ⅱ度

B. 5%深Ⅱ度

C. 17%浅Ⅱ度

D. 17%深Ⅱ度

E. 15%浅Ⅱ度

★47.(2021考点)符合轻度烧伤的Ⅱ度烧伤面积的范围是

A. 51%~60%

B. 11%~30%

C. 5%~10%

D. 41%~50%

E. 31%~40%

(48~49题共用题干)

患者，女，29岁，体重60 kg。烧伤后2小时入院。查体：Bp 86/63 mmHg，心率130次/min，脉搏细弱，面色苍白，口渴明显，颈部、双上肢(包括双前臂、双上臂、双手)及后背区布满大小不等的水疱，少部分创面呈灰黄色，无水泡。

★48.(2021考点)伤后8小时内补液应为

A. 3600 mL

B. 3900 mL

C. 2900 mL

D. 2530 mL

E. 2300 mL

★49.(2021考点)第二个24小时补液应为

A. 3530 mL

B. 3900 mL

C. 2900 mL

D. 2600 mL

E. 2300 mL

50. 电击伤主要损伤[助理不做]

A. 脑

B. 肾脏

C. 心脏

D. 肝脏

E. 皮肤

51. 每侧乳腺具有多少腺叶[助理不做]

A. 5~10个

B. 10~15个

C. 15~20个

D. 25~30个

E. 30~35个

52. 目前首选的乳腺癌普查工作的方法是

A. 钼靶

B. B超

C. 近红外线扫描

D. 液晶热图像

E. 活组织病理检查

(53~54题共用题干)

初产妇，25岁，近几日出现左侧乳房红、肿、热、痛，伴发热、乏力，查体：T 38.5℃、P 88次/min，R 20次/min，左侧腋窝淋巴结肿大、压痛。

53. 首先考虑的诊断是

A. 乳腺增生症

B. 急性乳腺炎

C. 乳房结核

D. 导管内乳头状瘤

E. 炎性乳腺癌

54. 下列叙述错误的是

A. 全身应用抗生素

B. 饮食宜清淡，易消化，忌辛辣

C. 停止患侧哺乳，以吸乳器吸出乳汁

D. 炎症初期婴儿可以继续哺乳，若哺乳，喂奶前后应清洁乳头、婴儿的口腔及乳头周围

E. 已形成脓肿，应切开排脓，切口应包绕乳头呈环状

55.(2021考点)患者，女，28岁。左乳肿块3年，增长缓慢。查体：左乳外上象限可扪及2.6 cm分叶肿块，质韧，光滑，边界清楚，活动好，无压痛，左侧腋窝未扪

及肿大淋巴结。最可能的诊断是
A. 乳腺癌
B. 乳管内乳头状瘤
C. 乳房肉瘤
D. 乳腺囊性增生症
E. 乳房纤维腺瘤

56. 患者，女，28 岁。近 2 年，月经前出现双乳房胀痛，自己可触及乳房周围不规则肿块，月经后胀痛缓解。其诊断可能是
A. 乳腺皮下脂肪瘤
B. 乳房纤维腺瘤
C. 皮脂腺囊肿
D. 乳腺增生
E. 乳腺囊性增生病

(57~58 题共用题干)
患者，女，42 岁，1 周前无意间发现左乳外上象限 4 cm×3 cm 肿物，距左侧乳头的距离为 5 cm，质硬，可推动，但患者双手叉腰时肿块活动度明显受限，左腋窝未扪及肿大淋巴结。

★57. 该患者最可能的诊断是
A. 乳腺癌
B. 乳房纤维腺瘤
C. 乳房内瘤
D. 乳腺炎
E. 乳管内癌头状瘤

★58. 为明确肿物性质最适合的检查是
A. 粗针穿刺活检
B. 钼靶 X 线片
C. 切取活检
D. 近红外线扫描
E. 细针穿刺细胞学

59. 乳腺癌局部表现中提示恶性程度最高的是
A. 乳头内陷
B. 乳头湿疹样变
C. 皮肤呈橘皮样变
D. 局部皮肤凹陷，呈“酒窝征”
E. 皮肤红肿、炎症样变

★60. 患者，女，43 岁。近 15 天内发现乳头溢液，为血性液体。最可能的诊断是
A. 乳腺导管扩张
B. 乳腺囊性增生
C. 乳腺癌
D. 乳腺炎
E. 导管内乳头状瘤

(61~62 题共用题干)
患者，女，49 岁。左乳房包块 6 个月，乳房无不适症状，有时感左肩部不适、隐痛。查体：一般情况好，左乳房表面皮肤凹陷，左乳外上象限可触及 3 cm×2 cm 包块，质硬，不光滑，活动欠佳，无压痛，左腋窝触及肿大淋巴结，可推动。钼靶 X 线片：左乳房高密度影，周边有毛刺，中央有细沙样钙化点。

★61. 诊断为乳腺癌，颈部增强 CT 检查示左颈部可见肿大淋巴结，该患者乳腺癌的临床分期为
A. T1N1M0
B. T1N0M0
C. T2N1M1
D. T2N0M0
E. T1N2M3

62. (**2021 考点**) 拟行手术治疗，该患者最适合的手术方案是
A. 保留胸大肌、胸小肌的改良根治术
B. 全乳房切除术
C. 保留胸大肌的改良根治术
D. 乳腺癌根治术
E. 保留乳房的乳腺切除术

63. (**2021 考点**) 术后选择 CMF 方案辅助化疗，应使用的周期数是
A. 2
B. 4
C. 6
D. 8
E. 10

★64. 患者术后 3 年出现腰背部疼痛，逐渐加重。为明确诊断，首选的主要检查是
A. PET-CT
B. CEA
C. CA15-3
D. 放射性核素骨扫描
E. 免疫指标检测

★65. 乳腺癌患者乳腺皮肤出现“酒窝征”的原因是
A. 肿瘤侵犯了胸大肌
B. 肿瘤侵犯了局部皮肤
C. 肿瘤引起淋巴回流障碍
D. 肿瘤侵犯了周围腺体
E. 肿瘤侵犯了 Cooper 韧带

★66. 乳腺癌血运转移最常见的远处转移顺序是
A. 肝、骨、肺
B. 肺、肝、骨
C. 骨、肺、肝
D. 骨、肝、肺
E. 以上都不对

★67. 下列乳腺癌分型预后较好的是
A. 硬癌
B. 腺癌
C. Paget 病
D. 浸润性导管癌髓样癌(无大量淋巴细胞浸润)
E. 浸润性小叶癌

★68. 患者，女，55 岁，诊断为乳腺癌，经病理检查和手术证实为 T2N1M1，按 TNM 分期法应属于
A. 0 期

B. Ⅰ期
C. Ⅱ期
D. Ⅲ期
E. Ⅳ期

(69~72 题共用题干)

患者，女，35 岁，产后哺乳期，右乳红肿，1 周来已扩展至全乳，T 36.8℃。右乳皮肤红肿，边界不清，乳房发硬、无压痛，未触到肿块，无波动感，右腋下触及直径约 1 cm 大小的肿大淋巴结，尚活动、无压痛。

69. 初步诊断为
A. 乳汁淤积
B. 急性乳腺炎
C. 浆细胞性乳炎
D. 炎性乳癌
E. 乳房纤维腺瘤

★70. 该患者最佳定性的诊断方法是
A. MRI
B. 细针穿刺细胞学检查
C. 切取活检
D. 钼靶 X 线片
E. 乳房 B 超

★71. 术后 10 天拟行综合治疗，决定是否可用靶向治疗(曲妥珠单抗)的肿瘤标记物是
A. ER
B. Her-2
C. p53
D. Ki67
E. PR

★72. 术后检测雌孕激素受体为阳性，拟给予内分泌药物治疗，首选药物是
A. 阿霉素
B. 环磷酰胺
C. 三苯氧胺
D. 氨甲蝶呤
E. 氟尿嘧啶

★73. 患者，女，44 岁，左乳外上象限无痛性肿物，直径为 3 cm，与皮肤轻度粘连，左腋下可触及 2 个活动的淋巴结。诊断为“乳腺癌”，按 TNM 分期，应为
A. T2N0M0
B. T1N0M0
C. T1N1M0
D. T2N1M0
E. T2N1M1

(74~75 题共用备选答案)
A. 烂苹果味
B. 大蒜味
C. 腥臭味
D. 酒味
E. 苦杏仁味

74. 氰化物中毒时，患者的呼吸气味可呈

75. 有机磷中毒时，患者的呼吸气味可呈

(76~77 题共用题干)

患者，男，18 岁。误服有机磷农药立即被其家人送往医院，患者有恶心、呕吐、腹痛、腹泻；瞳孔缩小(针尖样)等症状。

76. 治疗首选
A. 静脉注射阿托品
B. 静脉注射解磷定
C. 静脉注射贝美格(美解眠)
D. 静脉注射甘露醇
E. 静注乙酰胆碱

77. (**2021 考点**)治疗 30 分钟后患者出现“阿托品化”，其表现为
A. 瞳孔扩大、颜面潮红
B. 肺部啰音
C. 心律减慢
D. 出汗
E. 肌肉颤动

78. 下列物品中毒抢救时，禁忌洗胃的是
A. 有机磷农药
B. 碳酸钡
C. 杀鼠剂
D. 安眠药
E. 浓硫酸

79. 患者，女，35 岁，误服敌百虫中毒，家人立即送往医院给予洗胃，治疗时应禁用
A. 1∶5000 高锰酸钾
B. 2%碳酸氢钠
C. 0.3%过氧化氢
D. 0.3%氧化镁
E. 清水

80. 一氧化碳中毒最具特征的表现是
A. 头痛、头晕
B. 四肢乏力
C. 口唇黏膜呈樱桃红色
D. 恶心呕吐
E. 昏迷

★81. (**2021 考点**)一氧化碳中毒患者最有效的治疗措施是
A. 持续高浓度吸氧
B. 吸氧面罩吸氧
C. 鼻导管吸入纯氧
D. 持续低流量吸氧
E. 高压氧舱治疗

82. 关于急性中毒的治疗原则，不正确的是
A. 立即终止接触毒物
B. 眼内毒物，局部应用解毒药治疗
C. 迅速清除尚未被吸收的毒物
D. 及早应用特效解毒剂和拮抗剂
E. 根据患者不同情况进行对症治疗

83.（2021 考点）患者，女，46 岁。因有机磷农药中毒半小时，意识障碍逐渐加重入院。经洗胃、导泻、应用阿托品、氯解磷定、对症支持等治疗后意识恢复，症状好转。2 天后患者突然出现视物模糊、呼吸困难，并再次出现意识障碍，大小便失禁。查体：T 36.6℃，P 65 次/min，R 15 次/min，Bp 135/75 mmHg，肌力 3 级。SpO_2 93%。目前出现的情况最可能的原因是

A. 急性脑卒中

B. 阿托品中毒

C. 急性有机磷中毒迟发性脑病

D. 中间型综合征

E. 急性有机磷中毒迟发型多发神经病变

84. 患者，男，20 岁。在烈日下打篮球 1 小时，大汗后出现头痛、头晕、胸闷、心悸，恶心，并有双下肢肌肉疼痛、腹绞痛及呃逆。查体 T 37.8℃，P 108 次/min，Bp 90/60 mmHg。神志清楚，面色潮红，双肺未闻及干性、湿性啰音，心律齐。最可能的诊断是

A. 热痉挛

B. 热衰竭

C. 低血糖

D. 热射病

E. 脱水

85. 中暑的病因不包括

A. 环境温度过高

B. 产热增加

C. 散热障碍

D. 汗腺功能障碍

E. 空气干燥

（86~87 题共用题干）

男性患者。22 岁，烈日下训练 2 小时，突然倒地，意识不清，伴抽搐。查体：T 41.5℃，P 168 次/min，R 20 次/min，Bp 96/60 mmHg，

86. 最可能的诊断为

A. 热痉挛

B. 热衰竭

C. 低血糖

D. 热射病

E. 脱水

87. 下列治疗正确的是

A. 脱衣按摩，冷水擦浴或浸泡

B. 冰盐水胃肠灌洗、透析

C. 给予氯丙嗪治疗

D. 给以地西泮治疗

E. 以上均正确

第二十五章参考答案

1.【参考答案 A】

【押题点】手术时限分类。

【解析】限期手术：手术时间应有一定限度，不宜延迟过久，而应在尽可能短的时间内做好术前准备，恶性肿瘤的手术属于限期手术。外伤性肠破裂时行急症手术。胃溃疡手术切除、甲状腺手术、良性肿瘤手术为择期手术。

2.【参考答案 C】

【押题点】术后处理中缝线拆除的时间原则。

【解析】头、面、颈部在术后 4~5 天拆线，下腹及会阴部 6~7 天拆线，上腹部、背部和臀部 7~9 天拆线，四肢 10~12 天拆线，减张缝线 14 天拆除。

3.【参考答案 B】

【押题点】切口的愈合情况分类。

【解析】①Ⅰ类切口为清洁切口(如甲状腺大部切除)，Ⅱ类切口为可能污染切口(如胃大部切除术)，Ⅲ类切口为污染切口(如肠梗阻坏死手术)；②甲级愈合：愈合优良，无不良反应。乙级愈合：有炎症反应，红肿、硬节、积液、未化脓。丙级愈合：切口化脓。

4.【参考答案 D】

【押题点】术前的特殊准备。

【解析】血压在 160/100 mmHg 以下可不必做特殊准备，血压过高者，使血压维持在一定水平，但不要求降至正常才能手术。

5.【参考答案 C】

【押题点】术后处理的体位。

【解析】①全身麻醉未清醒的应平卧，头偏向一侧，防止误吸；②头颅手术无休克昏迷的，选用 15°~30°头高足低位斜坡卧位；③颈胸部手术用高半坐位，有利于呼吸和引流；④腹部手术用低半坐位，减少腹部张力；⑤休克的患者将下肢抬高 15°~20°、头躯干抬高 20°~30°的体位。

6.【参考答案 D】

【押题点】术后引流管常规处理。

【解析】T 管引流 10~14 天后可行 T 管造影，胆道通畅无结石和其他病变，应夹闭 T 管 24~48 小时观察，无腹痛、黄疸、发热等症状者可拔管，一般选择 14 天拔管。

7.【参考答案 A】

【押题点】术后主要并发症。

【解析】手术后最常见的并发症为发热，约 72% 患者体温超过 37℃，术后发热不一定表示伴发感染。

8.【参考答案 E】

【押题点】术后发热的原因。

【解析】术后 24 小时内发热，常见为非感染性发热，但表现为高热时，如能除外输血反应，多考虑感染因素。术后 3~6 日的发热，最有可能的原因是感染。

9.【参考答案 D】

【押题点】术前一般准备(预防感染)。

【解析】需要预防性应用抗生素：①涉及感染病灶或切口接近感染区域的手术；②胃肠道手术；③操作时间长、创伤大的手术；④开放性创伤，创面已污染或有广泛软组织损伤，创伤至实施清创的间隔时间较长，或清创所需时间较长及难以彻底清创者；⑤癌肿手术；⑥涉及大血管的手术；⑦需要植入人工制品的手术；⑧脏器移植术。

10.【参考答案 D】

【押题点】术前特殊准备(目标血压水平)。

【解析】高血压患者血压在 160/100 mmHg 以下，可不必做特殊手术前准备。

11.【参考答案 D】

【押题点】心脏病与手术耐受力的分类。

【解析】①耐受力良好：非发绀型先心病、风湿性心脏病、高血压心脏病；②耐受力较差：冠状动脉粥样硬化型心脏病、房室传导阻滞；③耐受力很差：急性心肌炎、急性心肌梗死、急性心力衰竭。

12.【参考答案 D】

【押题点】术后血栓的预防。

【解析】术后有条件时，尽可能早下床活动。术后有静脉血栓危险因素者，可预防性使用低分子肝素、间断气袋升压下肢、口服华法林。

13.【参考答案 A】

【押题点】创伤与感染的代谢变化与营养需求。

【解析】创伤后蛋白分解增加、糖异生增加、脂肪分解增加。

14.【参考答案 D】

【押题点】肠内营养的并发症。

【解析】腹胀、腹泻：发生率为 3%~5%。与输入速度及溶液浓度有关，与溶液的渗透压也有关，输注太快是引起症状的主要原因，故应强调缓慢输入。因渗透压过高所致的症状，可酌情给予阿片酊等药物以减慢肠蠕动。

15.【参考答案 A】

【押题点】肠内营养的并发症。

【解析】肠内营养感染性并发症主要与营养液误吸和营养液污染有关。吸入性肺炎是肠内营养最严重的并发症，常见于幼儿、老年患者及意识障碍患者。

16.【参考答案 C】

【押题点】肠内营养并发症。

【解析】胃管肠内营养液输入 30 分钟后，回抽量大于 150 mL 时应考虑胃潴留存在。

17.【参考答案 B】

【押题点】丹毒的临床表现。

【解析】多见于下肢，表现为片状微隆起的皮肤红疹、色鲜红、中间稍淡、边界清楚、烧灼样痛。

18.【参考答案 A】

【押题点】丹毒的病因。

【解析】丹毒是乙型溶血性链球菌侵袭感染皮肤淋巴管网所致的急性非化脓性炎症。

19~22.【参考答案 E A B D】

【押题点】疖、痈和丹毒的致病菌及各种常见致病菌的特点。

【解析】疖和痈的致病菌都是金黄色葡萄球菌。变形杆菌脓液稠，有粪臭味。拟杆菌脓液恶臭发黑，普通细菌培养阴性。丹毒的致病菌是乙型溶血性链球菌。

23.【参考答案 B】

【押题点】破伤风梭状芽孢杆菌感染的诊断。

【解析】破伤风感染首先出现的是肌肉收缩，最先的部位是咬肌。还可以出现苦笑面容，牙关紧闭、弓反张状等。最严重的是呼吸肌痉挛，声光刺激可诱发。

24.【参考答案 A】

【押题点】破伤风的致病菌。

【解析】破伤风感染的致病菌为破伤风杆菌。

25.【参考答案 E】

【押题点】特异性感染。

【解析】特异性感染主要由破伤风梭菌、产气荚膜杆菌、结核杆菌、炭疽杆菌引起相应的感染。其他分类如急性和慢性，原发性和继发性，条件性感染，二重感染，医院内感染等。

26.【参考答案 C】

【押题点】气性坏疽的诊断。

【解析】梭状芽孢杆菌感染的临床表现特点是病情急剧恶化，烦躁不安。伤肢沉重或疼痛，持续加重，有如胀裂，程度常超过创伤伤口所能引起者，止痛药不能奏效；皮下如有积气，可触及捻发音。由于局部张力，皮肤受压而发白，浅部静脉回流发生障碍，故皮肤表面可出现如大理石样斑纹。因组织分解、液化、腐败和大量产气（硫化氢等），伤口可有恶臭。

27.【参考答案 D】

【押题点】气性坏疽的治疗。

【解析】患者外伤后下肢剧痛、恶臭分泌物、皮肤出现大理石样斑纹，考虑是气性坏疽。其治疗包括急症清创、应用抗生素、高压氧治疗、全身支持疗法。

28.【参考答案 E】

【押题点】疖的临床特点（部位）。

【解析】疖是单个毛囊及周围组织发生的化脓性炎症，好发于头面、颈项和背部。颌面部疖、痈处理不当，挤碰时病菌可进入颅内海绵状静脉窦，引起严重的颅内化脓性海绵状静脉窦炎。

29.【参考答案 C】

【押题点】疖的临床诊断及处理原则。

【解析】患者为疖，上唇部位于危险三角区，挤压容易造成颅内化脓性感染。

30.【参考答案 D】

【押题点】甲沟炎、脓性指头炎的临床诊断及处理原则。

【解析】甲沟炎、脓性趾头炎趾腹的张力明显增高，即应做切开引流，以免指骨受压坏死或发生骨髓炎。

31.【参考答案 E】

【押题点】脓毒血症的诊断。

【解析】由于在发生脓毒症前多数患者已经用抗菌药物治疗，以至血液培养常得不到阳性结果，故最好应多次在发生寒战、发热时抽血行细菌培养，可提高阳性率。

32.【参考答案 C】

【押题点】革兰阴性杆菌脓毒症的临床表现。

【解析】革兰阴性杆菌主要产生内毒素及炎性介质，所致脓毒症比较严重，可发生“三低”现象和感染性休克，革兰阴性杆菌包括大肠埃希菌、变形杆菌等。

33.【参考答案 E】

【押题点】脓肿形成的原因。

【解析】人体抵抗力占优势，使感染局限化，组织细胞崩解物和渗液可形成脓性物质，积聚于创面或组织间，或形成脓肿。

34.【参考答案 D】

【押题点】破伤风的预防及治疗。

【解析】被动免疫法对伤前未接受自动免疫的患者，尽早皮下注射破伤风抗毒素 1500~3000 IU。

35.【参考答案 A】

【押题点】抗生素的应用原则。

【解析】毛囊炎、疖局部抗感染即可，可选用热敷、超短波、红外线等理疗，或外敷药物等。如无发热、头痛、全身不适等症状，一般无须应用抗生素。

36.【参考答案 B】

【押题点】破伤风的临床表现。

【解析】破伤风患者最先受影响的是咀嚼肌。随后顺序为面部表情肌和颈、背、腹、四肢肌，最后为膈肌。

37.【参考答案 E】

【押题点】疖的并发症。

【解析】危险三角区的疖症状常较重，病情加剧或被挤时，病菌可经内眦静脉眼静脉进入颅内海绵状静脉窦，引起化脓性海绵状静脉窦炎。表现为颜面部进行性肿胀、畏寒、高热、头痛、昏迷、甚至病死。

38.【参考答案 A】

【押题点】破伤风的并发症。

【解析】患者外伤后出现颈部强直、牙关紧闭、口唇青紫，可诊断为破伤风。该病可致强直性收缩伴阵发性痉挛，开始是咀嚼肌，随后依次为面肌、颈、背、腹、四肢肌，最后为膈肌。持续的呼吸肌和膈肌痉挛，可造成窒息，是破伤风最严重的并发症。

39.【参考答案 D】

【押题点】急性蜂窝织炎的病因。

【解析】急性蜂窝织炎由于致病菌侵及组织，质地较疏松，病菌释放毒性强的溶血素、链激酶、透明质酸酶等，可使病变扩展较快。

40.【参考答案 E】

【押题点】脓毒症的诊断及处理原则。

【解析】患者大腿红肿、压痛、有波动感，出现寒战、高热、心悸、白细胞明显升高，提示局部感染引发全身性感染。处理关键是处理原发感染灶，出现波动感提示脓肿成熟，最适合切开引流治疗。

41.【参考答案 D】

【押题点】休克的诊断及处理。

【解析】患者外伤后血压下降，已简单包扎。考虑为失血性休克，应首先建立静脉通道，补充血容量。

42.【参考答案 D】

【押题点】火器伤的临床处理原则。

【解析】火器伤早期清创应争取在伤后尽早清创。初期清创时，挫伤区和震荡区参差交错，不易判断。因此，只能在开放伤口引流 3~5 日后，再根据伤部情况进行延期缝合。

43.【参考答案 D】

【押题点】创伤的分类。

【解析】按伤后皮肤完整性分类，皮肤保持完整无开放性伤口者称闭合伤，如挫伤、挤压伤、扭伤、震荡伤、关节脱位和半脱位、闭合性骨折和闭合性内脏伤等；有皮肤破损者称开放伤，如擦伤、撕裂伤、切割伤、砍伤和刺伤等。

44.【参考答案 E】

【押题点】火器伤的处理原则。

【解析】患者被手榴弹炸伤 3 小时，火器伤初期挫伤区和震荡区参差交错，不易判断，合理治疗措施应为彻底清创后引流

45.【参考答案 B】

【押题点】烧伤深度的判定。

【解析】浅Ⅱ度烧伤，伤及表皮的生发层和真皮乳头层，局部红肿明显，有大小不一的水疱形成，内含淡黄色澄清液体，水疱皮如剥脱，创面红润、潮湿、疼痛。红白相间为深Ⅱ度烧伤水疱去皮后的表现。Ⅲ度烧伤可见粗大栓塞的树枝状血管网、创面蜡白或焦黄，甚至碳化。

46.【参考答案 C】

【押题点】烧伤深度的判定、烧伤面积计算。

【解析】浅Ⅱ度烧伤创面红润、潮湿、疼痛，有水疱。(双大腿 21%+双小腿 13%)/2=17%。

47.【参考答案 C】

【押题点】烧伤严重性分度。

【解析】①轻度烧伤：Ⅱ度烧伤面积在 10% 以下；②中度烧伤：Ⅱ度烧伤面积为 11%~30% 或Ⅲ度烧伤面积不足 10%；③重度烧伤：总面积 31%~50% 或Ⅲ°烧伤面积为 10%~20% 或Ⅱ度、Ⅲ度烧伤面积虽不达上述百分比，但已发生休克、合并较重的吸入性损伤和复合伤；④特重烧伤：总面积 50% 以上或Ⅲ度烧伤 20% 以上。

48.【参考答案 D】

【押题点】烧伤后的补液计算。

【解析】①患者颈部(3%)、双上肢(18%)、后背(13%)烧伤，烧伤面积约 34%。②每 1% 烧伤面积、1 kg 体重给予 1.5 mL，需要加上生理需要量，故补液量为 34×60×1.5+2000=5060 mL。③伤后 8 小时补充第一个 24 小时量的 1/2，故补充为 2530 mL。

49.【参考答案 A】

【押题点】烧伤后的补液原则。

【解析】伤后第二个 24 小时，每 1% 烧伤面积、1 kg 体重给予 0.75 mL(即晶体、胶体减半)，加上生理需要量，补液量为 34×60×0.75+2000=3530 mL，24 小时内均匀补充。

50.【参考答案 C】

【押题点】电击伤的特点。

【解析】电烧伤主要损害的是心脏

51.【参考答案 C】

【押题点】乳房的解剖。

【解析】乳腺有 15~20 个腺叶。

52.【参考答案 A】

【押题点】乳房检查的原则。

【解析】钼靶 X 线摄影当前广泛应用于普查工作。活组织病理检查：确定肿块性质的最可靠方法。

53.【参考答案 B】

【押题点】急性乳腺炎的临床表现。

【解析】(1)好发于哺乳期妇女、产后两个月的妇女；(2)早期乳房局部红肿热痛；进展期症状加重，全身有寒战、高热，可有患侧腋窝淋巴结肿大、压痛；后期形成脓肿。

54.【参考答案 E】

【押题点】急性乳腺炎的诊断及临床治疗。

【解析】切口应选择放射状或乳晕边缘弧形切口，避免损伤乳管。

55.【参考答案 E】

【押题点】乳腺纤维瘤的诊断。

【解析】乳腺纤维腺瘤是发生于乳腺小叶内纤维组织和腺上皮的混合性瘤，是乳房良性肿瘤中最常见的一种。乳腺纤维腺瘤可发生于青春期后的任何年龄的女性，但以 18~25 岁的青年女性多见。本病的发生与内分泌激素失调有关，如雌激素相对或绝对升高可引起本病。临床表现无明显自觉症状，包块增大慢、质韧、边界清楚、易

推动、表面光滑。

56.【参考答案 E】

【押题点】乳腺囊性增生病的诊断。

【解析】乳腺囊性增生病常见于 25～40 岁，一般为 25～40 岁的女性，为乳腺实质的囊性增生。临床表现主要为乳房胀痛和乳房肿块，具有周期性，即月经前期症状加重，月经过后缓解。治疗：一般无须治疗，对局限性增生的肿块应随访复查。

57～58.【参考答案 A E】

【押题点】乳腺癌的临床表现及诊断。

【解析】乳腺癌多见于乳房的外上象限，其次是乳头乳晕、内上象限。早期表现为患侧无痛单发的小肿块，肿块多质硬不光滑，分界不清，活动度差，同侧腋窝可扪及淋巴结。定性诊断应行细针穿刺活检。

59.【参考答案 E】

【押题点】乳腺癌的临床分类及特点。

【解析】炎性乳癌：恶性程度较高，病情进展快炎症的症状与癌症的症状，整个乳房出现红肿热痛。

60.【参考答案 E】

【押题点】乳头溢液的分类及鉴别。

【解析】乳头溢液可见于乳腺囊性增生病和导管内乳头状瘤。前者少数人可有乳头溢液，单孔或多孔，浆液性草黄色透明居多，血性少见。后者 3/4 的患者有乳头溢液，多为血性或陈旧血性。

61.【参考答案 C】

【押题点】乳腺癌的临床分期。

【解析】乳腺癌的临床分期：

①T1 期：癌肿长径≤2 cm，T2 期：>2 cm，≤5 cm，T3 期：>5 cm，T4 期：侵及皮肤或胸壁、或炎性乳癌。

②N0：同侧腋窝无肿大淋巴结，N1：同侧腋窝肿大淋巴结、可推动，N2：同侧腋窝淋巴结融合、粘连，N3：同侧胸骨旁、锁骨上淋巴结转移。

③M0：无远处转移，M1：有远处转移。需要注意的是，颈部淋巴结不属于腋窝区域淋巴结，肿大应代表远处转移。

62.【参考答案 D】

【押题点】乳腺癌的治疗原则。

【解析】乳腺癌的治疗，早期乳腺癌推荐乳腺癌根治术。乳腺癌根治术：乳房、胸大小肌、腋窝及锁骨下淋巴结的整块切除。

63.【参考答案 C】

【押题点】乳腺癌的术后放疗原则。

【解析】CMF 方案乳腺癌术后化疗周期应该为 6 周。但现已少用。目前常应用的是蒽环类联合紫杉类方案，一般应用 4～6 个疗程。

64.【参考答案 D】

【押题点】乳腺癌的检查。

【解析】本题分期：T2：癌瘤长径>2 cm，≤5 cm；同侧腋窝有肿大淋巴结，尚可推动。M1：有锁骨上淋巴结转移或远处转移。乳腺癌根治术：乳房、胸大小肌、腋窝及锁骨下淋巴结的整块切除。常用化疗方案 CMF 6 个疗程，CAF 8 个疗程。考虑骨转移首先检查同位素骨扫描。

65.【参考答案 E】

【押题点】乳腺癌的临床表现及原因。

【解析】乳腺癌进展期乳腺肿块逐渐增大，分界不清，活动度小，可致局部皮肤隆起，若累及 Cooper 韧带则可在乳房表面出现“酒窝征”。

66.【参考答案 C】

【押题点】乳腺癌的远处转移。

【解析】乳腺癌血运转移最常见的远处转移部位依次为骨、肺、肝。病理学观点常见肺、骨、肝，与外科学教材相冲突，考试建议按外科学观点(骨肺肝)来记忆。

67.【参考答案 C】

【押题点】乳腺癌的分型及预后。

【解析】Paget 病即乳头湿疹样乳腺癌，少见，发展慢，恶性程度低，预后较好。

68.【参考答案 E】

【押题点】乳腺癌的分期。

【解析】0 期：TisN0M0。Ⅰ期：T1N0M0；记忆：只有 T1。Ⅱ期：T0～1N1M0，T2N0～1M0，T3N0M0。Ⅲ期：T0～2N2M0，T3N1～2M0，T4 任何 NM0，任何 TN3M0；记忆：N≥2T+N≥4。Ⅳ期：包括 M1 的任何 TN。

69.【参考答案 D】

【押题点】炎性乳癌的临床表现。

【解析】炎性乳癌：恶性程度较高，病情进展快，炎症的症状与癌症的症状类似，局部皮肤呈“炎症样表现”，开始较局限，以后扩展到乳腺大部分皮肤，皮肤发红、水肿、增厚、粗糙，边界不清。

70.【参考答案 B】

【押题点】炎性乳癌的诊断。

【解析】细胞学检查是定性诊断方法。

71.【参考答案 B】

【押题点】乳腺癌术后的综合治疗原则。

【解析】曲妥珠单抗对 Her-2 过度表达的患者有一定效果，可降低乳腺癌复发率，已用于临床。

72.【参考答案 C】

【押题点】乳腺癌术后内分泌治疗的原则。

【解析】三苯氧胺为内分泌治疗首选药物，而阿霉素、环磷酰胺、氨甲蝶呤、氟尿嘧啶为化疗药物。

73.【参考答案 D】

【押题点】乳腺癌的分期。

【解析】乳腺癌分期，重点掌握。T——T1≤2 cm；T2 2～5 cm；T3>5 cm；T4：癌瘤大小不计，但侵及皮肤或胸壁(肋骨、肋间肌、前锯肌)。

N——N0：同侧腋窝无肿大淋巴结；N1：同侧腋窝有肿大淋巴结，尚可推动；N2：同侧腋窝肿大淋巴结彼此融合，或与周围组织相连；N3：有同侧胸骨旁淋巴结转移。

M——M0：无远处转移 M1：有锁骨上淋巴结转移或远处转移。

74~75.【参考答案 E B】

【押题点】不同中毒中呼吸气味的鉴别。

【解析】烂苹果味为糖尿病酮症酸中毒表现，蒜臭味为有机磷中毒，腥臭味为细菌感染，酒味为酒精中毒。

76.【参考答案 A】

【押题点】毒蕈碱样症状的诊断及治疗。

【解析】毒蕈碱样症状首选阿托品。

77.【参考答案 A】

【押题点】阿托品化的临床表现。

【解析】阿托品化指征：①瞳孔较前扩大，对光反应存在；②颜面潮红；③各种腺体分泌减少，皮肤干燥，口干，痰少，肺部啰音减少或消失；④心率加快；⑤意识障碍减轻。

78.【参考答案 E】

【押题点】洗胃禁忌证。

【解析】浓硫酸中毒禁忌洗胃。洗胃禁忌证：惊厥、昏迷患者；吞服强酸、强碱；食管静脉曲张

79.【参考答案 B】

【押题点】中毒的治疗原则。

【解析】敌百虫中毒者洗胃禁用 2%碳酸氢钠液洗胃，因碱性溶液能使敌百虫变为毒性更强的敌敌畏。

80.【参考答案 C】

【押题点】一氧化碳(CO)中毒的临床表现。

【解析】CO 中毒典型临床表现：出现皮肤、黏膜樱桃红。

81.【参考答案 E】

【押题点】CO 中毒的治疗措施。

【解析】高压氧舱室做高压氧治疗尤适用于中型、重型一氧化碳中毒患者，不仅可使患者苏醒，还可使后遗症减少。

82.【参考答案 B】

【押题点】急性中毒的治疗原则。

【解析】急性中毒的治疗原则：①立即终止接触毒物；②迅速清除进入体内已吸收或尚未吸收的毒物；③如有可能，及时使用特效解毒药或拮抗药；④积极对症治疗。眼内毒物，用清水彻底冲洗眼内的毒物，局部一般不用解毒药。

83.【参考答案 D】

【押题点】中间型综合征的临床表现。

【解析】中间型综合征：在急性中毒症状缓解后 1~4 天发生。表现在经治疗胆碱能危象消失，意识清醒或未恢复意识，迟发性多发神经病发生前突然出现颈项肌、四肢近端肌无力和第Ⅲ、Ⅶ、Ⅸ、Ⅹ对脑神经支配的肌肉无力，引起通气障碍性、呼吸困难或呼吸衰竭，可导致病死。

84.【参考答案 A】

【押题点】热痉挛的诊断。

【解析】热痉挛主要表现有严重的肌痉挛伴有收缩痛。肌痉挛以四肢肌、咀嚼肌及腹肌等经常活动的肌肉为多见。最多见于下肢双侧腓肠肌，常伴肌肉疼痛、腹绞痛及呃逆。体温大多正常。实验室检查有血钠和氯化物降低，尿肌酸增高。可为热射病的早期表现。

85.【参考答案 E】

【押题点】中暑的病因。

【解析】①环境温度过高；②产热增加；③散热障碍：湿度较大，过度肥胖或穿着紧身、不透风的衣裤等；④汗腺功能障碍

86.【参考答案 D】

【押题点】热射病的诊断。

【解析】热射病是一种致命性急症，典型表现为高热(T>41℃)和意识障碍。因劳力性引起的热射病主要是在高温环境下内源性产热过多。患者多为平素健康的年轻人，多在高温、湿度大和无风天气进行重体力劳动或剧烈体育运动数小时后发病。约 50%患者大量出汗，心率可达 160~180 次/min，脉压增大。此类患者可发生横纹肌溶解、急性肾衰竭、肝衰竭或多脏器功能障碍(MODS)，病死率较高。非劳力性热射病主要是在高温环境下体温调节功能障碍引起散热减少。多见于居住拥挤和通风不良的城市内体衰居民。病初表现行为异常或癫痫发作，继而出现谵妄、昏迷和瞳孔缩小，严重者可出现低血压、休克、心律失常及心力衰竭、肺水肿和脑水肿。

87.【参考答案 E】

【押题点】热射病的临床治疗原则。

【解析】热射病治疗目的主要为迅速降温(1 小时内体温降至 38.5 度内)，其方法有以下几种：①体外降温，脱衣按摩，冷水擦浴或浸泡；②体内降温，冰盐水胃肠灌洗、透析；③药物降温：氯丙嗪治疗；④对症治疗，如地西泮镇静。